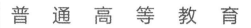

普通高等教育
制药类"十三五"规划教材

中药药剂学

供中药学、中药制药、中药资源与开发、中草药栽培与鉴定和制药工程专业使用

王岩　主编

时军　土芳　副主编

U0205535

ZHONGYAO YAOJIXUE

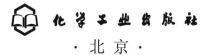

化学工业出版社

· 北京 ·

《中药药剂学》系统介绍中药药剂学的基本理论、研究方法及应用，力求理论与实践的融合、制剂设计与应用的衔接。全书共分五大部分：第一部分是绪论和中药调剂基础知识，第二部分是中药制剂环境、前处理与传统剂型，第三部分是中药常规剂型，包括液体、半固体、固体、气体制剂，第四部分是中药制剂新技术，第五部分是中药制剂的稳定性、有效性、制剂配伍。

　　《中药药剂学》有如下特点：各剂型概念和质量评价均以《中国药典》现行版规定为依据编写；突出中药制剂的生产过程，强调生产工艺和技术，提高学生解决实际问题的能力；设置"学习目的"和"思考题"，便于学生自学和复习，突出实用性。

　　《中药药剂学》可供全国高等医药院校中药学、中药制药、中药资源与开发、中草药栽培与鉴定等专业本科教学使用，也可作为从事中药生产与新药开发的人员参考书。

图书在版编目（CIP）数据

中药药剂学/王岩主编. —北京：化学工业出版社，2018.8
　　普通高等教育制药类"十三五"规划教材
　　ISBN 978-7-122-32328-6

　　Ⅰ.①中… Ⅱ.①王… Ⅲ.①中药制剂学-高等学校-教材 Ⅳ.①R283

中国版本图书馆 CIP 数据核字（2018）第 123691 号

责任编辑：傅四周
责任校对：边　涛　　　　　　　　　　　　　　装帧设计：王晓宇

出版发行：化学工业出版社（北京市东城区青年湖南街 13 号　邮政编码 100011）
印　　装：中煤（北京）印务有限公司
787mm×1092mm　1/16　印张 21½　字数 571 千字　2018 年 9 月北京第 1 版第 1 次印刷

购书咨询：010-64518888（传真：010-64519686）　售后服务：010-64518899
网　　址：http：//www.cip.com.cn
凡购买本书，如有缺损质量问题，本社销售中心负责调换。

定　　价：59.80 元

系列教材编委会

主　任：罗国安
编　委（按汉语拼音排序）：

冯卫生	河南中医药大学	铁步荣	北京中医药大学
韩　静	沈阳药科大学	万海同	浙江中医药大学
柯　学	中国药科大学	王淑美	广东药科大学
陆兔林	南京中医药大学	王　岩	广东药科大学
罗国安	清华大学	杨　明	江西中医药大学
孟宪生	辽宁中医药大学	张　丽	南京中医药大学
齐鸣斋	华东理工大学	张师愚	天津中医药大学
申东升	广东药科大学		

《中药药剂学》编委会

主　编　王　岩
副主编　时　军　王　芳（广东药科大学）
编　委（按汉语拼音排序）：

陈大全	烟台大学药学院	宋　逍	陕西中医药大学
陈求芳	广东药科大学	王　芳	广东药科大学
储晓琴	安徽中医药大学	王　芳	江西中医药大学
关延彬	河南中医药大学	王　岩	广东药科大学
国大亮	天津中医药大学	王　婴	广东药科大学
黄秋洁	广西中医药大学	徐　伟	长春中医药大学
黄　群	福建中医药大学	许　颖	江苏大学
李学涛	辽宁中医药大学	严国俊	南京中医药大学
廖　婉	成都中医药大学	严建业	湖南中医药大学
刘丹丹	辽宁科技学院	叶　勇	广西医科大学
鲁　莹	第二军医大学	翟永松	首都医科大学
陆　洋	北京中医药大学	张桂芝	湖北中医药大学
毛彩霓	海南医学院	张　华	山东中医药大学
彭　灿	安徽中医药大学	张兴旺	暨南大学
彭新生	广东医科大学	张英丰	广州中医药大学
戚建平	复旦大学	张永太	上海中医药大学
时　军	广东药科大学	周　群	华中科技大学

序

　　普通高等教育制药类"十三五"规划教材是为贯彻落实教育部有关普通高等教育教材建设与改革的文件精神，依据中药制药、制药工程和生物制药等制药类专业人才培养目标和需求，在化学工业出版社精心组织下，由全国11所高等院校14位著名教授主编，集合20余所高等院校百余位老师编写而成。

　　本套教材适应中药制药、制药工程和生物制药等制药类业需求，坚持育人为本，突出教材在人才培养中的基础和引导作用，充分展现制药行业的创新成果，力争体现科学性、先进性和适用性的特点，全面推进素质教育，可供全国高等中医药院校、药科大学及综合院校、西医院校医药学院的相关专业使用，也可供其他从事制药相关教学、科研、医疗、生产、经营及管理工作者参考和使用。

　　本套教材由下列分册组成，包括：北京中医药大学铁步荣教授主编的《无机化学及实验》、广东药科大学申东升教授主编的《有机化学及实验》、广东药科大学王淑美教授主编的《分析化学及实验》、天津中医药大学张师愚教授主编的《物理化学及实验》、华东理工大学齐鸣斋教授主编的《化工原理》、沈阳药科大学韩静教授主编的《制药设备设计基础》、辽宁中医药大学孟宪生教授主编的《中药材概论》、河南中医药大学冯卫生教授主编的《中药化学》、广东药科大学王岩教授主编的《中药药剂学》、南京中医药大学张丽教授主编的《中药制剂分析》、南京中医药大学陆兔林教授主编的《中药炮制工程学》、中国药科大学柯学教授主编的《中药制药设备与车间工艺设计》、浙江中医药大学万海同教授主编的《中药制药工程学》和江西中医药大学杨明教授主编的《中药制剂工程学》。

　　本套教材在编写过程中，得到了各参编院校和化学工业出版社的大力支持，在此一并表示感谢。由于编者水平有限，本书不妥之处在所难免，敬请各教学单位、教学人员及广大学生在使用过程中，发现问题并提出宝贵意见，以便在重印或再版时予以修正，不断提升教材质量。

清华大学

罗国安

2018年元月

前言

本教材为普通高等教育制药类"十三五"规划教材，供全国高等医药院校中药学、中药制药、中药资源与开发、中草药栽培与鉴定、制药工程等专业本科教学使用，也可作为从事中药生产与新药开发的科研人员参考书。

全书系统介绍中药药剂学的基本概念、基本理论、研究方法及应用，力求突出中医药特色和当前中药制剂生产实际，充分吸收有关新技术、新工艺、新设备和新辅料等内容，突出科学性、应用性和实用性，严格遵循现行国家有关中药管理法规。

全书在编排结构上，力求理论与实践的融合、制剂设计与应用的衔接，对章节顺序作出科学合理的组合。全书共分五大部分：第一部分是绪论和中药调剂基础知识，第二部分是中药制剂环境、前处理与传统剂型，第三部分是中药常规剂型，包括液体、半固体、固体、气体制剂，第四部分是中药制剂新技术，第五部分是中药制剂的稳定性、有效性、制剂配伍。

本教材编写主要体现如下特点：

（1）及时反映中医药行业与学科进展，如各剂型概念和质量评价均以《中国药典》现行版规定为依据编写。

（2）面向制药类专业建设和课程建设的实际，满足应用型创新性人才培养的需求，突出中药制剂的生产过程，强调生产工艺和技术，提高学生解决实际问题的能力。

（3）内容结构编排上，设置"学习目的"和"思考题"，便于学生自学和复习，突出实用性。

本教材编者都是中药药剂学教学一线的中青年骨干教师，具有丰富的教学经验，科研工作成效显著，他们为此书付出了艰辛劳动，在此表示谢意。第一章绪论由广东药科大学王岩编写，第二章中药调剂由长春中医药大学徐伟编写，第三章制药卫生由烟台大学药学院陈大全编写，第四章中药制剂的前处理由广东药科大学王芳、陈求芳，广东医科大学彭新生编写，第五章浸出制剂由华中科技大学周群、湖南中医药大学严建业编写，第六章液体制剂由辽宁中医药大学李学涛、成都中医药大学廖婉编写，第七章注射剂由广东药科大学王婴、海南医学院毛彩霓、河南中医药大学关延彬编写，第八章外用膏剂由广东药科大学时军，安徽中医药大学彭灿、储晓琴编写，第九章栓剂由陕西中医药大学宋逍编写，第十章散剂由上海中医药大学张永太编写，第十一章丸剂由北京中医药大学陆洋、首都医科大学翟永松编写，第十二章颗粒剂由辽宁科技学院刘丹丹编写，第十三章胶囊剂由南京中医药大学严国俊编写，第十四章片剂由江西中医药大学王芳、广西医科大学叶勇、广西中医药大学黄秋洁、福建中医药大学黄群编写，第十五章气体动力剂型由广州中医药大学张英丰编写，第十六章其他剂型由山东中医药大学张华编写，第十七章中药制剂新技术由江苏大学许颖、暨南大学张兴旺、复旦大学戚建平编写，第十八章中药制剂的稳定性由天津中医药大学国大亮编写，第十九章生物药剂学与药物动力学由第二军医大学鲁莹编写，第二十章中药制剂的配伍变化由湖北中医药大学张桂芝编写。

化学工业出版社与广东药科大学相关领导、编辑人员和各编委单位对本教材的编写给予了高度重视和大力协助，在此一并表示衷心感谢。

为编写好本教材，各位编委通力合作、发挥专长、合理分工、认真负责。教材中难免有不妥之处，希望广大读者提出宝贵意见和建议，以便再版时修订完善。

《中药药剂学》编委会
2018 年 2 月

目录

第一章 绪 论

第一节 概 述

一、中药药剂学的基本概念

中药药剂学（pharmacy of Chinese materia medica）是一门以中医药理论为指导，运用现代科学技术，研究中药制剂配制理论、生产技术、质量控制与合理应用等内容的综合性技术科学。中药药剂学与中药学、中药制药、中药资源与开发等专业的课程联系广泛，与中成药生产实践和临床用药密切相关，是联系中医与中药的桥梁和纽带。

中药药剂学的内涵可以分成以下三个层次来理解。第一，中药药剂学的研究对象是中药制剂；第二，中药药剂学的基本内容主要有配制理论、生产技术、质量控制与合理应用四个方面；第三，中药药剂学是一门综合性很强的技术科学。

二、中药药剂学的任务

中药药剂学的基本任务是研究将中药制成适宜的剂型，以达到安全有效、稳定可控的质量要求，满足临床医疗的需要。

1.继承和整理传统中药药剂理论、技术与经验

祖国医药宝库中有关中药药剂学的内容极其丰富，但大多分散在历代医书、方书、本草、医案中，多有散失并言之不详。我国历来重视剂型选用原则和药剂制造技术，如《神农本草经》序例中有"药性有宜丸者，宜散者，宜水煎者，宜酒渍者，宜煎膏者，亦有一物兼宜者，亦有不可入汤酒者，并随药性，不得违越"。《伤寒论》对汤剂煎药器具、加水量、浸泡时间、服用方法以及药物处理原则等均有一定的科学依据，至今仍在沿用。中华人民共和国成立以来，在"系统学习、全面掌握、整理提高"的方针指引下，对中药药剂学的理论和技术已进行了较全面的学习、继承和整理，仍在进一步深入研究，使其更加科学化和系统化。

2.吸收和应用现代药剂学的理论和研究成果

中药药剂学在吸收相关基础学科知识和现代药剂学理论基础上，应用现代制药技术，不断提高原有中药制剂的质量，研发中药新剂型、新制剂。如利用固体分散技术、微粉化技

术、β-环糊精包合技术等，促进药物溶解、吸收，提高制剂稳定性；从传统的黑膏药转向透皮给药制剂研究，从传统的中药固体制剂转向缓释控释制剂研究，从中药注射剂转向靶向给药制剂研究，设计、开发适合中药绿色提取的生产设备；应用 HPLC-MS、红外检测等技术，提高中药制剂的质控水平等。

3. 积极开发中药制剂的新辅料

药用辅料系指生产药品和调配处方时使用的赋形剂和附加剂。药用辅料除了赋予形态、充当载体、提高稳定性外，还具有增溶、助溶、调节药物释放等重要功能，是影响药品的安全性、稳定性、有效性的重要因素。中药制剂辅料还有两个特点：一是"药辅合一"，如半浸膏片一般不另加辅料，而是利用提取的浸膏作黏合剂，原生药粉作填充剂和崩解剂，控制适宜的制剂条件即可；二是将辅料作为处方的一味药使用，在选用辅料时，注重"辅料与药效相结合"。因此要积极寻找中药固体制剂如胶囊、片剂、丸剂等的新辅料，中药半固体制剂如栓剂、软膏剂等的新基质等，以期提高中药制剂的质量，最大限度发挥药物在防病治病中的作用。

4. 加强中药药剂学基础理论研究

揭示中药药剂学的内涵，对提高中药制剂的生产技术水平，制备安全有效、稳定可控、使用方便的制剂，以及阐明中药及其制剂的生物有效性等均具有重要的意义。加强溶出度、生物利用度和不良反应等研究，充实和完善中药制剂的生物有效性、安全性理论，指导中药制剂生产和临床实践。

三、中药药剂学的常用术语

1. 药品

药品（drug）系指用于预防、治疗、诊断人的疾病，有目的地调节人的生理功能并规定有适应证或者功能主治、用法和用量的物质，包括中药材、中药饮片、中成药、化学原料药及其制剂、抗生素、生化药品、放射性药品、血清、疫苗、血液制品和诊断试剂等。药物与药品没有本质的区别，药物习惯于表述处于研究阶段、以物质形态存在、尚未进入流通领域的物质，而药品习惯于表述已进入生产流通或使用领域，具有预防、治疗和诊断作用的商品。

2. 剂型

剂型（dosage form）系指为适应预防、治疗和诊断疾病的需要而制备的不同给药形式，是临床使用的最终形式，简称剂型，如牛黄解毒片、黄连上清片、正清风痛片等具有相同的药物应用形式——片剂，六味地黄丸、防风通圣丸、安神补脑丸等具有相同的药物应用形式——丸剂。目前，载入药典的剂型有煎膏剂、散剂、丸剂、片剂、胶囊剂、注射剂、气雾剂等 40 余种。

3. 制剂

制剂（medica preparation）系指根据《中华人民共和国药典》（以下简称《中国药典》）、《国家食品药品监督管理局药品标准》等标准规定的处方，将原料药物制成适合临床用药需求的，并规定有适应证、用法用量的具体药物，如藿香正气液、复方丹参滴丸、双黄连粉针剂等。制剂的生产一般在符合 GMP 要求的药厂或医院制剂室中进行。研究中药制剂的理论和制备工艺的科学称为中药制剂学。

4. 调剂

调剂（compounding）系指按照医师处方专门为某一患者配制，并注明用法用量的药剂调配操作，一般在药房进行。研究药剂调配、服用等有关理论、原则和技术的学科称为调剂学。

5. 中成药

中成药（Chinese patent medicine）系指将中药原辅料在中医药理论指导下，按经药政部门批准的处方和制法大量生产，有特定名称并标明功能主治、用法用量和规格的药品，包括处方药和非处方药。中成药生产前应按法定程序向药品监督管理部门申请注册，获生产批准文号后方可生产。

第二节　中药药剂学的发展

在漫长的中医药发展进程中，中药制剂的剂型理论、制药理论以及临床应用等随着古今成方及剂型的演变而不断地形成和发展，同时随着社会的进步、科学技术的发展和医药水平的提高，中药制剂的理论和技术不断地得到充实和创新。几千年来，我国医药学家进行了大量实践活动，为中药药剂的剂型理论、方药修治、临床应用等留下了极其宝贵的遗产，赋予了中药药剂学特殊的学科背景，并形成了中药药剂学独特的学科体系。

一、萌芽时期

中药药剂的起源可追溯至夏禹时代，当时已发明酿酒技术，并已将多种药物通过浸出工艺制成药酒。

商汤时期，伊尹创造汤剂，并总结经验写成《汤液经》，这是我国最早的方剂与制剂技术专著，原书虽已遗失，但汤剂至今仍广泛应用于临床，是中医用药的首选剂型。中药药剂的创造和应用，发生在希波克拉底及盖仑制剂之前，中国是世界上最早创造药物剂型的国家。

战国时期，《黄帝内经》是我国现存的第一部医药经典著作，包括《素问》和《针经》（唐以后的传本改称《灵枢》）各9卷，著作提出了"君、臣、佐、使"的组方原则，同时还在《素问·汤液醪醴论篇》中论述了汤液醪醴的制法和作用，记载了汤、丸、散、膏、药酒等多种不同剂型，并有较明确的制法、用量和适应证，是中药药剂学的先导。

二、充实时期

秦汉时期，是我国制药理论、经验与技术蓬勃发展的时期。秦朝时期的《五十二病方》中，除记载了外敷和内服使用的中药外，还有药浴法、烟熏或蒸气熏法、药物熨法等用药方法。东汉时期的《神农本草经》是现存最早的本草专著，该书论述了制药理论和制备方法，首次强调了应根据药性选择剂型。东汉末年，张仲景著《伤寒杂病论》，书中收方314首，成药60余种，记载了汤剂、丸剂、散剂、药膏剂、软膏剂、酒剂等10余种剂型，且制备方法较为完整，功能主治、用法用量明确。首次记载了用动物胶汁、炼蜜枣肉和淀粉糊作为丸剂的赋形剂，并沿用至今。

晋代葛洪著有《肘后备急方》八卷，收录了铅硬膏、干浸膏、蜡丸、浓缩丸、锭剂、条剂、灸剂、饼剂、尿道栓等剂型，并首次提出"成药剂、防疫药剂及兽用药剂"的概念，主张批量生产以供急需之备。梁代陶弘景在《本草经集注》中提出以疾病性质和临床需要来确定剂型，在序例中附有"合药分剂料理法则"，指出药物的产地和采收方法亦对疗效有影响，规定了汤、丸、散、膏、药酒的制作规范，奠定了近代制剂工艺规程的雏形。

唐代孙思邈著有《备急千金要方》与《千金翼方》，分别收载成方5300首和2000首，收录汤剂、丸剂、散剂、膏剂、丹剂、灸剂等剂型，著名的中成药有磁朱丸、紫雪丹、定志丸等。其中《备急千金要方》设制药总论专章，叙述了制药理论、工艺和质量问题，反映了当时中药制剂的发展水平。王焘著《外台秘要》收方 6000 余首，在每个病名下都附有处方、制备方法等，载有长于芳香开窍、理气止痛的苏合香丸，用于治疗心绞痛卓有成效，现代新药冠心苏合丸、苏冰滴丸即依据此方研制而成。显庆四年（公元 659 年）由政府组织编纂并颁布了《新修本草》（或称《唐本草》），是我国第一部，也是世界上最早的国家药典。

宋元时期，是我国中成药初具规模的大发展时期。1080 年由宋代太医院颁布的《太平惠民和剂局方》（简称《局方》），共收录中成药 788 种，文中对"处方"、"合药"、"服饵"、"服药食忌"和"药石炮制"均作专章讨论，每方之后除详列药物及主治证外，对药物炮制、药物制法及其检验均有较详细的论述，是我国最早的一部国家制剂规范。该书可视为中药药剂发展史上的第一个里程碑，收载的逍遥散、藿香正气散等，至今临床应用仍很普遍。此外，民间还有许多载有中药制剂的著名方书，如《小儿病证直诀》、《金匮要略方论》和《济生方》等，收载了多种疗效确切的中药制剂，如抱龙丸、七味白术散、六味地黄丸等。

明清时期，中药成方及其制剂也有相应的充实和提高。李时珍著《本草纲目》，载药 1892 种，附方 13000 余首，收录剂型近 40 种，对我国 16 世纪前的本草学进行了全面总结，论述范围广泛，内容丰富，对方剂学、药剂学等学科都有重大贡献，是国内外公认的医药学巨著。

鸦片战争至中华人民共和国成立前百余年间，中医药事业的发展走了一条艰难曲折的道路。民国时期，因西方科学技术与医药的传入，政府采取废止中医的政策，但中医药界工作者奋发进取，中医药事业仍有一定的发展。1870 年，吴尚先著《理瀹骈文》，系统论述了中药外用膏剂的制备与应用。杨叔澄编著《中药制药学》，分上下两编：上编制药学总论，论及中药剂型的制法和成药贮藏等；下编生药制法，包括中药炮制及部分制药工艺，内容均较切合实际。

三、现代发展时期

中华人民共和国成立以来，我国政府高度重视中医药事业，将发展传统医药列入《中华人民共和国宪法》，成立了专门的中医药行政管理机构，逐步制定了一系列保护扶持和发展中医药的方针政策，中药药剂学作为学科概念在 20 世纪 50 年代首次被提出。随着现代科学技术的发展，中医药研究呈现了多学科综合发展的局面，为中药药剂学的发展创造了有利的条件，取得了长足进步。

我国在 1962 年出版了《全国中药成药处方集》，书中收载成方 6000 余首，中成药 2700 余种，是继宋代《局方》后又一次中成药的大汇集。从 20 世纪 70 年代开始，中药研究在全国范围内蓬勃发展，出现了多学科综合研究的可喜局面，发现了大批有效中药材（如穿心莲、毛冬青、四季青、满山红等）、有效部位和有效成分（如青蒿素、川芎嗪、喜树碱、穿心莲内酯、靛玉红、人参总皂苷等）；研制开发出很多新剂型、新制剂。其中抗疟药青蒿素的研究处于国际领先地位，现已有青蒿素栓、青蒿琥珀酯片和注射用青蒿琥珀酯等制剂，作为脑型疟疾及各种危重疟疾抢救的特效药，已得到世界卫生组织的认可和推广；同时，中药制药机械与技术也得到了飞速发展，如多功能罐提取、喷雾干燥、一步制粒等新技术的推广应用；制剂的检查方法和质量标准也有了较大的改进和提高，通过建立中药指纹图谱方法来评价、保证制剂的质量，提高了产品在市场上的竞争力。

第三节　中药剂型

一、中药剂型的重要性

剂型是药物临床应用的形式，影响中药制剂的释药速度、起效快慢及作用强度，并与给药途径、稳定性紧密相关，是决定制剂安全性与有效性的关键因素之一，是中药药剂学研究的重要内容。同一中药处方或其活性成分可以制备成多种剂型，但不同剂型可能产生不同的治疗效果，唯有适宜的剂型才能使药物发挥良好的疗效。中药剂型的重要性主要体现在以下几个方面。

1. 中药剂型改变药物的作用性质

有些药物改变剂型后药理作用性质会发生变化，其功能主治亦会不同。如冰片入丸剂内服，常发挥开窍醒神作用以治疗闭证之神昏；若入散剂外用，则发挥清热止痛、消肿生肌之功。

2. 中药剂型改变药物的作用速度

同一药物制备的剂型不同，作用速度往往会有很大差别。沈括曰："欲速用汤，稍缓用散，甚缓用丸。"在这三种剂型中，汤剂起效最快；丸剂在体内吸收需要一定时间，起效慢、持续时间长。临床上，应根据不同疾病类型的需求选择不同作用速度的剂型。同一药物的不同剂型载药形式不同，其体内外释药性能也存在差异，最终影响中药制剂的起效速度，不同剂型作用速度的顺序一般为：注射剂＞口服液＞散剂＞片剂＞包衣片剂。对于不同给药途径的剂型而言，起效速度一般按下列顺序：静脉＞吸入＞肌内＞皮下＞直肠或舌下＞经口＞皮肤。

3. 中药剂型影响药物的作用强度

同一药物以不同形式给药后产生的药效作用强度和持续时间存在差异，如口服剂型中有效成分在尚未吸收进入血液循环之前，在胃肠道和肝脏被代谢，引起药量的部分损失；栓剂通过直肠给药，部分药物通过直肠下静脉吸收，可绕过肝脏直接进入体循环；静脉注射的药物则直接进入血液。这些不同剂型的生物利用度存在较大差异，制剂的作用强度明显不同。剂型不同，药物的毒副作用亦可能不同。如洋金花口服液用于治疗慢性支气管炎，易出现口干、眩晕、视力模糊等副作用，而应用复方洋金花栓剂，这些症状则会减轻或消失。

4. 中药剂型影响药物的体内分布

药物在体内的分布除了与自身理化性质有关外，与剂型也有很大的关系。如以微球、微囊、脂质体等载体包封药物进入血液循环系统后，可被网状内皮系统（RES）中的巨噬细胞吞噬，从而使药物浓集于肝、脾等免疫器官，发挥被动靶向作用。

5. 中药剂型影响药物的稳定性

中药剂型与药物的物理性状、成分间作用、成分含量、抗微生物侵蚀能力等都密切相关。因此，剂型对药物的稳定性有较大影响，是决定中药制剂有效期的重要因素。

二、中药剂型的分类

中药剂型的种类繁多，为了便于学习、研究和应用，需要对剂型进行分类。

1. 按物态分类

物态相同的剂型，一般制备操作多有相近之处。例如固体制剂制备时多需粉碎、混合；半固体制剂制备时多需熔化或研匀；液体制剂制备时多需溶解、搅拌等。这种按物态分类的方法比较简单，对制剂制备、贮藏、运输等均有一定的指导意义，但未考虑到剂型的内在分散特征和给药途径，如气雾剂，与液体剂型有很多相通之处；液态和固态制剂有很多是经口给药，见表 1-1。

表 1-1　中药剂型的物态分类

物态	剂型类别	剂型品种举例
液态	液体剂型	真溶液剂、混悬剂、糖浆剂、注射剂
半固态	半固体剂型	软膏剂、凝胶剂、贴膏剂
固态	固体剂型	片剂、胶囊剂、散剂、颗粒剂
气态	气体动力剂型	气雾剂、粉雾剂、喷雾剂

2. 按制备方法分类

将主要工序采用同种方法制备的剂型列为一类。如浸出制剂是将用浸出法制备的汤剂、合剂、酒剂、酊剂、流浸膏剂与浸膏剂等归纳为一类，无菌制剂是将用灭菌法或无菌操作法制备的注射剂、滴眼剂等归纳为一类。

按制备方法分类有利于研究制备的共同规律，但归纳不全面，而且某些剂型随着制剂技术的发展会改变其制法，故有一定的局限性。

3. 按分散系统分类

（1）真溶液型　药物以分子或离子状态（直径小于 1nm）分散于分散介质中所形成的均相分散体系，也称低分子溶液，如溶液剂、芳香水剂、甘油剂、醑剂等。

（2）胶体溶液型　包括亲水胶体溶液和疏水胶体溶液。前者系指高分子药物（直径 1~100nm）分散在分散介质中所形成的均相分散体系，也称高分子溶液，如胶浆剂等；后者系指多分子聚集体（胶体微粒）分散于溶剂中形成的非均相分散体系，又称溶胶剂。

（3）乳浊液型　油类药物或药物的油溶液（直径 0.1~50μm）以液滴状态分散在分散介质中所形成的非均相分散体系，如口服乳剂、静脉乳剂、部分搽剂等。

（4）混悬液型　固体药物（直径 0.1~50μm）以微粒状态分散在液体分散介质中形成的非均相分散体系，如混悬剂、部分洗剂等。

（5）气体动力型　液体、固体药物分散在气体分散介质中形成的分散体系，如气雾剂、喷雾剂、粉雾剂等。

（6）固体分散型　药物以固体形式分散在其他固体介质中形成的分散体系，如散剂、丸剂、片剂等。

按分散系统分类便于应用物理化学的原理反映出制剂的内在分散特征，有利于制剂稳定性研究，但不能反映给药途径对剂型的要求。如中药注射剂有真溶液型、混悬液型、乳浊液型和粉针型等，中药汤剂是真溶液、混悬液、胶体溶液、乳浊液的综合分散体系等。

4. 按给药途径与方法分类

（1）经胃肠道给药剂型　系指经口服后进入胃肠道，起局部或经吸收而发挥全身作用的中药剂型，如糖浆剂、散剂、颗粒剂、胶囊剂、片剂等。

（2）不经胃肠道给药剂型　系指除经口给药以外的所有其他剂型，可在给药部位发挥局部作用或被吸收后发挥全身作用：①注射给药剂型，如静脉、肌内、皮内、皮下、其他（如动脉内、腹腔、鞘内等）部位的注射剂等；②呼吸道给药剂型，如气雾剂、喷雾剂、粉雾剂等；③皮肤给药剂型，如外用溶液剂、软膏剂、凝胶剂、贴膏剂、搽剂等；④黏膜给药剂型，如滴眼剂、舌下片、滴鼻剂、含漱剂等，以及用于直肠、阴道、尿道等腔道的栓剂等。

按给药途径与方法分类的特点是与临床用药密切相关，可反映给药途径与方法对剂型制备的特殊要求。不足之处在于一种制剂由于给药途径的不同，可能多次出现，使剂型分类复杂化，同时这种分类方法亦不能反映剂型的内在分散特征。如软膏可皮肤给药，也可直肠黏膜给药；气雾剂可呼吸道给药，也可皮肤给药。

此外，还可根据制剂进入人体后的释药行为及作用趋向，将剂型分为速释、缓释、控释、靶向制剂等几类。速释制剂如滴丸、分散片、泡腾片，缓释制剂如缓释片、缓释胶囊，控释制剂如渗透泵片，靶向制剂如静脉注射微乳、脂质体。

本教材根据各种剂型分类方法的特点，结合中药药剂学的最新发展，采用综合分类法。

三、中药剂型选择的基本原则

剂型是药物应用于临床的最终形式和载体。制剂疗效主要取决于药物理化性质，但是在一定条件下，剂型对药物疗效的发挥也起到关键性作用，主要表现为对药物释放、吸收过程的影响。中药剂型的选择与给药途径密切相关，剂型与给药方式不同，药物的体内转运、代谢行为也不同。纵观人体，有 10 余个给药途径，如胃肠道、口腔、舌下、鼻腔、肺部、肌内、皮内、皮下、皮肤、眼部等。因此，剂型的选择是中药制剂研究与生产的主要内容之一。剂型选择的基本原则主要有以下几个方面。

1. 根据临床治疗的需要

病有缓急，证有表里，因病施治，对症下药，方能取得满意的治疗效果，因此药物剂型必须满足临床医疗实践的需要。同一药物因剂型、给药方式不同，会出现不同的药理作用，而给药途径不同，其起效快慢亦不同：静脉注射＞吸入给药＞肌内注射＞皮下注射＞直肠或舌下给药＞口服液体制剂＞口服固体制剂＞皮肤给药。对于不同疾病类型，适宜选择的剂型见表 1-2。

表 1-2　不同疾病类型的剂型选择

疾病类型	适宜剂型
急症用药	注射剂、舌下片、气雾剂、滴丸等速效剂型
慢性疾病用药	煎膏剂、丸剂、长效缓释剂等
黏膜及皮肤用药	洗剂、气雾剂、软膏剂、橡胶膏剂、膜剂、涂膜剂等
腔道用药	软膏剂、栓剂等

此外，为了更好地发挥或增强药物的疗效，加速或延缓药物的作用效应，或增强药物对某些器官的指向性、组织的滞留性、细胞的渗透性等，可加入各种辅料，或采用制剂新技术制备新剂型。例如，治疗冠心病心绞痛的心痛气雾剂、苏冰滴丸，治疗气管炎的牡荆油软胶囊，治疗肿瘤的鸦胆子油静脉乳剂，以及采用化疗药物与猪苓多糖制成的多相脂质体等，都是根据临床用药的需要而制备。

2. 根据药物的性质

中药制剂多为复方，所含成分非常复杂，在选择剂型前，必须认真进行处方前研究。药物的理化性质、配伍规律和生物学特性是剂型选择的重要依据。在符合临床用药要求的前提下，应充分考虑所设计剂型对药物溶解度、稳定性和安全性的影响。一般而言，对于在溶液状态下稳定性差、易降解的药物，可制成注射用冻干粉针剂等。对于在胃液中不稳定、对胃刺激性大的药物，一般不宜制成普通口服剂型，而宜制成肠溶剂型，如肠溶片、肠溶胶囊等；对于易氧化的药物，宜选择具有遮蔽作用的剂型，如包衣片剂、胶囊剂等；对于存在明显肝脏首过效应的药物，可考虑制成非经口给药的剂型，如栓剂、注射剂等。

3. 根据"五方便"的要求

剂型设计还应考虑生产、运输、贮藏、携带、服用方便（简称"五方便"）的要求。在满足临床治疗需要和符合药物性质的前提下，中药制剂应根据拟生产厂家的技术水平和生产条件选择剂型。剂型不同，采用的工艺路线不同，对所需的技术、生产环境、设备等均有不同的要求。就携带和运输而言，剂量小、质量稳定的固体剂型优于液体剂型。就服用而言，除考虑剂量、口感、物态等因素外，疾病性质和适用人群亦很重要。如牙床红肿疼痛的牙周炎就不能选择口服咀嚼剂型；儿童用药应尽量做到色美、味适、量宜、效高，并可考虑多种途径给药。

总之，适宜的剂型对药物疗效的发挥具有积极的作用。在中药新药研究开发过程中，在选择剂型时，除了满足医疗、预防和诊断的需要外，应同时对药物性质、制剂稳定性、生物利用度，以及服用、生产、运输是否方便等作全盘考虑，确保中药制剂安全有效、稳定可控。

第四节　中药药剂学的工作依据

一、药品标准

药品标准（drug standard）系一个国家对药品质量、规格及检验方法所作的技术规定，是保证药品质量，供药品生产、经营、使用、检验和管理部门共同遵循的法定依据。我国现行的药品标准是国家药品标准，包括中国药典、部颁药品标准和局颁药品标准。药品标准是强制性法定标准，是组织现代化生产保证药品质量的规范性文件，是保障人民用药安全有效的技术依据，也是药品监督管理的重要技术法规。

1. 中国药典

药典（pharmacopoeia）系指一个国家记载药品标准、规格的法典，一般由国家药典委员会组织编纂，并由政府颁布执行，具有法律约束力。药典收载的品种是医疗必需、疗效确切、副作用小、质量稳定的常用药物及其制剂，并规定其制法、鉴别、检查、含量测定，功能主治及用法用量等，作为药品生产、检验、贮藏与使用的依据。

不同时代的药典代表着一个国家药品生产、医疗和科学技术的水平，也综合体现了国家对药品的质量控制技术水平及发展趋势。由于医药科技水平的提高，新的药物和新的制剂陆续被开发出来，其质量要求也需更加严格，药品的检验方法亦会定期更新和提高，因此，各国的药典需要不断修订。

《中华人民共和国药典》，简称为《中国药典》（The Pharmacopoeia of the People's Republic of China, Ch. P），由国家药典委员会编纂。中华人民共和国成立以来，先后共编纂颁布《中国药典》10 版，除 1953 年版为一部、2005 年版和 2010 年版为三部、2015 年版为四部外，其他版次均为两部。我国药典从 1985 年版开始每五年出一次修订版，在新版药典中，不仅增加新的品种，而且增设一些新的检验项目或方法，同时对有问题的药品予以删除。为适应药品研发、生产、检验、应用以及监督管理等方面的需要，国家药典委员会在药典发行后会定期对其进行增补勘误，汇总后出版《中国药典》增补本，增补本与现行版《中国药典》具有同等的法定地位。《中国药典》各版简况见表 1-3。

表 1-3　《中国药典》各版简况

版次	分部	收载药品数量	收载于制剂通则的剂型种类	主要修订内容
1953 年版	1	531 种	10 种剂型，外加抗生素、菌苗两类药品	—
1963 年版	2	一部 643 种 二部 667 种	一部 9 种 二部 10 种	一部增加了药品的"功能与主治"，二部增加了药品的"作用与用途"
1977 年版	2	一部 1152 种 二部 773 种	一部 14 种 二部 8 种	检验方法增加了显微鉴别和理化鉴别
1985 年版	2	一部 713 种 二部 776 种	一部 12 种 二部 10 种	出版了我国第一部英文版《中国药典》，同年还出版了药典二部注释选编。自 1985 年开始，《中国药典》均编写相应的英文版

版次	分部	收载药品数量	收载于制剂通则的剂型种类	主要修订内容
1990 年版	2	一部 784 种 二部 967 种	一部 18 种 二部 12 种	二部品种项下规定的"作用与用途"和"用法与用量",分别改为"类别"和"剂量",另组织编著《临床用药须知》(1996 年出版)和《药典注释》(1993 年出版)两本重要参考书。有关品种的红外吸收图谱,收入《药品红外光谱集》另行出版,该版药典附录不再刊印
1995 年版	2	一部 920 种 二部 1455 种	一部 21 种 二部 14 种	增加了茶剂、露剂、颗粒剂、口服液和缓释制剂等剂型;二部药品外文名称改用英文名,取消拉丁名;中文名称只收载药品法定通用名称,不再列副名
2000 年版	2	一部 992 种 二部 1699 种	一部 26 种 二部 21 种	一部新增附录 10 个,修订附录 31 个;二部新增附录 27 个,修订附录 32 个。二部附录中首次收载了药品标准分析方法验证要求等六项指导原则
2005 年版	3	一部 1146 种 二部 1970 种 三部 101 种	一部 26 种 二部 21 种 三部 12 种	首次将《中国生物制品规程》并入药典;本版药典收载的附录,一部 98 个,其中新增 12 个、修订 48 个、删除 1 个;二部 137 个,其中新增 13 个、修订 65 个、删除 1 个;三部 134 个。一部、二部、三部共同采用的附录分别在各部中予以收载,并进行了协调统一
2010 年版	3	一部 2165 种 二部 2271 种 三部 131 种	一部 26 种 二部 21 种 三部 12 种	收载的附录,一部 112 个,其中新增 14 个、修订 47 个;二部 152 个,其中新增 15 个、修订 69 个、删除 1 个;三部 149 个,其中新增 18 个、修订 39 个。每部共同采用的附录分别在各部中予以收载,并尽可能做到协调统一、求同存异、体现特色。本版药典,更加注重体例内容的规范性,科学性、权威性、先进性进一步提升
2015 年版	4	一部 2598 种 二部 2603 种 三部 137 种 四部 317 种	四部 38 种	本版药典共有四部,对各部共性附录进行整合,将原附录更名为通则,包括制剂通则、检定方法、标准物质、试剂试药和指导原则。重新建立规范的编码体系,并首次将通则、药用辅料单独作为四部。收载通则总计 317 个,其中制剂通则 38 个、检验方法 240 个、指导原则 30 个、标准物质和试液试药相关通则 9 个;药用辅料 270 种,其中新增 137 种、修订 97 种,不收载 2 种

现行版我国药典为 2015 年版(本教材中提及的药典除另有说明外,均为 2015 年版),共分为 4 部:一部收载药材及饮片、植物油脂和提取物、成方制剂和单味制剂等;二部收载化学药品、抗生素、生化药品和放射性药品等;三部收载生物制品;四部收载通则和药用辅料。各部编写的体例包括凡例、正文、附录和索引 4 个部分。凡例是制定和执行药典必须了解和遵循的规则。《中国药典》的凡例,是对药典正文、附录及质量检定有关共性问题的统一规定,对采用的计量单位、符号与专门术语等,用条文加以规定,以避免在全书中重复说明。

《中国药典》一部收载的成方制剂和单味制剂,项下主要有制法、性状、鉴别、检查、含量测定等内容。正文收载品种的药品中文名称均为法定名称,系按照《中国药品通用名称》规定的名称及其命名原则命名,药品英文名称除另有规定外,均采用国际非专利药品名称。《中国药典》四部通则是药典的重要组成部分,是指导药品研究、生产、质量控制与贮藏运输的技术性要求。通则的主要内容包括制剂通则、药材和饮片取样法、药材和饮片检定通则、炮制通则、药用辅料、制药用水、国家药品标准物质通则以及常规检验方法等。

2. 部颁、局颁药品标准

由卫生部颁布的药品标准是《部颁药品标准》,包括中药材分册、中药成方制剂分册,共20 册 4052 种收载品种。2013 年 3 月,国家食品药品监督管理总局(CFDA)成立,原卫生部组织制定药品法典的职责,划入 CFDA 的职责范围,之后由其编纂并颁布实施的药品标准是

《局颁药品标准》。部颁、局颁标准的性质和作用等同于《中国药典》，均属于国家药品标准，作为药品生产、供应、使用、监督等部门检验质量的法定依据，具有法律的约束力。

3. 外国药典

世界上已有近 40 个国家编制了国家药典，另外还有区域性药典和 WHO 组织编制的国际药典等，均对世界医药科技交流和国际医药贸易起到了极大的促进作用。其中具代表性的有《美国药典》、《英国药典》、《日本药典》和《欧洲药典》。

《美国药典》（The United States Pharmacopoeia，USP），是目前世界上唯一由非政府机构出版的法定药品汇编，由美国政府所属的美国药典委员会编纂出版，每年出版一次修订版。一些没有法定药典的国家常采用《美国药典》作为本国的药品法定标准。

《英国药典》（British Pharmacopoeia，BP）是由英国药典委员会编纂，英国卫生和社会安全部颁布实施的英国国家药品标准，是英国制药标准的重要依据。《英国药典》有着悠久的历史，最早可追溯到 1618 年出版的《伦敦药典》，后又有《爱丁堡药典》和《爱尔兰药典》，1864 年合为《英国药典》。《英国药典》在世界各国药典中享有一定声誉，在国际贸易中，一些贸易机构和贸易商常以《英国药典》标准签订合同，作为药品质量检验的依据。目前现行版为 BP2015 版，于 2014 年 8 月出版，2015 年 1 月 1 日起开始正式生效。

《日本药典》的全称是《日本药局方》（Pharmacopoeia of Japan，JP），由日本药局方编委会编纂，日本厚生省颁布执行。《日本药典》第一版于 1886 年出版，现行版本是 2016 年出版的第 17 版，以 JP 17 表示。日本药典有日文和英文两个版本。

《欧洲药典》（European Pharmacopoeia，EP）由欧洲药典委员会编纂，欧洲药品质量管理局负责出版和发行，有英文版和法文版两种法定文本，对欧盟成员国皆有法律约束力。欧洲药典委员会于 1964 年成立，1977 年出版了第一版《欧洲药典》。由于欧洲一体化及国际间药品标准协调工作不断发展，及时增补新的内容，剔除过时内容。目前现行版 EP 为第九版，于 2016 年 7 月出版，2017 年 1 月开始生效。近年来，《欧洲药典》的权威性和影响力正在不断扩大，参与制定和执行《欧洲药典》的国家在不断增加。

二、药品管理法规

1. 药品生产质量管理规范

药品生产质量管理规范（good manufacturing practice of drug，GMP）系指药品生产过程中，用科学、合理、规范化的条件和方法来保证生产优良药品的一整套系统科学的管理准则，是世界各国对药品生产全过程监督管理普遍采用的法定技术规范。适用于药物制剂生产的全过程和原料药生产中影响成品质量的关键工序，也是新建、改建和扩建医药企业的技术依据。我国于 1982 年由中国医药工业公司颁发了《药品生产管理规范（试行本）》，这是我国医药工业第一次试行的 GMP。试行后进行了不断修订和完善，于 2011 年，CFDA 最终颁布了《药品生产质量管理规范（2010 年修订）》，于 2011 年 3 月 1 日起全面实施。同时于 2011 年 2 月印发了 GMP 的附录，对无菌药品、非无菌药品、原料药、生物制品、放射性药品、中药制剂等的生产和质量管理的特殊要求予以补充规定。

GMP 实施的主要目的是：将人为产生的错误减小到最低；防止对医药品的污染和低质量医药品的产生；保证产品高质量的系统设计。GMP 的检查对象是：人、生产环境和制剂生产的全过程。

为加强对药品生产企业的监督管理，我国组织实施了 GMP 的认证工作。CFDA 于 2011 年 1 月发布了《药品生产质量管理规范认证管理办法》（《药品 GMP 认证办法》），自 2011 年 3 月 1 日起实施。按照规定，今后所有生产药品的企业（车间）必须通过 GMP 认证。推行 GMP 认证是人民用药安全有效的重要保证，是国际贸易药品质量认证体系的重要内容，同时也是与国际认证机构开展双边、多边认证合作的基础。

2. 中药材生产质量管理规范

中药材生产质量管理规范（good agriculture practice of drug，GAP）是为了规范中药材生产、保证中药材质量、促进中药标准化和国际化而制定的管理规范，是中药材生产和质量管理的基本准则。GAP适用于中药材生产企业生产中药材的全过程。我国现行GAP是国家食品药品监督管理总局于2002年6月1日起施行的《中药材生产质量管理规范（试行）》。该规范对中药材生产过程中的产地生态环境、种质和繁殖材料、栽培与养殖管理、采收与初加工、包装、运输与贮藏、质量管理、人员和设备、文件管理等方面进行了详细的规定。

3. 药品非临床研究质量管理规范

药品非临床研究质量管理规范（good laboratory practice of drug，GLP）系指对从事实验研究的规划设计、执行措施、监督管理、记录报告、实验室的组织管理，工作方法和有关条件提出的法规性文件。我国的GLP于1999年由国家食品药品监督管理总局颁布，1999年11月1日起试行，并于2003年6月4日经审议通过，自2003年9月1日起正式施行。

GLP实施的主要目的是：①严格控制各种可能影响试验结果的主客观因素，尽可能减少试验误差，确保新药安全性评价的科学性和可靠性；②使我国新药研究的安全性试验符合国际上公认的标准。

GLP适用于申请药品注册而进行的非临床安全性研究，非临床研究是指为评价药品安全性，在实验室条件下，系统进行各种毒性试验，包括急性毒性、亚急性毒性、慢性毒性、生殖毒性、致突变性、致癌性、刺激性、药物依赖性和抗原性等试验及与评价药品安全性有关的其他毒性试验。

GLP的组织系统主要有：有关毒理学研究的各种功能性实验室（病理、生理、生化药理及特殊毒理研究室）、实验动物中心；资料和档案的管理、质量保证部门等。

4. 药品临床试验质量管理规范

药品临床试验质量管理规范（good clinical practice of drug，GCP）是规范药物临床试验全过程的标准规定，其目的在于保证临床试验过程的规范，结果科学可靠，保护受试者的权益并保障其安全。国家食品药品监督管理总局于1999年7月23日颁布了《药品临床试验质量管理规范》，现行GCP为2003年9月1日起实施的《药品临床试验质量管理规范》。GCP的内容包括临床试验前的准备与必要条件，受试者的权益保障，试验方案设计要求，研究者、申办者、监察员的职责，记录与报告，数据管理与统计分析，试验用药品的管理，质量保证，多中心试验等方面的详细规定，凡进行各期临床试验、人体利用度或生物等效性试验，均按本规范执行。

5. 药品经营质量管理规范

药品经营质量管理规范（good supply practice of drug，GSP）是药品经营管理和质量控制的基本准则，其目的在于规范药品经营行为、保障人体用药安全有效。现行GSP是国家食品药品监督管理总局颁布的GSP修正版，于2016年7月13日生效。GSP的内容包括药品批发的质量管理体系、组织机构与质量管理职责、人员与培训、设施与设备以及药品销售等。

思考题

1. 中药药剂学与药剂学的区别在哪里？
2. 中药剂型的选择原则是什么？
3. 我国的药品标准与药材标准是一回事吗？为什么？

第二章　中药调剂

【学习目的】
  1. 掌握：中药调剂的含义与目的；处方的性质；中药处方的调配程序；中药斗谱排列的一般原则。
  2. 熟悉：处方药、非处方药的基本概念；中药非处方药的遴选原则。
  3. 了解：处方的内容与特点；处方管理制度。

第一节　概　　述

一、中药调剂的含义

中药调剂（Chinese medicine dispensing）系指调剂人员根据医师处方，按照配方程序和原则，及时、准确地调配和发售药剂的一项操作技术。中药调剂是中医药学的重要组成部分，古代医籍中的"合药分剂"、"合和"、"合剂"等均属中药调剂的范畴。

中药调剂工作分为中药饮片调剂和中成药调剂。中药调剂具有临用调配的特点，并且所涉及的内容广泛，它与中医学基础、中药学、中药炮制学、中药鉴定学、方剂学等关系极为密切。

二、中药调剂的目的

中药调剂按照中医处方的内容和要求，准确无误地将中药饮片或成方制剂调配给患者使用，以实现临床医师辨证论治、组方遣药的意图。调剂的药品及调剂过程须符合《中华人民共和国药品管理法》、《中国药典》、中药炮制规范等法规的相关规定。

中药调剂是直接面向患者的第一线工作，其工作质量的好坏不仅关系到临床用药的有效性和安全性，更关系到人民的生命安全。因此，调剂人员必须遵守职业道德，树立全心全意为人民服务的思想，不断提高业务水平，文明执业，礼貌待人，对待患者应有高度的责任感。

第二节　处　　方

一、处方的性质

处方（prescription）是医疗和药剂配制的重要书面文件。广义地讲，凡制备任何一种药剂的书面文件，均可称为处方。狭义的处方又称医师处方，是指医师诊断患者病情后，为其预防和治疗需要而写给药房配发药剂的文件，包括临床医师开具的中药处方和西药处方。

医师处方是医师对患者治病用药的凭证，是药房调配药剂和指导患者用药，以及计算医疗药品费用的依据，因此处方在法律、技术和经济上均具有重要意义。其法律意义在于因处方书写或调配错误而造成医疗事故时，医师或药剂人员负有法律责任。故须要求医师和药剂人员在处方上签字，以示负责；其技术意义在于它写明了医师用药的药品名称、剂型、剂量、规格、数量及用法用量，是药师配发药品和指导患者用药的依据；其经济意义在于可作为患者已交药费的凭证及统计医疗药品消耗、预算采购药品的依据。

二、处方的内容与特点

（一）处方的内容

完整的医师处方一般应包括处方前记、处方正文、处方后记等内容。

（1）处方前记　包括医院名称、门诊号或住院号，患者的姓名、性别、年龄，处方日期等。处方上写明患者姓名，表示该药物是专门为某一患者调配的。性别、年龄为药剂人员核对药品剂量的主要依据，对儿童尤为重要。

（2）处方正文　为处方的主要部分，包括药品的名称、规格、数量和用法等。药品名称用中文或拉丁文书写，毒性药品应写全名，普通药品可用缩写名，但缩写不得引起误解。数量一律用阿拉伯数字，剂量单位用公制或通用的国际单位。处方不得涂改，必要时由处方医师在涂改处签字。毒性药品、麻醉药品等更应严格遵守相关规定。

（3）处方后记　包括医师、调剂人员及复核人签名。处方写成后须由医师签字或盖章，方能生效。调剂人员配毕处方后须由复核人员查验，双签名后方可将药品发出。

（二）处方的特点

① 处方正文中所用的中药饮片按君、臣、佐、使及药引的顺序书写。

② 中药饮片、中成药、西药三类药品分别开写处方，不得出现在同一处方中，中成药处方书写方法同西药处方。

③ 中药饮片处方一般以单日剂量书写，同时注明总剂数。处方药名一般用正名，若有并开药物须书写准确。对于药味的特殊处理可用脚注注明。

并开药物：系指将处方中2～3种中药并开在一起。药物并开大致有两种情况：一是疗效基本相同的药物，如"焦三仙"即指焦神曲、焦山楂、焦麦芽，均具有消食健胃作用；"二冬"即指天冬和麦冬，都具有养阴、益胃、清心肺作用；"二活"即指羌活和独活，都具有祛风胜湿、止痛作用。二是药物配伍时可产生协同作用，如"知柏"即指知母和黄柏，其配伍能增强滋阴降火作用。

脚注：系指医师开处方时在某味药的右上角或右下角所加的注解。其作用是简明指示调剂人员对该饮片采取不同的处理方法。脚注内容一般包括炮制法、煎药法、服药法等。常用的脚注术语有打碎、炒制、先煎、后下、另煎、包煎、烊化、捣汁、冲服等。

三、处方管理制度

（一）处方限量规定

① 急诊处方限3日量；门诊处方普通药品最多不超过7日量。如确有慢性病、老年病等特殊情况，经请示后处方用量可适当延长（一般最多不超过1个月），但医师必须注明理由。

② 医疗用毒性药品每张处方不得超过2日剂量；第一类精神药品处方每次不得超过3日常用量，第二类精神药品每次不得超过7日常用量；麻醉药品注射剂每次不得超过2日常用量，片剂、酊剂、糖浆剂等不得超过3日常用量，连续使用不得超过7天，再次开具处方必须至少间隔10天，开具麻醉药品处方时应有病历记录。

③ 晚期癌症患者持由科主任申请、院领导批准的特殊证明，允许超限量和连续使用麻醉性镇痛药。

（二）处方保管规定

① 处方由调剂、出售药品的医疗、预防、保健机构或药品零售企业妥善保存。每日处方应按普通药品及控制药品分类装订成册，并加封面，妥善保存，便于查阅。

② 普通处方、急诊处方、儿科处方保存 1 年，医疗用毒性药品、精神药品及戒毒药品处方保留 2 年，麻醉药品处方保留 3 年。

③ 处方保存期满后，经医疗、预防、保健机构或药品零售企业主管领导批准、登记备案，方可销毁。

四、处方药与非处方药

药品分类管理已成为世界发达国家及部分发展中国家医药管理的一种重要手段，是药品销售和使用的依据。为保证人民用药安全有效、使用方便，我国自 2000 年 1 月 1 日起实施《处方药与非处方药分类管理办法》，对药品的审批、广告、标识、销售等进行分类管理。其意义在于：①有利于人民用药安全；②有利于推动医疗保险制度改革；③有利于合理使用卫生资源，减少医院压力，节省患者时间；④有利于提高人民自我保健意识；⑤可促进医疗行业与国际接轨。

（一）基本概念

根据药品的品种、规格、适应证、剂量和给药途径不同，分别按处方药与非处方药管理。

1. 处方药

处方药（prescribed drugs）系指必须凭执业医师或执业助理医师处方才可调配、购买，在医师、药师或其他医疗专业人员监督或指导下方可使用的药品。这类药品一般专用性强或具有较大的毒副作用。

2. 非处方药

非处方药（non-prescribed drugs）系指由国家卫生行政部门公布的不需要凭执业医师或执业助理医师处方即可自行判断、购买和使用的药品，又称为柜台发售药品（over the counter drugs，简称 OTC）。这类药品具有安全、有效、价廉、使用方便的特点。消费者按照标签上的说明就可以安全使用。非处方药分为甲、乙两类，乙类更安全。

（1）甲类非处方药　OTC 为红色标识，只能在具有《药品经营许可证》并配备执业药师或药师以上技术人员的社会药店、医疗机构药房零售的非处方药。须在药店由执业药师或药师指导下购买和使用。

（2）乙类非处方药　OTC 为绿色标识，除了社会药店和医疗机构药房外，还可在经药监部门批准的普通零售商业企业销售的非处方药。无需医师或药师的指导就可以购买和使用，相对而言安全性更高。

（二）中药非处方药遴选原则

中药非处方药的遴选范围为《中国药典》一部及《部（局）颁药品标准》中药成方制剂。凡处方中含有卫生部公布的毒剧药、麻醉药及妊娠禁忌的中药品种，治疗大病、重病的品种以及上市不久的新药，均作为遴选时排除的品种。应在"慎重从严、结合国情、中西药并重、突出特色"的思想指导下对非处方药品种进行遴选，其原则如下。

1. 应用安全

长期临床使用已被证明具有较高的安全性。处方中无十八反、十九畏及不含毒、剧药物及麻醉药物，重金属含量不超过国内国际公认标准。不易引起依赖性，无致畸及致突变作用。按使用说明书规定的用法与用量用药时，基本无不良反应。用药前后不需进行特殊检查或诊断。

2. 疗效确切

处方合理，功能主治明确，使用者易于根据自己的症状进行选择。治疗期间不需经常调整剂量，不需医师辨证和检查。经常应用不会引起疗效降低或引起耐药性。

3. 质量稳定

有完善的质量标准，质量可控。制剂稳定，在有效期内于一般贮藏条件下不会变质。

4. 使用方便

药品说明书详细且通俗易懂，内容包括药品名称、药物组成、功能主治、用法用量、禁忌证、不良反应及可采取的预防处理措施、贮藏条件、生产日期、生产厂家等。

对成人、儿童等不同使用者，说明每日总剂量和每次分剂量，易于掌握。明确标示药物禁忌、饮食禁忌及妊娠禁忌。以口服、外用等给药途径为主。

第三节　中药处方的调配

中药处方的调配是完成中医师对患者辨证论治、正确用药的重要环节。调剂人员必须掌握药物的配伍变化，毒性药与配伍禁忌药，药物的别名、并开与脚注，中药斗谱排列规律等有关知识，以提高调配质量，确保药剂应有的治疗作用。

一、中药处方的调配程序

中药处方的调配程序为：审查处方→计价→调配→复核→发药。在实际工作中，审方往往不单独设岗，计价、调配和复核人员都承担审方的责任。

（一）审查处方

1. 审查项目与处理

审方是调剂工作的关键环节，调剂人员不仅要对医师负责，更要对患者负责。因此需认真细致地审阅处方。审方内容包括以下几方面。

① 患者姓名、年龄、性别、婚否、住址或单位，处方日期，医师签名是否齐全。

② 药名、剂量、规格、用法用量是否正确，剂量对儿童及年老体弱者尤需注意；毒、麻药品处方是否符合规定，处方中药物是否有十八反、十九畏及妊娠禁忌；需特殊处理的药物是否有脚注，药味是否有短缺；处方中自费药是否开自费处方等。

③ 如发现处方中药味或剂量字迹不清时，不可主观猜测，以免错配；如有配伍禁忌、超剂量、超时间用药，服用方法有误，毒麻药使用违反规定等方面的疑问及药味短缺等，都应及时与处方医师联系，请医师更改或释疑后重新签字，否则可拒绝调配。

2. 毒性药与配伍禁忌

（1）毒性药　系指毒性剧烈，治疗量与中毒量相近，使用不当可致人中毒死亡的中药。

利用毒性中药治病，若配伍得当，可获得预期疗效；若用之不当，则易发生中毒危险。在调配处方时应特别引起注意。

为了加强毒性中药的管理，确保用药安全有效，《中国药典》现行版规定了毒性中药的品种、用量与用法。调剂人员在调配处方时，应严格遵循毒性中药的剂量与用法规定。

（2）配伍禁忌　古人通过长期的临床实践，总结出中药配伍使用后有"七情"变化，即单行、相须、相使、相畏、相杀、相反和相恶。除单行外，其他6个方面为药物配伍后产生的协同、抑制或对抗作用，其中"相须"、"相使"是指药物配伍后的协同作用，"相畏"、

"相杀"是指药物配伍后能减轻或消除原有的毒性或副作用，"相反"、"相恶"是指药物配伍后的拮抗作用，一般为药物配伍禁忌。

历代医药书籍对配伍禁忌的论述不尽一致，影响较大的是金元时期所概括的"十八反"、"十九畏"，并编成歌诀，便于习诵。为保证患者用药的安全有效，对歌诀所记述的药对，组方时应持谨慎态度，避免盲目配合使用，以免造成医疗事故。

（3）妊娠禁忌　凡能影响胎儿生长发育、有致畸作用，甚至造成堕胎的中药为妊娠禁忌药。但凡毒性药、峻下逐水药、破血逐瘀药及具芳香走窜功能的中药均属妊娠禁忌药范围。妊娠禁忌药有毒性大小、性能峻缓之别，对胎儿及母体影响程度也有差别。

据此，《中国药典》将妊娠禁忌药分为妊娠禁用药和妊娠慎用药两种。妊娠禁用药多为剧毒或药性峻猛的中药，凡禁用的中药绝对不能使用。妊娠慎用药一般包括活血祛瘀、破气行滞、攻下通便、辛热及滑利类的中药，慎用的中药虽可根据孕妇患病的情况酌情使用，但必须有相应的措施，在没有特殊需要时应尽量避免使用，以免发生事故。

（二）计价

药价的计算要按当地药政部门统一的方法和计价收费标准执行，不得估价或随意改价，需做到准确无误。自费药品的药价应单列。

（三）调配处方

调剂人员接方后应首先查验是否已计价、缴款，再按审方要求再一次审方。配方时按处方药物顺序逐味称量，多剂处方应先称取总量，然后按等量递减法使分剂量均匀准确。若调配中成药处方，则按处方规定的品名、规格、药量进行调配。调剂完毕，自查无误后签名盖章，交执业中药师核对。调配处方的注意事项如下。

① 调配处方时应认真参看处方，精神集中，不要凭记忆操作，以防拿错或称错药物。

② 分剂量时应按"等量递减"、"逐剂复戥"的原则，不可主观估量或随意抓药调配。

③ 处方药味按所列顺序称取，间隔平放。质地轻泡的饮片应先称，以免覆盖他药，如灯心草、夏枯草等；黏软带色中药应后称，置于其他饮片之上，以免沾染包装用纸，如熟地、青黛等。

④ 用时需捣碎的饮片，应在称取后用专用铜冲捣碎后分剂量。铜冲应干燥洁净，无残留物，捣碎有特殊气味或有毒饮片后，应及时将铜冲洗净；遇需临时加工炮制的饮片，应依法炮制。

⑤ 处方中如有先煎、后下等需特殊处理的饮片，应单包并注明用法。有鲜药时应另包并注明用法，不与群药同放，以便于低温保存。

⑥ 急诊处方应优先调配，细料药、毒性药需二人核对调配；一张处方调配完毕后，才能调配另一张处方。

（四）复核

为了保证患者用药安全有效，防止调配错误和遗漏，应把好复核关。已调配好的药剂在调剂人员自查的基础上，再由有经验的执业中药师进行一次全面细致的核对。复核具体要求如下。

① 按审方要求逐项审核处方内容。注意调配的药味和称取的重量与处方是否相符，有无多配、漏配、错配或混杂异物现象。

② 检查饮片有无生虫、发霉及变质现象，有无以生代制、生制不分、应捣未捣等情况。

③ 需特殊处理的药物是否按要求单包并注明用法，贵重细料药、毒性药是否处理得当。

④ 发现有调剂不当的情况时，应及时请调剂人员更改。复核无误后在处方上签字，交给发药人员。

（五）发药

发药是调剂工作的最后一个环节，发药人员将饮片包装，核对无误后发给患者。包装时应注意：①外用药要有专用标志；②先煎、后下等特殊处理的中药要放在每一包的上面；③将处方固定在捆扎好的药包上。发药时应注意：①认真核对患者姓名、取药凭证和汤药剂数；②向患者交代用法、用量、用药或饮食禁忌，以及特殊处理药物的用法等；③耐心回答患者提出的有关用药问题。

二、中药斗谱

中医院调剂室分为门诊调剂室和住院部调剂室，各调剂室又分为饮片调剂区和成药调剂区。成药调剂的主要设备是成药架，饮片调剂的主要设备有用于存放中药饮片的斗架和调配处方的调剂台。饮片斗架的规格视调剂室面积大小和业务量而定。一般斗架高约2m，宽约1.3m，装药斗59～67个，可排列成横七竖八或横八竖八，饮片药斗一般为木制多格抽屉式组合柜，分为上下2组。下面组高度约80cm，多分为3层，多为大屉斗，用于存放质地轻泡、用量大的饮片，以方便取用；上面组一般为4～5层的小屉斗。

中药饮片品种繁多，来源广泛，质地软硬坚松不一，药性各有不同。有些饮片形状色泽接近，有些饮片名称容易混淆。在中药配方管理中，必须将这些中药饮片合理有序地存放，避免出现调剂差错、饮片串料串味等问题。

中药斗谱系指药斗的编排规律。斗谱安排合理，不仅可以提高调剂速度，减轻劳动强度，而且可以避免差错事故，提高调剂质量，确保用药的安全有效。

（一）斗谱排列原则

（1）按处方需要排列　根据临床用药情况将饮片分为常用药、次常用药和不常用药。常用药装入药斗架的中层，不常用者装在最远处或上层，次常用者装在两者之间。此外，质地沉重（如矿石类、化石类和贝壳类）和易造成污染的药物（如炭药类）应放在斗架的低层，质轻且用量少的饮片宜放在药斗架的高层，质轻而体积大的饮片宜装入下层大药斗内。

（2）按方剂组成排列　常用方剂配伍药物宜装在同一药斗或临近药斗中，以方便调配。如五苓散的茯苓、猪苓、白术；四物汤的当归、川芎、熟地；四君子汤的党参、白术、茯苓等。

（3）按入药部位排列　将饮片按其入药部位分为根茎、叶、花、果实种子、全草、动物、矿物等若干类。如根茎类：当归、大黄、黄连、党参、黄芪；全草类：麻黄、细辛、金钱草、荆芥、薄荷等。每类饮片按一定顺序排列在药斗内。这种斗谱排列的特点是分类清楚，便于熟悉记忆，适用于饮片品种少、配方量小的医院。

（4）按药物性味功能排列　性味功能基本相仿的饮片宜放在同一或邻近药斗中，以免与其他饮片互相串味，影响疗效。并且因该类饮片常在同一张处方中出现，还便于配方人员调剂。如活血祛瘀药：川芎、郁金、姜黄、乳香、没药；止咳平喘药：杏仁、百部、紫菀、款冬花；补气药：党参、黄芪、山药、甘草；清热解毒药：金银花、连翘、射干、马勃；祛风湿药：羌活、独活、威灵仙等。

（5）按同一品种的不同炮制品排列　如生大黄、酒大黄、熟大黄；生地黄、熟地黄等。

（6）按需特殊保管的药物特殊排列　此类药物一般不装药斗，用特殊容器贮存。毒性药、麻醉药应设专柜、专锁、专账、专人管理，如马钱子、斑蝥、罂粟壳等；易燃药材宜装在缸、铁容器内，并要远离火源、电源，如火硝、硫黄等；贵重细料药应专柜存放，专人保管，如西洋参、鹿茸、羚羊角片、冬虫夏草、麝香、牛黄等。

（二）斗谱排列中需注意的问题

① 外观性状相似的饮片不宜编排在一起，尤其是功效不同的饮片，如蒲黄与海金沙、紫苏子与菟丝子、山药与天花粉等。

② 同一植物来源但以不同部位入药，且功效不同的饮片不宜编排在一起，如麻黄与麻黄根。

③ 药名相近，但性味功效不同的饮片不宜编排在一起，如附子与白附子等。

④ 属于处方配伍禁忌的饮片不能编排在一起，如"十八反"中的川乌、草乌与半夏、瓜蒌，甘草与京大戟、甘遂、芫花；"十九畏"中的丁香与郁金，人参与五灵脂等。

中药斗谱的编排除依据上述原则外，还必须结合本地区用药习惯、医院性质及用药特点，各医院中药房应根据实际情况，在设计中药斗谱时尽可能平衡兼顾，综合考虑编排方式，使其科学化、合理化。

思考题

1. 中药处方不同于西药处方的特点有哪些？
2. 对于门诊处方限量有何规定？
3. 处方药与非处方药有何区别？中药非处方药的遴选应具备哪些条件？
4. 中药斗谱的排列原则有哪些？

第三章　制药卫生

【学习目的】
　　1.掌握：制药卫生的含义；制剂的卫生标准与检验方法；灭菌工艺参数的应用；物理灭菌法、化学灭菌法和无菌操作分类与应用。
　　2.熟悉：洁净区的划分标准；洁净区的微生物监测；空气洁净技术与应用。
　　3.了解：微生物污染的途径与预防措施；药品生产操作环境示例；洁净区的人员要求。

第一节　概　　述

一、制药卫生的含义

　　制药卫生系指针对药物制剂在微生物学方面的要求，采取物理灭菌、化学灭菌和无菌操作等方法去除、杀灭制剂中存在的微生物，并抑制其生长繁殖，以保证药品符合相应质量标准的要求。

　　药品的安全性直接关系到人体的安危，在确保药物疗效的同时也要保证其安全性及质量稳定性。由于药品在生产、贮藏、运输或使用等过程中，可能存在适合微生物生长的营养条件，从而引起微生物的快速繁殖而造成药效降低、变质，或引发药源性疾病。因此采取必要的卫生管理措施，制备安全有效的药品是确保用药安全的重要因素。

　　为得到安全有效的药品，在药品的生产过程中须严格依照药品生产质量管理规范（GMP）相关要求进行生产，在药品的贮藏、运输、使用等过程中遵守相应的质量管理规定，以保证药品质量的均一稳定。

二、制剂的卫生标准与检验方法

　　1978年，国家卫生部为保证药品质量和临床用药安全颁布了《药品卫生标准》，后于1986年和1989年根据我国的药品生产水平对其修改了两次，并增加了补充说明。《中国药典》现行版四部通则明确规定了制药卫生标准的具体要求、检查方法、结果判断依据等，为确保药品的安全、有效提供了法律依据。卫生学主要检查项目如下。

（一）无菌检查法

　　无菌药品是指法定药品标准中列有无菌检查项目的制剂和原料药，包括无菌制剂和无菌原料药。

　　无菌检查法系用于检查药典要求无菌的药品、医疗器具、原料、辅料及其他品种是否无菌的一种方法，通常采用薄膜滤过法或直接接种法。若供试品的检测结果显示符合规定，仅表明在检测条件下未发现存在微生物造成的污染。

《中国药典》四部"生物检查法"项下的"无菌检查法"规定，无菌检查应在无菌条件下进行，试验环境必须达到无菌检查的要求，检验全过程应严格遵守无菌操作，防止微生物污染，防止污染的措施不得影响供试品中微生物的检出；制剂通则品种项下要求无菌的制剂及标示无菌的制剂和原辅料，应符合无菌检查法规定。

（二）非无菌药品微生物限度检查法

非无菌药品微生物限度检查法是为检查微生物对非无菌制剂、原料、辅料等污染程度所采用的方法，包括对需氧菌总数、霉菌以及酵母菌、控制菌的检查。由于嗜温细菌和真菌在有氧条件下生长，故多采用微生物计数法；为检查金黄色葡萄球菌、大肠埃希菌等是否存在于供试品中，在规定实验条件下常采用控制菌检查法进行检查。

1. 微生物计数法

微生物的计数试验环境应符合微生物限度检查的要求。检验全过程必须严格遵守无菌操作，以防止不必要的污染，并保证不对供试品的检验造成影响。应定期对单向流空气区域、工作台面以及环境进行监测。

非无菌药品的微生物限度标准是基于药品的给药途径和对患者健康潜在的危害以及药品的特殊性而制定的。药品生产、贮存、销售过程中的检验，药用原料、辅料及中药提取物的检验，新药标准制定，进口药品标准复核，考察药品质量及仲裁等，除另有规定外，均按照《中国药典》进行检查，具体规定如下。

① 用于手术、严重烧伤、严重创伤的局部给药制剂应符合无菌检查法规定。

② 不含药材原粉的中药制剂，其微生物限度标准见表3-1。在对各类制剂检测致病菌时，不得另行抽样重复检查，均须按照一次检出结果为准，否则按照不合格进行处理。

③ 含药材原粉的中药制剂，其微生物限度标准见表3-2。

④ 中药提取物及中药饮片、药用原料及辅料，其微生物限度标准见表3-3。

⑤ 有兼用途径的制剂应符合给药途径的标准。

以上其他未涉及的剂型，根据给药途径等，执行同类剂型的卫生标准。

表 3-1　不含药材原粉的中药制剂的微生物限度标准

给药途径		需氧菌总数 /（cfu/g、cfu/mL 或 cfu/cm²）	霉菌和酵母菌总数 /（cfu/g、cfu/mL 或 cfu/cm²）	控制菌
口服给药制剂	固体	10³	10²	不得检出大肠埃希菌（1g 或 1mL）；含脏器提取物的制剂还不得检出沙门菌（10g 或 10mL）
	液体	10²	10¹	
口腔黏膜给药制剂 齿龈给药制剂 鼻用制剂		10²	10¹	不得检出大肠埃希菌、金黄色葡萄球菌、铜绿假单胞菌（1g、1mL 或 10cm²）
耳用制剂 皮肤给药制剂		10²	10¹	不得检出金黄色葡萄球菌、铜绿假单胞菌（1g、1mL 或 10cm²）
呼吸道吸入给药制剂		10²	10¹	不得检出大肠埃希菌、金黄色葡萄球菌、铜绿假单胞菌、耐胆盐革兰氏阴性菌（1g 或 1mL）
阴道、尿道给药制剂		10²	10¹	不得检出金黄色葡萄球菌、铜绿假单胞菌、白色念珠菌、梭菌（1g、1mL 或 10cm²）
直肠给药制剂	固体	10³	10²	不得检出金黄色葡萄球菌、铜绿假单胞菌（1g、1mL）
	液体	10²	10²	
其他局部给药制剂		10²	10²	不得检出金黄色葡萄球菌、铜绿假单胞菌（1g、1mL 或 10cm²）

表 3-2 非无菌含药材原粉的中药制剂的微生物限度标准

给药途径	需氧菌总数 /（cfu/g、cfu/mL、 cfu/cm²）	霉菌和酵母菌总数 /（cfu/g、cfu/mL、 cfu/cm²）	控制菌
固体口服给药制剂 不含豆豉、神曲等发酵原粉 含豆豉、神曲等发酵原粉	10^4（丸剂 3×10^4） 10^5	10^2 5×10^2	不得检出大肠埃希菌（1g）；不得检出沙门菌（10g）；耐胆盐革兰氏阴性菌应小于 10^2 cfu（1g）
液体口服给药制剂 不含豆豉、神曲等发酵原粉 含豆豉、神曲等发酵原粉	5×10^2 10^3	10^2 10^2	不得检出大肠埃希菌（1mL）；不得检出沙门菌（10mL）；耐胆盐革兰氏阴性菌应小于 10cfu（1mL）
固体局部给药制剂 用于表皮或黏膜不完整 用于表皮或黏膜完整	10^3 10^4	10^2 10^2	不得检出金黄色葡萄球菌、铜绿假单胞菌（1g 或 10cm²）；阴道、尿道给药制剂还不得检出白色念珠菌、梭菌（1g 或 10cm²）
液体局部给药制剂 用于表皮或黏膜不完整 用于表皮或黏膜完整	10^2 10^2	10^2 10^2	不得检出金黄色葡萄球菌、铜绿假单胞菌（1mL）；阴道、尿道给药制剂还不得检出白色念珠菌、梭菌（1mL）

表 3-3 中药提取物及中药饮片、药用原料及辅料的微生物限度标准

类别	需氧菌总数 /（cfu/g、cfu/mL、 cfu/cm²）	霉菌和酵母菌总数 /（cfu/g、cfu/mL、 cfu/cm²）	控制菌
中药提取物	10^3	10^2	*
研粉口服用贵细饮片、直接口服及泡服饮片	*	*	不得检出沙门菌（10g）；耐胆盐革兰氏阴性菌应小于 10^4 cfu（1g）
药用原料及辅料	10^3	10^2	

注：* 为未做统一规定。

各品种项下规定的微生物限度标准：10^1 cfu 为可接受的最大菌数为 20；10^2 cfu 为可接受的最大菌数为 200；10^3 cfu 为可接受的最大菌数为 2000，依此类推。

2.控制菌检查法

控制菌检查法系在规定的试验条件下，检查供试品中是否存在特定的微生物。当本法用于检查非无菌制剂及其原辅料是否符合相应的微生物限度标准时，包括样品取样量和结果判断等供试品检出控制菌或其他致病菌时，按一次检出结果为准，不再复试。供试液制备及实验环境要求同"非无菌产品微生物限度检查：微生物计数法"。如果供试品具有抗菌活性，应尽可能去除或中和。供试品检查时，若使用了中和剂或灭活剂，应确认其有效性及对微生物无毒性。供试液制备时如果使用了表面活性剂，应确认其对微生物无毒性以及与所使用中和剂或灭活剂的相容性。

（三）热原检查法

本法系将一定剂量的供试品，静脉注入家兔体内，在规定时间内，观察家兔体温升高的情况，以判断供试品中所含热原的限度是否符合规定。

热原多是革兰阴性菌细胞壁裂解时释放出来的脂多糖类内毒素，微量即可引起恒温动物体温异常升高。不同菌属或者不同给药途径所导致体温异常升高的程度也不同。临床使用中

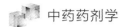

通常采用热原检查以保证注射剂不会产生热原反应，对静脉注射制剂具有重要意义。

（四）细菌内毒素检查法

本法系利用鲎试剂来检测或量化由革兰氏阴性菌产生的细菌内毒素，以判断供试品中细菌内毒素的限量是否符合规定的一种方法。细菌内毒素检查包括两种方法，即凝胶法和光度测定法，后者包括浊度法和显色基质法。供试品检测时，可使用其中任何一种方法进行试验。当测定结果有争议时，除另有规定外，以凝胶限度试验结果为准。本试验操作过程应防止内毒素的污染。

三、微生物污染的途径与预防措施

药物在生产、运输等过程中可能被所接触的空气、物料、人员、设备等污染。应针对不同污染途径及污染源采取相应有效的措施并定期进行检查，以评估防菌、灭菌的措施是否适用、有效，确保药物制剂符合药品卫生标准。

（一）生产物料的选择与处理

药物制剂的生产物料主要包括原料、辅料、包装材料等。

1. 原料

中药制剂生产的原料主要为中药饮片，包括植物的根、茎、叶、花和果实以及部分动物组织等。由于其来源复杂，本身带有大量微生物等杂质，并在加工、运输等过程中受到进一步污染，因此，对饮片须处理得当。首先，对饮片进行净选、加工处理；其次，应根据饮片的不同性质，分别采取不同的灭菌方法。对于含有热敏性成分的饮片，可以采取气体灭菌、辐射灭菌、酒精喷洒等方法；对于不含热敏性成分的饮片，可以采取热力灭菌、微波灭菌等方法。此外，植物油脂、中药提取物等的应用也日趋广泛，但由于这类中药制剂原料属于饮片加工品，其纯度和洁净度均显著优于饮片，使用前可根据原料自身情况和目标制剂要求进行适当处理。

2. 辅料

辅料是中药制剂中的成分之一，可分为固、液两种。部分固体辅料，如淀粉、蔗糖、糊精等常带有一定量的微生物并含有适合微生物生长繁殖的营养物质，因此在使用前必须经过适当处理；液体辅料有制药用水、乙醇等。制药用的纯化水、注射用水应符合《中国药典》现行版的各项规定。由于各种微生物或杂质的存在，其他来源的天然水须经处理后方可作为制药用水使用。

3. 包装材料

包装材料种类繁多，性质各异，如金属、塑料、玻璃、纸类等。通常与药品直接接触的容器、盖子以及容器内填充物的洁净程度会直接影响药品的质量。包装材料在使用及保管过程中须采用适宜的方法对其进行消毒或灭菌处理。

（二）生产过程与贮藏过程的控制

1. 环境空气

土壤、人和动物的代谢物及排泄物会在空气中产生微生物，进而对制药环境、物料等造成污染，从而对物料和药物制剂产生污染，影响药品的质量与药效。

因此，进入生产车间的空气必须净化处理，车间的洁净度级别须符合 GMP 的相应要求。通常采用如下措施：①对不同产品进行分区生产；②采用阶段性生产方式；③车间内设置必要的气锁间和排风系统；④在空气洁净度级别不同的区域应配以相应的压差控制；⑤避免未经充分处理的空气进入生产区污染药品；⑥在密闭系统下进行生产；⑦液体制剂的各个工序应在规定时间内完成；⑧半固体制剂及栓剂的中间产品应当规定贮存期和贮存条件；⑨洁净区的生产必须在净化空调系统运行达到自净标准以后才能开始。

2. 操作人员的卫生管理

人员是药品生产过程中最大的污染源，对药品的质量存在着直接和潜在的影响。人员的毛发、皮肤、衣物和鞋帽等都会携带一些微生物，极可能对药品生产造成污染。因此，应严格按照 GMP 要求对操作人员的健康状况、个人卫生、工作服的清洗等进行控制。同时对人员健康进行监督管理，并建立健康档案，对于直接接触药品的生产人员上岗前应当接受健康检查，并在以后每年至少进行一次健康检查。生产操作人员应对制定的卫生管理制度进行学习，使工作人员进行自我约束并对洁净室及整个安装系统的重要性有基本了解。妇女不可用粉质化妆品、头发喷雾剂、指甲油之类的化妆品，以减少污染。操作人员在生产过程中减少与生产无关的室内活动。任何进入生产区的人员均应当按照规定更衣。工作服应选择不易产生静电且不易脱落纤维的材料，衣服的式样及穿戴方式应当与所从事的工作和空气洁净度级别要求相适应。工作衣物、鞋帽应定期换洗消毒。

3. 设备与器具

按照 GMP 要求，采用经过验证或已知有效的清洁和去污染操作规程对设备进行清洁。直接接触药品的器具会直接影响药品的质量，因此应对其进行及时、彻底的清洗，清洗后应及时进行干燥，减少水分残留造成的交叉污染。必要时，对与物料直接接触的器具、设备表面的残留物进行检查。如洗手池、工具清洗池等设施，应定期进行清洗和消毒，以保持洁净，要求无浮尘、垢斑和水迹；洁净厂房的地面、墙壁、顶棚、门窗、各种管道及其他公用设施，墙壁与地面的交界处等应保持无浮尘的清洁状态；清洁工具用完后应及时清洗并消毒，对于布类材料应及时干燥并放置于通风良好的规定位置；对于生产过程中的废弃物应及时放入规定的容器中，密闭放在指定位置，按规定及时清除；同时，干燥设备的进风口应当配备空气过滤器，排风口应当有防止空气倒流的装置；对于器具的选择应当避免使用易碎、易发霉的工具，避免使用网面断裂的筛网。

4. 运输与贮藏

应采取必要措施保证药品在整个流通过程中不受微生物污染。在药品的生产、储藏和运输中，应防止包装材料的破损；对于对温度湿度有特殊要求的物料，应按照规定的条件进行运输和贮藏；对于洁净的药材应使用洁净容器和包装；药物在投料前应确保其微生物限度检查符合规定；管理人员应对运输及贮藏过程中的卫生管理条例的实施负有监督及检查的责任，使药物在运输和贮藏过程中始终处于良好的卫生状态。

第二节　制药环境的洁净管理

一、洁净区的划分标准

无菌药品按生产工艺可分为两类：采用最终灭菌工艺的为最终灭菌产品；部分或全部工序采用无菌生产工艺的为非最终灭菌产品。

洁净区的设计必须符合相应的洁净度要求，包括达到"静态"和"动态"的标准。"静态"指所有生产设备均已安装就绪，但没有生产活动且无操作人员在场的状态。"动态"指生产设备按预定的工艺模式运行并有规定数量的操作人员在现场操作的状态。

无菌药品生产所需的洁净区可分为以下 4 个级别。

A 级：高风险操作区，如灌装区、放置胶塞桶和与无菌制剂直接接触的敞口包装容器的区域及无菌装配或连接操作的区域，应当用单向流操作台（罩）维持该区的环境状态。单向流系统在其工作区域必须均匀送风，风速为 0.36~0.54m/s（指导值）。应当有数据证明单向流的状态并经过验证。

在密闭的隔离操作器或手套箱内，可使用较低的风速。

B 级：指无菌配制和灌装等高风险操作 A 级洁净区所处的背景区域。

C 级和 D 级：指无菌药品生产过程中重要程度较低操作步骤的洁净区。

以上各级别空气悬浮粒子的标准规定见表 3-4。

表 3-4　洁净度级别标准

洁净度级别	悬浮粒子最大允许数/m³			
	静态		动态③	
	≥0.5μm	≥5.0μm②	≥0.5μm	≥5.0μm
A 级①	3520	20	3520	20
B 级	3520	29	352000	2900
C 级	352000	2900	3520000	29000
D 级	3520000	29000	不作规定	不作规定

① 为确认 A 级洁净区的级别，每个采样点的采样量不得少于 1m³。A 级洁净区空气悬浮粒子的级别为 ISO 4.8，以 ≥5.0μm 的悬浮粒子为限度标准。B 级洁净区（静态）的空气悬浮粒子的级别为 ISO 5，同时包括表中两种粒径的悬浮粒子。对于 C 级洁净区（静态和动态）而言，空气悬浮粒子的级别分别为 ISO 7 和 ISO 8。对于 D 级洁净区（静态）空气悬浮粒子的级别为 ISO 8。测试方法可参照 ISO14644-1。

② 在确认级别时，应当使用采样管较短的便携式尘埃粒子计数器，避免 ≥5.0μm 悬浮粒子在远程采样系统的长采样管中沉降。在单向流系统中，应当采用等动力学的取样头。

③ 动态测试可在常规操作、培养基模拟灌装过程中进行，证明达到动态的洁净度级别，但培养基模拟灌装试验要求在"最差状况"下进行动态测试。

二、洁净区的微生物监测

应当对微生物进行动态监测，评估无菌生产的微生物状况。监测方法有沉降菌法、定量空气浮游菌采样法和表面取样法（如棉签擦拭法和接触碟法）等。动态取样应当避免对洁净区造成不良影响。成品批记录的审核应当包括环境监测的结果。对表面和操作人员的监测，应当在关键操作完成后进行。在正常的生产操作监测外，可在系统验证、清洁或消毒等操作完成后增加微生物监测，如表 3-5 所示。

表 3-5　洁净区微生物监测的动态标准

洁净度级别	浮游菌 /(cfu/m³)	沉降菌(φ90mm) /[cfu/(4h)]	表面微生物	
			接触(φ55mm) /(cfu/碟)	5 指手套 /(cfu/手套)
A 级	<1	<1	<1	<1
B 级	10	5	5	5
C 级	100	50	25	—
D 级	200	100	50	—

注：1. 表中各数值均为平均值。

2. 单个沉降碟的暴露时间可以少于 4h，同一位置可使用多个沉降碟连续进行监测并累积计数。

三、药品生产操作环境示例

无菌药品的生产操作环境可参照表 3-6 中的示例进行选择，非最终灭菌产品生产操作可参照表 3-7 中的示例进行选择。

表 3-6　最终灭菌产品生产操作示例表

洁净度级别	最终灭菌产品生产操作示例
C 级背景下的局部 A 级	高污染风险[①]的产品灌装(或灌封)
C 级	1.产品灌装(或灌封); 2.高污染风险[②]产品的配制和过滤; 3.眼用制剂、无菌软膏剂、无菌混悬剂等的配制、灌装(或灌封); 4.直接接触药品的包装材料和器具最终清洗后的处理
D 级	1.轧盖; 2.灌装前物料的准备; 3.产品配制(指浓配或采用密闭系统的配制)和过滤; 4.直接接触药品的包装材料和器具的最终清洗

[①] 此处的高污染风险是指产品容易长菌、灌装速度慢、灌装用容器为广口瓶、容器须暴露数秒后方可密封等状况。
[②] 此处的高污染风险是指产品容易长菌、配制后须等待较长时间方可灭菌或不在密闭系统中配制等状况。

表 3-7　非最终灭菌产品生产操作示例表

洁净度级别	非最终灭菌产品的无菌生产操作示例
B 级背景下的 A 级	1.处于未完全密封[①]状态下产品的操作和转运,如产品灌装(或灌封)、分装、压塞、轧盖[②]等; 2.灌装前无法除菌过滤的药液或产品的配制; 3.直接接触药品的包装材料、器具灭菌后的装配以及处于未完全密封状态下的转运和存放; 4.无菌原料药的粉碎、过筛、混合、分装
B 级	1.处于未完全密封[①]状态下的产品置于完全密封容器内的转运; 2.直接接触药品的包装材料、器具灭菌后处于密闭容器内的转运和存放
C 级	1.灌装前可除菌过滤的药液或产品的配制; 2.产品的过滤
D 级	直接接触药品的包装材料、器具的最终清洗、装配或包装、灭菌

[①] 轧盖前产品视为处于未完全密封状态。
[②] 根据已压塞产品的密封性、轧盖设备的设计、铝盖的特性等因素,轧盖操作可选择在 C 级或 D 级背景下的 A 级送风环境中进行。A 级送风环境应当至少符合 A 级区的静态要求。

A 级洁净区:一般适应于粉针剂、无菌制剂、原料药的分装;原料药的干燥;无菌制剂的干燥、纯化和某些不能在最终容器中灭菌的无菌制剂的配液与灌封;注射剂(体积在 50mL 以上)的滤过与灌封。

C 级洁净区:一般是用于滴眼液的配液、滤过、灌封;油膏、乳化剂、悬浮液等不能在最后容器内灭菌的制剂,可以在该洁净区内进行配置和灌封;大体积注射剂的配液;小体积注射剂的配液、滤过和灌装;口服液采用热压灭菌不稳定时,可以在该洁净区内进行配液、滤过和灌装。

控制区:片剂和胶囊剂等一些制剂的生产;口服原料药可以在 D 级的控制区进行纯化、干燥和分装;某些外用原料药也适用该等级的生产条件。

根据规定,配制不同的制剂应在不同的洁净区进行。如参照 D 级洁净区的要求,对一些非无菌制剂(口服液体和固体制剂、腔道和表皮外用药品等)生产的暴露区域及其直接接触药品的包装材料最终处理的暴露工序区域进行设置,针对产品的标准和特性,采取适当的措施来监控微生物。

空气洁净技术在保证洁净度,使洁净室能达到一定的要求,以及针对不同药品的生产要求方面,具有重要的作用。然而,企业还必须采取其他各项措施,如综合考虑洁净室可能的污染来源和监测及控制洁净室的洁净度等,提高产品的质量,并使其能达到预期的效果。

进入洁净区前，操作人员必须根据药品对生产环境洁净度的要求来完成净化程序。除此之外，在药品的生产过程中，使用的原材料、包装材料及容器等也必须先经过净化然后才能进入洁净室，如拆除外包装、清洁、消毒、灭菌等，然后经传递柜方可进入洁净区。

四、空气洁净技术与应用

大气中的某些物质因质量轻能长时间悬浮于大气中，例如灰尘、煤烟、细菌等微粒，这些微粒统称为悬浮物。空气洁净技术可有效地防止由于大气悬浮物而引起的药品污染。

空气洁净度是一种对空气洁净等级划分的标准，具体是指空间内空气含粉尘和微生物的程度。空气洁净技术是指以净化空气为目的，制造洁净空气环境的技术。采取的措施主要有空气过滤和处理、气流组织以及气压控制等。空气净化系统对某些过度污染的工艺操作不可控，而且也不能作为一种补偿措施来对不良设备和工艺进行某种维护。空气洁净技术以不同的标准会产生不同的分类方式，按气流组织形式可分为层流式洁净技术和非层流式洁净技术。

1. 层流式洁净技术

层流也称单向流。层流洁净技术系将操作室内的尘粒在高度净化的气流作用下，以平行层流形式排出，从而达到空气净化的目的，其本质是一种"挤压原理"。A级的洁净区常使用该种技术。层流洁净技术是为无菌操作提供环境条件的一种有效手段。

层流洁净技术的特点包括：层流的运动形式较稳定，粒子不易聚结在一起，而且也不易发生蓄积和沉降，室内空气不会出现停滞现象；外界空气已经经过净化，无尘粒带入，可以有效地达到无菌的要求；洁净区内新产生的颗粒、灰尘等能在短时间内被流动的空气带走，自行除尘；可避免药物之间的交叉污染，提高产品的质量，降低废品率。根据洁净区域中气流的方向不同，层流洁净技术可分为垂直层流和水平层流两种形式。

垂直层流是利用气流自上而下地流动作用使空气净化的一种方式。送风口位于洁净室的顶棚上方，安装有高效过滤器，回风口位于地板下方，气流从送风口到回风口形成垂直层流。垂直层流必须有足够的气流速度来克服空气对流。因此垂直层流需要较高的造价以及维护费用，其端面风速在 0.25m/s 以上，而换气次数在 1h 内能达到 400 次左右。洁净室的洁净度可以达到 A 级，其结构原理如图 3-1 所示。

水平层流与垂直层流的设备构造基本相似，主要由送风口、回风口和高效滤过器组成，与垂直层流不同的是送风口位于一侧墙面（可以是整体墙面也可以是局部，面积不得小于墙面的 30%）。相对应的另一侧墙面则为回风墙，气流从送风墙流向回风墙，这样就形成水平方向的层流，亦可达到空气净化的目的。水平层流的造价要比垂直层流低，需保证水平层流的端面风速在 0.35m/s 以上，以克服尘粒沉降，其结构原理如图 3-2 所示。

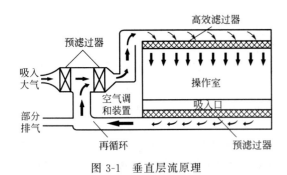

图 3-1　垂直层流原理　　　　　　　　　图 3-2　水平层流原理

对于一些小规模的实验研究，如果只需局部满足较高的空气洁净度，可使用层流洁净工作台，与层流洁净工作室的原理相同，也可根据气流来分类，分为水平层流和垂直层流两种形式。二者均能满足无菌操作的要求，洁净效果也都可达到 A 级。

2. 非层流洁净技术

非层流洁净技术的气流流动形式是乱流（turbulent flow），或称非单向流、紊流。作用原理是"稀释原理"，操作室内的尘粒通过高度净化的空气被稀释，从而达到净化空气的目的。在操作室内的顶棚侧墙上安装高效空气滤过器，将其作为送风口，在走廊的侧墙下安装回风管，空气在室内以乱流的状态进行不规则运动。洁净空气进入洁净室后很快扩散到全室，洁净空气稀释了含尘空气，使粉尘浓度不断降低，以实现空气净化。室内空气的洁净度主要与洁净室内装置的布局情况以及换气次数有关。

非层流洁净技术相较于层流洁净技术而言，设备投入低，运行成本也较低，安装较为简单，但净化效果较差，不易将空气中的粉尘颗粒完全除净，只是达到了稀释的效果。非层流空调系统可使洁净度达到 D 级或 C 级的标准。如果生产中对洁净度的要求较高，使用该系统不能达到满意的效果，建议使用层流洁净技术。

五、洁净区的人员要求

洁净区内的人数应当严加控制，检查和监督应当尽可能在无菌生产的洁净区外进行。凡在洁净区工作的人员（包括清洁工和设备维修工）应当定期培训，使无菌药品的操作符合要求。培训的内容应当包括卫生和微生物方面的基础知识。未受培训的外部人员（如外部施工人员或维修人员）在生产期间需进入洁净区时，应当对他们进行特别详细的指导和监督。

从事动物组织加工处理的人员或者从事与当前生产无关的微生物培养的工作人员通常不得进入无菌药品生产区，不可避免时，应当严格执行相关的人员净化操作规程。从事无菌药品生产的员工应当随时报告任何可能导致污染的异常情况，包括污染的类型和程度。当员工由于健康状况可能导致微生物污染风险增大时，应当由指定的人员采取适当的措施。

应当按照操作规程更衣和洗手，尽可能减少对洁净区的污染或将污染物带入洁净区。

工作服及其质量应当与生产操作的要求及操作区的洁净度级别相适应，其式样和穿着方式应当能够满足保护产品和人员的要求。各洁净区的着装要求规定如下。

D 级洁净区：应当将头发、胡须等相关部位遮盖。应当穿合适的工作服和鞋子或鞋套。应当采取适当措施，以避免带入洁净区外的污染物。

C 级洁净区：应当将头发、胡须等相关部位遮盖，应当戴口罩。应当穿手腕处可收紧的连体服或衣裤分开的工作服，并穿适当的鞋子或鞋套。工作服应当不脱落纤维或微粒。

A/B 级洁净区：应当用头罩将所有头发以及胡须等相关部位全部遮盖，头罩应当塞进衣领内，应当戴口罩以防散发飞沫，必要时戴防护目镜。应当戴经灭菌且无颗粒物（如滑石粉）散发的橡胶或塑料手套，穿经灭菌或消毒的脚套，裤腿应当塞进脚套内，袖口应当塞进手套内。工作服应为灭菌的连体工作服，不脱落纤维或微粒，并能滞留身体散发的微粒。

个人外衣不得带入通向 B 级或 C 级洁净区的更衣室。每位员工每次进入 A/B 级洁净区，应当更换无菌工作服；或每班至少更换一次，但应当用监测结果证明这种方法的可行性。操作期间应当经常消毒手套，并在必要时更换口罩和手套。洁净区所用工作服的清洗和处理方式应当能够保证其不携带有污染物，不会污染洁净区。应当按照相关操作规程进行工作服的清洗、灭菌，洗衣间最好单独设置。

第三节　灭菌方法与无菌操作

一、概述

灭菌与无菌操作的主要目的是：在最大限度地保证药物制剂安全性和临床疗效的同时，尽可能杀灭或除去微生物繁殖体和芽孢。根据各种制剂或生产环境对微生物的限定要求不同，可采取不同的措施进行处理，如灭菌、除菌、防腐、消毒和无菌操作。

灭菌（sterilization）系指采用物理或化学方法将所有微生物、繁殖体和芽孢全部杀灭的技术。

除菌（debacteria）系指利用过滤介质或静电法将细菌截留而除去的技术。

防腐（antisepsis）即抑菌，系指采用化学药品或低温防止和抑制微生物生长与繁殖的技术。

消毒（disinfection）系指采用物理或化学方法杀灭病原微生物的技术。

微生物的种类不同，灭菌方法不同，灭菌效果也会有差异。细菌的芽孢具有较强的抗热能力，因此灭菌的效果常以杀灭芽孢为准，但不能保证物料绝对无菌。无菌操作工艺只用于某些特定产品的生产，从药品、人员、器具、空气和环境等制剂生产过程中的各个环节应保持没有微生物污染的严格无菌状态。

无菌药品包括无菌制剂和无菌原料药，按生产工艺可分为采用最终灭菌工艺的最终灭菌产品和采用无菌生产工艺的非最终灭菌产品。在物料允许的条件下，要尽可能采用最终灭菌工艺。灭菌的方法分类如图 3-3 所示。

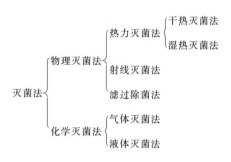

图 3-3　灭菌法的分类

二、灭菌工艺参数

药品的质量标准对于保证药品质量具有重要的意义，但是无菌检验方法存在一定的局限性。充分了解灭菌动力学，可以更好地设计灭菌方法并对其进行合理的验证，以提高灭菌的质量水平。以下介绍几个重要的灭菌参数。

（一）D 值与 Z 值

1. D 值

在一定温度下，杀灭 90% 微生物（或残存率为 10%）所需的灭菌时间。研究表明，灭菌时微生物死亡的速度可以用一级动力学过程来描述：

$$\frac{\mathrm{d}N}{\mathrm{d}t} = -kN \tag{3-1}$$

或

$$\lg N_t = \lg N_0 - \frac{kt}{2.303} \tag{3-2}$$

式中，N_0 为原有微生物数；N_t 为灭菌时间为 t 时残存的微生物数；k 为杀灭速度常数。

$\lg N_t$ 对 t 作图得一直线，斜率 $= -\dfrac{k}{2.303} = \dfrac{\lg N_t - \lg N_0}{t}$，令斜率的负倒数为 D 值，即：

$$D = \frac{2.303}{k} = \frac{t}{\lg N_0 - \lg N_t} \tag{3-3}$$

由式（3-3）可知，当 $\lg N_0 - \lg N_t = 1$ 时，$D = t$，即 D 值为被灭菌物品中微生物数降至

原来的 1/10 或降低一个对数单位（lg100 降至 lg10）
所需的时间，如图 3-4 所示。

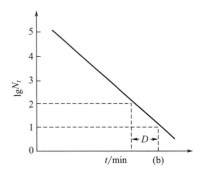

D 值越大，表明该温度下微生物的耐热性越强；
微生物的种类、所处环境、灭菌方法、灭菌温度不
同，D 值也不同；在其他条件固定的情况下，D 值随
灭菌温度的升高而降低。见表 3-8。

2. Z 值

在控制灭菌温度时，为了确保灭菌的效果，必
须了解该温度下微生物的 D 值，同时也应了解温度
变化对于 D 值的影响。当灭菌温度升高时，速度常
数 k 增大，而 D 值（灭菌时间）随温度的升高而减

图 3-4 微生物残存数的
对数与时间关系图

少。在一定温度范围内（100～138℃），lgD 与温度 T 呈线性关系。

表 3-8 不同灭菌法微生物的 D 值

灭菌方法	微生物	温度/℃	介质或样品	D/min
蒸汽灭菌	嗜热脂肪芽孢杆菌	105	5％葡萄糖水溶液	87.8
蒸汽灭菌	嗜热脂肪芽孢杆菌	121	5％葡萄糖水溶液	2.4
蒸汽灭菌	嗜热脂肪芽孢杆菌	121	注射用水	3.0
蒸汽灭菌	产芽孢梭状芽孢杆菌	105	5％葡萄糖水溶液	1.3
干热灭菌	枯草芽孢杆菌	135	纸	16.6
红外线灭菌	枯草芽孢杆菌	160	玻璃板	0.3

令

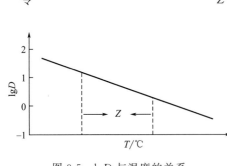

$$Z = \frac{T_2 - T_1}{\lg D_1 - \lg D_2} \qquad (3-4)$$

由式可知，Z 值为降低一个 lgD 值所需升高的
温度数，即灭菌时间减少到原来的 1/10 所需升高
的温度，或在相同灭菌时间内，杀灭 99％ 的微生
物所需提高的温度，如图 3-5 所示。如 Z ＝ 10℃，
意思是灭菌时间减少到原来灭菌时间的 10％，且
具有相同的灭菌效果，所需升高的灭菌温度为
10℃。式（3-4）可以改写为：

$$\frac{D_2}{D_1} = 10^{\frac{T_1 - T_2}{Z}} \qquad (3-5)$$

图 3-5 lgD 与温度的关系

设 Z ＝ 10℃，T₁ ＝ 110℃，T₂ ＝ 121℃，则 D₂ ＝ 0.079D₁。即 110℃ 灭菌 1min 与 121℃
灭菌 0.079min，灭菌效果相当。若 Z ＝ 10℃，灭菌温度每增加 1℃，则 D₁ ＝ 1.259D₂，即
温度每升高 1℃，灭菌速率相应提高 25.9％。Z 值越大，微生物对灭菌温度变化的敏感性越
弱，期望通过提高温度来减少灭菌时间的效果越不明显。

（二）F 值与 F₀ 值

为了保证终产品的无菌效果，目前多采用 F 与 F₀ 值来验证灭菌的可靠性。

1. F 值

为在一定温度 T 下，给定的 Z 值产生的灭菌效果与参比温度 T₀ 下产生的灭菌效果相同
时所相当的时间（equivalent time），以 min 为单位。即整个灭菌过程的效果相当于温度 T₀
下 F 时间的灭菌效果。其数学表达式：

$$F = \Delta t \sum 10^{\frac{T-T_0}{Z}} \qquad\qquad (3\text{-}6)$$

式中，Δt 为测量被灭菌物品温度的时间间隔，一般为 $0.5\sim1.0\,\mathrm{min}$ 或更小；T 为每个时间间隔 Δt 所测量被灭菌物品的温度；T_0 为参比温度。

2. F_0 值

在湿热灭菌时，参比温度为 $121\,^{\circ}\!\mathrm{C}$，以嗜热脂肪芽孢杆菌作为微生物指示菌，该菌在 $121\,^{\circ}\!\mathrm{C}$ 时，Z 值为 $10\,^{\circ}\!\mathrm{C}$。即：

$$F_0 = \Delta t \sum 10^{\frac{T-121}{10}} \qquad\qquad (3\text{-}7)$$

式中，F_0 为在一定灭菌温度 T、Z 值为 $10\,^{\circ}\!\mathrm{C}$ 所产生的湿热灭菌效果与 $121\,^{\circ}\!\mathrm{C}$、$Z$ 值为 $10\,^{\circ}\!\mathrm{C}$ 所产生的灭菌效果相同时所相当的时间，min。也就是说，不管温度如何变化，t 时间产生的灭菌效果相当于温度在 $121\,^{\circ}\!\mathrm{C}$ 下灭菌 $F_0\,(\mathrm{min})$ 的效果，即它把所有温度下的灭菌效果都转化为 $121\,^{\circ}\!\mathrm{C}$ 下灭菌的等效值。因此称 F_0 值为标准灭菌时间（min）。按式(3-7)定义的 F_0 值又称为物理 F_0 值，目前 F_0 值常用于热压灭菌。

灭菌过程中，只需记录被灭菌物品的温度和时间，就可算出 F_0。假设记录的数据如表 3-9 所示，Δt 为 $1\,\mathrm{min}$，即每分钟测量一次温度。

表 3-9　灭菌过程中不同时间的温度

时间/min	温度/℃	时间/min	温度/℃
0	100	8	114
1	102	9～39	115
2	104	40	110
3	106	41	108
4	108	42	106
5	110	43	102
6	112	44	100
7	115		

用式(3-7)计算如下：

计算结果表明，$44\,\mathrm{min}$ 内一系列温度下的灭菌效果相当于在 $121\,^{\circ}\!\mathrm{C}$ 灭菌 $8.49\,\mathrm{min}$ 的灭菌效果。

$$
\begin{aligned}
F_0 = 1 \times \Big[&\left(10^{\frac{100-121}{10}}\right) + \left(10^{\frac{102-121}{10}}\right) + \left(10^{\frac{104-121}{10}}\right) + \left(10^{\frac{106-121}{10}}\right) + \left(10^{\frac{108-121}{10}}\right) + \left(10^{\frac{110-121}{10}}\right) + \\
&\left(10^{\frac{112-121}{10}}\right) + \left(10^{\frac{115-121}{10}}\right) + \left(10^{\frac{114-121}{10}}\right) + \left(10^{\frac{115-121}{10}}\right) \times 30 + \left(10^{\frac{110-121}{10}}\right) + \left(10^{\frac{108-121}{10}}\right) + \\
&\left(10^{\frac{106-121}{10}}\right) + \left(10^{\frac{102-121}{10}}\right) + \left(10^{\frac{100-121}{10}}\right) \Big] = 8.49\,\mathrm{min}
\end{aligned}
$$

影响 F_0 值的因素主要有：①容器大小、形状及热的穿透性；②被灭菌物品溶液的性质、填充量；③容器在灭菌器中的数量及分布等。

为了确保灭菌效果，还应注意两个问题，根据 $F_0 = D_{121} \times (\lg N_0 - \lg N_t)$ 可知，若 N 越大，即被灭菌物中微生物越多，则灭菌时间越长，故生产过程中应尽量减少微生物的污染，应采取各种措施使每个容器的含菌数控制在 10 个以下（即 $\lg N_0 \leqslant 1$）。其次，考虑到安全因素，在计算 F_0 值时，一般增加 50% 的 F_0 值，如规定 F_0 为 $8\,\mathrm{min}$，则实际操作应控制 F_0 为 $12\,\mathrm{min}$。

三、物理灭菌法

物理灭菌法系指采用加热、射线和滤过等物理手段杀灭或者除去微生物的技术。

（一）热力灭菌法

该法采用加热的方法破坏蛋白质和核酸中的氢键，导致蛋白质变性凝固，核酸破坏，酶失去活性，最终导致微生物死亡，是最常用和最可靠的灭菌法。热力灭菌法又可分为干热灭菌法和湿热灭菌法。

1. 干热灭菌法

干热灭菌法系指利用干热空气或火焰进行灭菌的方法，即分为干热空气灭菌法和火焰灭菌法。该法适用于耐高温但不耐湿热的物品和用具的灭菌，如金属、玻璃及瓷器、纤维制品和液体石蜡等。

（1）干热空气灭菌法　系指在高温干热空气中灭菌的方法。在干燥条件下，微生物的耐热性较强，所以必须延长受高热的时间才能实现灭菌的目的。《中国药典》现行版规定，干热空气灭菌条件一般为 160～170℃ 120min 以上，170～180℃ 60min 以上，250℃ 45min 以上，也可采用其他温度和时间参数。250℃灭菌 45min 可除去产品中的热原。采用干热灭菌时，为保证灭菌的均一性和有效性，被灭物品不能排列过密。无论采用何种灭菌条件，均应保证灭菌后物品的 SAL≤10^{-6}。本法的缺点是对灭菌温度的要求较高，穿透力弱，灭菌时间较长，不适用于橡胶、塑料及大部分药品。

（2）火焰灭菌法　系指直接在火焰中灼烧灭菌的方法。该法灭菌迅速、可靠、简便，适用于耐火焰材质的物品与用具的灭菌，不适用于药品的灭菌。

采用干热灭菌法灭菌时应注意以下问题：①灭菌的玻璃器皿上不可有水，否则干热灭菌的过程中容易炸裂；②被灭菌物品不能装得太满，以保证灭菌温度均匀上升；③降温操作时，应待温度自然降至 60℃ 以下才能打开箱门取出物品，否则骤然降温易导致玻璃器皿炸裂。

2. 湿热灭菌法

湿热灭菌法系指用饱和水蒸气、沸水或流通蒸汽进行灭菌的方法，以高温高压水蒸气为介质，由于蒸汽潜热大，穿透力强，容易使蛋白质变性或凝固，最终导致微生物的死亡，所以该法的灭菌效率比干热灭菌法高，是热力灭菌中应用最广泛的方法，也是国内制药工业普遍采用的方法。

湿热灭菌的条件通常为 126℃ 15min、121℃ 30min、116℃ 40min。但也可采用其他温度和时间参数，无论采用哪种参数，都必须要确保物品灭菌后的 SAL≤10^{-6}。对热稳定的物品，灭菌工艺首选过度杀灭法；对热不稳定的物品，灭菌工艺的确定要依赖于其耐热性和灭菌前微生物的污染水平。

（1）热压灭菌法　系指采用高压饱和水蒸气加热杀灭微生物的方法。由于蒸汽的潜热大、穿透力强，能杀死所有的细菌繁殖体和芽孢，因此具有很好的灭菌效果。凡能耐高压蒸汽的制剂和容器均可用此法。常用的热压灭菌器有手提式热压灭菌器、立式热压灭菌器和卧式热压灭菌柜。国内大多数注射剂车间配备的灭菌器在灭菌过程中已实现自动化，可自动记录灭菌温度和时间，计算出 F_0 值，判断是否灭菌完全。表 3-10 为不同热压条件和达到过度杀灭所需的时间。

表 3-10　热压灭菌的常用条件

温度/℃	蒸汽压力/MPa	建议最少的灭菌时间/min
115～116	0.070	30
121～123	0.105	15
126～129	0.140	10
134～138	0.225	3

（2）流通蒸汽灭菌　系指在常压下使用100℃流通蒸汽加热杀灭微生物的方法。灭菌时间通常为30～60min，此法适用于不耐高热的物品灭菌，这种方法不能杀灭所有的芽孢，一般作为不耐热无菌产品的辅助灭菌手段。

（3）煮沸灭菌法　系指将待灭菌物品放入沸水中加热灭菌的方法。煮沸时间一般为30～60min，该法灭菌效果差，在用其进行注射器和注射针等器皿的消毒时，常需加入抑菌剂，如苯酚、甲酚、三氯叔丁醇等，以提高灭菌效果。

（4）低温间歇灭菌法　系指将待灭菌的物品置于60～80℃的水中或流通蒸汽中加热1h，在室温下放置24h，使残存的芽孢发育成繁殖体，再次进行加热将其杀灭。如此反复进行多次，直至杀灭所有芽孢。该法适用于不耐高热的物品灭菌。其缺点是：费时低效、对芽孢的杀灭效果不理想，必要时要加适量的抑菌剂。

影响湿热灭菌的因素有以下几个方面。①灭菌温度和时间：一般来说，灭菌的温度和时间与药物的分解速度有关。温度升高，时间延长可提高灭菌效果，但药物的分散速度随之加快。为保证药物的稳定性和有效性，应在达到有效灭菌的前提下选择较低的灭菌温度和较短的灭菌时间。②蒸汽的性质：蒸汽有饱和蒸汽、湿饱和蒸汽和过热蒸汽三种。饱和蒸汽的潜热大、穿透力强、灭菌效果好。湿饱和蒸汽热含量较低、穿透力差，灭菌效果不好。过热蒸汽温度高，但穿透力差，因此灭菌效果也不好。③微生物的种类、发育阶段和数量：微生物的种类和发育阶段不同，其耐热性能存在很大的差异，如芽孢的耐热压性比其繁殖体和衰老体都大得多。④各类制剂的介质性质：制剂中的各类营养物质，如糖类、蛋白质的含量越高，微生物耐热性越强。介质的pH对细菌的生存能力也会有影响，微生物在中性环境中的耐热性最强，在碱性环境中次之，在酸性环境中最不利于微生物的生长。

（二）射线灭菌法

射线灭菌法系指采用辐射、微波和紫外线杀灭微生物和芽孢的方法。根据射线源的不同可分为辐射灭菌法、微波灭菌法和紫外线灭菌法。

1. 辐射灭菌法

辐射灭菌法系指采用放射性同位素（^{60}Co 或 ^{137}Cs）发出的 γ 射线杀灭微生物和芽孢的方法。辐射可以使分子直接发生电离，产生影响微生物正常代谢的自由基，导致生物大分子物质分解，从而杀灭微生物。其特点是：不升高灭菌产品的温度，穿透力强，适用于不耐热药物的灭菌，灭菌效率高；但设备费用较高，对操作人员存在潜在的危险性，须注意安全防护；可能会使一些药物的药效降低，不适于蛋白质、多肽、核酸等生物大分子药物的灭菌，还有可能产生毒性和发热物质等。我国已将 ^{60}Co 辐射应用于药品灭菌中，但目前仅作为中药灭菌的辅助手段。辐射灭菌在应用于药品或食品前都要经过安全测试，以保证灭菌时吸收的辐射量在安全范围之内。

2. 微波灭菌法

微波灭菌法系指利用微波照射产生的热能和电场杀灭微生物和芽孢的方法。微波是一种高频电磁波，频率为300MHz～300GHz。其灭菌的作用机制包括热效应和强电场破坏作用，微生物中的水分子吸收微波中的能量并且随着微波电场方向的变化高速转动，分子之间相互摩擦，被灭菌物品温度迅速升高；此外，微波产生的强电场可以破坏微生物的活性结构，最终导致微生物的死亡。

该法适用于液体制剂、中药饮片和固体物料的灭菌，且对固体物料具有干燥作用。其特点是：微波能穿透到介质和物料的深部，可使介质和物料表里均匀地加热；具有高效、快速、能耗低、无污染、易操作、易维护等特点。

3. 紫外线灭菌法

紫外线灭菌法系指用紫外线照射杀灭微生物和芽孢的方法。用于灭菌的紫外线波长一般为 $200\sim300nm$，灭菌力最强的波长为 $254nm$。紫外线能使核酸蛋白变性，还能使空气中的氧气产生微量臭氧，产生协同杀菌作用。该法适用于物品表面的灭菌、无菌室空气及蒸馏水的灭菌等，不适于药液的灭菌及固体物料深部的灭菌。此外，紫外线穿透能力弱，并能被普通玻璃吸收，装于玻璃容器中的药物也不能用紫外线灭菌。

（三）滤过除菌法

滤过除菌法系指基于细菌不能通过致密具孔滤材的原理除去制剂中细菌的方法。繁殖型细菌大小一般 $>1\mu m$，芽孢 $\leqslant0.5\mu m$，除菌过滤器的孔径一般小于 $0.22\mu m$，滤过除菌法的优点是可以保证药物的稳定性，但是除菌滤过并不可靠（不适用于芽孢），一般仅适用于对热相当不稳定的药品溶液、气体的灭菌。

除菌用的过滤介质应能有效地除去物料中的细菌，滤材与滤液不发生相互交换，滤器易清洗，有较高的滤过效率。滤过除菌法的实施需要严格控制其洁净度，应在无菌环境中进行过滤操作。常用的除菌滤器有垂熔玻璃漏斗、微孔薄膜滤器和砂滤棒过滤器等。垂熔玻璃漏斗可耐高温及强酸，其型号以 G 表示，大体上分为 1～6 号，G6 号可用于滤过细菌。

四、化学灭菌法

化学灭菌法系指用化学药品直接作用于微生物而将其杀死的方法，包括气体灭菌法和液体灭菌法。杀菌剂仅对繁殖体有效，不能杀死芽孢。化学灭菌的目的在于减少微生物的数量，控制无菌水平。理想的杀菌剂应易溶于水、毒性低、作用迅速、杀菌谱广、性质稳定、有效杀菌浓度低。杀菌剂的杀灭效果主要取决于微生物的种类与数量、物体表面的光洁度或多孔性以及杀菌剂的性质等。

1. 气体灭菌法

气体灭菌法系指采用气态杀菌剂进行灭菌的方法。气体灭菌法适用于空气和环境的消毒，适用于不耐热的药品、医用器具、设备和设施等的消毒。用于药物灭菌的气体应具备以下要求：在室温下能形成气体或蒸气；穿透力强；毒性低，低浓度就具有杀菌作用；无腐蚀性、爆炸性和刺激性。常用的气态杀菌剂有环氧乙烷、甲醛、臭氧等，环氧乙烷的扩散和穿透能力强，但是易燃易爆，可产生吸入毒性，因此使用时应该要注意；甲醛的杀菌力更强，但穿透力稍差，并且会产生二次污染；臭氧扩散性较高，杀菌能力强，是公认的绿色灭菌剂。

2. 液体灭菌法

液体灭菌法系指通过液态杀菌剂溶液进行灭菌的方法。常用的液态杀菌剂有 75% 乙醇、1% 聚维酮碘溶液、0.1%～0.2% 新洁尔灭溶液（苯扎溴铵）、2% 左右苯酚或煤酚皂溶液等。该法常作为其他灭菌法的辅助措施，适用于皮肤、无菌器具和设备、洁净区环境等的表面消毒。

五、无菌操作

无菌操作系指整个操作过程在无菌环境中制备无菌制剂的方法和技术，主要包括无菌分装和无菌冻干技术。在无菌冻干的生产工艺中，必须采取滤过除菌法来去除微生物。采用无菌生产工艺时，应对生产环境进行监控，以保证在生产工艺过程中对洁净度的要求，此外，还需严格监控无菌操作过程，包括对操作人员的卫生要求，对设备、容器、包装材料、胶塞等进行灭菌，并且保证灭菌之后不会发生二次污染，还须定期对无菌生产工艺进行检验，包

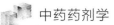

括对环境空气过滤系统的有效性验证及培养基模拟灌装试验等。

在药物制剂中，采用无菌生产工艺制备的剂型有注射液、眼用溶液剂或眼用软膏剂等。按此种方法制备出的制剂，最后一般不再灭菌，但必须按照《中国药典》规定的"无菌检查法"进行微生物检验，检验合格后方能使用。

（一）无菌操作室的灭菌

在进行无菌生产之前，需采用适宜的方法对制备的用具、材料以及环境进行灭菌。为使无菌保证水平符合要求，多采用灭菌和除菌相结合的方式。对于流动和静止环境的空气一般采用不同的灭菌方式，前者采用滤过除菌法，而后者采用气体灭菌法。

除应定期对无菌室的空间进行彻底灭菌之外，还要对室内的一切物体、器材、地面、墙壁等进行灭菌，可以用75％乙醇等液态杀菌剂进行喷洒或擦拭。其他用具尽量用热压灭菌法或干热灭菌法灭菌。每天工作前，须在无菌室无人的状态下开启紫外线灯照射1h，中午休息也要开0.5～1h，以保证在无菌状态下进行生产。

（二）无菌操作注意事项

① 在执行无菌操作时，必须明确物品的无菌区和非无菌区。

② 执行无菌操作前，先戴帽子、口罩，洗手，并将手擦干，注意空气和环境清洁。

③ 夹取无菌物品，必须使用无菌持物钳。

④ 进行无菌操作时，凡未经消毒的手、臂均不可直接接触无菌药品或超过无菌区取物。

⑤ 无菌物品必须保存在无菌包或灭菌容器内，不可暴露在空气中过久。无菌物与非菌物应分别放置。无菌包一打开即不能视为绝对无菌，应尽早使用。凡已取出的无菌物品虽未使用也不可再放回无菌容器内。

⑥ 无菌包应按消毒日期顺序放置在固定的橱柜内，并保持清洁干燥，与非无菌包分开放置，并经常检查无菌包或容器是否过期，其中用物是否过量。

第四节 防 腐

一、防腐的目的

防腐是保证药品质量的重要环节之一，由于原料质量、生产过程、贮藏环境等因素，中药和中药制剂有时可能会发生染菌霉变的问题，严重影响药品的疗效和安全。防腐最重要的是注意防止微生物的污染，而这在生产过程中很难完全杜绝，微生物在适宜的条件下滋生会使中药和中药制剂变质，因此，有针对性地应用防腐剂非常有必要。

二、防腐剂的含义与要求

防腐剂又称抑菌剂，是指一类能抑制微生物生长繁殖的化学物质。应根据各种剂型的不同要求对防腐剂进行选择，以防止在药品生产贮藏过程中微生物的生长繁殖。理想的防腐剂应具备以下条件：①无毒无刺激，且用量尽量少；②具有抑制多种微生物繁殖的作用，抑菌谱广；③溶解度能够达到有效抑菌浓度；④性质稳定，不与中药制剂中的成分反应，不受pH及温度变化的影响；⑤没有不良气味及特殊味道。

三、防腐剂的种类

1.苯甲酸与苯甲酸钠

苯甲酸的溶解度在水中为0.29％，在乙醇中为43％（20℃），主要适用于食品、饲料、乳胶、牙膏的防腐剂。苯甲酸钠的溶解度在水中为55％（25℃），在乙醇中为1.3％

（25℃），主要适用于食品防腐剂，也用于药物、染料的防腐剂。

苯甲酸与苯甲酸钠是依靠苯甲酸未解离的分子起防腐作用，其离子无抑菌能力，一般用量在 0.1%～0.25%。苯甲酸抑菌效果受 pH 影响较大，较低 pH 值对苯甲酸发挥防腐效果有利。一般 pH 在 4 以下，防腐效果较好；pH 在 5 以上时，用量应不少于 0.5%。苯甲酸抗发酵能力强于尼泊金类，苯甲酸 0.25% 和尼泊金 0.05%～0.1% 联合使用对防止发酵和发霉效果较好，尤其适用于中药液体制剂。在酸性溶液中的苯甲酸钠和苯甲酸防腐效果相当。苯甲酸钠在不同 pH 值的介质中，对葡萄糖酵母的抑菌浓度见表 3-11。

表 3-11　苯甲酸钠在不同 pH 值的介质中对葡萄糖酵母的抑菌浓度

pH 值	未解离的分数	抑菌浓度/（mg/100mL）
3.7	0.77	35
4.1	0.55	50
4.4	0.38	100
5.0	0.13	500
5.3	0.022	1500
6.5	0.003	＞2500

2. 对羟基苯甲酸酯类

对羟基苯甲酸酯类简称羟苯酯类，又称尼泊金类，包括对羟基苯甲酸甲酯、乙酯、丙酯和丁酯，无毒、无臭、不挥发、化学性质稳定，是一类性质优良的防腐剂。其抑菌作用随着分子中烷基碳数的增加而增强，但分子中烷基碳数的增加会使溶解度降低。例如羟苯丁酯抑菌作用最强，但溶解度最小。其在酸性溶液中的抑菌能力强于碱性溶液。几种酯的合并应用有协同作用，效果更好，一般用量为 0.01%～0.25%，各类酯在常用溶剂中的溶解度及在水中的抑菌浓度见表 3-12。

表 3-12　对羟基苯甲酸酯类在不同溶剂中的溶解度及在水中的抑菌浓度

种类	溶解度（25℃）/（g/mL）				水溶液中的抑菌浓度/%
	水	乙醇	丙二醇	1%聚山梨酯 80 水溶液	
甲酯	0.25	52	22	0.38	0.05～0.25
乙酯	0.16	70	25	0.50	0.05～0.05
丙酯	0.04	95	26	0.28	0.02～0.075
丁酯	0.02	210	110	0.16	0.01

对羟基苯甲酸酯类在水中不易溶解，尤其是丙酯和丁酯，配制时可用下列两种方法解决：①将对羟基苯甲酸酯类加入预先加热至 80℃ 左右的水中，搅拌直至溶解；②先将对羟基苯甲酸酯类溶于少量乙醇，然后在搅拌下将其缓缓倒入水中混匀。

聚山梨酯类表面活性剂可增加对羟基苯甲酸酯类的溶解度，但由于二者可发生络合作用，削弱其防腐能力，故在此情况下应适当增加对羟基苯甲酸酯类的用量。此外对羟基苯甲酸酯类遇铁易变色，遇强酸、弱碱易水解，包装材料为塑料制品时对其具有一定吸附作用。

3. 山梨酸和山梨酸钾

山梨酸在水中的溶解度为 0.2%（20℃），在乙醇中的溶解度为 12.9%（20℃），在丙二醇中的溶解度为 0.31%，用作霉菌和酵母菌的抑制剂、食品防霉剂、干性油类变性剂、杀菌剂等。山梨酸钾在水中的溶解度为 67.6%（20℃），在乙醇中的溶解度为 0.3%（20℃），在丙二醇中的溶解度为 5.8%，适用于食品防腐剂、化妆品防腐剂等。山梨酸抑制霉菌的能力强，通常浓度在 0.15%～0.2%，对于抑制细菌来说，最低浓度在 2mg/mL（pH＜6.0），对于抑制酵母菌和霉菌来说，最低浓度在 0.8～1.2mg/mL。聚山梨酯与山梨酸合用，会因发生络合作用而削弱其防腐能力。山梨酸发挥防腐作用也是依靠其未解离的分子，在酸性介质中抑菌作用较好，一般介质在 pH 为 4.5 左右较为适合。

4. 乙醇

含乙醇 20%（体积分数）以上的制剂具有防腐能力，如果在制剂中另外含有挥发油、甘油等成分时，乙醇浓度低于 20% 也具有防腐能力。在中药糖浆中除使用其他防腐剂外，可再加乙醇达到 10%～20% 的浓度，用来增加抑菌能力。

5. 酚类及其衍生物

常作为注射剂的抑菌剂使用。一般苯酚的浓度大于 0.5% 时能有效抑菌，苯酚在低温及碱性介质中抑菌作用较弱，与甘油、油类或醇类共存时抑菌能力降低；甲酚的用量在 0.25%～0.3%，其抑菌能力是苯酚的 3 倍，并且比苯酚的毒性和腐蚀性小，在油性溶剂中溶解度大，在水中溶解度小；氯甲酚的常用量在 0.05%～0.2%，0.05% 的氯甲酚对铜绿假单胞菌具有较强的抑菌能力，需要注意的是氯甲酚对眼睛稍有刺激性。

6. 季铵盐类

杜灭芬、洁尔灭及新洁尔灭为常用防腐剂，具有较强的防腐能力，用量一般在 0.01% 左右。杜灭芬可用作口含消毒剂，而洁尔灭及新洁尔灭常作为外用溶液。在 pH<5 时季铵盐类化合物抑菌效果减弱，季铵盐类化合物在遇到阴离子表面活性剂时则易失效。

7. 其他

30% 以上的甘油溶液及某些植物挥发油也有防腐作用，如 0.5% 薄荷油、0.01%～0.05% 桉叶油、0.01% 桂皮醛等用于防腐。

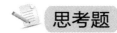 **思考题**

1. 不同中药剂型的卫生要求有何差异？
2. 药剂可能被污染的途径有哪些？怎么解决？
3. 简述不同灭菌法的适用范围。
4. 制剂应如何选择适宜的防腐剂？

第四章 中药制剂的前处理

【学习目的】
　　1.掌握：中药制剂前处理的含义；中药原料的准备；粉碎、筛析、混合、浸提、分离、纯化、浓缩与干燥的目的与应用；中药的浸提过程与影响因素。
　　2.熟悉：中药浸提常用的溶剂和辅助剂；影响浓缩和干燥的因素。
　　3.了解：常用浸提、浓缩、干燥方法各自在应用上的区别与特点；各种常用机械设备的性能、基本构造和应用范围。

第一节　概　　述

一、中药制剂前处理的含义

　　中药制剂前处理系指中药制剂成型前所进行的粉碎、筛析、混合、浸提、分离、纯化、浓缩与干燥等单元操作的总称。中药制剂前处理是制剂生产的重要工序，是保证中成药质量的关键环节，关系到方剂药效物质基础及制剂的有效性和安全性。中药与化学药品、生物制品相比较，其主要区别在于药物原材料的不同，中药多来源于植物、动物，用量大、体积大、口感差。在制剂成型之前一般都要经过前处理工序以改变物料性状，富集有效成分，降低或去除毒性成分及杂质，减少服用量，为成型工艺提供高效安全、质量可控的半成品。

二、中药原料的准备

　　药材品种繁多，来源复杂，即使同一品种，由于产地、生态环境、栽培技术、加工方法等不同，其质量也会有差别；中药饮片、提取物、有效成分等原料也可能存在一定的质量问题。为了保证制剂质量，应对原料进行鉴定和检验。检验合格后方可投料。

　　一般药厂的药材来源有两种：一种是购进原药材，进行净制、炮制等前处理工序，以满足制剂需要；另一种是直接购进饮片进行投料。两种原料都必须符合《中国药典》等法定标准的要求。各中药生产企业在 GMP 改造过程中，应根据生产工艺要求，合理设置中药前处理车间。

　　多来源的药材除须符合质量标准的要求外，一般应固定品种。对品种不同而质量差异较大的药材，必须固定品种，并提供品种选用的依据。药材质量随产地不同而有较大变化时，应固定产地；药材质量随采收期不同而明显变化时，应固定采收期。规模较大的药品生产企业一般有自己的种植基地或与农户合作种植。对于列入国务院颁布的《医疗用毒性药品管理办法》中的 28 种药材，应提供自检报告。涉及濒危物种的药材应符合国家的有关规定，并特别注意来源的合法性。提取物和有效成分应特别注意有机溶剂残留的检查。

　　需自行炮制的药材，应根据处方对药材的要求以及药材质地、特性的不同和提取方法的需要，对药材进行必要的炮制与加工，即净制、切制、炮炙、粉碎等。炮制方法应符合国家标准或各省、直辖市、自治区制定的炮制规范。本章论述除炮制以外的前处理知识。

第二节　粉碎、筛析与混合

一、粉碎

（一）粉碎的含义与目的

粉碎系借助机械力或其他方法将大块的固体物料碎裂成所需粒度的操作。粉碎的目的在于：①增加药物的表面积，以利于药材中药物成分的提取和溶出，特别是难溶性药物的溶出；②便于调剂操作和多种给药途径的应用；③有利于新鲜药材的干燥和储存。

（二）粉碎的基本原理

固体药物的粉碎过程，一般是利用外加机械力，部分破坏物质分子间的内聚力，使药物由大块变成小颗粒或粉末，表面积增人，即将机械能转变成表面能的过程。这种转变是否完全，直接影响粉碎的效率。

中药材的性质是影响粉碎效率和决定粉碎方法的主要因素。按其性质药物一般分为晶型药物和非晶型药物，而晶型药物又包括极性晶型和非极性晶型药物。极性晶型药物有相当的脆性，较易粉碎。而非极性晶型药物则脆性差，当施加一定的机械力时，易产生变形而增加粉碎的难度。同时，药材包含多种组织成分，粉碎难易也不同，组织脆弱的如叶、花和部分根茎等易于粉碎，含木质及角质结构的药材则不易粉碎，须特殊处理。另外，药材常含有一定水分，具有韧性，在粉碎前应依其特性加以干燥，降低含水量，可提高粉碎效率。

药物经粉碎后表面积增大，表面能增加，故不稳定，已粉碎的粉末有重新聚结的倾向。当不同药物混合粉碎时，一种药物适度地掺入到另一种药物中间，粉末表面能降低而减少粉末的再聚结。如黏性与粉性药物混合粉碎，粉性药物使分子内聚力减小，能缓解黏性药物的黏性，有利于粉碎。故中药生产企业对于某些黏性大的粗料药，多用部分药料混合后再粉碎。

为了使机械能尽可能有效用于粉碎过程，应将已达到细度要求的粉末及时分离移去，以减少机械能的损失，如果细粉始终保留在粉碎设备内，不仅消耗大量的机械能，而且会产生大量不必要的过细粉末。在粉碎过程中，将已达到细度要求的粉末及时分离出来的粉碎方式称为自由粉碎。在粉碎机内安装药筛或利用空气将细粉吹出，都是为了使自由粉碎顺利进行。

（三）粉碎的方法

1. 干法粉碎

干法粉碎系指药物经适当干燥，待其水分降低到一定程度（一般 5% 以下）时再进行粉碎的方法，适合于绝大多数中药材的粉碎。

（1）单独粉碎　将一味中药单独粉碎，便于应用于各种复方制剂中。通常要求单独粉碎的中药包括：贵重细料中药（如牛黄、羚羊角、西洋参、麝香等，主要目的是避免损失）、毒性或刺激性强的中药（如红粉、轻粉、蟾酥、斑蝥等，主要目的是避免损失、便于劳动保护和避免对其他药物的污染）、氧化性或还原性强的中药（如雄黄、火硝、硫黄等，主要目的是避免混合粉碎时发生爆炸），以及质地坚硬不便与其他药物混合粉碎的中药（如磁石、代赭石等）。

（2）混合粉碎　将处方中某些性质和硬度相似的中药，掺和在一起进行混合粉碎，可使粉碎与混合操作同时进行，并克服部分中药单独粉碎遇到的困难。中药制剂的粉碎大多采用此法。根据药物的性质和粉碎方式的不同，有时需采用特殊的粉碎方法。

串料粉碎：先将处方中其他中药粉碎成粗粉，再将含有大量糖分、树脂、树胶、黏液质的药材陆续掺入，逐步粉碎至所需粒度。需要进行串料粉碎的中药有乳香、没药、黄精、玉竹、熟地、山萸肉、肉苁蓉、枸杞子、麦冬、天冬等。

串油粉碎：先将处方中其他中药粉碎成粗粉，再将含有大量油脂性成分的中药陆续掺入，逐步粉碎至所需粒度；或将油脂类中药研成糊状再与其他中药粗粉混合粉碎至所需粒度。需串油粉碎的中药主要有种子类药物，如桃仁、苦杏仁、苏子、酸枣仁、火麻仁、核桃仁等。

蒸罐粉碎：先将处方中其他中药粉碎成粗粉，再将用适当方法蒸制过的动物类或其他中药陆续掺入，经干燥，再粉碎至所需粒度。需蒸罐粉碎的中药主要是动物药（如乌鸡、鹿胎等）及部分需蒸制的植物药（如制何首乌、酒黄芩、熟地、酒黄精、红参等）。

2. 湿法粉碎

湿法粉碎又称加液研磨法，系指在药物中加入适量水或其他液体并与之一起研磨粉碎的方法。液体选用以药物遇湿不膨胀、两者不起变化、不妨碍药效为原则。湿法粉碎因液体分子很容易渗入药物颗粒的内部，从而可以削弱药物内部分子间的内聚力而使粉碎易于进行；对于毒剧性、刺激性强的药物，可以避免药物细粉的飞扬，减少药物的损失及对环境的污染和利于劳动保护。根据粉碎时加入液体的方式分为"水飞法"和"加液研磨法"。

（1）水飞法　利用粗细粉末在水中悬浮性的不同，将不溶于水的药物反复研磨至所需粒度的粉碎方法。具体操作为：将预先粉碎成粗颗粒的药物，置于研钵、球磨机等研磨机械中，加适量水研磨。研磨一定时间后，已粉碎成细粉的药物漂浮在水面上或悬浮在水中，将上层混悬液倾出，余下的粗颗粒再加水反复研磨，重复操作直至全部研至所需细度为止，将所得混悬液合并，放置沉淀或滤过即可得到湿粉，再经干燥，过筛，即得细粉或极细粉。不溶性的矿物类、贝壳类等质地坚硬、不易粉碎的药物，可用水飞法制成极细粉，如朱砂、滑石、珍珠、炉甘石等。但水溶性的矿物类药不能采用水飞法，如芒硝、硼砂等。过去此法为手工操作，生产效率极低，现在多用球磨机替代，既保证了药粉细度又提高了生产效率，但仍需持续转动 60～80h 才能得到极细粉。

（2）加液研磨法　系指在药物中加入少量的液体研磨至所需粒度的粉碎方法。如粉碎冰片、薄荷脑时常加入少量的乙醇或水；粉碎麝香时常加入少量水，又称为"打潮"，特别研磨到最后剩下异常坚硬的麝香渣时，"打潮"就更有必要。操作时以"轻研冰片，重研麝香"为原则，因冰片易挥发，过度研磨会使温度升高，造成成分损失；而麝香为贵重细料药需充分利用，且麝香中的有效成分不会像冰片那样易挥发，所以可以重度研磨。

3. 低温粉碎

有些药材在常温下黏性较大，经低温冷冻后可增加其脆性而易于粉碎。本法适用于在常温下难以粉碎、热敏性的药物以及软化点或熔点低、黏性大的物料，如树胶、树脂、干浸膏等。低温粉碎一般有下列 4 种方法：①物料先行冷却或在低温条件下，迅速通过高速撞击或粉碎机粉碎；②粉碎机壳通入低温冷却水，在循环冷却下进行粉碎；③待粉碎的物料与干冰或液氮混合后进行粉碎；④组合运用上述冷却方法进行粉碎。

（四）粉碎的设备

（1）万能磨粉机　是一种应用较广的粉碎机，其粉碎的作用力是由撞击伴撕裂、研磨等作用组合而成。主要由带齿的圆盘及环形筛组成。药物自加料斗放入，由高速转动的转子获得离心力而抛向室壁，因而产生撞击与撕裂作用。药料粉碎后借转子产生气流的作用使较细的粉料通过室壁环状筛板分出。在粉碎过程中，由于筛板分出的粉粒伴随着强烈的气流，会产生多量粉尘，故需装有集尘排气装置。万能磨粉机适宜粉碎各种干燥的非组织性药物（如中草药的根、茎、叶和皮等），但粉碎过程会发热，因此不适合粉碎含有大量挥发性成分、黏性强或软化点低的药物。

（2）球磨机　以撞击和研磨作用为主的粉碎机械，采用不锈钢或瓷制的圆筒形球罐，罐体的轴固定在轴承上，罐内装有一定数量钢、瓷或花岗石制的圆球。球磨机要有适当的转速才能获得良好的粉碎效果。当罐的转速较小时，由于球罐内壁与圆球间的摩擦作用，将圆球依旋转方向带上，然后沿罐壁滚下，此时主要发生在罐底部区域的研磨作用。当转速加大至一定程度时，圆球在离心力的作用下呈抛物线运动，此时产生圆球对物料的撞击和研磨作用。若再增大球罐的转速，则产生的离心力更大，甚至超过圆球的重力，则圆球紧贴于罐壁旋转，无法粉碎物料。

（3）流能磨　系利用高速弹性流体（空气或惰性气体）使药物的颗粒之间以及颗粒与室壁之间强烈碰撞而产生粉碎作用。粉碎的动力是高速气流形成的碰撞与剪切作用。流能磨粉碎过程中，由于气流在粉碎室内膨胀时的冷却效应，被粉碎物料的温度不会升高，因此本法适用于抗生素、酶、含挥发油的中药等对热不稳定物质的粉碎。在粉碎的同时，还可进行筛分，可得到 $5\mu m$ 以下的均匀粉体。操作时应注意加料速度一致，以免堵塞喷嘴。通过对机器及压缩空气进行灭菌处理，可用于无菌粉末的粉碎。

（4）振动磨　系利用研磨介质（球形、柱形或棒形）在振动磨筒体内做高速振动产生撞击、摩擦等作用，得到超细粉末的一种粉碎设备。振动磨是由机械偏心轮带动粉碎筒体做往复运动，使介质在筒内作高速的循环运动，药物在介质的撞击、摩擦、剪切作用下得到粉碎。可以通过改变研磨介质的数量，或调节振动的幅度，以适应不同物料，获得不同细度的粉末。振动磨在运转过程中会产生热量，可采用冷却装置降低温度，因此可用于对热不稳定成分的粉碎，也可在无菌条件下进行无菌粉末的粉碎和混合。

二、筛析

（一）筛析的含义和目的

筛析是固体粉末的分离技术。筛即过筛，系指粉碎后的药料粉末通过网孔性的工具，使粗粉与细粉分离的操作；析即离析，系指粉碎后的药粉借空气或液体（水）流动或离心力，使粗（重）粉与细（轻）粉分离的操作。筛析的目的：①将粉碎好的药粉或颗粒按不同的粒度范围分为不同等级，供制备各种剂型的需要；②对药粉同时起混合作用，保证物料组成的均一性；③及时将符合细度的药粉筛出，可避免过度粉碎，减少耗能，提高效率。

（二）药筛的种类与规格

药筛系指按药典规定，统一用于制剂生产的筛，或称标准筛。在实际生产中，也常使用工业用筛，这类筛的选用，应与药筛标准相近，且不影响药剂质量。

药筛按材质可分为：编织筛和冲眼筛两种。编织筛的筛网由铜丝、铁丝等金属丝或尼龙丝、绢丝等非金属丝编织而成，也有采用马鬃或竹丝编织的。其孔径可得极细小，但筛线易于移位变形，故常将金属丝线于交叉处压扁固定。冲眼筛系在金属板上冲压出圆形或多角形的筛孔，常用于高速粉碎机的过筛联动机械及丸剂的分挡。

《中国药典》收载的标准筛，共规定了 9 种筛号，一号筛的筛孔内径最大，依次减小，九号筛的筛孔内径最小。具体规定见表 4-1。

目前制药工业上，习惯以目数来表示筛号及粉末的粗细，即以每英寸（2.54cm）长度有多少孔来表示。例如每英寸有 200 孔的筛号称为 200 目筛，筛号数越大，粉末越细。

表 4-1 《中国药典》筛号、筛目、筛孔内径对照表

筛 号	筛孔内径平均值/μm	筛目/(孔/2.54cm)
一号筛	2000±70	10
二号筛	850±29	24
三号筛	355±13	50
四号筛	250±9.9	65
五号筛	180±7.6	80
六号筛	150±6.6	100
七号筛	125±5.8	120
八号筛	90±4.6	150
九号筛	75±4.1	200

（三）粉末的分等

粉碎后的粉末必须经过筛选才能得到粒度比较均匀的粉末，以适应制剂生产和医疗需要。筛选方法是选择适当筛号的药筛过筛，过筛后的粉末实际包括所有能通过该药筛筛孔的粉粒。比如通过一号筛的粉末，是指不仅仅是近于 2mm 直径的粉粒，还有所有能通过二号至九号筛甚至更细的粉粒。富含纤维的药材在粉碎后，有的粉碎呈棒状，其直径小于筛孔，而长度则超过筛孔直径，有可能在筛析时这类粉粒仍可通过筛网，存在于筛过的粉末中。为了更好地控制粉末的均匀度，《中国药典》规定了 6 种粉末规格，见表 4-2。

表 4-2 粉末的分等标准

等级	分等标准
最粗粉	能全部通过一号筛，但混有能通过三号筛不超过 20% 的粉末
粗粉	能全部通过二号筛，但混有能通过四号筛不超过 40% 的粉末
中粉	能全部通过四号筛，但混有能通过五号筛不超过 60% 的粉末
细粉	能全部通过五号筛，并含能通过六号筛不少于 95% 的粉末
最细粉	能全部通过六号筛，并含能通过七号筛不少于 95% 的粉末
极细粉	能全部通过八号筛，并含能通过九号筛不少于 95% 的粉末

（四）过筛和离析的设备

1. 过筛器械与应用

过筛器械种类繁多，应根据对粉末粗细的要求、粉末的性质及数量来适当选用，常用手摇筛、悬挂式偏重筛粉机、振动筛粉机等。在药厂批量生产中，目前多用粉碎、过筛、离析、集尘联动装置，以提高粉碎与筛析效率，保证产品质量。

（1）手摇筛 多为实验室或小批量生产时使用。系由不锈钢丝、铜丝或尼龙丝等编织成的筛网，固定在圆形或方形的竹圈或金属圈上。按照筛号大小依次叠成套（亦称套筛），最粗号在顶上，其上面加盖，最细号在底下，套在接收器上。应用时可选取所需号数的药筛，用手摇动过筛。此筛适用于毒性、刺激性或质地轻的药物粉末过筛，可避免细粉飞扬。

（2）悬挂式偏重筛粉机 系将筛粉机悬挂于弓形铁架上，铁架上装有偏重轮，当偏重轮转动时，由于不平衡惯性使药筛产生簸动。此种筛构造简单，效率高，但不能连续工作，粗粉积多时，过筛速度减慢，需将粗粉取出，再开动机器添加药粉，适用于矿物药、化学药品等黏性小的药粉过筛。

（3）振动筛粉机 又称筛箱，系由电机带动偏心轮对连杆产生往复平动和振动而筛选粉末的装置。筛出的细粉和粗粒可落入各自接收器中，此类筛适用范围广，可用于各类植物

药、化学药物、毒性药、刺激性药及易风化或易潮解的药物粉末过筛。过筛完毕后,需静置适当时间,使细粉下沉再开启。圆形振动筛又称为旋转式振动筛粉机,能够连续进行筛分操作,具有分离效率高、占地少、重量轻等优点,目前中药生产企业较多使用。

2. 影响过筛的因素

(1) 振动频率 药粉在静止情况下由于受相互摩擦及表面能的影响,易形成粉块而通过不了筛孔。当施加外力振动时,各种力的平衡受到破坏,小于筛孔的粉末才能通过,因此过筛时需要不断振动。粉末在筛网上的运动速度不宜过快,才可使粉末落入筛孔;但运动速度也不宜过慢,否则降低效率。为了充分暴露出筛孔以提高过筛效率,常在筛内配有毛刷以刷去堵塞筛孔的粉末。

(2) 粉末的含水量和含油量 药粉的含水量过高时应充分干燥后再过筛。易吸潮的药粉应及时过筛或在干燥环境下过筛。富含油脂的药粉易结成团块,很难通过筛网,除可采用串油法粉碎使其易于过筛。若含油脂不多时,先将其冷却再过筛,可减轻黏着现象。

(3) 粉层厚度 药筛内放入粉末不宜过多,使粉末有足够的移动余地而便于过筛。但也不宜太少,否则影响过筛效率。

3. 离析器械与应用

中药粉碎常用的粉碎机如万能粉碎机等一般均装有风扇。随着粉碎过程的进行,一定细度的药粉会被风扇吹出机外,依靠风力将粗、细药粉分离,其中细粉可采用旋风分离器将其从气流中分出,最后用袋滤器将残余气流中的极细粉再分离出来。

(1) 旋风分离器 利用高速的气流使药物细粉产生不同的离心力而得以分离的设备。其特点是构造简单、分离效率高,但气流中的细粉不能完全除尽,分离效率为70%~90%。为了避免分离效率降低,气体的流量不宜过小。

(2) 袋滤器 在制药工业中应用较广,它是进一步分离气体与细粉的装置。滤袋是用棉织或毛织品制成的圆袋,以列管形式平行排列而成,含有药物极细粉的气体进入后,空气可通过滤袋而极细粉则被截留在袋中。滤袋器的网眼密集,能截留直径小于$1\mu m$的药物细粉,截留效率可高达94%~99%。但其缺点是滤布易磨损和被堵塞较快,不适于高温潮湿的气流。目前,国内中药厂常将粉碎机和旋风分离器与袋滤器串联组合起来,形成药物粉碎、分离的成套设备。

三、混合

(一)混合的目的

混合系指将两种或两种以上的固体粉末相互均匀的操作。混合的目的是使多组分含量均匀一致。混合操作对制剂的外观及内在质量都有着重要影响。如在片剂生产中,混合不好会出现花斑,并可导致崩解时限、硬度不合格。特别是治疗窗窄的小剂量药物,主药含量不均匀直接影响制剂疗效,甚至造成危险。

(二)混合方法

(1) 研磨混合 将药物在容器中研磨混合,适用于小剂量结晶型药物的混合,不适宜于具吸湿性和爆炸性成分的混合。

(2) 搅拌混合 少量药物的配制,可以反复搅拌使之混合。当药物量大时常用搅拌混合机,经过一定时间混合,可使之均匀。

(3) 过筛混合 通过适宜孔径的筛网使药物达到混合均匀。对于密度相差悬殊的组分来说,过筛以后须加以搅拌才能混合均匀。一般用于不含细料的粉末,如散剂的大生产,常用三号或四号筛过筛1~2次,将药粉混匀。

（三）混合机械

1. 容器固定型混合机

容器固定型混合机系指容器固定不动，物料靠容器内叶片或螺旋桨搅拌作用进行混合的设备。

（1）槽型混合机 主要结构为混合槽，槽上有盖，均由不锈钢制成。槽内装有与旋转方向成一定角度的S形搅拌浆，为混合的主要部件。槽可绕水平轴转动，便于粉末出料。设备除适用于各种药粉混合以外，还可用于颗粒剂、片剂、丸剂等制软材，亦可用于软膏剂基质的捏合。

（2）双螺旋锥形混合机 是一种新型混合设备，适于大多数粉粒状物料。由锥形容器和内装的螺旋桨、摆动臂和传动部件等组成。螺旋推进器在容器内既有自转又有公转，自转的速度约为60r/min，公转的速度约为2r/min。充填量约为30%，在物料的混合过程中，物料一边作上下运动，一边作旋转运动，可达到随机分布混合的目的。该机特点为：混合速度快，混合度高，混合量大时也能均匀混合，而且动力消耗较其他混合机少。

2. 容器旋转型混合机

容器旋转型混合机系通过容器本身的旋转作用带动物料运动而使物料混合的设备。其特点有：①分批操作，适宜多品种小批量生产；②适用于比重相近的细粉粉末；③对于黏附性、凝结性的粉体必须在机内设置强制搅拌叶或挡板，或加入钢球；④可用带夹套的容器进行加热或冷却操作。常用设备有混合筒和三维混合机。

（1）混合筒 形状有V形、双圆锥形及正方体形等。混合筒的转速应控制在一定范围，如转速太快，则使粉末由于离心力作用而紧贴筒壁，降低混合效果。

（2）三维混合机 滚筒同时具有转动、平移和摆动三种运动方式，设备可以向多个方向进行扭动。物料交替处于凝聚或分散状态，可产生良好的混合效果，也适用于比重大或数量悬殊的两种或多种物料的混合。混合时间短，是效能最高的混合机。该设备具有以下特点：①能实施密闭操作，避免粉尘飞扬，防止交叉污染；②有可靠的安全装置，可防止意外事故的发生；③混合筒的容积率可达99%；④混合过程中温度不会升高，适合于遇热结块的中药粉末，以及升温后易爆炸的物料混合。

（四）影响混合的因素

（1）组分药物比例量 组分药物比例量相差悬殊，不易混合均匀。并且粒径相差愈大，比例量对混合程度影响愈大。此时应采用"等量递增法"混合，即将量小组分与等量量大组分，同时置于混合器中混匀，再加入与混合物等量的量大组分稀释均匀，如此倍量增加直至加完全部的量大组分为止。

（2）组分药物密度 组分药物密度相差悬殊时，较难混匀。一般应将密度小（质轻）者先置于混合容器中，再加入密度大（质重）者，混合时间应适当，注意混合操作中的均匀度检测。

（3）组分药物色泽 组分药物的色泽相差悬殊时，可采用"打底套色法"来解决。即将量少、色深的药粉先置于研钵中（在此之前先用量大的药粉预饱和研钵内表面）作为基础，即为"打底"；再将量多、色浅的药粉逐渐分次加入研钵中，研磨至均匀，颜色逐渐变浅，即为"套色"。

（4）组分药物的粉体性质 组分药物的粒子形态、粒径分布、含水量、黏附性等均会影响混合的均匀性。若组分药物粒度相差悬殊，一般先将粒径大者置于混合容器中，再加入粒径小者；通常粒径、密度大的颗粒和粒径、密度小的颗粒相混合不易发生离析。若处方中有液体组分，可用处方中其他组分或吸收剂吸收该液体，常用的吸收剂有碳酸钙、蔗糖、葡萄糖等。当混合组分因彼此间摩擦带电阻碍混合时，常可加入少量表面活性剂以提高表面导电性或在较高湿度环境下（＞40％）下混合，亦可加入润滑剂（如硬脂酸镁）作抗静电剂。

第三节 浸 提

浸提（extraction）系采用适宜的溶剂和方法将药材中的有效成分浸出的操作。浸提应尽可能浸出有效成分和辅助成分，最大限度地避免无效成分和组织成分的浸出。

一、浸提过程

浸提过程一般可分为浸润与渗透、解吸与溶解、扩散相互联系的三个阶段。

（一）浸润与渗透阶段

溶剂与药材接触后，首先润湿药材表面，然后通过毛细管和细胞间隙渗透到药材细胞内。溶剂润湿药材是有效成分浸出的首要条件，如润湿困难，溶剂很难向细胞内渗透。溶剂能否使药材表面润湿，取决于附着层（溶剂与药材接触的那一层）的特性。如果药材与溶剂之间的附着力大于溶剂分子间的内聚力，易被润湿。反之，则不易被润湿。

大多数药材中含有蛋白质、果胶、糖类、纤维素等极性成分，易被水或乙醇等极性溶剂润湿。要从含脂肪油较多的药材中浸出水溶性成分，应先进行脱脂处理；用乙醚、石油醚、氯仿等非极性溶剂浸提脂溶性成分时，需要将药材进行干燥处理。

溶剂渗入的速度，除与药材所含各种成分的性质有关外，还受药材质地、粒度及浸提压力等因素的影响。质地疏松、粒度小或加压提取时，溶剂可较快地渗入药材内部。表面活性剂具有降低界面张力的作用，有时可于溶剂中加入适量表面活性剂，促进溶剂润湿药材，有利于浸润与渗透。

（二）解吸与溶解阶段

溶剂进入细胞后，可溶性成分逐渐溶解，胶性物质由于胶溶作用，转入溶液中或膨胀生成凝胶。随着各类成分的溶解和胶溶，浸出液的浓度逐渐增大，渗透压升高，溶剂继续向细胞内透入，部分细胞壁膨胀破裂，为已溶解的成分向外扩散创造了有利条件。

药材中化学成分之间或其与细胞壁之间存在一定的亲和性而有相互吸附的作用。当溶剂渗入时，必须首先解除这种吸附作用（这一过程即为解吸阶段），才可使有效成分以分子、离子或胶体粒子等形式分散于溶剂中（这一过程即为溶解阶段）。例如，叶绿素本身可溶于苯或石油醚中，但单纯用苯或石油醚并不能很好地自药材组织中提取出叶绿素，因为叶绿素的周围被蛋白质等亲水性物质包围，非极性溶剂难以使其溶解。若于苯或石油醚中加入少量乙醇或甲醇，可促使苯或石油醚渗入并通过组织的亲水层，将叶绿素溶解浸出。成分能否被溶解，取决于成分的结构和溶剂的性质，遵循"相似相溶"的规律。

解吸与溶解是两个紧密相连的阶段，其快慢主要取决于溶剂对有效成分的亲和力大小。因此，选择适当的溶剂对于加快这一过程十分重要。此外，浸提时解热可使分子的运动速度加快，于溶剂中加入酸、碱、甘油及表面活性剂，可增加某些有效成分的溶解度，均有助于有效成分的解吸和溶解。

（三）扩散阶段

溶剂在细胞内溶解可溶性成分后，形成高浓度溶液，细胞内外出现渗透压差和浓度差。由于渗透压的作用，细胞外的溶剂向细胞内渗透；由于浓度差的存在，细胞内高浓度的药物溶液不断地向周围低浓度方向扩散，直到内外浓度相等，扩散即终止，浓度梯度是浸出成分扩散的推动力。

浸出成分的扩散速率遵循 Fick 第一扩散公式：

$$\frac{\mathrm{d}M}{\mathrm{d}t} = -DF\frac{\mathrm{d}C}{\mathrm{d}x} \tag{4-1}$$

式中，$\mathrm{d}M$ 为扩散的物质的量；$\mathrm{d}t$ 为扩散时间；$\mathrm{d}M/\mathrm{d}t$ 为扩散速率；D 为扩散系数（与药材和溶剂性质有关，在二者固定的条件下为一常数）；F 为扩散面积；$\mathrm{d}C/\mathrm{d}x$ 为浓度梯度，负号表示药物扩散方向与浓度梯度方向相反。

扩散速率（$\mathrm{d}M/\mathrm{d}t$）与扩散系数（D）、扩散面积（F）和浓度梯度（$\mathrm{d}C/\mathrm{d}x$）成正比，其中保持最大的浓度梯度是浸提的关键。

二、影响浸提的因素

影响浸提的因素较多，它们分别作用于上述浸提过程的不同阶段，而且彼此之间常有相互的关联。

(1) 药材成分　小分子物质较易浸出，多存在于最初部分的浸出液中；药材中的大分子物质（多属无效成分）扩散较慢，主要存在于继续收集的浸出液中。但应指出，药材成分的浸出速度还与其溶解性（或与溶剂的亲和性）有关，易溶的大分子成分可能先于小分子成分浸提出来。如用稀乙醇浸出马钱子时，较大分子的马钱子碱比士的宁（少两个—OCH_3 基）先进入最初部分的浸出液中。

(2) 药材粒度　主要影响渗透与扩散两个阶段。药材粒度越小，溶剂越易渗透进入药材内部；同时，由于扩散面大、扩散距离短，有利于有效成分的溶出。但粉碎过细的中药粉末，不适于浸提。原因在于：①过细的粉末吸附作用增强，使扩散速度减慢。药材的粒度要视所采用的溶剂和药材的性质而有所区别。如以水为溶剂时，药材易膨胀，药材粉碎得可粗一些，也可切成薄片或小段；若用乙醇为溶剂时，因其对药材的膨胀作用小，可粉碎成粗粉（通过一号筛）。药材的性质不同，其粒度要求也不同，通常叶、花、草等疏松中药宜粉碎得粗一些，甚至可以不粉碎；质地坚硬的根、茎、皮类药材则应粉碎得细一些。②粉碎过细，药材中大量细胞破裂，致使细胞内大量高分子物质（如树脂、黏液质等）溶入浸出液中，浸出杂质增加，黏度增大，扩散作用减慢。③过细的粉末给浸提操作带来不便。如用渗漉法浸提时，由于粉末之间的空隙太小，溶剂流动阻力增大，使渗漉不完全或渗漉难以进行。④粉末过细易使滤孔堵塞，造成浸提液过滤困难。

(3) 溶剂　溶剂的性质与浸出成分的浸提效率密切相关，应根据浸出成分的理化性质选择适宜的溶剂。此外，还应考虑溶剂的用量和 pH 值。为了提高溶剂的浸提效果或制品的稳定性，有时亦应用一些浸提辅助剂，包括酸、碱和表面活性剂等。

(4) 浸提温度　温度升高，可使分子的运动加快，溶解和扩散加速，促进有效成分的浸出。但同时，无效成分的浸出量也增多，给后续操作带来困难。温度过高还可能使热敏性成分或挥发性成分分解、变质或挥发，故浸提时应控制适宜的温度。

(5) 浓度梯度　浓度梯度是扩散作用的主要动力，浓度梯度越大，浸出速率越快。应选择能创造或保持较大浓度梯度的浸提工艺与设备，可采用渗漉法、循环式或罐组式动态提取法，或通过更换新鲜溶剂增大浓度梯度，提高浸出效果。

(6) 浸提时间　浸提过程的每一阶段都需要一定的时间，时间过短，有效成分浸提不完全；但当扩散达到平衡后，延长时间就不再起作用。浸提时间过长，无效成分浸出量也会相应增加，且会导致一些有效成分分解，水性浸出液霉变。因此，浸提时间应适宜。

(7) 浸提压力　提高浸提压力可使溶剂的浸润与渗透速度加快，并使开始发生溶质扩散所需的时间缩短。同时，在加压下的渗透，可能使部分细胞壁破裂，亦有利于浸出成分的扩散。但当药材组织内已充满溶剂之后，加大压力对扩散速度则没有影响。对组织松软、容易浸润的中药，加压对浸出的影响也不显著。

此外，一些新技术（超声波提取技术、超临界流体、微波提取技术等）的应用也有利于提高浸提效率。如颠茄叶中生物碱的浸提，用超声波法代替渗漉法，可使浸提时间由 48h 缩短至 3h。

三、常用浸提溶剂

用于浸提中药有效成分的液体称为浸提溶剂。浸提溶剂的选择是否合理，关系到制剂的有效性、安全性及稳定性。优良的溶剂应能最大限度地溶解和浸出有效成分，最低限度地浸出无效成分和有害物质；不与有效成分发生化学变化，亦不影响其稳定性和药效；安全无毒，价廉易得等。真正符合上述要求的溶剂是很少的，在实际工作中，除首选水、乙醇外，还常采用混合溶剂，或在浸提溶剂中加入适宜的浸提辅助剂。

（一）水

水经济易得、极性大、溶解范围广，中药中的生物碱盐、苷、有机酸盐、鞣质、糖、蛋白质、树胶、色素、多糖类（果胶、黏液质、菊糖、淀粉等），以及酶和少量的挥发油都能被水浸出。由于中药成分复杂，有些成分相互间可能存在"助溶"作用，使本来在水中不溶或难溶的成分在用水浸提时亦能被浸出。

水的缺点是浸出范围广，选择性差，容易浸出大量无效成分，给制剂操作带来困难，如难于滤过、制剂色泽不佳、易于霉变、不易贮存等。并且也能引起一些有效成分的水解，或促进某些化学变化。

（二）乙醇

乙醇的溶解性能界于极性与非极性溶剂之间。除可溶解大多数小分子水溶性成分，如生物碱盐、苷、鞣质、糖以外，对许多脂溶性成分也有较好的溶解性能，如游离生物碱、苷元、树脂、挥发油、内酯、芳烃类化合物等，少量脂肪也可被乙醇浸出。乙醇能与水以任意比例混溶。乙醇作为浸提溶剂的最大优点是可通过调节乙醇的浓度，选择性地浸提中药中某些有效成分或有效部位。乙醇含量大于 40% 时，能延缓许多药物，如酯类、苷类等成分的水解，增加制剂的稳定性；乙醇含量达 20% 以上时具有防腐作用。

乙醇沸点为 78.2℃，气化潜热比水小，故其在浓缩过程中耗用的热量较水少。但乙醇具挥发性、易燃性，生产中应注意安全防护。此外，乙醇还具有一定的药理作用，价格较贵，故乙醇浓度的选择以能浸出有效成分、满足制剂要求为度。

（三）其他

其他有机溶剂，如乙醚、氯仿、石油醚等在中药生产中很少用于提取，一般仅用于某些有效成分的纯化，使用这类溶剂，最终产品必须进行溶剂残留量的限度测定。

四、浸提辅助剂

浸提辅助剂系指为提高浸提效能，增加浸提成分的溶解度，增加制剂的稳定性，以及去除或减少某些杂质而加于浸提溶剂中的物质。常用的浸提辅助剂有酸、碱及表面活性剂等。在生产中一般用于单味中药的浸提，较少用于复方的浸提。

（一）酸

浸提溶剂中加酸的目的主要有：促进生物碱的浸出；提高部分生物碱的稳定性；使有机酸游离，便于用有机溶剂浸提；除去酸不溶性杂质等。常用的酸有硫酸、盐酸、醋酸、酒石酸、枸橼酸等。酸的用量不宜过多，以能维持一定的 pH 值即可，过量的酸可能会引起水解或其他不良反应。

（二）碱

碱的应用不如酸普遍。加碱的主要目的是增加有效成分的溶解度和稳定性。例如，浸提甘草时，在水中加入少量氨水，能使甘草酸形成可溶性铵盐，以促进甘草酸的完全浸出；浸提远志时，在水中加入少量氨水，可防止远志酸性皂苷水解，产生沉淀。另外，碱性水溶液可溶解内酯、蒽醌及其苷、香豆精、有机酸、某些酚性成分。但碱性水溶液亦能溶解树脂酸、某些蛋白质，使杂质增加。

常用的碱为氢氧化铵（即氨水），因为它是一种挥发性弱碱，对成分的破坏作用小，并且易于控制其用量。对某些特殊浸提，也可选用碳酸钙、氢氧化钙、碳酸钠等。碳酸钙为不溶性的碱化剂，使用时较安全，且能除去很多杂质，如鞣质、有机酸、树脂、色素等，故在浸提生物碱或皂苷时常用。氢氧化钙与碳酸钙作用相似，但前者微溶于水，产生的碱性较后者强。碳酸钠有较强的碱性，仅限于某些性质稳定的有效成分的浸提。氢氧化钠碱性过强，易破坏有效成分，一般较少使用。

（三）表面活性剂

在浸提溶剂中加入适宜的表面活性剂，能降低药材与溶剂间的界面张力，药材表面的润湿性增强，利于某些中药成分的提取。例如，阳离子型表面活性剂的盐酸盐等，有助于生物碱的浸出，但阴离子型表面活性剂对生物碱多有沉淀作用，故不适宜于生物碱的浸出。非离子型表面活性剂一般对药物的有效成分不起化学作用，且毒性较小或无毒性，故常选用。如用水提醇沉法提取黄芩苷，酌加吐温-80可以提高其收得率。但由于浸提方法不同或用不同的表面活性剂，其浸出效果也有差异。例如在 70％乙醇中加入 0.2％吐温-20 渗漉颠茄草时，渗漉液中有效成分的含量较加入相同用量的吐温-80 为好；但用振荡法浸提，则吐温-80 又比吐温-20 的浸出效果要好。

表面活性剂虽然有提高浸出效能的作用，但浸出液中杂质亦增加较多，其对生产工艺、药剂的性质及疗效的影响等，尚待进一步研究。

五、浸提方法

（一）煎煮法

煎煮法又称煮提法或水煎法，系以水为溶剂，通过加热煮沸提取药材中有效成分的方法。该法适用于有效成分能溶于水，且对湿、热较稳定的药材。获得的浸出液直接用作汤剂，也可作为制备中药片剂、颗粒剂、口服液、注射剂等的中间体。由于煎煮法能提取出较多的成分，符合中医传统用药习惯，对于有效成分尚不明确的中药或方剂进行剂型改进时，通常采取煎煮法提取。但用水煎煮，浸提液中往往杂质较多，尚有少量脂溶性成分，给纯化带来不便；浸提液易霉败变质，故应及时处理。

（二）浸渍法

浸渍法系用适宜的溶剂在一定温度下浸泡药材，提取其有效成分的方法。浸渍是一种静态浸提过程，耗时长，且有效成分浸出不完全。该法适用于黏性强、无组织结构、易膨胀或新鲜药材的浸提，不适于贵重细料药材、毒性药材以及高浓度制剂的制备。浸渍法可分为冷浸渍法、热浸渍法和重浸渍法。冷浸渍法在室温下进行浸渍，常用于酊剂、酒剂的制备。热浸渍法一般在 40～60℃下进行浸渍，常用于酒剂的制备。重浸渍法是将全部溶剂分成几份，药材的第一份溶剂浸渍后，收集浸出液，药渣再以第二份溶剂浸渍，如此重复 2～3 次，最后将各份浸出液合并处理。重浸渍法可减少由药材吸液引起的成分损失。

（三）渗漉法

渗漉法系将药材粗粉置于渗漉器内，溶剂连续从渗漉器上部加入，在重力作用下不断向下渗透经过药粉，提取有效成分的动态浸提方法。该法在浸提过程中能始终保持较大的浓度梯度，浸出成分较完全。适用于贵重、毒性、有效成分含量低的药材以及制备高浓度的浸出制剂，不适于新鲜、易膨胀的药材。渗漉法可分为单渗漉法、重渗漉法、加压渗漉法和逆流渗漉法。

（四）回流法

回流法系用乙醇等挥发性有机溶剂浸提药材，受热时溶剂馏出，经冷凝后又流回浸提器中，如此周而复始，直到有效成分浸提完全。回流法可分为回流热浸法和回流冷浸法。

应用特点：回流热浸法溶剂能循环使用，但不能不断更新，为提高浸出效率，通常需更换新溶剂2～3次，溶剂用量较多。回流冷浸法溶剂既可循环使用，又能不断更新，故溶剂用量较回流热浸法少，且由于在浸提过程中能一直保持较大的浓度梯度，浸提更完全。回流法由于连续加热，浸出液在加热器中受热时间较长，故不适于热敏性中药成分的浸提。

（五）水蒸气蒸馏法

水蒸气蒸馏法系将含有挥发性成分的药材与水（或水蒸气）共同蒸馏，挥发性成分随水蒸气一并馏出，经冷凝后分离挥发性成分的方法。该法适用于具有挥发性、能随水蒸气一起蒸馏且不被破坏、不与水发生反应、难溶（或不溶）于水的药材成分的提取和分离，如中药挥发油的提取。

水蒸气蒸馏分为共水蒸馏法（即直接加热法）、通水蒸气蒸馏法及水上蒸馏法3种，其中通水蒸气蒸馏法由于加热温度低（100℃）、条件温和，应用最多。为提高馏出液的纯度或浓度，一般需进行重蒸馏，收集重蒸馏液。但蒸馏次数不宜过多，以免挥发油中某些成分氧化或分解。

（六）超临界流体提取法

超临界流体提取法系利用超临界流体对药材中某些成分的特殊溶解性来提取有效成分的方法。

（1）超临界流体　系处于临界温度和临界压力以上，性质介于气体和液体之间的流体。随着环境温度及压力的变化，任何物质都存在三种相态，即气相、液相、固相，三相共存的点称为三相点。液、气两相共存的点称为临界点。在临界点时的温度和压力称为临界温度和临界压力，不同物质临界点的温度和压力各不相同。

（2）超临界流体提取法的基本原理　超临界流体为非凝聚性高密度流体，同时具有液态和气态的优点，即黏度小、扩散系数接近气体、密度接近液体、有很强的溶解能力，使得超临界流体能够迅速渗透进入物质的微孔隙，提取速率比液体快速而有效，尤其是溶解能力可随温度、压力和极性而变化。提取完成后，通过改变系统温度、压力使超临界流体恢复为普通气体回收，并与提取物分离。

（3）超临界流体提取的特点　此方法具有以下特点：①萃取温度低，避免热敏性成分的破坏，提取效率高；②无有机溶剂残留，安全性高；③萃取物中无细菌、霉菌等，具有抗氧化、灭菌作用，有利于保证产品质量；④提取和分离合二为一，简化工艺流程，生产效率高；⑤超临界流体纯度高，价廉易得，可循环使用；⑥超临界流体的极性可以改变，一定温度条件下，只要改变压力或加入适宜的夹带剂即可提取不同极性的物质，选择范围广。

（七）超声波提取法

超声波提取法系在超声波作用下，提取中药有效成分的方法。超声波是指频率为20kHz～

50MHz 的电磁波。近年来，超声波提取在中药提取工艺中受到广泛关注。

（1）超声波提取法的原理　系超声波产生的机械效应、空化效应及热效应综合作用的结果。①机械效应：超声波在介质中传播使介质（溶剂）产生振动。使介质与悬浮体（中药）之间产生速度梯度和摩擦力，使有效成分更快地溶解于介质中。②空化效应：介质内部存在的一些微气泡在超声波的作用下产生振动，当声压达到一定值时，气泡增大，形成共振腔，然后突然闭合。这种气泡在闭合时会在其周围产生数千个大气压的压力，造成植物细胞壁及整个生物体瞬间破裂，有利于有效成分的溶出。③热效应：超声波在介质中传播时，其声能不断被介质的质点吸收，质点将所吸收的能量全部或大部分转变为热能，从而导致介质本身和药材组织温度升高，加快有效成分的溶解速度。

（2）超声波提取法的特点　该法具有以下特点：①不需加热，适用于对热敏感物质的提取，而且节省能源；②提取效率高，有利于中药资源的充分利用，提高了经济效益；③溶剂用量少，节约成本；④超声波提取是一个物理过程，在整个浸提过程中无化学反应发生，不影响大多数药物的活性。

第四节　分离与纯化

一、分离

将非均相体系中的固体和液体用适当方法分开的操作称为固分离，中药浸提液中常混有药渣、沉淀物、泥沙及其他固体杂质，需分离除去；中药浸提液的纯化、药物的重结晶等均需分离操作；注射剂的除菌也需用到分离技术。分离方法一般有 3 种：沉降分离法、离心分离法和滤过分离法。

（一）沉降分离法

沉降分离法系利用固体物质与液体介质之间的密度差，固体物质依靠自身重量自然下沉，用虹吸法吸取上层澄清液，使固体与液体分离的一种方法。中药浸提液经一定时间的静置冷藏后，固体与液体分层界限明显，利于上清液的虹吸。此种方法分离不够完全，往往还需进一步滤过或离心分离，但它已去除了大量杂质，利于进一步分离操作，实际生产中常采用。该方法对料液中固体物含量少、粒子细而轻者不宜使用。

（二）离心分离法

离心分离法系将待分离的料液置于离心机中，借助离心机高速旋转产生的离心力，使料液中的固体与液体，产生大小不同的离心力，从而达到分离的方法。如一台转速为 1450r/min、直径为 0.8m 的离心机，产生的离心力为物料重力的 940 倍。因此，含不溶性粒子的粒径很小或黏度很大的滤浆，或需将两种密度不同且不相混溶的液体混合物分开，可考虑选用适宜的离心机进行离心分离。

（三）滤过分离法

滤过分离法系将浸出液通过多孔介质，使固体粒子被介质截留，液体经介质孔道流出，达到固体与液体分离的方法。滤过是制备液体制剂、无菌制剂以及空气净化等必不可少的重要操作单元。

料液经一段很短的时间滤过后。由于"架桥"作用而形成致密的滤渣层。液体由间隙滤过。将滤渣层中的间隙假定为均匀的毛细管聚束，此时液体的流动遵守 Poiseuille 公式。可用式（4-2）表示：

$$v = \frac{p\pi r^4}{8\eta l} \tag{4-2}$$

式中，v 为过滤速度（单位时间和单位面积上的过滤量）；p 为操作压力；r 为介质层内毛细管半径；l 为毛细管长度；η 为液体黏度。

由此可知，影响滤过的因素有：①操作压力，加压或减压以提高压力差，利于滤过；②孔隙大小，设法增大颗粒孔径以减少滤饼阻力，利于滤过；③毛细管长度，进行预滤，以减少滤饼厚度，利于滤过；④滤液黏度，升高温度以降低滤液黏度，利于滤过。对黏性物料或胶体物料常在料液中加助滤剂如活性炭、滑石粉、硅藻土、滤纸浆等，以降低黏度。使用助滤剂的方法有两种：①先在滤材上铺一层助滤剂，然后加料液滤过；②将助滤剂混入待滤液中，搅拌均匀，使部分胶体破坏，在滤过的过程中形成较疏松的滤饼，使滤液易于通过并滤清。选用助滤剂时必须考虑其对滤液可能带来的不利影响，如活性炭对黄酮、生物碱及挥发油等成分有吸附性，滑石粉也能吸附挥发油等成分，应用时应注意控制用量。

二、纯化

纯化，又称精制，系采用适当的方法和设备除去中药提取液中杂质的操作。常用的纯化方法有水提醇沉法、醇提水沉法、大孔树脂吸附法、酸碱法、盐析法、澄清剂法、透析法等，其中水提醇沉法应用最为广泛。

（一）水提醇沉法

水提醇沉法系指先以水为溶剂提取药材有效成分，再用不同浓度的乙醇沉淀去除提取液中杂质的方法。广泛用于中药水提液的精制以降低制剂的服用量，或增加制剂的稳定性和澄清度，也可用于制备具有生理活性的多糖和糖蛋白。

1. 工艺设计依据

（1）根据药材成分在水和乙醇中的溶解性 通过水和不同浓度的乙醇交替处理，可保留生物碱盐类、苷类、氨基酸、有机酸等有效成分；去除蛋白质、糊化淀粉、黏液质、油脂、脂溶性色素、树脂、树胶、部分糖类等杂质。一般料液中含乙醇量达到 $50\%\sim60\%$ 时，可去除淀粉等杂质，当含醇量达 75% 以上时，除鞣质、水溶性色素等少数无效成分外，其余大部分杂质均可沉淀而去除。

（2）根据工业生产的实际情况 因为中药材体积大，若用乙醇以外的有机溶剂提取，用量多，损耗大，成本高，且有些有机溶剂如乙醚等沸点低，不利于安全生产。

2. 操作方法

将中药材饮片先用水提取，再将提取液浓缩至约每毫升相当于原药材加入适量乙醇，静置冷藏适当时间，分离去除沉淀，回收乙醇，最后制得澄清的液体。

（二）醇提水沉法

醇提水沉法系指先以适宜浓度的乙醇提取药材成分，再用水除去提取液中杂质的方法，其原理及操作与水提醇沉法基本相同。适用于提取药效成分为脂溶性或在醇水中均有较好溶解性能的药材，可避免药材中大量淀粉、蛋白质、黏液质等高分子杂质的浸出，水处理又可较方便地将醇提液中的树脂、油脂、色素等杂质沉淀除去。醇提水沉操作过程中应值得注意的是，如果药效成分在水中难溶或不溶，则不可采用水沉处理，如厚朴或五味子浸提液的纯化，因厚朴酚、五味子甲素易溶于乙醇而难溶于水，若采用醇提水沉法，其水溶液中厚朴酚、五味子甲素的含量甚微，而沉淀物中含量却很高。

（三）大孔树脂吸附法

大孔树脂吸附法系指应用大孔树脂选择性地吸附浸出液中的有效成分，通过洗脱除去杂质的一种纯化方法。该法以具有网状结构和极高比表面积的有机高聚物为吸附剂，通过改变吸附条件，可选择性地吸附有效成分、去除无效成分，具有浸提物纯度高、产品不易吸潮、设备简单、操作方便等优点。

（四）酸碱法

酸碱法系利用药材有效成分的溶解度随溶液的 pH 值不同而改变的性质，在溶液中加入适量酸或碱调节 pH 值到一定范围，使有效成分溶解或析出，以达到分离的目的。如中药水煎浓缩液中含生物碱或黄酮类有效成分，同时含鞣质、蛋白质等无效物质，可用酸碱法除去鞣质、蛋白质等杂质。

（五）盐析法

盐析法系在浸出液中加入大量无机盐，使高分子物质因溶解度降低而析出，而与其他成分分离。主要用于蛋白质的分离纯化，也可用于挥发油提取，以提高其在蒸馏液中的游离量，进一步分离后可提高挥发油的收率。

（六）澄清剂法

澄清剂法系利用澄清剂吸附某些高分子杂质，加速浸出液中的悬浮粒子沉降，经滤过后可获得澄清药液。主要用于除去浸出液中粒度较大以及有沉淀趋势的悬浮颗粒。该法可较好地保留药液中的有效成分，且操作简便、澄清剂用量小、成本低。常用的澄清剂有壳聚糖、101 果汁澄清剂、ZTC1＋1 天然澄清剂等。

（七）透析法

透析法系利用小分子物质可通过半透膜，而大分子物质不能通过的性质达到纯化离的目的。常用于除去浸出液中的鞣质、蛋白质、树脂等高分子杂质，也可用于某些具有生物活性的植物多糖的纯化。透析前，应先对中药提取液进行预处理（如醇沉、离心等），避免透析时药液中混悬的粒子堵塞半透膜的微孔；为保持膜内外有较大的浓度差，不仅要经常更换透析袋外的蒸馏水，而且要经常搅拌，使透析袋周围的浓透析液能较快地扩散。此外，加温透析，可提高透析袋内药物分子的扩散速度，从而加速透析过程。

第五节 浓　　缩

为提高中药提取液的浓度，以达到缩小体积，便于临床使用或供制剂制备的目的，一般须对中药提取液进行适当浓缩。

浓缩系指从溶液中除去部分溶剂，使溶质浓度增大的操作。大多数浓缩是通过蒸发或蒸馏来完成的，还可以用反渗透法、超滤法、吸附法等使药液浓缩。本章的浓缩特指通过蒸发而进行的浓缩。

一、影响浓缩的因素

浓缩是在沸腾状态下进行的，其效率一般用单位时间内的蒸发量表示，如式（4-3）所示：

$$m \propto \frac{S(F-f)}{P} \tag{4-3}$$

式中，m 为单位时间内的蒸发量；S 为液体暴露面积；F 为在一定温度时液体的饱和蒸气压；f 为在一定温度下液面的实际蒸气压；P 为大气压力。

从上式可知，单位时间内的蒸发量与蒸发暴露面积、蒸气压差成正比，与大气压力成反比，即液体的表面积越大，液面的蒸气压越小，越有利于液体的蒸发，当蒸气压差为 0 时，蒸发停止。在实际蒸发浓缩操作中，增加液体的蒸发面积，并在减压条件下蒸发是提高蒸发

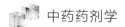

效率的有效方法。

通常蒸发器由多个加热蒸汽管道组成，料液流经加热管汽化后浓缩。蒸发浓缩是在料液沸腾的状态下进行的，沸腾蒸发的效率多以蒸发器的生产强度表示。生产强度即单位时间、单位传热面积上所蒸发的溶剂或水量，可通过式(4-4)求得。

$$U = \frac{W}{A} = \frac{K \Delta t_{\mathrm{m}}}{r'} \tag{4-4}$$

式中，U 为蒸发器的生产强度，$kg/(m^2 \cdot h)$；W 为蒸发量，kg/h；A 为蒸发器的传热面积，m^2；K 为蒸发器的传热系数，$kJ/(m^2 \cdot h \cdot ℃)$；Δt_{m} 为加热蒸汽的饱和温度与溶液沸点之差，$℃$；r' 为蒸气的二次汽化潜能，kJ/kg。

由式中可看出，生产强度与传热温度差及传热系数成正比，与蒸汽二次汽化潜能成反比。

1. 传热温度差的影响

根据热传导与分子动力学观点，汽化是由足够的热能使分子振动能力超过分子间内聚力而产生的，因此蒸发过程中需要持续向料液提供热能，而良好的传热也必须有一定的温度差。提高温度差的方式通常有：①提高加热蒸汽的温度，但加热温度过高可能会导致热敏性成分的破坏；②减压蒸发降低料液的沸点，借助减压方法适当降低冷凝器中二次蒸汽的压力，可降低料液的沸点；③降低液层深度，由于下部料液所受的压力（液柱静压头）比液面处高，相应地，下部料液的沸点也高于液面处料液的沸点，使得料液整体沸点升高。

2. 传热系数的影响

提高传热系数 K 值是提高蒸发器效率的另一重要因素，可用式(4-5)表示。

$$K = \frac{1}{\frac{1}{\alpha_0} + \frac{1}{\alpha_i} + R_{\mathrm{W}} + R_{\mathrm{S}}} \tag{4-5}$$

式中，α_0 为管间蒸汽冷凝传热膜系数，$kJ/(m^2 \cdot h \cdot ℃)$；α_i 为管内料液沸腾传热膜系数，$kJ/(m^2 \cdot h \cdot ℃)$；R_{W} 为管壁热阻，$1/[kJ/(m^2 \cdot h \cdot ℃)]$；$R_{\mathrm{S}}$ 为管内垢层热阻，$1/[kJ/(m^2 \cdot h \cdot ℃)]$。

由式(4-5)可知，增大 K 值的主要途径是减少各部分的热阻。通常管壁热阻（R_{W}）很小，可忽略不计。管内料液的垢层热阻（R_{S}）是影响的主要因素。尤其是处理易结垢或结晶的料液时，往往很快就在传热面形成垢层，致使传热速率降低。为了减少垢层热阻，可以通过加强搅拌和定期除垢加以解决。

对于不易结垢或结晶的料液蒸发时，影响 K 值的主要因素是料液的沸腾传热膜系数（α_i）。以自然循环蒸发器为例，在沸腾区中膜状流动段，其传热膜系数（α_i）最大，因此应尽可能扩大膜状流动段，相对缩短预热区和饱和蒸汽区，所以要求料液在管内的液面保持一定的高度，形成良好的循环，具有适宜的循环速度。液面过低不能造成循环，过高则使加热管下部受静压力过大，扩大了预热区使 α_i 降低。所以采用预热料液的方法并使其作膜状快速流动，从而提高蒸发效率。

二、浓缩方法与设备

中药提取液的成分复杂，对浓缩条件的要求不尽相同。有些提取液由于含有糖类、蛋白质、淀粉等物质，黏性较大；有些提取液易于起泡；有些含热敏性成分要求低温、加热时间短等。此外，中小型药厂生产的中成药品种多，批量小，需要经常清洗设备。因此，应根据中药提取液的性质与浓缩的目的，选择适宜的浓缩方法与设备。

（一）常压浓缩

常压浓缩系指料液在常压下进行蒸发的方法，适用于有效成分热稳定性好，且溶剂无燃烧性、无毒性、无经济价值的提取液浓缩。

常压浓缩的特点：浓缩速度慢，时间长，有效成分易破坏；仅适用于非热敏性药物的浓缩。在浓缩过程中应常搅拌以避免料液表面结膜，并及时排走所产生的水蒸气，因此，常压浓缩的操作室内常配有电风扇和排气扇。以水为溶剂的提取液多采用与煎煮相同的敞口倾倒式夹层蒸发锅。

（二）减压浓缩

减压浓缩是在密闭的容器中，通过减压抽除液面上方的空气和蒸汽，降低内部压力，从而使料液的沸点降低而进行沸腾蒸发的操作，适用于热稳定性差的提取液的浓缩。

减压浓缩的特点：浓缩温度低，能防止或减少热敏性成分的破坏；增大传热温度差，蒸发速度快，并能不断排出溶剂蒸气，有利于蒸发继续。但由于料液沸点降低，其汽化潜热增大，故减压蒸发比常压蒸发需要的热量大，消耗蒸汽多。

常用的设备为减压浓缩器，又称真空浓缩器，系通过抽气减压使药液在较低气压和温度下浓缩的设备。使用时先开启真空泵将内部部分空气抽出，然后将待浓缩液体自进料口吸入，打开蒸汽进口，保持锅内液体适度沸腾。被蒸发液体产生的蒸气经气液分离器，进入冷凝器中冷凝，冷凝液流入集液罐中，浓缩完毕后先关闭真空泵，打开放气阀恢复常压后，浓缩液即可放出。料液需回收溶剂时多用此种减压浓缩装置。

（三）薄膜浓缩

薄膜浓缩是使液体在蒸发时形成薄膜，增加气化表面进行蒸发的方法，其特点是：料液受热时间短，蒸发速度快，不受液体静压和过热的影响，成分不易破坏，能连续操作，常压和减压均可进行蒸发，能将溶剂可回收重复利用。

根据料液在蒸发器内流动的方向和成膜方式的不同，薄膜浓缩设备可分为升膜式、降膜式、刮板式和离心式薄膜蒸发器等。其中升膜式薄膜蒸发器最为常用。

1. 升膜式薄膜蒸发器

升膜式蒸发器主要由预热器、列管式蒸发器、气液分离器及收集器构成。其原理为：料液经预热器底部进入加热管，受管外蒸汽加热，使料液在管内迅速沸腾气化，生成的二次蒸汽在加热管的中部形成蒸汽柱，蒸气密度急剧变小继而迅速上升，并拉伸料液形成薄膜状沿管壁快速向上流动，在此过程中薄膜继续迅速蒸发，气液两相在分离器中分离，浓缩液由分离器底部排出收集，二次蒸汽则由分离器顶部排出，可由管道引至预热器作为热源对料液进行预热。由于料液黏附管壁拉伸成薄膜，上升时需要克服自身质量及液膜运动的阻力，升膜式蒸发器不适合于高黏度、易结晶和易结垢的浓缩。

2. 降膜式薄膜蒸发器

降膜式薄膜蒸发器主要由预热器、列管式蒸发器、液体分布器、气液分离器、收集器等组成。其基本结构与升膜式蒸发器类似，不同的是料液由顶部引入。液体分布器设置在每根加热管的顶部，以保证料液在加热管内壁形成均匀的薄膜，防止二次蒸汽从加热管上方窜出。

降膜式薄膜蒸发器提高效率的关键在于料液分布是否均匀，料液成膜是否连续。料液分布器必须有良好的性能，不易堵塞。与升膜式薄膜蒸发器相比，蒸汽、冷凝水的用量小，处理量大，料液停留时间短，受热影响小，适用于热敏性及黏度较大的料液，同样也不适于易结晶及易结垢的料液。

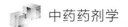

3.刮板式薄膜蒸发器

刮板式薄膜蒸发器主要由刮板、电机、蒸发室、出料泵等组成，是通过旋转的刮板使料液形成薄膜的蒸发设备。其原理为：料液由蒸发器上部沿切线方向输入蒸发器中，刮板由传动装置带动旋转，料液受刮板的刮带也随之旋转，在离心力、料液自身重力和刮板的作用下，料液在蒸发器内形成了旋转下降的液膜，液膜的厚度通常小于蒸发器壁与刮板间的缝隙，液膜在下降时不断被加热蒸发而浓缩，浓缩液由底部排出收集，二次蒸汽由气液分离器分离后经冷凝移除。

刮板式薄膜蒸发器依靠刮板强制将料液刮成薄膜状，具有传热系数高、料液停留时间短的优点，但其结构复杂、成本高、传热量有限，适用于易结晶、高黏度或热敏性，且处理量不大的料液。

第六节　干　燥

干燥系利用热能或其他方式除去湿物料或膏状物中的水分，从而获得干燥品的操作。干燥是中药制剂生产中不可缺少的环节，广泛用于原料药、药材提取物、辅料及制剂成品的处理。

干燥的目的在于：①便于制剂的加工处理，如中药饮片经干燥后脆性增加，易于粉碎，细粉或颗粒经干燥后便于充填胶囊或压制成片剂；②提高药物的稳定性，经干燥后的原料药、成品水分少，可以减缓有效成分的降解，防止药品变质，延长药品的有效期；③保证产品的外观和内在质量；④易于贮藏和运输。

一、干燥的基本理论

（一）干燥的基本原理

以应用最普遍的对流干燥为例。在干燥过程中，湿物料与预热后的空气接触，空气中的热量以对流的方式传给湿物料，使物料表面的水分立即汽化，并通过物料表面的气膜扩散到热空气中，此时物料内部与表面产生水分的浓度差，水分由物料内部逐渐向表面扩散并继续汽化，使物料的水分不断减少而干燥。因此对流干燥过程中同时进行着方向相反的传热和传质的过程，一方面气体将热量传给物料，另一方面物料将水分传递给空气。

（二）物料中所含水分的性质

1.结合水和非结合水

根据物料与水分结合的方式、特征和结合能力，物料中的水分可分为结合水和非结合水两类。

（1）结合水　系指存在于物料中与物料之间以化学力或物理和化学力相互结合的水分。包括：①物料内部细小毛细管中的水分；②在湿物料中部分形成物料溶液中的水分；③结晶水，固体物料为晶体结构时，其中含有一定量以化学力或物理化学力与物料结合的水分；④溶胀水，指渗入到物料细胞壁内，成为了物料组成的一部分的水分。

结合水汽化时不仅要克服水分子间的作用力，还需克服水分子与固体间结合的作用力，使得这部分水分的蒸气压低于同温度下纯水的蒸气压，干燥过程的传质推动力降低，用普通干燥方法除去较难。

（2）非结合水　系指存在于物料表面润湿水分，粗大毛细管中水分和物料空隙中水分。其与物料结合力弱，易于除去。

2.平衡水与自由水

根据物料中所含水分除去的难易，可分为平衡水分和自由水分。

（1）平衡水 在一定空气条件下，物料表面水分的蒸气压与空气中水分蒸气压相等时物料中所含的水分。在该空气条件下，平衡水是干燥时不能除去的水分。平衡水的含量与物料的种类、空气的状态有关。相同物料在不同的空气条件下平衡水的含量不同，因此要降低平衡水分，只有降低相对湿度。

（2）自由水 物料中除平衡水以外的其余水分，即在干燥过程中能除去的水分。自由水包括全部非结合水和部分结合水。物料中不同性质水分的关系如图 4-1 所示。

（三）空气的性质

干燥时的空气是干空气和水蒸气的混合物。空气的性质对物料的干燥效果影响很大。在干燥过程中只有采用热的不饱和空气才能继续容纳水分，不仅提供水分蒸发的热量，且能降低空气的相对湿度以提高空气的吸湿能力。

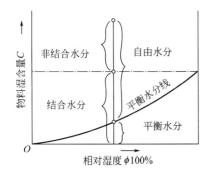

图 4-1 固体物料中所含水分的关系

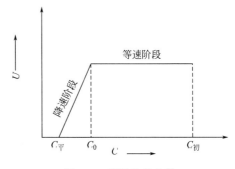

图 4-2 干燥速率曲线

（四）干燥速率与干燥速率曲线

干燥速率系指单位时间内、单位干燥面积上被干燥物料中汽化的水分量。可用式（4-6）表示：

$$U = \frac{\mathrm{d}w'}{s\,\mathrm{d}t} \tag{4-6}$$

式中，U 为干燥速率，$kg/(m^2 \cdot h)$；s 为干燥面积，m^2；w' 为汽化水分量，kg；t 为干燥时间，s。

物料的干燥是水分连续进行内部扩散和表面汽化的过程。所以，干燥速率取决于水分的内部扩散和表面汽化的速率。干燥速率与物料水分的关系，可用干燥速率曲线（图 4-2）表示。其横坐标为物料的水分含量 C，纵坐标为干燥速率 U。从干燥速率曲线可以看出，干燥过程可分为两个阶段：等速阶段和降速阶段。在等速阶段，干燥速率与物料的含水量无关。在降速阶段，干燥速率近似地与物料含水量成正比。干燥曲线转折点所示的物料含水量为临界含水量 C_0，与横坐标交点所示的物料含水量为平衡水分 $C_{平}$。因此，当物料含水量大于 C_0 时，干燥过程属于等速阶段；当物料含水量小于 C_0 时，干燥过程处于降速阶段。

等速阶段为干燥初期。此时物料内部水分的扩散速率大于表面汽化速率，水分的蒸气压恒定，表面汽化的推动力保持不变，干燥速率主要取决于表面汽化速率，与物料的含水量无关，所以出现等速阶段。可以通过提高干燥温度和空气流速、降低环境空气湿度的办法加快等速阶段的干燥速度。

降速阶段为干燥后期。干燥进行到一定程度（$C < C_0$）时，由于物料内部水分的扩散速率小于表面的汽化速率，物料表面没有足够的水分满足表面汽化的需要，水分扩散阻力加大，干燥速率逐渐降低。可以通过提高干燥温度、减小物料层厚度等方法加快此阶段速度。

二、影响干燥的因素

（一）物料的性质

物料的性质是影响干燥速率的主要因素，包括物料本身的结构、形状、大小、料层的厚度，水分的结合方式等。一般来说，堆积薄的物料较堆积厚的物料干燥快，颗粒状物料较粉末状物料干燥快，有组织结构的药材较膏状物料干燥快。在制剂生产中最难干燥的为膏状物料，因为膏状物料的水分主要以溶解的形式与溶质结合，其蒸发只能在表面缓慢进行，内部水分不易扩散出来，并且这些溶质常具有较强的吸湿性，若没有一定的干燥条件条件，则很难干燥。

（二）温度、湿度和流速

在适当的范围内，提高空气的温度，可使物料的温度相应提高，使蒸发速度加快，有利于干燥。但应考虑物料的热敏性，在有效成分不破坏的前提下适当提高干燥温度。

空气的相对湿度越低，与物料的湿度差越大，干燥越容易进行，故通过降低物料干燥空间的相对湿度可提高干燥速度。多采用吸湿剂如生石灰、硅胶等吸除水蒸气，或采用排风、鼓风装置等更新空间的气流，将汽化的水分及时除去。

空气的流速越大，干燥速度越快，但空气的流速对降速阶段几乎没有影响。因为提高空气的流速，可以减小气膜厚度，降低表面汽化的阻力，从而提高等速阶段的干燥速度，而空气流速对物料内部扩散无影响，故与降速阶段的干燥速度无关。

（三）干燥速度与干燥方法

在干燥过程中，首先是物料表面水分的蒸发，其次是内部水分逐渐扩散到表面继续蒸发，直至干燥完全。当干燥过快时，如干燥温度过高，物料表面水分的蒸发速度远远超过内部水分扩散到物料表面的速度，导致物料表面的粉粒彼此黏附，甚至熔化结壳，从而阻碍内部水分继续扩散和蒸发，使干燥不完全，形成"假干"现象。

物料的干燥可采用静态和动态两种方式。在静态干燥情况下，温度只能逐渐升高，以使物料内部水分慢慢向表面扩散，亦可适当减小料层厚度，或者不时进行搅动和分散，以提高干燥速率。在动态干燥情况下，物料处于跳动或悬浮于气流中，暴露面积大大增加，干燥效率高。但需要及时提供足够的热能，以满足蒸发和降低干燥空间相对湿度的需要。如沸腾干燥、喷雾干燥等。

（四）压力

压力与蒸发量成反比，因此干燥空间气压越小，越有利于水分蒸发。减压干燥可降低干燥温度，加快蒸发速度，提高干燥效率，且产品疏松易碎，质量稳定。

三、干燥方法与设备

在制药工业中，由于被干燥物料的形状各异，有颗粒状、粉末状、丸状、膏状；物料的性质也多样化，如热敏性、酸碱性、黏性，不同剂型对物料的干燥程度和产品质量也有不同要求，如散剂的含水量不得超过9.0%，颗粒剂的含水量不得超过8.0%等，应根据这些特点和要求选用适当的干燥方法与设备。

按照热能传递的方式，干燥方法可分为对流干燥、传导干燥、辐射干燥和介电干燥。根据物料的干燥目的不同，可采用两个或两个以上的干燥方法联合使用，以满足生产要求。

（一）对流干燥

对流干燥系指干燥后的热空气与湿物料接触，将热能传递给物料，水分被空气带走。

1. 常压干燥

常压干燥系指在常压下，将热的干燥气流通过湿物料的表面使水分汽化而干燥的方法。其原理是空气由风机送入预热器，被加热至一定温度，进入干燥器物料盘间，与湿物料进行热交换，通过排气带走湿气，使物料持续干燥。在干燥过程中，物料处于静止状态，干燥速度较慢。

（1）箱式干燥器　由箱体、风机、加热器、料盘、排湿系统、电器控制系统等组成，如烘箱、烘房等。该设备结构简单、价廉、适应性强、应用广泛，但热效率低、干燥时间长、产品质量不均匀、间歇操作、劳动强度大。

（2）带式干燥机　由若干个独立单元组成。每个单元包括循环风机、加热器、传送带、进气系统和排气系统。干燥时将湿物料平铺在传送带上，利用干热空气使湿物料中的水分汽化而进行干燥的方法，也可以用红外线或微波等加热方式。其优点是机身两端连续进出料，且各单元参数独立控制，以保证干燥的可靠性，适用于易结块、易变硬的物料，或药材饮片加工、茶剂干燥灭菌等；但物料在干燥过程中易产生粉尘。

2. 减压干燥

减压干燥又称真空干燥，系指在低于常压的条件下使物料中的水分汽化而干燥的方法。其原理是利用真空泵抽气、抽湿，在密闭容器中形成真空状态，使水分在较低温度下汽化，并被冷凝移除，使物料快速干燥。

物料在较低温度下干燥，可减少药物成分的破坏，干燥过程中设备保持密闭状态，可防止药物被污染和氧化，其干燥品呈海绵状，蓬松而易于粉碎，适用于热敏性或在高温下易被氧化的物料干燥。此法属于间歇操作，生产能力小，劳动强度大。

3. 沸腾干燥

沸腾干燥又称流化床干燥，系利用热空气流使物料悬浮呈流化态，似"沸腾"状，热空气在湿物料间通过，在动态下与湿物料进行传质传热，带走水汽而使物料干燥的方法，通常适用于量大、颗粒状物料的干燥。

沸腾干燥的优点：在流化床内，由于气固间的高度混合，颗粒呈沸腾状态，整个床内的温度均匀，不会导致局部过热，气固间传热传质良好；干燥气流阻力较小，物料磨损较轻；干燥速度快，产品质量好，制品的水分含量均匀；且热空气经过高效过滤器，没有杂质和异物的带入；干燥期间不需要翻料，可自动出料，节省劳动力，适合于大生产。其缺点是热能消耗大，设备清洁较麻烦，有色颗粒干燥后清洁更为困难。

4. 喷雾干燥

喷雾干燥是用雾化器将液态物料分散成雾状液滴，在干燥介质（热空气）作用下进行热交换，使雾状液滴中的水分迅速蒸发，从而获得干燥粉末或颗粒的方法。

料液经喷雾器形成雾滴状，以增加液体表面积，喷落于一定流速的热空气中，因雾滴表面水饱和，其温度约为热空气的湿球温度（一般为50℃左右），使其迅速干燥。喷雾干燥的特点为物料受热表面积大，传热传质迅速，水分蒸发极快，数秒即可将雾滴干燥，且干燥时液滴温度不高，适用于热敏性物料的干燥。其产品质地松脆，溶解性好，且能保持原来的色香味。

（二）传导干燥

传导干燥系将热能直接通过传热壁加热物料，使物料中的水分汽化，同时被空气带走。

1. 冷冻干燥

冷冻干燥系将含有大量水分的物料（溶液或混悬液）预先冻结成冰点以下（通常为-40～-10℃）的固体，在低温真空条件下将水分直接升华而除去的干燥方法。水分升华所需要的热能主要依靠物料的热传导，因此属于热传导干燥。

冷冻干燥适用于极不耐热、易水解、易氧化及易挥发物料的干燥，也常用于血浆、血清、抗生素、激素等生物制品和蛋白质、酶类药品的制备。干燥制品外观优良，质地多孔疏松，易于溶解，含水量低，利于药品长期贮存。但该工艺要求高度真空及低温，设备昂贵，耗能大，生产成本高。

2. 鼓式干燥

鼓式干燥又称鼓式薄膜干燥或滚筒式干燥，系将湿物料黏附在金属转鼓上，利用热传导方式提供水汽化所需热量，使物料得以干燥的方法。

鼓式干燥的特点是热效率高，可连续生产，可根据需要调节料液浓度、受热时间（鼓的转速）和温度（蒸汽压力），对热敏性物料可在减压条件下使用，干燥产品呈薄片状，易于粉碎。其缺点是生产效率低，在金属转鼓上的物料易产生过热现象。鼓式干燥常用于中药浓缩液等黏稠液体的干燥和膜剂的制备。

（三）辐射干燥

辐射干燥系指利用红外线辐射器产生的电磁波被含水物料吸收后，直接转变为热能，使物料水分汽化而干燥的方法。通常远红外线（波长为 $5.6\sim1000\mu m$）的干燥效果优于近红外线（波长为 $5.6\mu m$ 以下）。

红外线干燥的特点为干燥效率高，不需要干燥介质，产品质量好，成本低，干燥速度快。但电能消耗大，温度高，穿透性差，仅限于量少且薄的湿物料的干燥。辐射干燥适用于安瓿、西林瓶等玻璃器皿及中药材、饮片等烘干或灭菌。

（四）介电干燥

介电干燥系在高频电磁场的作用下，湿物料中的水分子及离子产生以偶极子转动和离子传导等为主的能量转换效应，辐射能转化为热能，水分汽化，同时被空气带走。制药行业常用微波干燥。

微波干燥系将物料置于高频交变电场内，物料中的水分吸收电磁波的能量后快速汽化而干燥的方法。微波是指频率很高（300MHz～300GHz）、波长很短（1mm～1m）的一种电磁波。微波干燥时湿物料处于微波高频电场内，水分子发生极化并沿微波电场的方向排列，随高频交变电场方向的交互变化而转动，产生剧烈的碰撞和摩擦，使得微波能量转化为极性分子运动能，以热能的形式表现出来，使水的温度升高汽化而逸出，从而达到干燥的目的。

微波干燥设备主要由直流电源、微波发生器、波导、微波加热器（干燥室）及冷却系统等组成。微波干燥是一种源自物料内部的加热方式。其特点是干燥速度快、时间短、物料受热均匀、便于控制、热效率高等，但其设备费用相对较高。

（五）吸湿干燥

吸湿干燥系将湿物料置于干燥器中，用吸水性很强的物质作干燥剂，使物料得到干燥的一种方法。吸湿干燥可在常压或减压条件下进行，适用于量少、含水量低的物料。常用的干燥剂有硅胶、氧化钙、碳酸钾、氯化镁、五氧化二磷等。

思考题

1. 物料干燥过程中，如何防止出现假干现象？
2. 固体物料中所含水分有什么样的相互关系？
3. 当归四物汤中，当归单煎与合煎药效差异很大，为什么？

第五章　浸出制剂

第一节　概　　述

一、浸出制剂的含义

　　浸出制剂（extract preparation）系指采用适当的浸提溶剂和方法，从中药材或饮片中浸出有效成分而制成的一类制剂，可供内服和外用。大部分浸出制剂可直接应用于临床，如合剂、糖浆剂、酒剂等；也有一些浸出制剂，如流浸膏剂、浸膏剂，常作为制备其他制剂的原料。近年来，随着提取新技术、新工艺的应用，浸出制剂的服用剂量大为减小，在此基础上研制出许多浸出制剂新品种。

二、浸出制剂的特点

　　1.优点

　　① 体现各组分的综合作用，疗效好。保持原药材中各种成分的综合疗效，适应中医辨证施治的需要。

　　② 减少服用量，便于使用。浸出制剂常采用水或乙醇浸提出药材中的有效成分，去除部分无效成分和组织成分，与直接以原药材制成的剂型如散剂、丸剂相比，服用量大为减少，患者的顺应性提高。

　　③ 部分浸出制剂可用作其他制剂的原料。流浸膏剂和浸膏剂药物浓度高、质量稳定，常作为制剂原料，用于制备胶囊剂、片剂、软膏剂、栓剂、浓缩丸剂等剂型。

　　2.缺点

　　汤剂、糖浆剂不适于贮存，久贮后易污染细菌，甚至发霉变质；酒剂、酊剂、流浸膏剂等具有流动性，运输、携带时易造成包装破损、密封不严，导致溶剂挥发，有时会产生浑浊或沉淀；浸膏剂若存放不当可迅速吸潮、结块，影响粉碎、混合、成型等一系列工艺过程或造成质量问题。

三、浸出制剂的分类

　　（1）水浸出剂型　系指以水为浸出溶剂，浸提出药材中的有效成分，制成含水的制剂，如合剂、口服液等。

（2）含醇浸出剂型　系指以适宜浓度的乙醇或蒸馏酒为浸出溶剂，浸提出药材中的有效成分，制成含醇的制剂，如酒剂、酊剂、流浸膏剂等。

（3）含糖浸出剂型　系指用水或其他适宜溶剂浸提出有效成分，再经浓缩处理，加入适量蔗糖或蜂蜜制成的制剂，如煎膏剂、糖浆剂等。

（4）其他浸出剂型　系指以浸提液为原料制备的胶囊剂、片剂、软膏剂、栓剂、浓缩丸剂等。

第二节　合剂（口服液）

一、合剂的含义与特点

合剂（mixture）系指饮片用水或其他溶剂，采用适宜的方法提取制成的口服液体制剂。单剂量灌装者称为口服液（oral solution）。合剂是汤剂的改进剂型，一般根据处方特点及药物性质，采用煎煮法、渗漉法或双提法制备，必要时可加入适量矫味剂与防腐剂。

合剂既保持了汤剂的特点，又克服了汤剂临用煎服的麻烦，使用起来更方便；合剂经纯化和浓缩处理，服用量减少，方便携带；合剂中加入适宜矫味剂可改善口感，加入防腐剂使其更利于贮存。但合剂不能随证加减，故不能代替汤剂，且生产工艺较复杂，对生产设备、工艺条件的要求较高。

二、合剂的制备

1. 制备工艺流程（图 5-1）

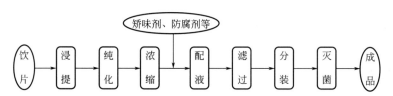

图 5-1　合剂的制备工艺流程

2. 制备方法

（1）浸提　将药材洗净，适当加工成片、段或粗粉，一般采用煎煮法浸提，因合剂投药量较大，生产上常使用多功能提取罐，通常提取 2~3 次，每次 1~2h。含挥发性成分的中药饮片提取多采用双提法或超临界流体提取法，含热敏性成分的药材饮片提取多采用渗漉法。

（2）纯化　《中国药典》现行版规定，合剂在贮存过程中允许有少量轻摇易散的沉淀，因此合剂在制备过程中多需纯化处理。合剂的制备多采用水提醇沉法净化处理，近年来也有用酶作为澄清剂，还有用明胶丹宁或甲壳素作为絮凝剂进行纯化处理。不论使用何种方法纯化均应注意对有效成分的影响。

（3）浓缩　纯化后的提取液应进行适当浓缩处理，浓缩程度一般以每日服用量在 30~60mL 为宜。经乙醇处理过的提取液应先回收乙醇再浓缩，热敏性成分应采用减压浓缩。合剂中常加入矫味剂和防腐剂，浓缩时应考虑附加剂的加入对药液总量的影响。

（4）配液　药液浓缩至规定体积后，可酌情加入适当的矫味剂和防腐剂，必要时须调节适宜的 pH 值，用纯化水将药液体积调整至规定量。配液应在清洁避菌的环境中进行。

（5）分装　配制好的药液可按注射剂制备工艺的要求，经粗滤、精滤后，及时灌装于无菌洁净干燥的容器内，单剂量或多剂量包装。

（6）灭菌　一般采用煮沸灭菌法、流通蒸汽灭菌法或热压灭菌法进行灭菌。亦可在严格避菌条件下制备，灌装后不经灭菌，直接包装。

三、合剂的质量检查

（1）装量　单剂量灌装的合剂，照下述方法检查，应符合规定。

检查法：取供试品 5 支，将内容物分别倒入经标化的量入式量筒内，在室温下检视，每支装量与标示装量相比较，少于标示装量的不得多于 1 支，并不得少于标示装量的 95％。

多剂量灌装的合剂，照《中国药典》现行版四部通则"最低装量检查法"检查，应符合规定。

（2）相对密度　照《中国药典》现行版四部通则"相对密度测定法"测定，结果应符合各品种项下的有关规定。

（3）pH 值　照《中国药典》现行版四部通则"pH 值测定法"测定，结果应符合各品种项下的有关规定。

（4）微生物限度　照《中国药典》现行版四部通则"非无菌产品微生物限度检查法"检查，应符合规定。

四、举例

例 5-1：小青龙合剂

【处方】麻黄 125g，桂枝 125g，白芍 125g，干姜 125g，细辛 62g，炙甘草 125g，法半夏 188g，五味子 125g。

【制法】以上 8 味，细辛、桂枝蒸馏提取挥发油，蒸馏后的水溶液另器收集；药渣与白芍、麻黄、五味子、炙甘草加水煎煮 2 次，第一次 2h，第二次 1.5h，合并煎液，滤过，滤液和蒸馏后的水溶液合并，浓缩至约 1000mL。法半夏、干姜用 70％乙醇作溶剂，浸渍 24h 后进行渗漉，收集渗漉液回收乙醇并浓缩至适量，与上述药液合并，静置，滤过，滤液浓缩至 1000mL，加入苯甲酸钠 3g 与细辛和桂枝的挥发油，搅匀，即得。

【性状】本品为棕褐色至棕黑色的液体；气微香，味甜、微辛。

【功能与主治】解表化饮，止咳平喘。用于风寒水饮、恶寒发热、无汗、喘咳痰稀。

【用法与用量】口服。一次 10～20mL，一日 3 次。用时摇匀。

【规格】（1）每瓶装 100mL；（2）每瓶装 120mL。

例 5-2：小儿清热止咳口服液

【处方】麻黄 90g，石膏 270g，黄芩 180g，北豆根 90g，炒苦杏仁 120g，甘草 90g，板蓝根 180g。

【制法】以上 7 味，麻黄、石膏加水煎煮 30min，再加入其余炒苦杏仁等 5 味，煎煮 2 次，第一次 2h，第二次 1h，合并煎液，滤过，滤液减压浓缩至 600mL，静置 24h，滤过，滤液加蜂蜜 200g、蔗糖 100g 及苯甲酸钠 3g，煮沸使溶解，加水使成 1000mL，搅匀，冷藏 24～48h，滤过，灌封，灭菌，即得。

【性状】本品为棕黄色的液体；味甘、微苦。

【功能与主治】清热宣肺，平喘利咽。用于小儿外感风热所致的感冒等。

【用法与用量】口服。1～2 岁一次 3～5mL，3～5 岁一次 5～10mL，6～14 岁一次 10～15mL，一日 3 次。用时摇匀。

【规格】每支装 10mL。

第三节 糖浆剂

一、糖浆剂的含义与特点

糖浆剂（syrup）系指含有原料药物的浓蔗糖水溶液。糖浆剂中的糖和芳香剂（香料）主要为矫味剂，能够掩盖某些药物的苦、涩等不适气味，改善口感，因此深受儿童欢迎。并且其服用量小，吸收较快。但因其含糖量较高，在制备和贮存过程中极易被微生物污染，制备中需加入防腐剂，并且不适于糖尿病患者。

糖浆剂根据所含成分和用途，可分为以下几类。

（1）单糖浆 为蔗糖的近饱和水溶液，其浓度为 85.0%（g/mL）或 64.71%（g/g）。不含任何药物，除供制备含药糖浆外，一般供矫味及用作不溶性成分的助悬剂。

（2）药用糖浆 为含药物或药材提取物的浓蔗糖水溶液，具有相应的治疗作用，其含糖量一般为 45%（g/mL）以上。

（3）芳香糖浆 为含芳香性物质或果汁的浓蔗糖水溶液，主要用作液体制剂的矫味剂。

二、糖浆剂的制备

（一）制备工艺流程（图 5-2）

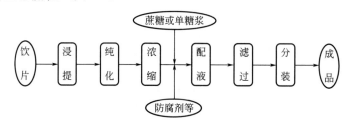

图 5-2 糖浆剂的制备工艺流程

（二）制备方法

原料药的浸提与纯化与合剂的方法一致，配制方法根据药物性质的不同一般分为热溶法、冷溶法和混合法三种。一般将原料药经浸提、纯化、浓缩至适当程度，选择合适的配制方法加入蔗糖或单糖浆，还可根据情况适量加入防腐剂、矫味剂、着色剂（着色剂应先用适量水或乙醇溶解后再加入）等混匀，加水至全量，静置，滤过，即得。

制备糖浆剂所用的蔗糖应符合《中国药典》现行版四部的标准，应为无色结晶或白色结晶性的松散粉末；无臭，味甜。在水中极易溶解，在乙醇中微溶，在无水乙醇中几乎不溶。药液中加入蔗糖的方法有以下三种，可酌情选用。

1. 热溶法

将蔗糖加入沸水或药材的浸提浓缩液中，加热使其溶解，再加入可溶性药物混合溶解后滤过，从滤器上加水至规定容量即得。

此法中蔗糖溶解速度快，糖浆易于滤过澄清。蔗糖中所含少量蛋白质可被加热凝固而除去，同时也可杀死微生物，使糖浆利于保存。但此法加热时间不宜过长（一般煮沸 5min 左右），温度不宜超过 100℃，否则蔗糖易水解转化为葡萄糖和果糖，后者易被氧化而使成品颜色变深。故配制时最好在水浴或蒸汽浴上进行，溶解后立即趁热过滤。本法适用于单糖浆、不含挥发性成分的糖浆、遇热稳定的药物糖浆和有色糖浆的制备，不适用于挥发性及遇热不稳定的药物。

2. 冷溶法

将蔗糖在室温下溶于水或药材的浸提浓缩液中，待完全溶解后滤过即得。

此法制得的糖浆色泽较浅，转化糖较少。但蔗糖溶解温度低，耗时长，制备过程中易受微生物污染，故应在密闭容器中操作。此法适用于单糖浆和不宜用热溶法制备的糖浆，如含挥发性成分或遇热不稳定药物的糖浆。

3. 混合法　混合法系将药物或药物的液体制剂、浸出制剂的浓缩液等直接与单糖浆混匀而制得。中药糖浆剂多用此法制备。根据药物的性质有以下几种混合方式。

（1）固体药物　水溶性固体药物可先用少量水制成浓溶液后再与单糖浆混匀；在水中溶解度较小的药物可酌情加入适宜辅助剂使其溶解后再与单糖浆混匀；不溶性固体药物应先粉碎成细粉后加入少量甘油或其他适宜稀释剂，在研钵中研匀后再与单糖浆混匀。

（2）液体药物　水溶性液体药物可直接与单糖浆混匀，必要时过滤。水不溶性液体药物，如挥发油，可先溶于适量乙醇等辅助剂或其他增溶剂溶解后再与单糖浆混匀。

（3）含醇制剂　酊剂及流浸膏剂与单糖浆混合时往往发生浑浊不易澄清，可加入适量甘油或其他适宜稳定剂，或加滑石粉等助滤剂滤净即可。

（4）水浸出制剂　水浸出制剂因含蛋白质、黏液质等易致溶液发酵，或发生霉变，可先加热煮沸5min，使其凝固滤去，滤液再与单糖浆混匀。必要时可将浸出液经浓缩后用醇沉法处理，回收乙醇后再加入单糖浆混匀。

三、糖浆剂的质量检查

（1）装量　单剂量灌装的糖浆剂，照下述方法检查应符合规定。

检查法：取供试品5支，将内容物分别倒入经标化的量入式量筒内，尽量倾净。在室温下检视，每支装量与标示装量相比较，少于标示装量的不得多于1支，并不得少于标示装量的95%。

多剂量灌装的糖浆剂，照《中国药典》现行版四部通则"最低装量检查法"检查，应符合规定。

（2）相对密度　照《中国药典》现行版四部通则"相对密度测定法"测定，结果应符合各品种项下的有关规定。

（3）pH值　照《中国药典》现行版四部通则"pH值测定法"测定，结果应符合各品种项下的有关规定。

（4）微生物限度　照《中国药典》现行版四部通则"非无菌产品微生物限度检查法"检查，应符合规定。

四、举例

例5-3：川贝枇杷糖浆（热溶法）

【处方】川贝母流浸膏45mL，桔梗45g，枇杷叶300g，薄荷脑0.34g。

【制法】以上4味，川贝母流浸膏系取川贝母45g，粉碎成粗粉，用70%乙醇作溶剂，浸渍5天后，缓缓渗漉，收集初渗漉液38mL，另器保存，继续渗漉，待可溶性成分完全漉出，续渗漉液浓缩至适量，与初渗漉液混合，继续浓缩至45mL，滤过。桔梗和枇杷叶加水煎煮2次，第一次2.5h，第二次2h，合并煎液，滤过，滤液浓缩至适量，加入蔗糖400g及防腐剂适量，煮沸使溶解，滤过，滤液与川贝母流浸膏混合，放冷，加入薄荷脑和含适量杏仁香精的乙醇溶液，加水至1000mL，搅匀，即得。

【性状】本品为棕红色的黏稠液体；气香，味甜、微苦、凉。

【功能与主治】清热宣肺，化痰止咳。用于风热犯肺、痰热内阻所致的咳嗽痰黄等。

【用法与用量】口服。一次 10mL，一日 3 次。

例 5-4：橙皮糖浆（冷溶法）

【处方】橙皮酊 12.5mL，蔗糖 205g，枸橼酸 1.25g。

【制法】取橙皮酊、枸橼酸与滑石粉 4g 置研钵内，缓缓加蒸馏水 100mL，研匀后，反复滤过，至滤液澄清为止。将研钵与滤纸用蒸馏水洗净，洗液与滤液合并，约达 120mL，加蔗糖于滤液中，搅拌溶解后（不能加热）用脱脂棉滤过，自滤器上添加蒸馏水适量，使成为 250mL，摇匀，分装即得。

【性状】本品为浅褐色的黏稠液体，味甜，气香。

【功能与主治】芳香矫味药，亦有健胃、祛痰作用。

【用法与用量】口服。一次 2～5mL，一日 3 次。

例 5-5：百咳静糖浆（混合法）

【处方】陈皮 96g，麦冬 48g，前胡 48g，炒苦杏仁 48g，清半夏 48g，黄芩 96g，蜜百部 72g，黄柏 96g，桑白皮 48g，甘草 48g，蜜麻黄 48g，炒葶苈子 48g，炒紫苏子 48g，炒天南星 32g，桔梗 48g，炒瓜蒌仁 48g。

【制法】以上 16 味，炒紫苏子、炒瓜蒌仁粉碎成粗粉，装入药袋内，与陈皮等 14 味加水煎煮 2 次，第一次 2h，第二次 1h，合并煎液，滤过，静置，取上清液，浓缩成相对密度为 1.20（60℃）的清膏。另取蔗糖 650g 制成单糖浆，与上述清膏混匀，加入羟苯乙酯 0.1g、香精 1mL，搅匀，加水至 1000mL，混匀，即得。

【性状】本品为黑褐色的黏稠液体；气香，味微苦涩。

【功能与主治】清热化痰，止咳平喘。用于外感风热所致的咳嗽、咳痰等。

【用法与用量】口服。1～2 岁一次 5mL；3～5 岁一次 10mL；成人一次 20～25mL，一日 3 次。

第四节　煎膏剂（膏滋）

一、煎膏剂的含义与特点

煎膏剂（concentrated decoction）系指饮片用水煎煮，取煎煮液浓缩，加炼蜜或糖（或转化糖）制成的半流体制剂。煎膏剂以滋补作用为主，同时兼有缓和的治疗作用，药性滋润，故又称膏滋。根据饮片所含有效成分的性质，亦可采用渗漉、回流等方法提取，如蛇胆川贝膏、养阴清肺膏等。煎膏剂多用于治疗慢性疾病，如益母草膏用于妇女活血调经，养阴清肺膏用于阴虚肺燥、干咳少痰等。

由于煎膏剂浓缩程度高，并含有大量蜂蜜或糖等辅料，药液较黏稠，故具有药物浓度高、性质稳定、服用体积小、口感好等优点。但对于含有热敏性活性成分和挥发性活性成分的饮片不宜制成煎膏剂。

二、煎膏剂的制备

（一）制备工艺流程（图 5-3）

（二）制备方法

1. 辅料的选择与处理

（1）炼糖　制备煎膏剂所用的糖，常用蔗糖和饴糖，或由蔗糖制成的转化糖。以蔗糖为主要成分的食用糖，根据其纯度高低分为冰糖、

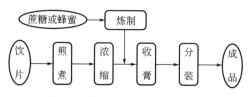

图 5-3　煎膏剂的制备工艺流程

白糖、红糖等。冰糖是砂糖的结晶再制品，质量优于白砂糖。白糖分为白砂糖和绵白糖两种，绵白糖中含有部分果糖，故纯度不如白砂糖高。红糖系由甘蔗经榨汁、浓缩、直接析出而制成。因未经提纯，除蔗糖外，红糖还含有维生素和铁、锌、锰、铬等微量元素，营养价值比白糖高，具有补血、破瘀、舒肝、祛寒等功效，尤其适用于产妇、儿童及贫血者食用，具有矫味、营养和辅助治疗作用，故中医常以红糖为原料制备煎膏剂。

饴糖系以大米、小麦、玉米等谷物为原料，利用麦芽中的淀粉酶经发酵糖化而制成。饴糖的主要成分为麦芽糖，另含少量蛋白质、维生素等营养物质，其甜度较蔗糖低，口感较好。饴糖有软、硬之分，软者为黄褐色黏稠液体；硬者系软饴糖经过滤提纯，混入空气后凝固而成，为多孔黄色糖块。煎膏剂多用软饴糖，黏稠度大，利于煎膏成型，如黄芪健胃膏、强力枇杷膏、阿胶三宝膏等。

炼糖是将糖加水进行加热炼制，使蔗糖转化的过程。炼糖的目的有以下 3 个方面。①去除杂质：由于糖类，尤其是红糖、饴糖在制备过程中可能混有一定量的杂质，通过炼制、过滤可对其进行提纯。②杀灭微生物：由于糖类为营养性成分，在有水分存在时，容易滋生微生物，久贮后可能产生不同程度的发酵变质，其中尤以饴糖为甚。③防止"返砂"现象：煎膏剂由于蔗糖的浓度较高，贮藏过程中常有蔗糖的结晶析出，称为"返砂"现象。蔗糖经炼制后，部分蔗糖会转化为葡萄糖和果糖，降低了煎膏剂中的蔗糖浓度，可避免该现象的产生。

炼糖的方法：取蔗糖加入糖量一半的水溶解，蒸汽加热煮沸 30min，加入 0.1％酒石酸或 0.3％枸橼酸搅拌均匀，保持微沸，炼至"色泽金黄，滴水成珠"，至蔗糖转化率达 40％～50％，取出，冷至 70℃时，加碳酸氢钠中和，即得。炼制时加入适量酒石酸或枸橼酸，可促使糖的转化。

（2）炼蜜　制备煎膏剂所用的蜂蜜也须经炼制处理。炼蜜的目的与炼糖类似，除了去除杂质、杀灭微生物、防止"返砂"现象以外，还能破坏酶类、增强黏性。蜂蜜的炼制是指将蜂蜜加水稀释溶化，滤过，加热熬炼至一定程度的操作。根据炼制程度不同，可分为嫩蜜、中蜜、老蜜三种规格，应视成品的稠度要求进行选择。

① 嫩蜜：将蜂蜜加热至 105～115℃，使含水量为 17％～20％，相对密度为 1.35 左右，色泽与生蜜相比无明显变化，稍有黏性。

② 中蜜：又称炼蜜，是将嫩蜜继续加热，温度达到 116～118℃，含水量为 14％～16％，相对密度为 1.37 左右，出现浅黄色均匀翻腾的细气泡，用手捻有黏性，当两手指分开时无白丝出现。

③ 老蜜：将中蜜继续加热，温度达到 119～122℃，含水量在 10％以下，相对密度为 1.40 左右，出现红棕色的较大气泡，手捻之甚黏，当两手指分开出现长白丝，滴入水中成珠状（滴水成珠）。

2.煎膏剂的制备

（1）煎煮　根据方中药材性质将药材前处理后，加适量水浸泡一定时间，煎煮 2～3 次，每次 1～2h，滤取煎液，药渣压榨，压榨液与滤液合并，静置澄清后滤过。新鲜果类则宜洗净后压榨取汁，果渣加水煎煮，煎液与果汁合并，滤过备用。

（2）浓缩　将上述滤液加热浓缩至规定的相对密度，或以搅棒趁热蘸取浓缩液滴于桑皮纸上，以液滴的周围无渗出水迹为度，即得清膏。清膏的相对密度视品种而定，一般在 1.21～1.25（80℃）。

（3）收膏　取清膏，加入规定量的炼糖或炼蜜，不断搅拌，继续加热，熬炼至规定的稠度即可。收膏时随着稠度的增加，加热温度可相应降低。收膏稠度视品种而定，一般相对密度在室温下以 1.3～1.4 为宜，少量制备时也可观察特定现象以经验判断。判断标准为：

①用细棒趁热挑起，"夏天挂旗，冬天挂丝"；②将膏液滴于食指上与拇指共捻，能拉出约2cm左右的白丝（俗称"打白丝"）。

若处方中含胶类，如阿胶等，除发挥其自身治疗作用外，还有助于药液增稠收膏，应烊化后在收膏时加入。贵重细料药可粉碎成细粉，待收膏后加入。

（4）分装与贮存　由于煎膏剂较黏稠，应分装在洁净干燥灭菌的大口容器中，以便于取用。分装时应待煎膏充分冷却后装入容器，然后加盖密闭，切勿在热时加盖，以免水蒸气冷凝后流回煎膏中，造成上层煎膏被稀释，久贮后易产生霉败现象。除另有规定外，煎膏剂应密封，置阴凉处贮存，服用时取用器具亦须干燥洁净。

三、煎膏剂的质量检查

（1）相对密度　除另有规定外，取供试品适量精密称定，加水约2倍精密称定，混匀，作为供试品溶液。照《中国药典》现行版四部通则"相对密度测定法"测定，按式（5-1）计算，应符合各品种项下的有关规定。凡加饮片细粉的煎膏剂，不检查相对密度。

$$供试品相对密度 = \frac{W_1 - W_1 \times f}{W_2 - W_2 \times f} \tag{5-1}$$

式中，W_1为比重瓶内供试品溶液的质量，g；W_2为比重瓶内水的质量，g；f值按式（5-2）计算。

$$f = \frac{加入供试品中的水质量}{供试品质量 + 加入供试品中的水质量} \tag{5-2}$$

（2）不溶物　取供试品5g，加热水200mL，搅拌使溶化，放置3min后观察，不得有焦屑等异物。加饮片细粉的煎膏剂，应在未加入药粉前检查，符合规定后方可加入药粉，加入药粉后不再检查不溶物。

（3）装量　照《中国药典》现行版四部通则"最低装量检查法"检查，应符合规定。

（4）微生物限度　照《中国药典》现行版四部通则"非无菌产品微生物限度检查法"检查，应符合规定。

四、举例

例5-6：龟鹿二仙膏（煎煮法）

【处方】龟甲250g，鹿角250g，党参47g，枸杞子94g。

【制法】以上4味，龟甲水煎煮3次，每次24h，煎液滤过，滤液合并，静置；鹿角切成6～10cm的段，漂泡至水清，取出，加水煎煮3次，第一、二次各30h，第三次20h，煎液滤过，滤液合并，静置；党参、枸杞子加水煎煮3次，第一、二次各2h，第三次1.5h，煎液滤过，滤液合并，静置；合并上述三种滤液，滤液浓缩至相对密度为1.25（60℃）；取蔗糖2200g，制成转化糖，加入上述清膏中，混匀，浓缩至规定的相对密度，即得。

【性状】本品为红棕色稠厚的半流体；味甜。

【功能与主治】温肾益精，补气养血。用于肾虚精亏所致的腰膝酸软、遗精、阳痿。

【用法与用量】口服。一次15～20g，一日3次。

例5-7：养阴清肺膏（渗漉法、煎煮法）

【处方】地黄100g，麦冬60g，玄参80g，川贝母40g，白芍40g，牡丹皮40g，薄荷25g，甘草20g。

【制法】以上8味，川贝母用70%乙醇作溶剂，浸渍18h后，以每分钟1～3mL的速度缓缓渗漉，使可溶性成分完全漉出，收集漉液，回收乙醇；牡丹皮与薄荷分别用水蒸气蒸馏，收集蒸馏液，分取挥发性成分另器保存；药渣与其余地黄等5味加水煎煮2次，每次

2h，合并煎液，静置，滤过，滤液与川贝母提取液合并，浓缩至适量，加炼蜜 500g，混匀，滤过，滤液浓缩至规定的相对密度，放冷，加入牡丹皮与薄荷的挥发性成分，混匀，即得。

【性状】本品为棕褐色稠厚的半流体；气香，味甜，有清凉感。

【功能与主治】养阴润燥，清肺利咽。用于阴虚肺燥，咽喉干痛，干咳少痰或痰中带血。

【用法与用量】口服。一次 10～20mL，一日 2～3 次。

第五节　酒剂与酊剂

一、酒剂与酊剂的含义与特点

酒剂（medicinal wine）是我国应用最早的中药传统剂型之一。酒剂又名药酒，系指饮片用蒸馏酒提取制成的澄清液体制剂，供口服或外用。生产内服酒剂应以谷类酒为溶剂，常用白酒和黄酒，并可添加糖和蜂蜜矫味和着色。蒸馏酒的主要成分为乙醇，溶解范围广，作为提取溶剂有利于各类有效成分的浸出。酒辛甘大热，有易于分散、助长药效之特性，祛风散寒、活血通络、散瘀止痛类方剂常制成酒剂，如三两半药酒、国公酒等。

酊剂（tincture）系指原料药物用规定浓度的乙醇提取或溶解而制成的澄清液体制剂，也可用流浸膏稀释制成，供内服或外用。酊剂不加糖和蜂蜜矫味和着色。酊剂的药物浓度随饮片性质而异，除另有规定外，每 100mL 相当于原饮片 20g。含有毒性药品的中药酊剂，每 100mL 应相当于原饮片 10g；有效成分明确者，应根据其半成品的含量加以调整，使其符合该酊剂的规定标准。

酒剂与酊剂均属于含醇浸出制剂，制备简便，性质稳定，易于保存。但乙醇本身具有一定药理作用，故儿童、孕妇以及患心脏病、高血压等的人不宜服用。

二、酒剂与酊剂的制备

（一）酒剂的制备

1. 制备工艺流程（图 5-4）

2. 制法

酒剂可用浸渍法、渗漉法、回流法或其他适宜方法制备。蒸馏酒的浓度及用量、提取时间、渗漉速度等，均应符合各品种制法项下的要求。

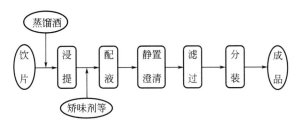

图 5-4　酒剂的制备工艺流程

（1）浸渍法　分为冷浸法与热浸法两种方式。取适当粉碎的饮片，置有盖容器中，加入规定浓度的乙醇适量，密盖，搅拌或振摇（或隔水加热至沸后密闭浸泡，为热浸法），浸渍 3～5 日或规定的时间，倾取上清液，药渣再加入溶剂适量，依法浸渍至有效成分充分浸出，合并浸出液。必要时加适量糖或蜂蜜矫味，搅匀，加溶剂至规定量后，静置，滤过，即得。

（2）渗漉法　取适当粉碎的饮片，按渗漉法操作，收集渗漉液。必要时加适量糖或蜂蜜矫味，搅匀，加溶剂至规定量后，静置，滤过，即得。

（3）回流法　取适当粉碎的饮片，按回流热浸法提取至规定时间，一般提取 2～3 次，合并提取液。必要时加入适量糖或蜂蜜矫味，搅匀，加溶剂至规定量后，静置，滤过，即得。

（二）酊剂的制备

1. 制备工艺流程（图 5-5）

2.制法

酊剂可用溶解、稀释、浸渍、渗漉或回流等法制备。

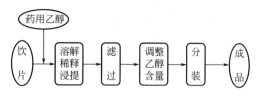

图5-5 酊剂的制备工艺流程

（1）溶解法 将处方中药物粉末直接加入规定浓度的乙醇溶解，并调整至规定体积，静置，必要时滤过，即得。此法适合于化学药物、中药有效部位或提取物制备酊剂。

（2）稀释法 取中药流浸膏，加入规定浓度的乙醇稀释至规定体积，静置，滤过，即得。此法适合于中药流浸膏制备酊剂。

（3）浸提法

① 浸渍法：制备方法同酒剂。适用于树脂类、芳香类、新鲜及易于膨胀的药料制备酊剂。

② 渗漉法：制备方法同酒剂。若饮片为毒剧药材，收集渗漉液后应测定其有效成分的含量，再加适量溶剂调整至规定标准。适用于毒剧药、贵重药及不易引起渗漉障碍的药料制备酊剂。

③ 回流法：制备方法同酒剂。适用于有效成分明确、遇热稳定的药料制备酊剂。

三、酒剂与酊剂的质量检查

（一）酒剂的质量检查

（1）乙醇量 照《中国药典》现行版四部通则"乙醇量测定法"测定，应符合各品种项下的规定。

（2）总固体 照酒剂项下方法检查。其中，含糖、蜂蜜的酒剂照第一法检查，不含糖、蜂蜜的酒剂照第二法检查，应符合规定。

① 第一法：精密量取供试品上清液50mL，置蒸发皿中，水浴上蒸至稠膏状，除另有规定外，加无水乙醇搅拌提取4次，每次10mL，滤过，合并滤液，置已干燥至恒重的蒸发皿中，蒸至近干，精密加入硅藻土1g（经105℃干燥3h，移置干燥器中冷却30min），搅匀，在105℃干燥3h，移置干燥器中，冷却30min，迅速精密称定重量，扣除加入的硅藻土量，遗留残渣应符合各品种项下的有关规定。

② 第二法：精密量取供试品上清液50mL，置已干燥至恒重的蒸发皿中，水浴上蒸干，在105℃干燥3h，移置干燥器中，冷却30min，迅速精密称定重量，遗留残渣应符合各品种项下的有关规定。

（3）甲醇量 照《中国药典》现行版四部通则"甲醇量检查法"检查，除另有规定外，供试液含甲醇量不得过0.05%（mL/mL）。

（4）装量 照《中国药典》现行版四部通则"最低装量检查法"检查，应符合规定。

（5）微生物限度 照《中国药典》现行版四部通则"非无菌产品微生物限度检查法"检查，应符合规定。

（二）酊剂的质量检查

（1）乙醇量 照《中国药典》现行版四部通则"乙醇量测定法"测定，应符合规定。

（2）甲醇量 口服酊剂应检查甲醇量。照《中国药典》现行版四部通则"甲醇量检查法"检查，除另有规定外，供试液含甲醇量不得过0.05%（mL/mL）。

（3）装量 照《中国药典》现行版四部通则"最低装量检查法"检查，应符合规定。

（4）微生物限度　照《中国药典》现行版四部通则"非无菌产品微生物限度检查法"检查，应符合规定。

四、举例

（一）酒剂

例 5-8：人参天麻药酒（浸渍法）

【处方】天麻 210g，川牛膝 210g，黄芪 175g，穿山龙 700g，红花 28g，人参 140g。

【制法】以上 6 味，粉碎成粗粉，置容器内，加 50 度白酒 10kg，密闭浸泡或隔水加热至沸后密闭浸泡，每天搅拌一次，浸渍 30～40 天，取出浸液，药渣压榨，榨出液澄清后与浸液合并，加蔗糖 850g，搅拌溶解，密闭，静置 15 天以上，滤过，即得。

【性状】本品为棕黄色的澄清液体；气芳香，味甜、微苦。

【功能与主治】益气活血、舒筋止痛。用于各种关节痛、腰腿痛、四肢麻木。

【用法与用量】口服，一次 10mL，一日 3 次。

例 5-9：舒筋活络酒（渗漉法）

【处方】木瓜 45g，桑寄生 75g，玉竹 240g，续断 30g，川牛膝 90g，当归 45g，川芎 60g，红花 45g，独活 30g，羌活 30g，防风 60g，白术 90g，蚕沙 60g，红曲 180g，甘草 30g。

【制法】以上 15 味，除红曲外，其余木瓜等 14 味粉碎成粗粉，然后加入红曲；另取红糖 555g，溶解于白酒 11.1kg 中，用红糖酒作溶剂，浸渍 48h 后，以每分钟 1～3mL 的速度缓缓渗漉，收集漉液，静置，滤过，即得。

【性状】本品为棕红色的澄清液体；气香，味微甜、略苦。

【功能与主治】祛风除湿，活血通络，养阴生津。用于风湿阻络、血脉瘀阻兼有阴虚所致的痹病，症见关节疼痛、屈伸不利、四肢麻木。

【用法与用量】口服。一次 20～30mL，一日 2 次。

例 5-10：国公酒（回流法）

【处方】当归，羌活，牛膝，防风，独活，牡丹皮，广藿香，槟榔，麦冬，陈皮，五加皮，姜厚朴，红花，制天南星，枸杞子，白芷，白芍，紫草，盐补骨脂，醋青皮，炒白术，川芎，木瓜，栀子，麸炒苍术，麸炒枳壳，乌药，佛手，玉竹，红曲。

【制法】以上 30 味，与适量的蜂蜜和红糖用白酒回流提取 3 次，第一次 40min，第二、三次每次 30min，滤过，合并滤液，静置 3～4 个月，吸取上清液，滤过，灌封，即得。

【性状】本品为深红色的澄清液体；气清香，味辛、甜、微苦。

【功能与主治】散风祛湿，舒筋活络。用于风寒湿邪闭阻所致的痹证，症见关节疼痛、沉重、屈伸不利，手足麻木、腰腿疼痛等。

【用法与用量】口服。一次 10mL，一日 2 次。

（二）酊剂

例 5-11：复方樟脑酊（溶解法）

【处方】樟脑 3g，阿片酊 50mL，苯甲酸 5g，八角茴香油 3mL。

【制法】取苯甲酸、樟脑与八角茴香油，加 56％乙醇 900mL 溶解后，缓缓加入阿片酊与 56％乙醇适量，使全量成 1000mL，搅匀，滤过，即得。

【性状】本品为黄棕色液体；有樟脑与八角茴香油的香气，味甜而辛。

【类别】镇咳、镇痛药、止泻药。

例 5-12：姜酊（稀释法）

【处方】姜流浸膏 200mL。

【制法】取姜流浸膏 200mL，加 90％乙醇，混匀，静置，滤过，制成 1000mL，分装，即得。

【性状】本品为淡黄色的液体；有姜的香气，味辣。

【类别】健胃驱风。

【用法与用量】口服。一次 2～4mL，一日 6～12mL。

例 5-13：止痒酊（浸渍法）

【处方】白鲜皮 150g，土荆皮 150g，苦参 150g。

【制法】以上 3 味，粉碎成粗粉，照酊剂项下浸渍法，用 60％乙醇作溶剂，密盖，浸渍 7 日，倾取上清液，滤过，压榨残渣，收集榨出液，与滤液合并，静置 24h，滤过，加 60％乙醇至 1000mL，混匀，即得。

【性状】本品为棕红色澄清液体。

【功能与主治】燥湿杀虫，祛风止痒。用于蚊虫叮咬瘙痒、足癣趾间瘙痒、局限性神经性皮炎等。

【用法与用量】外用，涂擦患处，一日 2～3 次。

例 5-14：十滴水（渗漉法）

【处方】樟脑 25g，干姜 25g，大黄 20g，小茴香 10g，肉桂 10g，辣椒 5g，桉油 12.5mL。

【制法】以上 7 味，除樟脑和桉油外，其余干姜等 5 味粉碎成粗粉，混匀，用 70％乙醇作溶剂，浸渍 24h 后进行渗漉，收集渗漉液约 750mL，加入樟脑和桉油，搅拌使完全溶解，再继续收集渗漉液至 1000mL，搅匀，即得。

【性状】本品为棕红色至棕褐色的澄清液体；气芳香，味辛辣。

【功能与主治】健胃，祛暑。用于因中暑而引起的头晕、恶心、腹痛、胃肠不适。

【用法与用量】口服。一次 2～5mL；儿童酌减。

例 5-15：复方土槿皮酊（回流法）

【处方】土槿皮 42g，苯甲酸 125g，水杨酸 62.5g。

【制法】以上 3 味，取土槿皮，加入适量乙醇，加热回流 5h，滤过；将苯甲酸、水杨酸用乙醇溶解，与土槿皮滤液合并，加乙醇制成 1000mL，即得。

【性状】本品为棕红色的透明溶液。

【功能与主治】杀菌，止痒。适用于趾痒、皮肤瘙痒、一般癣疾。

【用法与用量】外用，涂于患处，一日 1～2 次，用药持续 1～2 周。

第六节　流浸膏剂与浸膏剂

一、流浸膏剂与浸膏剂的含义与特点

流浸膏剂（extract）或浸膏剂（fluid extract）系指饮片用适宜的溶剂提取，蒸去部分或全部溶剂，调整至规定浓度而成的制剂。蒸去部分溶剂呈液状者为流浸膏剂；蒸去部分或全部溶剂呈膏状或粉状者为浸膏剂。

流浸膏剂与浸膏剂皆经过浓缩过程，但浓缩的程度不同。除另有规定外，流浸膏剂每 1mL 相当于饮片 1g。浸膏剂根据干燥程度的不同，可分为稠浸膏与干浸膏两种，每 1g 相当于饮片或天然药物 2～5g。

流浸膏剂至少含 20％以上的乙醇，若以水为溶剂的流浸膏，其成品中应酌情加入

20％～25％的乙醇作防腐剂，以利贮存。浸膏剂不含或含极少量溶剂，有效成分稳定，可久贮。

流浸膏剂与浸膏剂由于药物浓度高，较少直接作为成品使用。流浸膏剂一般用作配制酊剂、合剂、糖浆剂或其他液体制剂的中间体；浸膏剂一般多用作制备颗粒剂、片剂、胶囊剂、丸剂等固体制剂的中间体，少数品种直接应用于临床。

二、流浸膏剂与浸膏剂的制备

（一）流浸膏剂的制备

1. 制备工艺流程（图 5-6）

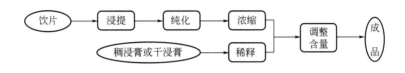

图 5-6　流浸膏剂的制备工艺流程

2. 制法

流浸膏剂除另有规定外，大多用渗漉法制备。渗漉时溶剂用量一般为饮片量的 4～8 倍，收集 85％饮片量的初漉液另器保存，续漉液低温浓缩后与初漉液合并，搅匀。若有效成分明确者，需测定其有效成分与乙醇含量，有效成分不明确者，需测定乙醇含量，然后按测定结果调整至规定的标准。药液静置 24h 以上，滤过，分装，即得。由于初漉液中大量浸出成分不受加热影响，药物稳定性较好，且可避免初漉液在浓缩过程中因乙醇浓度降低而析出沉淀。

此外，某些以水为溶剂的流浸膏，也可用煎煮法，通过水提醇沉法制备，如益母草流浸膏；也可将浸膏剂溶解、稀释而制得，如甘草流浸膏等。

流浸膏剂应置遮光容器内密封，置阴凉处贮存。流浸膏剂久置若产生沉淀时，在乙醇和有效成分含量符合各品种项下规定的情况下，可滤过除去沉淀。

（二）浸膏剂的制备

1. 制备工艺流程（图 5-7）

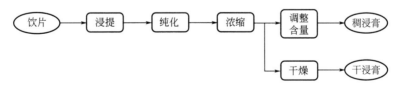

图 5-7　浸膏剂的制备工艺流程

2. 制法

浸膏剂的制备，可采用煎煮法、渗漉法、回流法等。在实际生产时，应根据中药饮片有效成分的性质和实际生产条件，采用适宜的溶剂与方法浸提。

浸提液纯化后一般经低温浓缩至稠膏状，再加入适量的稀释剂调整含量即可制得稠浸膏；或将稠浸膏干燥、粉碎即可制得干浸膏；浸提浓缩液也可经喷雾干燥直接制成干浸膏。有效成分明确者，需测定其含量，用稀释剂调整至规定标准，分装，即得。

稠浸膏的稀释剂常用甘油、液状葡萄糖，干浸膏的稀释剂常用淀粉、蔗糖、乳糖、氧化镁等。某些干浸膏具有较强的引湿性，为了增加其稳定性，可采用相应的精制措施，尽可能去除引湿性强的杂质，也可加入引湿性低的稀释剂品种，并严格控制生产环境的相对湿度，采用防潮性能良好的包装材料，应置遮光容器内密封保存。

三、流浸膏与浸膏剂的质量检查

（一）流浸膏的质量检查

（1）乙醇量　照《中国药典》现行版四部通则"乙醇量测定法"测定，应符合规定。

（2）甲醇量　照《中国药典》现行版四部通则"甲醇量检查法"检查，应符合各品种项下的规定。

（3）装量　照《中国药典》现行版四部通则"最低装量检查法"检查，应符合规定。

（4）微生物限度　照《中国药典》现行版四部通则"非无菌产品微生物限度检查法"检查，应符合规定。

（二）浸膏剂的质量检查

（1）装量　照《中国药典》现行版四部通则"最低装量检查法"检查，应符合规定。

（2）微生物限度　照《中国药典》现行版四部通则"非无菌产品微生物限度检查法"检查，应符合规定。

四、举例

例 5-16：当归流浸膏（渗漉法）

【处方】当归 1000g。

【制法】取当归粗粉 1000g，用 70% 乙醇作溶剂，浸渍 48h，缓缓渗漉，收集初漉液 850mL，另器保存，继续渗漉，至渗漉液近无色或微黄色为止，收集续漉液，在 60℃ 以下浓缩至稠膏状，加入初漉液 850mL，混匀，用 70% 乙醇稀释至 1000mL，静置数日，滤过，即得。

【性状】本品为棕褐色的液体；气特异，味先微甜后转苦麻。

【功能与主治】活血调经。用于月经不调、痛经。

【用法与用量】口服，一次 3～5mL，一日 3 次。

例 5-17：益母草流浸膏（煎煮法）

【处方】益母草 1000g。

【制法】取益母草 1000g，切碎，加水煎煮 3 次，合并煎液，滤过，滤液浓缩至约 500mL，放冷，加入等量的乙醇，搅匀，静置，沉淀，滤过。滤渣用 45% 乙醇洗涤，洗液与滤液合并，减压回收乙醇，放冷，滤过，调整乙醇量至规定浓度，并使总量为 1000mL，静置，待澄清，滤过，即得。

【性状】本品为棕褐色的液体；味微苦。

【功能与主治】活血调经。用于血瘀所致的月经不调，症见经水量少。

【用法与用量】口服。一次 5～10mL，一日 15～30mL。

例 5-18：甘草流浸膏（稀释法）

【处方】甘草浸膏 300～400g。

【制法】取甘草浸膏 300～400g，加水适量，不断搅拌，并加热使溶解，滤过，在滤液中缓缓加入 85% 乙醇，随加随搅拌，直至溶液中含乙醇量达 65% 左右，静置过夜，小心取出上清液，遗留沉淀再加 65% 的乙醇，充分搅拌，静置过夜，取出上清液，沉淀再用 65% 乙醇提取 1 次，合并 3 次提取液，滤过，回收乙醇，测定甘草酸含量后，加水与乙醇适量，使甘草酸和乙醇量均符合规定，加浓氨试液适量调节 pH 值，静置使澄清，取出上清液，滤过，即得。

【性状】本品为棕色或红褐色的液体；味甜、略苦、涩。

例 5-19：甘草浸膏（煎煮法）

【处方】甘草 1000g。

【制法】取甘草 1000g，加水润透，趁软切片，加水煎煮 3 次，每次 2h，合并煎液，放置过夜使沉淀，取上清液浓缩至稠膏状，取出适量，测定甘草酸含量，调节使符合规定，即得；或将稠膏干燥，粉碎成细粉，即得。

【性状】本品为棕褐色的块状固体或粉末；有微弱的特殊臭气和持久的特殊甜味。

例 5-20：大黄浸膏（渗漉法或回流法）

【处方】大黄 1000g。

【制法】取大黄粗粉 1000g，用 60％乙醇作溶剂，浸渍 12h 后，以每分钟 1～3mL 的速度缓缓渗漉，收集渗漉液约 8000mL；或用 75％乙醇回流提取 2 次（1000mL、800mL），每次 1h，合并提取液。滤过，滤液减压回收乙醇至稠膏状，低温干燥，研细，过四号筛，即得。

【性状】本品为棕色至棕褐色粉末；味苦，微涩。

【功能与主治】刺激性泻药，苦味健胃药。用于便秘、食欲不振。

【用法与用量】口服。一次 0.25～0.5g，一日 0.5～1.5g。

第七节　茶　　剂

一、茶剂的含义

茶剂（medicinal tea）系指饮片或提取物（液）与茶叶或其他辅料混合制成的内服制剂，可分为块状茶剂、袋装茶剂和煎煮茶剂。

二、茶剂的类型与制法

（1）块状茶剂　可分为不含糖块状茶剂和含糖块状茶剂。不含糖块状茶剂系指饮片粗粉、碎片与茶叶或适宜的黏合剂压制成块状的茶剂；含糖块状茶剂系指提取物、饮片细粉与蔗糖等辅料压制成块状的茶剂。

（2）袋装茶剂　系指茶叶、饮片粗粉或部分饮片粗粉吸收提取液经干燥后，分装入袋的茶剂，其中装入饮用茶袋的又称袋泡茶剂。

（3）煎煮茶剂　系指将饮片适当碎断后，装入袋中，供煎服的茶剂。

三、茶剂的制备工艺流程

茶剂的制备工艺流程见图 5-8。

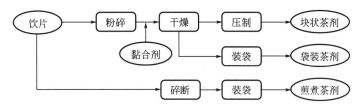

图 5-8　茶剂的制备工艺流程

四、茶剂的质量检查

（1）水分 ① 不含糖块状茶剂：取供试品，研碎，照《中国药典》现行版四部通则"水分测定法"测定，除另有规定外，不得过 12.0%。

② 含糖块状茶剂：取供试品，破碎成直径约 3mm 的颗粒，照《中国药典》现行版四部通则"水分测定法"测定，除另有规定外，不得过 3.0%。

③ 袋装茶剂与煎煮茶剂：照《中国药典》现行版四部通则"水分测定法"测定，除另有规定外，不得过 12.0%。

（2）溶化性 含糖块状茶剂照下述方法检查，应符合规定。

检查法：取供试品 1 块，加 20 倍量的热水，搅拌 5min，应全部溶化，可有轻微浑浊，不得有焦屑等。

（3）重量差异 块状茶剂照下述方法检查，应符合规定。

检查法：取供试品 10 块，分别称定重量，每块的重量与标示重量相比较，不含糖块状茶剂按表 5-1、含糖块状茶剂按表 5-2 的规定，超出重量差异限度的不得多于 2 块，并不得有 1 块超出限度 1 倍。

（4）装量差异 除另有规定外，照袋装茶剂与煎煮茶剂项下的方法检查，应符合规定。

（5）微生物限度 除煎煮茶剂外，照《中国药典》现行版四部通则"非无菌产品微生物限度检查法"检查，应符合规定。

五、举例

例 5-21：小儿感冒茶（块状茶剂）

【处方】广藿香 750g，菊花 750g，连翘 750g，大青叶 1250g，板蓝根 750g，地黄 750g，地骨皮 750g，白薇 750g，薄荷 500g，石膏 1250g。

【制法】以上 10 味，石膏 250g、板蓝根粉碎成细粉；地黄、白薇、地骨皮、石膏 1000g 加水煎煮 2 次，第一次 3h，第二次 1h，煎液滤过，滤液合并；菊花、大青叶加水热浸 2 次，第一次 2h，第二次 1h，合并浸出液，滤过；广藿香、薄荷、连翘提取挥发油，其水溶液滤过，滤液与上述滤液合并，浓缩至适量，加入上述细粉及蔗糖粉约 4100g、糊精适量，混匀，制成颗粒，干燥，加入上述挥发油，混匀，压制成 1000 块，即得。

【性状】本品为浅棕色的块状物；味甜、微苦。

【功能与主治】疏风解表，清热解毒。用于小儿风热感冒，症见发热重、头胀痛、咳嗽痰黏、咽喉肿痛；流感见上述证候者。

【用法与用量】开水冲服。1 岁以内一次 6g，1～3 岁一次 6～12g，4～7 岁一次 12～18g，8～12 岁一次 24g，一日 2 次。

例 5-22：川芎茶调袋泡茶（袋装茶剂）

【处方】川芎 241.5g，白芷 120.8g，羌活 120.8g，细辛 60.4g，防风 90.6g，荆芥 241.5g，薄荷 483g，甘草 120.8g。

【制法】以上 8 味，与茶叶 120.8g 粉碎成粗粉，过筛，混匀，用水制成颗粒，80℃ 干燥，制成 1000 袋，即得。

【性状】本品为黄褐色的颗粒；气香，味辛、微苦。

【功能与主治】疏风止痛。用于外感风邪所致的头痛，或有恶寒、发热、鼻塞。

【用法与用量】开水泡服。一次 2 袋，一日 2～3 次。

例 5-23：三子散（煎煮茶剂）

【处方】诃子 200g，川楝子 200g，栀子 200g。

【制法】以上三味，粉碎成粗粉，过筛，混匀，即得。

【性状】本品为黄色至棕黄色的粉末。气微，味苦、涩、微酸。

【功能与主治】清热凉血，解毒。用于温热、血热、新久热。

【用法与用量】水煎服。一次 3～4.5g，一日 2～3 次。

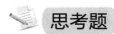 思考题

1. 试述糖浆剂产生沉淀的原因及解决办法。

2. 酒剂与酊剂有何区别？其质量要求有何不同？

3. 流浸膏剂与浸膏剂有何区别？其质量要求有何不同？

4. 煎膏剂中糖和蜂蜜需要炼制的原因是什么？对于炼制的程度有何规定？

第六章　液体制剂

第一节　概　　述

一、液体制剂的含义

　　液体制剂（liquid preparation）系指药物分散在适宜的液体分散介质中制成的可供内服或外用的液态剂型。液体制剂中被分散的药物称为分散相，分散相可以是液体、固体、气体药物，以分子、离子、胶粒、液滴、颗粒或混合形式分散于液体分散介质中。其中，由浸出法、灭菌法制备的液体制剂分别在浸出制剂、注射剂中论述。

二、液体制剂的特点

　　液体制剂的优点：①药物分散度大，吸收快，与散剂、片剂等固体剂型相比能迅速发挥药效。②能减少某些药物的刺激性。③油类或油性药物制成乳剂后易服用，吸收好，可提高其生物利用度。④有效成分分散较均匀，易于分剂量，服用方便，特别适合老年及儿童患者。⑤给药途径广泛，可供内服和外用，如皮肤、五官、腔道给药等。

　　液体制剂的不足之处主要有：①液体介质易引起药物的化学变化，故性质不稳定的药物不宜制成液体制剂。②非均相液体制剂中药物的分散度大，具有较大的相界面和界面能，存在一定程度的不稳定性，易出现聚集、沉淀等问题。③水性液体制剂容易霉变，需加防腐剂。④液体制剂体积较大，携带、运输、贮存均不方便。

三、液体制剂的分类

（一）按分散系统分类

1. 均相液体制剂

药物以分子、离子形式均匀分散在分散介质中，又称为溶液，属热力学稳定体系。

（1）真溶液剂　药物以小分子或离子形式均匀分散于液体分散介质中。

（2）高分子溶液剂　药物以高分子形式均匀分散于液体分散介质中，又称亲水胶体溶液。

2.非均相液体制剂

药物以微粒（多分子聚集体）、液滴的形式分散在分散介质中，属热力学不稳定体系。

（1）溶胶剂 药物以多分子聚集体分散于液体分散介质中，又称疏水胶体溶液。

（2）乳剂 系指互不相溶的两相液体混合，其中一相液体以液滴状态分散于另一相液体中制成的乳状液型液体制剂。

（3）混悬剂 系指难溶性固体药物以微粒状态分散于分散介质中制成的混悬液型液体制剂。

液体制剂中药物的分散程度影响药物的吸收速度和疗效。一般药物在分散介质中的分散度越大，药物吸收越快，起效也越迅速。液体制剂的吸收速度排序为：真溶液剂＞溶胶＞乳剂＞混悬剂。因此，可通过改变药物的分散度而提高其生物利用度。液体制剂的各类分散系统及特点见表6-1。

表6-1 分散系统的分类与特点

类型		分散相粒径/nm	相界面	动力学	热力学
真溶液		<1	无	稳定	稳定
胶体溶液	高分子溶液	1～100	无	稳定	稳定
	溶胶	1～100	有	稳定	不稳定
乳状液		>100	有	不稳定	不稳定

（二）按给药途径分类

（1）口服液体制剂 如口服溶液剂、口服乳剂、口服混悬剂等。

（2）其他给药途径的液体制剂 按用药部位又可分为：①五官科用液体制剂，如滴耳剂、洗耳剂、滴鼻剂、洗鼻剂等；②皮肤用液体制剂，如搽剂、洗剂等；③直肠、阴道、尿道用液体制剂，如灌肠剂、冲洗剂等。

四、液体制剂的溶剂

溶剂的质量直接影响到液体制剂的制备和稳定性。优良的溶剂应对药物具有良好的溶解性与分散性，并且具备化学性质稳定、毒性小、无刺激性、无臭味、不影响主药的疗效和含量测定、便于安全生产、成本低等特点。但能同时满足这些条件的溶剂很少，应根据药物的性质及用途选择适宜的溶剂。常用溶剂如下。

（1）水 最常用的溶剂，能溶解中药中大多数极性大的化学成分，如生物碱盐、苷类、糖类、树胶、黏液质、鞣质及蛋白质等。其优点是廉价易得，使用安全；缺点是提取液黏度大，过滤浓缩困难，且有些成分在水中不稳定，易发生霉变，不宜长期贮存。

（2）乙醇 常用溶剂，溶解性能介于极性与非极性溶剂之间，对中药中大多数小分子化学成分有较好的溶解性，如生物碱及其盐、苷及苷元、挥发油、树脂、鞣质和有机酸等。乙醇能与水以任意比例混溶，不同浓度的乙醇溶解性不同，可通过调节其浓度对不同极性的成分进行提取。其优点是提取液黏度小，易过滤，不易霉变（浓度在20%以上具有防腐作用）；缺点是沸点低，易燃烧。

（3）甘油 无色透明、高沸点、黏稠性液体，有吸湿性，味甜，毒性小，能与水、乙醇、丙二醇等以任意比例混溶。甘油对酚、鞣质和硼酸的溶解度比水大。甘油的黏度较大，且有防腐性（浓度在30%以上具有防腐作用），故常将一些外用药制成甘油剂。甘油的吸水性很强，在水溶液中加入一定比例的甘油，可起到保湿、增塑、润滑、延长局部药效等作用。

（4）丙二醇 药用品为1,2-丙二醇，为无色透明的黏稠液体，无臭，味微甜，有引湿性，毒性小,无刺激性,性质与甘油相似,但黏度较甘油小,可与水、乙醇、甘油以任意比例混溶,能溶解于乙醚、氯仿中,但不能与脂肪油混溶。一定比例的丙二醇和水的混合液能延缓某些药物的水解,增加其稳定性,液体制剂中常用来代替甘油。

（5）聚乙二醇（PEG）　分子量在 1000 以下者为无色黏稠液体,常用低聚合度的聚乙二醇,如 PEG 300～600,化学性质稳定,不易被水解破坏,能与水以任意比例混溶,并能溶解多种水溶性无机盐和水不溶性有机药物。对易水解的药物具有一定的稳定作用,亦具有保湿作用,在外用液体制剂中对皮肤无刺激性。

（6）脂肪油　常用非极性溶剂,如菜籽油、花生油、麻油、豆油等植物油类,多用于外用制剂,如洗剂、搽剂等,也可用做内服液体制剂的溶剂,如维生素 A 和维生素 D 的溶液剂。能溶解固醇类激素、油溶性维生素、游离生物碱、有机碱、挥发油及许多芳香族化合物,不能与水、乙醇等极性溶剂相混溶。脂肪油容易氧化酸败,也易与碱性物质发生皂化反应而影响制剂的质量。

此外,还有液状石蜡、油酸乙酯、乙酸乙酯等也可作溶剂使用。

第二节　表面活性剂

一、表面活性剂的含义、组成与特点

在液体表面存在一种使液面收缩的力称表面张力或界面张力。凡能显著降低两相间表面张力的物质,称为表面活性剂。

表面活性剂之所以能降低表面张力,是由于其分子结构的特点。它们大都是长链的有机化合物,分子结构中同时含有极性亲水基团如—OH、—COOH、—NH$_2$ 等,和非极性疏水基团,如碳氢链。疏水基团通常为 8 个碳原子以上的烃链,可以是脂肪烃链、芳烃链或环烷烃链等。亲水基团可以是解离的离子,如羧基、磺酸基、季铵基;也可以是不解离的亲水基团,如羟基、酰氨基、醚基、羧酸酯基等,如图 6-1 所示。表面活性剂能在水的表面定向吸附,亲水基团朝向水中,疏水基团朝向空气中,在液体表面上定向排列,从而改变了液体的表面性质,使表面张力显著降低。

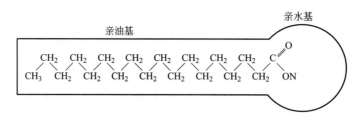

图 6-1　表面活性剂的化学结构

二、表面活性剂的分类

表面活性剂按其在水中的解离情况分为离子型和非离子型两大类,离子型表面活性剂按其在水中电离后活性基团所带电荷又可分为阴离子型、阳离子型和两性离子型表面活性剂。不同类型表面活性剂的结构、特征和性质如下。

（一）离子型表面活性剂

1. 阴离子型表面活性剂

分子中起表面活性作用的为阴离子部分,即带负电荷,如肥皂、长链烃基硫酸盐等。

（1）硫酸化物　包括硫酸化油和高级脂肪醇硫酸酯两类，通式为 $ROSO_3^- M^+$，其中高级脂肪烃链 R 通常在 $C_{12} \sim C_{18}$ 之间。硫酸化油的代表是硫酸化蓖麻油，为黄色或橘黄色黏稠液体，有微臭，可与水混溶，为无刺激性的去污剂和润湿剂，可代替肥皂清洗皮肤，亦可用于挥发油或水不溶性杀菌剂的增溶。高级脂肪醇硫酸酯类中常用的是十二烷基硫酸钠（月桂醇硫酸钠）、十六烷基硫酸钠（鲸蜡醇硫酸钠）、十八烷基硫酸钠（硬脂醇硫酸钠）等。

（2）磺酸化物　包括脂肪族磺酸化物、烷基芳基磺酸化物和烷基萘磺酸化物等，通式为 $R \cdot SO_3^- M^+$。脂肪族磺酸化物如二辛基琥珀酸磺酸钠、二己基琥珀酸磺酸钠，烷基芳基磺酸化物如十二烷基苯磺酸钠等。

（3）羧酸化物　系高级脂肪酸盐类，通式为 $R(COO^-)_n M^{n+}$。其脂肪酸烃链一般在 $C_{11} \sim C_{18}$ 之间，以硬脂酸、油酸、月桂酸等较常用。根据 M 的不同，可分为碱金属皂、碱土金属皂和有机胺皂等。它们都具有良好的乳化能力，但易被酸所破坏。碱金属皂还可被钙盐、镁盐等破坏，电解质可使之盐析。内服有一定的刺激性，一般用于皮肤制剂。

2. 阳离子型表面活性剂

分子中起表面活性作用的为阳离子部分。其分子中亲水基团含有氮原子，根据氮原子在分子中位置不同，分为铵盐、季铵盐和杂环型三类，其特点是水溶性大，在酸性与碱性溶液中均较稳定。除具有良好的表面活性作用外，还具有很强的杀菌和防腐作用。

（1）苯扎氯铵和苯扎溴铵　苯扎氯铵（洁尔灭，氯苄烷铵）和苯扎溴铵（新洁尔灭、溴苄烷铵）均为白色或淡黄色粉末，具有杀菌、渗透、清洁、乳化等作用，属消毒防腐类药。苯扎氯铵属非氧化性杀菌剂，毒性小，无积累性毒性，并易溶于水。苯扎溴铵有杀菌和去垢效力，作用强而快，对金属无腐蚀作用，不污染衣服，性质稳定，易于保存。

（2）氯化（溴化）十六烷基吡啶　商品名为西北林。本品为白色粉末，易溶于水及乙醇，pH5～10 时杀菌力强。一般消毒用其 0.1％的水溶液；其 0.5％或 0.1％的乙醇溶液用于凝胶、栓剂等的防腐剂。

其他还有氯化苯甲羟胺、杜灭芬等。

3. 两性离子型表面活性剂

分子中同时带有正、负电荷基团，随介质 pH 值的不同而形成阳离子型或阴离子型。

（1）天然的两性离子型表面活性剂　以卵磷脂为代表，由磷酸酯盐阴离子部分和季铵盐阳离子部分构成亲水基。由于分子中有 R^1 和 R^2 两个长链疏水基团，故不溶于水，但对油脂的乳化作用很强，可制成油滴很小且不易破坏的乳剂。目前是制备注射用乳剂的主要乳化剂。

（2）合成的两性离子型表面活性剂　阳离子部分为铵盐或季铵盐，阴离子部分主为羧酸盐、硫酸酯、磷酸酯、磺酸盐等。羧酸盐型又分为氨基酸型和甜菜碱型两类。

两性离子型表面活性剂在碱性水溶液中呈阴离子型表面活性剂性质，起泡性良好，去污力亦强；在酸性水溶液中则呈阳离子型表面活性剂特性，具有较强杀菌作用。

二、非离子型表面活性剂

非离子型表面活性剂系指在水溶液中不解离的一类表面活性剂，由甘油、聚乙二醇、山梨醇等多元醇构成分子中的亲水基团，长链脂肪酸、烷基或芳基等构成亲油基团，两者以酯键或醚键相连接。因其不具有解离性，故不受电解质和溶液 pH 值的影响，能与大多数药物配伍，且毒性和溶血性小。在制剂生产中应用较广，常用作增溶剂、润湿剂或乳化剂等。可供内服或外用，个别品种还可用于注射剂。

（1）脂肪酸山梨坦类　商品名为司盘（Span），系脱水山梨醇脂肪酸酯类，为山梨醇与各种不同的脂肪酸所组成的酯类化合物。可用以下通式表示：

$$CH_2OOCR$$

RCOO 为脂肪酸根，山梨醇为六元醇，因脱水而环合

司盘类因脂肪酸种类和数量的不同而有不同产品，常用的有司盘-20、司盘-40、司盘-60、司盘-80 等。亲油性较强，一般用作 W/O 型乳剂的乳化剂，或 O/W 型乳剂的辅助乳化剂。

（2）聚山梨酯类　商品名为吐温（Tween），系聚氧乙烯脱水山梨醇脂肪酸酯类，在司盘类的剩余—OH 上，再结合 3 个聚氧乙烯基而制得的醚类化合物。可用以下通式表示：

$$CH_2OOCR$$

$(C_2H_4O)_nO$ 为聚氧乙烯基

吐温类根据脂肪酸种类和数量的不同而有不同产品，常用的有吐温-20、吐温-40、吐温-60、吐温-80 等。因其分子中增加了极性的聚氧乙烯基，大大增加了亲水性，故广泛用作增溶剂或 O/W 型乳化剂。

（3）聚氧乙烯脂肪酸酯类　商品名为卖泽（Myrij），系由聚乙二醇与长链脂肪酸缩合而成。可用通式：$RCOOCH_2(CH_2OCH_2)_nCH_2OH$ 表示，其中，$—(CH_2OCH_2)_n—$ 为聚乙二醇形成的聚氧乙烯基，n 是聚合度，根据聚乙二醇的平均分子量而定。该类表面活性剂乳化能力很强，常用作 O/W 型乳化剂。

（4）聚氧乙烯脂肪醇醚类　商品名为苄泽（Brij），系由聚乙二醇与脂肪醇缩合而成的醚类，通式为 $RO(CH_2OCH_2)_nH$。亦因聚氧乙烯基聚合度和脂肪醇的不同而有不同的品种。如西土马哥（Cetomacrogol）、平平加 O（Peregol O）等。常用作增溶剂和 O/W 型乳化剂。

（5）聚氧乙烯-聚氧丙烯共聚物　系由聚氧乙烯和聚氧丙烯聚合而成。由于聚氧乙烯基是亲水性的，聚氧丙烯则随分子量的增大而逐渐变得亲油，从而构成这类表面活性剂的亲油基团。常用的有普流罗尼克（Pluronic），又称为泊洛沙姆（Poloxamer）。Pluronic F-68 是其中分子量较大者（约 7500），呈片状固体，熔点约为 52℃。该类表面活性剂对皮肤无刺激性和过敏性，对黏膜刺激性极小，毒性也比其他非离子型表面活性剂小，故可用作静脉注射用的乳化剂。

三、表面活性剂的基本性质

（一）胶束与临界胶束浓度

表面活性剂水溶液达到一定浓度后，再增大浓度，对表面张力的降低作用不明显。这时表层的表面活性剂已基本饱和，更多的表面活性剂分子进入溶液内部。当浓度增加到一定程度时，疏水基团相互吸引、缔合在一起形成缔合体，这种缔合体称为胶团或胶束。表面活性剂开始形成胶束时的浓度称为临界胶束浓度（critical micelle concentration，CMC）。它与表面活性剂的结构及组成有关，若疏水基的碳链长而直，则 CMC 较低；碳链短而支链多，则 CMC 较高。还与外界条件有关，如温度、附加剂等。

（二）亲水亲油平衡值

表面活性剂分子中亲水和亲油基团对油或水的亲和力强弱称为亲水亲油平衡值（hydrophile-lipophile balance value，HLB 值）。将表面活性剂的 HLB 值范围限定在 0～40，其中

非离子型表面活性剂的 HLB 值范围为 0～20，表面活性剂的 HLB 值越高，其亲水性越强；HLB 值越低，其亲油性越强。不同 HLB 值的表面活性剂适合于不同的用途，如增溶剂 HLB 值的为 15～18；去污剂 HLB 为 13～16；O/W 乳化剂 HLB 为 8～16；润湿剂与铺展剂 HLB 为 7～9；W/O 乳化剂 HLB 为 3～8；大部分消泡剂 HLB 为 0.8～3 等，如图 6-2 所示。

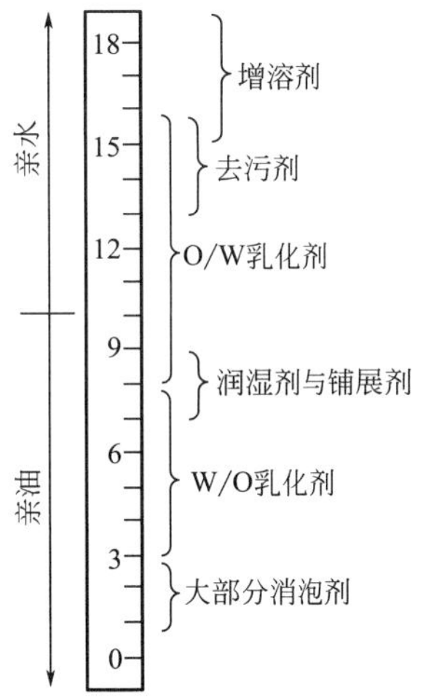

非离子表面活性剂的 HLB 值具有加和性，如简单的二组分非离子表面活性剂混合体系的 HLB 值可用式（6-1）计算：

$$HLB_{混合} = \frac{HLB_A W_A + HLB_B W_B}{W_A + W_B} \quad (6-1)$$

式中，$HLB_{混合}$ 为混合表面活性剂的 HLB 值；HLB_A、HLB_B 为表面活性剂 A、B 的 HLB 值；W_A、W_B 为表面活性剂 A、B 的质量，g。

图 6-2 不同用途表面活性剂的 HLB 值范围

（三）起昙与昙点

表面活性剂通常随温度升高而溶解度增大，但某些含聚氧乙烯基的非离子型表面活性剂的溶解度开始随温度升高而增大，当达到某一温度后，其溶解度急剧下降，使溶液变混浊，甚至产生沉淀。这种由澄明变混浊的现象称为起昙，转变点的温度称为昙点。产生这一现象的原因，主要是由于含聚氧乙烯基的表面活性剂其亲水基可与水形成氢键，开始时随温度升高溶解度增大，当温度达到昙点后，氢键被破坏，分子水化力降低，故而溶解度急剧下降。含有此类表面活性剂的液体制剂，由于在达到昙点时析出表面活性剂，其增溶或乳化性能亦下降，被增溶的物质可能析出，或乳剂可能遭到破坏。有的在温度下降后恢复原状，有的则难以恢复。因此需加热灭菌的这类制剂应格外注意。

（四）表面活性剂的毒性

一般阳离子型表面活性剂的毒性大于阴离子型，非离子型表面活性剂的毒性相对最小。阳离子型和阴离子型表面活性剂还有较强的溶血作用，非离子型表面活性剂的溶血作用一般比较轻微。吐温类的溶血作用通常较其他含聚氧乙烯基的非离子型表面活性剂小，非离子型表面活性剂溶血作用的强弱顺序为：聚氧乙烯烷基醚＞聚氧乙烯烷芳基醚＞聚氧乙烯脂肪酸酯＞吐温类。吐温类溶血作用的强弱顺序为：吐温-20＞吐温-60＞吐温-40＞吐温-80。

非离子型表面活性剂的刺激性与其浓度和聚氧乙烯的聚合度有关，一般浓度越大刺激性越大。聚氧乙烯聚合度增大，则刺激性降低。

四、表面活性剂在中药药剂中的应用

（一）增溶剂

药物在水中因加入表面活性剂而溶解量增加的现象称为增溶，具有增溶作用的表面活性剂称为增溶剂，被增溶的物质称为增溶质。每 1g 增溶剂能增加增溶质溶解的克数称为增溶量。用于口服制剂和注射剂所用的增溶剂大多属于非离子型表面活性剂，常用的有吐温类、聚氧乙烯蓖麻油等。

（二）乳化剂

在两种不相混溶的液体体系中，由于第三种物质的加入，使其中一种液体以小液滴的形式均匀分散在另一种液体中的过程称为乳化，具有乳化作用的物质称为乳化剂。表面活性剂可以用作乳化剂，其乳化作用机制主要是形成界面膜、降低界面张力或形成扩散双电层等。

（三）润湿剂

促进液体在固体表面铺展或渗透的作用称为润湿，能起润湿作用的表面活性剂称为润湿剂。疏水性药物配制水性混悬剂时，需加入润湿剂，使药物更容易被水分散。润湿剂的作用原理是表面活性剂分子定向吸附于固液界面，改变了固体表面性质，降低固液两相表面张力，减小接触角。

（四）起泡剂与消泡剂

中药提取或浓缩时常因含有皂苷、蛋白质、树胶或其他高分子化合物，在提取罐或浓缩罐中产生大量而稳定的泡沫。这些具有表面活性的高分子物质通常有较强的亲水性和较大的HLB值，在溶液中可降低液体的界面张力而使泡沫稳定，这些物质即称为起泡剂。起泡剂可用于腔道用药，如在阴道用片中加入起泡剂，可促使药物进入阴道皱褶而发挥作用。

消泡剂是一些表面张力小且水溶性也小的表面活性剂，与泡沫液层的起泡剂争夺液膜面，并可吸附于泡沫表面上，降低表面黏度，促使液膜液体流失而消泡，这些表面活性剂即称为消泡剂。消泡剂通常用于中药提取、浓缩等过程中，以消除中药在提取或浓缩过程中产生的泡沫。

（五）杀菌剂

大多数阳离子型表面活性剂和两性离子型表面活性剂可用作杀菌剂。其杀菌机制是由于表面活性剂与细菌生物膜中的蛋白质发生相互作用，使蛋白质变性或破坏。可用于手术前的皮肤消毒、伤口或黏膜消毒和环境消毒等。

（六）去污剂

用于去除污垢的表面活性剂称为去污剂或洗涤剂。去污剂多为阴离子型表面活性剂。

第三节 增加药物溶解度的方法

一、溶解度的分级

《中国药典》现行版关于药物溶解能力有 7 种限定：极易溶解、易溶、溶解、略溶、微溶、极微溶解、几乎不溶或不溶，具体见表 6-2。

表 6-2 《中国药典》关于溶解度的分级

溶解度	规定
极易溶解	溶质 1g(mL)能在溶剂不到 1mL 中溶解
易溶	溶质 1g(mL)能在溶剂 1mL 至不到 10mL 中溶解
溶解	溶质 1g(mL)能在溶剂 10mL 至不到 30mL 中溶解
略溶	溶质 1g(mL)能在溶剂 30mL 至不到 100mL 中溶解
微溶	溶质 1g(mL)能在溶剂 100mL 至不到 1000mL 中溶解
极微溶解	溶质 1g(mL)能在溶剂 1000mL 至不到 10000mL 中溶解
几乎不溶或不溶	溶质 1g(mL)在溶剂 10000mL 中不能完全溶解

二、溶解度的影响因素

1. 温度

温度对溶解度影响很大，主要取决于溶解过程是吸热过程还是放热过程。溶解度与温度的关系如下：

$$\ln X = \frac{\Delta H_f}{R}\left(\frac{1}{T_f}-\frac{1}{T}\right) \tag{6-2}$$

式中，X 为溶解度（摩尔分数）；T_f 为药物熔点；T 为溶解时温度；ΔH_f 为摩尔溶解热；R 为气体常数。由式可见，$\Delta H_f > 0$ 时是吸热过程，溶解度随温度升高而增加；$\Delta H_f < 0$ 时为放热过程，溶解度随温度升高而降低。

2. 溶剂

药物的溶解度是药物分子与溶剂分子间相互作用的结果，溶解过程中溶剂起着重要作用。若药物分子间的作用力小于药物分子与溶剂分子间的作用力，则药物溶解度大；反之则溶解度小，遵循"相似相溶"的规律，即药物的极性与溶剂的极性相似者溶解度大。氢键对药物溶解度也有重要影响，在极性溶剂中，若药物分子与溶剂分子之间能形成氢键，则溶解度增大；但若药物分子能形成分子内氢键，则在极性溶剂中的溶解度减小，而在非极性溶剂中的溶解度增大。

3. 药物性质

不同的药物在同一溶剂中具有不同的溶解度。主要与极性的差异有关，也与晶型和晶格引力的大小有关。药物可分为结晶型和无定形两种。结晶型药物由于晶格能的存在，其溶解度一般小于无定形药物。多晶型药物因晶格排列不同，晶格能也不同，致使溶解度也有很大差别，一般稳定晶型药物的溶解度小于亚稳定晶型的药物。一般来讲，同一药物的不同晶型生物利用度高低顺序依次为：无定形＞亚稳定型＞稳定型。例如，氯霉素棕榈酸酯有 A、B、C 三种晶型和无定形，其中 B 晶型与无定形有效，而 A、C 两种晶型无效；利福定用不同溶剂结晶可以得到 4 种晶型，其中利福定 IV 型为有效晶型，动物实验表明，IV 型产品血药浓度高峰是 II 型产品血药浓度高峰的 10 倍。

4. 粒子大小

一般情况下溶解度与药物粒子大小无关，但当药物粒子的粒径处于微粉状态时，根据 Ostwald-Freundlich 方程，药物溶解度随粒径减小而增加，如式（6-3）所示。

$$\ln \frac{S_2}{S_1} = \frac{2\sigma M}{\rho RT}\left(\frac{1}{r_2}-\frac{1}{r_1}\right) \tag{6-3}$$

式中，S_1、S_2 分别是半径为 r_1、r_2 的药物溶解度；σ 为表面张力；ρ 为固体药物的密度；M 为分子量；R 为气体常数；T 为绝对温度。从式可知，当药物处于微粉状态时，若 $r_1 < r_2$，则 $S_1 > S_2$，即粒子越小，其溶解度越大。

5. pH 值

弱酸、弱碱及其盐类药物在水中溶解度受 pH 值影响很大。若已知药物的 pK_a（pK_a 为酸度系数，又名酸解离常数，是指一个特定的平衡常数，以代表一种酸解离氢离子的能力）和特性溶解度 S_0（S_0 为药物不含任何杂质，在溶剂中不发生解离或缔合，也不发生相互作用时所形成的饱和溶液的浓度），对于弱酸性药物，可由式（6-4）计算不同 pH 值下的表观溶解度 S，亦可求得药物开始沉淀析出时的 pH 值，即 pH_m。若溶液 pH 值低于 pH_m 时，弱酸性药物游离析出。

$$pH_m = pK_a + \lg \frac{S-S_0}{S_0} \tag{6-4}$$

对于弱碱性药物，可由式（6-5）计算表观溶解度 S、pH_m，若溶液 pH 值高于 pH_m 时，弱碱性药物游离析出。

$$pH_m = pK_a + \lg \frac{S_0}{S-S_0} \tag{6-5}$$

因此，对于有机弱酸、弱碱类药物，溶液的 pH 值对药物的溶解度影响较大。

6. 同离子效应

若药物的解离型或盐型是限制药物溶解的组分，则溶液中相关离子的浓度则可影响药物的溶解度。通常向难溶性盐类饱和溶液中加入含有相同离子的化合物时，会导致其溶解度降低，称为同离子效应。

三、增加药物溶解度的方法

液体制剂中药物的浓度取决于药物剂量和给药总量的要求。有些情况下，难溶性药物的溶解度不能够满足药物制剂浓度的要求，则需采取适宜的方法增加药物的溶解度。增加难溶性药物溶解度的方法主要有加入增溶剂或助溶剂、制成盐类、使用潜溶剂等。

（一）增溶

1. 增溶的原理

当表面活性剂水溶液达到临界胶束浓度后，表面活性剂分子的疏水基团相互吸引、缔合在一起，形成胶束。被增溶物以不同方式与胶束结合而使其溶解度增大。非极性物质如苯、甲苯等可完全进入胶束内核的非极性区而被增溶；水杨酸等带极性基团的分子，其非极性基团如苯环插入胶束内核中，极性基团如羧基则伸入胶束外层的极性区；极性物质如对羟基苯甲酸由于分子两端都有极性基团，可完全被胶束外聚氧乙烯链所吸引而被增溶。

2. 影响增溶的因素

（1）增溶剂的性质、用量及使用方法　不同种类的增溶剂，甚至同一系列的增溶剂，也可由于分子量大小的不同而产生不同的增溶效果。同系物的增溶剂碳链越长，其增溶量越大。一般用作增溶剂的表面活性剂 HLB 值在 15~18 之间。对极性或中等极性的药物而言，非离子型表面活性剂的 HLB 值越大，增溶效果越好，但对极性低的药物，结果则相反。

（2）被增溶药物的性质　增溶剂所形成的胶束体积基本固定，在增溶剂浓度一定时，被增溶药物的分子量越大，摩尔体积也越大，能增溶药物的量就会越少。

（3）溶液 pH 值　弱碱性药物的分子型浓度随着溶液 pH 值的升高而增大，增溶效果提高；溶液的 pH 值减小，则有利于弱酸性药物的增溶。

（4）电解质　电解质能降低增溶剂的 CMC，使增溶剂在较低的浓度时形成大量的胶束而产生增溶作用。另外，电解质还可中和胶束的电荷，增大胶束内部有效体积，为药物提供更多的空间，从而提高增溶效果。

（5）温度　影响胶束的形成、被增溶物质及表面活性剂的溶解度。对于离子型表面活性剂，温度升高可增加被增溶物质在胶束中的溶解度以及表面活性剂的溶解度，从而促进增溶。对于某些含聚氧乙烯基的非离子型表面活性剂，温度升高常出现起昙现象，因而不利于增溶。

（6）加入顺序通常宜将被增溶药物分散于增溶剂中，然后再用溶剂分次稀释至规定体积。例如，有研究用吐温-80 和聚氧乙烯脂肪酸酯对维生素 A 棕榈酸酯进行增溶，结果表明，如果先将增溶剂溶于水再加入药物，则药物几乎不溶；但如果先将药物与增溶剂混合，然后再加水稀释则很容易溶解。

3. 增溶在中药制剂中的应用

（1）增加难溶性成分的溶解度　一些难溶性中药成分，如薄荷油、莪术油、蟾酥的脂溶性甾体等制成水性液体制剂有一定困难，加入吐温-80 后可增加其溶解度。

（2）改善中药注射剂的澄明度　复方丹参注射液、板蓝根注射液、乌头总碱注射液中均加入吐温-80 以提高药液的澄明度。

（3）提高有效成分的提取率 表面活性剂具有降低表面张力的作用，可增加对细胞的润湿、渗透性，并能增溶有效成分。常用非离子型表面活性剂，一般不与其他成分起作用，且毒性较小，可用作难溶性成分提取的辅助剂。如吐温-80可使薰衣草油提取率增加20％，而油的理化性质不变。

（二）助溶

一些难溶于水的药物由于第二种物质的加入而使其在水中溶解度增加的现象，称为助溶。加入的第二种物质称为助溶剂。

助溶的机制一般有3种：①助溶剂与难溶性药物形成可溶性络合物，如难溶性的碘（0.02g，25℃）在10％碘化钾水溶液中制成含碘达5％的水溶液，这是利用形成可溶性络合物（KI_3）增大了碘在水中的溶解度；②形成有机分子复合物，如咖啡因在水中的溶解度为1∶50，用苯甲酸钠（0.5％）助溶，形成分子复合物苯甲酸钠咖啡因后，溶解度增大到1∶1.2；③通过复分解而形成可溶性盐类，如芦丁在水中溶解度为1∶10000，可加入硼砂（0.4％）而增大其溶解度

（三）制成盐类

一些难溶性弱酸、弱碱，可制成盐而增加其溶解度。选用盐类时除考虑溶解度因素、满足临床要求外，还需考虑溶液的pH值、稳定性、吸湿性、毒性及刺激性等因素。例如黄芩苷元因脂溶性强影响溶解度、吸收与活性，常制备成苷、钠盐、铝盐、有机胺盐及磷酸酯钠盐等使用。

（四）使用潜溶剂

有时溶质在混合溶剂中的溶解度要比其在各单一溶剂中的溶解度大，这种现象称为潜溶，具有这种性质的混合溶剂称为潜溶剂。常与水组成潜溶剂的有乙醇、丙二醇、甘油、聚乙二醇300或聚乙二醇400等。如苯巴比妥难溶于水，使用聚乙二醇与水的混合溶剂后，其溶解度增加且稳定，可制成注射液。

潜溶剂能提高药物溶解度的主要原因是混合溶剂的介电常数、表面张力、分配系数等与溶解相关的特性参数发生了变化，使其与溶质的相应参数更相近，这也遵循"相似相溶"的规律。

第四节 真溶液型液体制剂

真溶液型液体制剂（true solution）系指药物以小分子或离子状态分散在溶剂中制成的可供内服或外用的均相液体制剂。真溶液为澄明液体，药物的分散度高，吸收快。溶液的分散相质点一般小于1nm，均匀、透明并能通过半透膜。主要包括溶液剂、芳香水剂、露剂、醑剂等剂型，常用溶剂有水、乙醇及脂肪油等。

一、溶液剂

溶液剂（solution）系指药物溶解于溶剂中所形成的澄明液体制剂，供内服或外用。可加入助溶剂、抗氧剂、矫味剂、着色剂等附加剂。溶液剂的制备方法有溶解法、稀释法与化学反应法。

（1）溶解法 系指将固体药物直接溶于溶剂的制备方法。一般配制程序为称量、溶解、滤过，再加溶剂至足量，搅匀，即得。适用于性质稳定的药物，直接与溶剂混合时溶液的体积容易控制。

（2）稀释法 系指将某些药物预先配制成浓溶液，临用前稀释至规定浓度。适用于原料

质量不佳、含较多杂质的药物。挥发性药物的浓溶液在稀释时操作要迅速，量取后应立即加溶剂至全量，以免药物的过多挥散影响含量的准确性。

（3）化学反应法　系指通过化学反应的方法制备，适用于原料药物缺乏或质量不符合要求的情况。配制时除有特殊规定外，应先将相互反应的药物分别溶解在适量的溶剂中，然后将其中之一缓缓加入到另一种药物溶液中，边加边搅拌，待化学反应完成，滤过，自滤器上添加适量的溶剂使成足量，搅匀，即得。

例 6-1：复方碘溶液（溶解法）

【处方】碘 50g，碘化钾 100g，水加至 1000mL。

【制法】取碘与碘化钾，加水 100mL 搅拌使溶解后，再加水稀释至 1000mL，搅匀，即得。

【作用与用途】调节甲状腺功能，用于甲状腺功能亢进的辅助治疗。

【用法与用量】口服，一次 0.1～0.5mL，一日 0.3～0.8mL。极量，一次 1mL，一日 3mL。

例 6-2：复方甘草口服溶液（稀释法）

【处方】甘草流浸膏 120mL，复方樟脑酊 180mL，甘油 120mL，愈创木酚甘油醚 5g，浓氨溶液适量，水加至 1000mL。

【制法】取甘草流浸膏，加甘油混匀，加水 500mL 稀释后，缓缓加浓氨溶液适量，调节值至 8～9，再加愈创木酚甘油醚的水溶液（取愈创木酚甘油醚，加适量热水溶解制成），不断搅拌，最后加复方樟脑酊，再加适量的水使成全量，摇匀，即得。

【性状】本品为棕色或棕黑色液体；有香气，味甜，久置偶有沉淀。

【作用与用途】镇咳药。用于上呼吸道感染、支气管炎和感冒时产生的咳嗽及咳痰不爽。

【用法与用量】口服。一次 5～10mL，一日 3 次，服时振摇。

例 6-3：复方硼酸钠溶液（化学反应法）

【处方】硼酸钠 15g，碳酸氢钠 15g，液化酚 3mL，甘油 35mL，水加至 1000mL。

【制法】取硼酸钠加热水约 500mL 溶解后，放冷，加入碳酸氢钠使溶解。另取液化酚加入甘油中搅匀，将该混合液缓缓加入硼酸钠、碳酸氢钠的混合液中，边加边搅拌，静置至气泡不再发生为止，滤过，于滤器上添加水使成全量，即得。

【功能与主治】消毒防腐剂。用于口腔炎、咽喉炎与扁桃体炎。

【用法与用量】口腔含漱。

二、芳香水剂

芳香水剂（aromatic water）系指挥发油或其他挥发性芳香药物的饱和或近饱和澄明水溶液。芳香水剂应澄明，须具有与原药物相同的气味。

芳香水剂的制备方法因原料的不同而异。纯净的挥发油或化学药物多用溶解法或稀释法，含挥发油的植物药材多用蒸馏法。

例 6-4：薄荷水

【处方】薄荷油 2mL，滑石粉 15g，水加至 1000mL。

【制法】取薄荷油，加滑石粉，置研钵中研匀，移至细口瓶中，加水 1000mL，加盖，振摇 10min 后，滤过至澄明，再由滤器上添加适量水至全量，即得。

【性状】本品为无色澄明或几乎澄明的液体；有薄荷的香气，味辛凉。

【功能与主治】芳香矫味与祛风。用于胃肠胀气。

【用法与用量】口服，一次 10～15mL，一日 3 次。

三、露剂

露剂（distillate）系指含挥发性成分的饮片用水蒸气蒸馏法制成的芳香水剂，亦称药露。

饮片加水浸泡一定时间后，用水蒸气蒸馏，收集的蒸馏液应及时盛装在灭菌的洁净干燥容器中。收集蒸馏液、灌封均应在要求的洁净度环境中进行。根据需要可加入适宜的抑菌剂和矫味剂。露剂应澄清，不得有异物、酸败等变质现象。露剂一般应检查 pH 值。

例 6-5：金银花露

【处方】金银花 100g，蔗糖 140g，枸橼酸适量，苯甲酸钠 3.2g。

【制法】取金银花，用水蒸气蒸馏，收集蒸馏液 1400mL，加入单糖浆适量至 1600mL，滤过，灌封，灭菌；或取蔗糖 140g 及苯甲酸钠 3.2g，加水使溶解，兑入蒸馏液中，加水至 1600mL，混匀，加适量枸橼酸调节 pH 值至 4.0～4.5，混匀，滤过，灭菌，灌封，即得。

【性状】本品为无色至淡黄色的透明液体；气芳香，味甜。

【功能与主治】清热解毒。用于暑热内犯肺胃所致的中暑、痱疹、疖肿，症见发热口渴、咽喉肿痛、痱疹鲜红、头部疖肿。

【用法用量】口服。一次 60～120mL，一日 2～3 次。

四、醑剂

醑剂（spirit）系指挥发性药物的浓乙醇溶液，可供内服或外用。凡用于制备芳香水剂的药物一般都可以制成醑剂。除用于治疗外，醑剂也可作为芳香矫味剂，如复方橙皮醑、薄荷醑等。挥发性药物在乙醇中的溶解度比在水中大，所以醑剂中挥发性成分的浓度较芳香水剂大，一般为 5％～10％。乙醇浓度一般为 60％～90％。

醑剂应贮藏于密闭容器中，置冷暗处保存。由于醑剂中的挥发油易氧化、酯化或聚合，久贮易变色，甚至出现黏稠性树脂状沉淀，故不宜长期贮藏。

醑剂常用溶解法与蒸馏法制备。由于醑剂是高浓度乙醇溶液，所用器械应干燥，滤器与滤纸宜先用乙醇润湿，以防挥发性成分析出而使滤液浑浊。

例 6-6：樟脑醑

【处方】樟脑 100g，95％乙醇加至 1000mL。

【制法】取樟脑，溶于 800mL 95％乙醇中，滤过，自滤器上加 95％乙醇制成 1000mL，即得。

【性状】本品为无色液体；有樟脑的特臭。

【作用与用途】局部刺激药，外用于神经痛、肌肉痛或关节痛等。

【用法与用量】局部外用，取适量涂搽于患处，并轻轻揉搓，每日 2～3 次。

第五节　胶体溶液型液体制剂

一、概述

胶体溶液型液体制剂（colloid solution）系指质点大小在 1～100nm 之间的分散相分散于适宜分散介质中制成的液体制剂。分散相包括某些高分子化合物或难溶性固体药物。胶体溶液型液体制剂的分散介质多为水，少数为非水溶剂如乙醇、乙醚、丙酮等。

按照分散相的不同可将胶体溶液型液体制剂分为高分子溶液剂和溶胶剂两类。高分子溶液剂与溶胶剂同属于胶体分散体系，但两者有着根本性区别。高分子溶液剂为分子分散体系，表现出均相体系的各种特征，属于热力学稳定体系。溶胶剂为微粒分散体系，表现出非均相体系的各种特征，属于热力学不稳定体系。二者由于分散相的大小均在 1～100nm 范围，因而表现出某些性质的相似之处。

二、高分子溶液剂

（一）高分子溶液剂的概念

高分子溶液剂（polymer solution）系指将高分子化合物溶解于分散介质中制成的均匀分散的液体制剂。亲水性强的高分子化合物以水为溶剂时能与水发生水化作用，水化后以分子状态分散于水中形成高分子溶液，称为亲水性高分子溶液。亲水性弱的高分子化合物溶解于非水溶剂中形成高分子溶液，称为非亲水性高分子溶液。亲水性高分子溶液在药剂中的应用较多。

（二）高分子溶液剂的性质

（1）荷电性　许多高分子化合物在水溶液中由于某些基团的解离而带有电荷。带正电荷的高分子溶液有琼脂、明胶等；带负电荷的高分子溶液有阿拉伯胶、西黄芪胶、海藻酸钠等。其荷电性受溶液 pH 值的影响，如蛋白质分子中含有羟基和氨基，当溶液 pH 值小于等电点时，蛋白质带正电荷；当溶液 pH 值大于等电点时，蛋白质带负电荷；当溶液 pH 值与等电点一致时，蛋白质不带电。高分子溶液的这种荷电性在剂型设计中具有重要的意义。

（2）稳定性　高分子溶液的稳定性与高分子的荷电性和水化膜有关。高分子化合物能与水形成牢固的水化膜，可阻止高分子化合物之间的相互凝聚，从而使其达到稳定状态。

高分子的荷电性或水化膜等发生变化时，高分子溶液可出现聚集沉淀的现象。如：①向高分子溶液中加入电解质，由于电解质的强烈水化作用破坏高分子溶液的水化膜，使高分子聚集沉淀，这一过程称为盐析；②向高分子溶液中加入脱水剂，如乙醇、丙酮等，也能破坏高分子溶液的水化膜而使其聚集沉淀；③向高分子溶液中加入絮凝剂或改变溶液 pH 值等均会使其聚集沉淀；④将带有相反电荷的两种高分子溶液混合，由于电荷被中和而产生聚集沉淀；⑤高分子溶液放置过久也会自发地聚集沉淀，称为陈化现象。

（3）胶凝性　一些亲水性高分子溶液在温热条件下是一种可流动的黏稠性液体，温度降低后，溶液的黏度会逐渐增大，最后形成具有网状结构的不流动的半固体凝胶。形成凝胶的过程称为胶凝。将凝胶放置一段时间，一部分液体会自动从凝胶中分离出来，凝胶的体积也逐渐缩小，最后形成干燥固体，称干胶。

（4）渗透压与黏度　亲水性高分子溶液与溶胶不同，具有较高的渗透压，渗透压的大小与高分子溶液的浓度成正比；同时高分子溶液是黏稠性液体，其黏度随着分子量的增加而提高。

（三）高分子溶液剂的制备

高分子溶液的形成要经过由溶胀到溶解的过程，前者称有限溶胀，后者称无限溶胀。溶胀速度的快慢与高分子化合物的分子量和支化度有关。分子量越高，支化度越大，溶胀越慢。加热可加速某些高分子化合物的溶胀与溶解，如淀粉的无限溶胀过程需加热至 60～70℃，而制备胃蛋白酶合剂时，需使其自然溶胀。

（1）有限溶胀　首先溶剂分子渗入到高分子化合物的分子间的空隙中，与高分子化合物中的亲水基团发生溶剂化作用而使其体积膨胀，这一过程称为有限溶胀。

（2）无限溶胀　由于高分子化合物空隙间存在溶剂分子，降低了其分子间的作用力（范德华力），溶胀过程继续进行，最后高分子化合物完全分散在溶剂中形成高分子溶液，这一过程称为无限溶胀。无限溶胀的过程也就是高分子化合物逐渐溶解的过程。无限溶胀常需加以搅拌或加热才能完成。

　　高分子化合物的种类甚多，其溶胀发生的条件和速度有所不同。如胃蛋白酶、聚维酮碘、蛋白银等溶液的制备，需将高分子化合物撒于水面，待其自然溶胀后再搅拌形成溶液。如果立即搅拌则形成团块，此时在其周围形成了水化层，使溶胀过程变得相当缓慢。再如淀粉遇水立即膨胀，其有限溶胀进行较快，但无限溶胀过程必须加热至 60～70℃才能完成。

　　例 6-7：聚维酮碘溶液

　　【处方】聚维酮碘 75g，水加至 1000mL。

　　【制法】取水 900mL，将聚维酮碘撒布于水面上，使其自然吸水膨胀约 1h，轻加搅拌使溶解，再加水至全量，搅匀，滤过，即得。

　　【性状】本品为黄棕色或棕红色液体。

　　【作用与用途】消毒防腐药。用于化脓性皮炎、皮肤真菌感染、小面积轻度烧烫伤，也用于小面积皮肤、黏膜创口的消毒。

　　【用法与用量】外用。用棉签蘸取少量，由中心向外周局部涂搽。一日 1～2 次。

三、溶胶剂

（一）溶胶剂的概念

　　溶胶剂（collosol）系指固体药物以多分子聚集体分散于水中形成的非均相的液体制剂，又称疏水胶体溶液。溶胶剂具有极大的分散度，将药物分散成溶胶状态，可能会出现体内吸收异常增大的现象，其药效出现显著变化。

（二）溶胶剂的制备

　　溶胶剂的制备方法通常有两种，即把粗大沉淀分散成胶体的分散法，和把小分子或离子聚集而形成胶体颗粒的凝聚法。

　　1. 分散法

　　分散法制备溶胶剂包括以下几种方式。

　　（1）机械分散法　常采用胶体磨进行制备。适用于质脆而易碎的药物，该方法可以制备高质量的溶胶剂。

　　（2）胶溶法　系指使新生成的粗分散相粒子重新分散的方法，如新生成的 AgCl 粗分散粒子加稳定剂，经再分散可制得 AgCl 溶胶剂。

　　（3）超声波分散　系指利用频率大于 20kHz 的超声波所产生的能量使粗分散相粒子分散成溶胶剂的方法。

　　2. 凝聚法

　　（1）物理凝聚法　系指改变分散介质的性质使溶解的药物凝聚成溶胶的方法。

　　（2）化学凝聚法　系指借助于氧化、还原、水解等化学反应制备溶胶的方法。

第六节　乳状液型液体制剂

一、概述

　　乳状液型液体制剂（emulsion）系指互不相溶的两相液体混合，其中一相液体以液滴状态分散于另一相液体中形成的非均相液体分散体系，又称乳剂。通常把前者称为分散相、内相或不连续相，后者称为分散介质、外相或连续相。一般分散相液滴的直径在 0.1～100μm 之间。

（一）乳剂的组成

　　乳剂中一相为水或水性溶液称为水相，以 W 表示；另一与水不相混溶的相称为油相，以 O 表示。乳剂由水相、油相和乳化剂组成，三者缺一不可。

（二）乳剂的分类

根据乳化剂内外相的种类、性质及相体积比，可将乳剂分为水包油（O/W）型乳剂、油包水（W/O）型乳剂、W/O/W 型或 O/W/O 型复乳。根据乳滴的粒径大小，可以将乳剂分类为普通乳、亚微乳、纳米乳。

（1）普通乳　普通乳为乳白色不透明的液体，液滴大小一般在 $1\sim100\mu m$ 之间。

（2）亚微乳　液滴大小一般在 $0.1\sim0.5\mu m$ 之间，静脉注射乳剂应为亚微乳，粒径可控制在 $0.25\sim0.4\mu m$ 范围内。

（3）纳米乳　液滴大小在 $10\sim100nm$ 之间，当液滴小于 100nm 时，乳剂粒子小于可见光波长的 1/4，这时光线通过乳剂时不产生折射而是透过乳剂，肉眼可见乳剂为透明液体，这种乳剂称为纳米乳或微乳。

（三）乳剂的特点

中药药剂学中液体制剂、注射剂、栓剂、软膏剂和气雾剂等都有乳剂型制剂的存在，所以乳剂在理论上和制备方法上对中药药剂学中相关剂型都有指导意义。乳剂的特点为：①乳剂中液滴的分散度很大，药物的吸收和药效的发挥较快，生物利用度高；②油性药物制成乳剂能保证剂量准确，并且使用方便；③O/W 型乳剂可掩盖药物的不良气味，使其易于服用；④外用乳剂能促进药物对皮肤、黏膜的渗透，减少刺激性；⑤静脉乳剂注射后分布较快、药效高、具有靶向性。

二、乳化剂

能使一相液体以细小液滴的形式分散在与其不相混溶的另一相液体中形成乳状液的附加剂，称为乳化剂。乳化剂是乳剂的重要组成部分，可以降低界面张力，在乳剂形成、增加稳定性以及药效发挥等方面起重要作用。

加入乳化剂的目的：①乳化剂被吸附于乳滴的界面，使乳滴在形成过程中有效地降低界面张力或界面自由能，有利于形成新的界面，使乳剂保持一定的分散度和稳定性；②使乳剂制备所需的能量减少，用振摇或搅拌的简单方法即可制备乳剂。

乳化剂应具备的条件：①有较强的乳化能力，并能在乳滴周围形成牢固的乳化膜；②有一定的生理适应能力，对机体不产生近期和远期的毒副作用，也不应有局部的刺激性；③稳定性好，不与乳剂处方中的药物及附加剂发生作用。

（一）乳化剂的种类

1. 表面活性剂类

这类乳化剂分子中有较强的亲水基和亲油基，乳化能力强，性质比较稳定，容易在乳滴周围形成单分子乳化膜，混合使用效果更佳。

（1）阴离子型表面活性剂　如硬脂酸钠、油酸钠、硬脂酸三乙醇胺皂、十二烷基硫酸钠或十六烷基硫酸钠等，后两者常与鲸蜡醇作为混合乳化剂。

（2）阳离子型表面活性剂　含有高分子烃链、稠合环的胺类或季铵类化合物，可与鲸蜡醇组成混合乳化剂。其中有不少还具有抗菌活性，同时还具有防腐作用。

（3）非离子型表面活性剂　如脂肪酸甘油酯类、吐温类、脂肪酸山梨坦类、泊洛沙姆类等，这类物质在水溶液中不解离，不易受电解质和溶液 pH 值的影响，能与大多数药物配伍。由于品种不同，混合后可得到不同的 HLB 值。HLB 值可决定乳剂的类型：HLB 值为 $8\sim16$ 者，形成 O/W 型乳剂；HLB 值为 $3\sim8$ 者，则形成 W/O 型乳剂。

2. 天然或合成乳化剂

天然高分子材料无毒、亲水性强、黏度大，可形成多分子乳化膜，稳定性较好，可制成 O/W 型乳剂。但质量不易控制，容易滋生细菌，使用这类乳化剂需加入防腐剂。

（1）阿拉伯胶　为阿拉伯酸的钠、钙、镁盐的混合物，可用作 O/W 型乳化剂。阿拉伯胶因羧基解离，乳化膜带负电，可形成物理障碍和静电斥力而阻止分散相聚集，适用于制备植物油、挥发油的乳剂，可供内服用。阿拉伯胶乳化能力强，但黏度较小，常与西黄芪胶、果胶或琼脂等混合使用。

（2）明胶　可用作 O/W 型乳化剂和稳定剂，易受溶液 pH 值及电解质的影响带正电或负电而产生凝聚作用。明胶易腐败，使用时需加防腐剂。常与阿拉伯胶联用，但若 pH 值在明胶的等电点以下，明胶带正电荷，可与阿拉伯胶产生聚集而影响乳化效果。

（3）西黄芪胶　可用作 O/W 型乳剂，加水溶解后溶液具有较高的黏度，pH 值为 5 时黏度最大。西黄芪胶乳化能力较差，并且形成的乳剂颗粒粗大易于聚结，一般与阿拉伯胶联用以增加乳剂的黏度。

（4）卵磷脂　为 O/W 型乳化剂，可供内服。乳化能力较强，1g 卵黄磷脂相当于 10g 阿拉伯胶的乳化作用，但应加防腐剂。

（5）胆固醇　胆固醇为白色、类白色固体，不溶于水，但可溶于胆酸盐溶液中，微溶于乙醇，易溶于乙醚、石油醚或油脂中，熔点为 147～156℃。胆固醇是一种优良的 W/O 型乳化剂，与其他乳化剂联用时，乳化能力增强。

3. 固体粉末类

不溶性的固体粉末可用作乳化剂。由于这类固体粉末能被油水两相润湿到一定程度，因而聚集在两相间形成固体膜，防止分散相液滴彼此接触合并，且不受电解质的影响。常用的 O/W 型固体粉末乳化剂有氢氧化镁、氢氧化铝、二氧化硅、硅皂土等；W/O 型固体粉末乳化剂有氢氧化钙、氢氧化锌、硬脂酸镁等。

4. 辅助乳化剂

辅助乳化剂系指与乳化剂合并使用，能增加乳剂稳定性的物质。辅助乳化剂的乳化能力一般很弱或无乳化能力，但能提高乳剂的黏度，并能增强乳化膜的强度，防止乳滴合并等作用。用于水相的辅助乳化剂多为黏性较大的多元醇或高分子化合物，如甘油、PEG 400、甲基纤维素、羧甲基纤维素钠等。用于油相的辅助乳化剂有硬脂酸、硬脂醇、鲸蜡醇、蜂蜡、单硬脂酸甘油酯等。

（二）乳化剂的选择

选择适宜的乳化剂是制备稳定乳剂的重要环节，乳化剂的选择应根据乳剂的使用目的、药物的性质、处方的组成、欲制备乳剂的类型、乳化方法等综合考虑并适当选择。

（1）根据乳剂的类型选择　在乳剂的处方设计时应先确定乳剂类型，再选择适宜的乳化剂，如制备 O/W 型乳剂应选择 O/W 型乳化剂，制备 W/O 型乳剂应选择 W/O 型乳化剂。乳化剂的 HLB 值为这种选择提供了重要的依据。

（2）根据乳剂的给药途径选择　不同给药途径的乳剂在选择乳化剂时主要考虑其毒性和刺激性，如口服乳剂应选择无毒的天然乳化剂或亲水性高分子乳化剂；外用乳剂应选择无刺激性、长期应用无毒性的乳化剂；注射用乳剂应选择磷脂、泊洛沙姆等生物相容性好的乳化剂等。

（3）混合乳化剂的选择　为了使乳化剂发挥最佳的乳化效果，通常可将几种乳化剂混合使用。

使用混合乳化剂时应注意：①非离子型乳化剂可互相混合使用；②非离子型乳化剂可与离子型乳化剂混合使用；③阴离子型乳化剂与阳离子型乳化剂不能混合使用。

乳化剂混合使用的目的：①改变 HLB 值，以改变乳化剂的亲水亲油性，使其具有更大的适应性；②增加乳化膜的牢固性，如油酸钠为 O/W 型乳化剂，与鲸蜡醇、胆固醇等亲油性乳化剂混合使用，可形成络合物，增强乳化膜的牢固性，并增加乳剂的黏度及其稳定性。乳化剂混合使用，须符合油相对 HLB 值的要求。

三、影响乳剂稳定性的因素

（1）乳化剂的性质与用量　乳化剂的 HLB 值是否适宜是乳剂形成的关键，任何改变原乳剂中乳化剂 HLB 值的因素均影响乳剂的稳定性。乳化剂的用量一般宜控制在 5%～10%，用量不足则乳化不完全，用量过大则形成的乳剂过于黏稠，不易倾倒。

（2）分散相的容积比　一般乳剂分散相的容积比应该控制在 50% 左右，过低（低于 25%）或过高（高于 75%）均不利于乳剂的稳定。

（3）乳滴大小乳剂的稳定性还与乳滴的大小有关，乳滴越小、粒径越均一，乳剂就越稳定。

（4）分散介质的黏度　适当增加分散介质的黏度可提高乳剂的稳定性，但黏度越大，乳化时所需要的做功越大。

（5）乳化温度　乳剂的黏度越大，乳化所需做的功越多；升高温度不仅能降低黏度，而且能降低表面张力，因此适当提高乳化温度有利于乳化。一般认为适宜的乳化温度为 50～70℃。

（6）乳化时间　乳化时间对乳化过程的影响是复杂而重要的。乳滴的平均粒径在搅拌开始后迅速降低，但乳化进行一定时间后，当乳滴聚结速度与新乳滴形成速度相等时，若再继续搅拌反而会使分散的小液滴合并增大，甚至破裂。所以乳化时间不宜过久，通常根据具体的乳剂类型和乳化设备凭经验确定。

四、乳剂的制备

（一）乳剂的制备方法

（1）干胶法　系将乳化剂与油混合，再加一定量的水研磨成初乳，加水将初乳稀释至全量。在初乳中油、水、乳化剂的比例视油相的种类不同而异。如油相为植物油时，比例为 4∶2∶1；油相为挥发油时，比例为 2∶2∶1；若用液状石蜡为油相，比例则为 3∶2∶1。

（2）湿胶法　本法先将乳化剂溶于水中，再将油相按比例逐渐加入不断搅拌的水溶液中即得。油、水、乳化剂的比例要求与干胶法相同。

（3）新生皂法　将脂肪酸（常用硬脂酸）与含有碱（常用氢氧化钠、氢氧化钾、氢氧化铵、氢氧化钙及三乙醇胺）的水相分别加热至一定温度（一般控制在 70℃ 左右）后混合搅拌发生皂化反应，生成的新生皂随即进行乳化，制得稳定的乳剂。生成的一价皂为 O/W 型乳化剂，生成的二价皂为 W/O 型乳化剂。用新生皂法制备的乳剂多为外用乳剂。

（4）两相交替加入法　系将水相和油相分次、少量地交替加入乳化剂中，边加边搅拌，最终形成乳剂的方法。天然胶类乳化剂及固体微粒乳化剂等制备乳剂时常用此法。

（5）机械法　又称机械混合法，系将油相、水相、乳化剂混合后用乳化机械制备乳剂的方法。机械法制备乳剂时可不用考虑混合顺序，借助于机械提供的强大能量，很容易制成乳剂。一般用于乳剂的大量制备。常用的乳化机械有组织捣碎机、高压乳匀机、胶体磨等。

（二）乳剂中药物的加入方法

乳剂是良好的药物载体，乳剂中药物的加入方法主要有：①油溶性药物可先溶于油相中，再制成乳剂，水溶性药物可先溶于水相中，再制成乳剂；②需要加热溶解的物质，可取少量水或油先行溶解，再与水相和油相混合；③挥发性药物或遇热不稳定的药物一般在临乳化前加入；④若药物既不溶于水相也不溶于油相，可用亲和性相对大的液相研磨药物，再将其制成乳剂。

五、举例

例 6-8：液状石蜡乳

【处方】液状石蜡 480mL，阿拉伯胶 120g，羟苯乙酯 1g，水加至 1000mL。

【制法】（1）干胶法　将阿拉伯胶分次加入液状石蜡中研匀，再分次加入 240mL 水研至发出劈裂声，即成初乳。再加羟苯乙酯和剩余的水研匀，即得。

（2）湿胶法　量取 240mL 水至乳钵中，加阿拉伯胶研成胶浆。再分次加入 48mL 液状石蜡，边加边研磨至初乳形成，再加入羟苯乙酯和剩余的水研匀，即得。

【性状】本品为淡黄色的乳状液体。

【作用与用途】缓泻剂。

【用法与用量】口服。每天 2～3 次，每次 20～40mL；或每次 60mL，临睡前服用。

第七节　混悬液型液体制剂

一、概述

混悬液型液体制剂（suspension）系指难溶性固体药物以微粒状态分散于分散介质中形成的非均相液体制剂，又称混悬剂。混悬剂中药物微粒一般在 $0.5～10\mu m$ 之间，但也有小至 $0.1\mu m$、大至 $50\mu m$ 的微粒。混悬剂是一种热力学和动力学均不稳定的粗分散体系。制备混悬剂的液体介质大多为水，也可用植物油作为水溶性固体药物的分散介质。

制成混悬剂的原因：①难溶性药物的溶解度不能满足剂量要求时；②临床所需药物的剂量超过了溶解度而不能以溶液剂形式应用时；③两种溶液混合时药物的溶解度降低而析出固体药物时；④为了使药物产生缓释作用。

混悬剂除具有一般制剂的质量要求外，还应符合如下规定：①药物本身的化学性质应稳定，在使用或贮存期间含量应符合要求；②粒子的沉降速度应缓慢，沉降后不应有结块现象，经振摇后有良好的再分散性；③混悬剂应有一定的黏度；④外用混悬剂应容易涂布。

混悬剂中药物的分散度较大，经胃肠道给药吸收迅速，有利于提高药物的生物利用度。考虑到药物分散的均匀性问题，为了安全起见，剂量小和毒性大的药物不宜制成混悬剂。混悬剂多为液体制剂，但为了解决混悬剂的稳定性问题，也可将药物制成干混悬剂，临用前用水冲服。

二、混悬剂的稳定性

混悬剂中药物微粒的粒径较大，其微弱的布朗运动难以克服自身重力的作用，同时药物微粒具有较高的表面自由能，所以混悬剂中的药物微粒容易聚集沉降，物理稳定性差。疏水性强的难溶性药物的混悬剂比有一定亲水性的难溶性药物存在更大的稳定性问题。

（一）微粒的沉降

混悬剂属于动力学不稳定的非均相粗分散体系，微粒受重力作用，静置时会自然沉降，沉降速度服从 Stoke's 定律，可用式(6-6) 表示：

$$v = \frac{2r^2(\rho_1 - \rho_2)g}{9\eta}$$

$$(6-6)$$

式中，v 为沉降速度，cm/s；r 为微粒半径，cm；ρ_1、ρ_2 为微粒和分散介质的密度，g/mL；g 为重力加速度，cm/s^2；η 为分散介质的黏度，g/(cm·s)。

由式(6-6)可知，微粒沉降速度与微粒半径的平方、微粒与分散介质的密度差成正比，而与分散介质的黏度成反比。用混悬剂微粒沉降速度 v 来评价混悬剂的稳定性，v 越小说明体系动力学稳定性越好，反之体系越不稳定。

增加混悬剂稳定性的主要方法有：①使固体药物微粉化，尽量减小微粒的粒径；②增加分散介质的黏度；③加入高分子助悬剂，减小固体微粒与分散介质间的密度差，同时微粒可以吸附助悬剂分子而增加亲水性。

（二）微粒的荷电与水化

混悬剂中的微粒可因本身解离或吸附分散介质中的离子而带电，具有双电层结构，即具有 ζ 电位。微粒因带电产生排斥力，阻止了微粒间的聚结。由于微粒表面荷电，水分子可在微粒周围形成水化膜，这种水化作用的强弱随双电层的厚度而变化，水化膜的存在，阻止了微粒间的相互聚结，从而使混悬剂稳定。疏水性强的难溶性药物的混悬剂微粒水化作用很弱，对电解质更敏感；有一定亲水性的难溶性药物的混悬剂微粒除带电荷外，本身具有水化作用，受电解质的影响较小。

（三）絮凝与反絮凝

混悬剂中因加入电解质，ζ 电位降低到一定程度后，混悬的微粒形成疏松的絮凝状聚集体，使混悬剂处于稳定状态，混悬微粒形成絮状聚集体的过程称为絮凝，加入的电解质称为絮凝剂。反絮凝系指向处于絮凝状态的混悬剂中加入电解质，使絮凝状态变为非絮凝状态的过程，加入的电解质称为反絮凝剂。混悬剂中的微粒由于分散度大而具有很大的界面表面积，因而具有很高的界面自由能，这种高能状态的微粒具有降低界面自由能的趋势。为了得到稳定的混悬剂，一般应控制 ζ 电位在 20～25mV 范围内，使其恰好能产生絮凝作用，形成质地疏松、易于分散的絮凝物。絮凝剂主要是具有不同价数的电解质，其中阴离子絮凝剂的絮凝作用大于阳离子絮凝剂。常用的絮凝剂有枸橼酸盐、酒石酸盐、磷酸盐等。反絮凝剂所用的电解质与絮凝剂相同。

三、混悬剂的稳定剂

为了增加混悬剂的物理稳定性，在制备时需加入能使混悬剂稳定的附加剂，称为稳定剂。稳定剂包括助悬剂、润湿剂、絮凝剂和反絮凝剂等。

（一）助悬剂

助悬剂系指能增加分散介质的黏度或密度，以降低微粒的沉降速度或增加微粒亲水性的附加剂。有些助悬剂能明显增加分散介质的黏度，但对其密度很少有影响。有些助悬剂不仅能增加黏度，还能增加分散介质的密度，从而减小微粒与分散介质之间的密度差。但黏度太高也会影响制品的流动相，使给药剂量不准确，而且还会增加不良嗅味在味蕾的残留时间。故提高密度及黏度都应适度，使微粒沉降速度减慢的最好方法是减小粒径。

助悬剂的种类很多，其中有低分子化合物、高分子化合物、硅酸盐类和触变胶等。甚至有些表面活性剂也可作助悬剂用。在制备混悬剂时，通常可根据混悬液中药物微粒的性质和含量选择不同的助悬剂，常用的助悬剂有以下几种。

1. 低分子助悬剂

低分子助悬剂如甘油、山梨醇、糖浆等低分子溶液，可增加分散介质的黏度，也可增加微粒的亲水性。在外用混悬剂中常加入甘油或山梨醇，亲水性难溶药物的混悬剂可少加，疏水性难溶药物的混悬剂应多加。糖浆主要用于内服的混悬剂，具有助悬和矫味作用。

2. 高分子助悬剂

高分子助悬剂按照来源不同主要分为天然、半合成和合成三类。高分子助悬剂不仅可以增加混悬剂黏度而且还能增加分散介质的密度，从而减小微粒与分散介质间的密度差，有利于混悬剂的稳定。

（1）天然高分子助悬剂　主要为多糖类，如阿拉伯胶、西黄芪胶、桃胶、白及胶、角叉菜胶、海藻酸钠、淀粉浆等。阿拉伯胶可用其粉末或胶浆，用量为 5％～15％；西黄芪胶用其粉末或胶浆，用量为 0.5％～1％。此外还有蛋白质类，如琼脂、明胶等。天然高分子助悬剂易被微生物或霉类分解而失去黏性，故使用时需添加防腐剂。

（2）半合成高分子助悬剂　主要为纤维素类衍生物，如甲基纤维素、羧甲基纤维素钠、羟丙基纤维素等。此类助悬剂大多性质稳定，受 pH 值影响小，但应注意某些助悬剂能与药物或其他附加剂有配伍变化。

（3）合成高分子助悬剂　常用的有卡波姆、聚乙烯吡咯烷酮等。

3. 硅酸盐类

硅酸盐类助悬剂如硅皂土、硅酸镁铝、硅酸铝等。这类助悬剂不溶于水或酸，但在水中可以吸水膨胀，形成高黏度的聚合物，阻止微粒的聚集。硅皂土为天然硅胶状的含水硅酸铝，为灰黄或乳白色粉末，不溶于水或酸，但在水中可膨胀，体积增加约 10 倍，形成高黏度并具触变性和假塑性的凝胶，在 pH 值＞7 时，膨胀性更大，黏度更高，助悬效果更好。

4. 触变胶

有些高分子助悬剂属于触变胶，利用其触变性，即凝胶与溶胶恒温转变的性质，在静置时形成凝胶防止微粒沉降，振摇后变为溶胶有利于混悬剂的使用，故使用具有触变性的助悬剂有利于混悬剂的稳定。

（二）润湿剂

润湿剂大多为表面活性剂，能够降低疏水性药物微粒与分散介质间的界面张力，改善其表面被介质润湿的能力。许多疏水性药物本身不易被水润湿，再加上微粒表面吸附有空气，在制备混悬剂时药物微粒常漂浮于液体表面，润湿剂加入后可被吸附于微粒表面，增加了微粒的亲水性，使其易于被水分散。常用的润湿剂是 HLB 值在 7～9 之间的表面活性剂。

（三）絮凝剂与反絮凝剂

制备混悬剂时常需要加入絮凝剂，使混悬剂处于絮凝状态，以增加混悬剂的稳定性。同一种电解质因用量不同，在混悬剂中可作为絮凝剂，也可作为反絮凝剂。常用的絮凝剂有枸橼酸盐、酒石酸盐、酒石酸氢盐、磷酸盐及氯化物等。絮凝剂和反絮凝剂的使用较复杂，除应考虑电解质种类、浓度及分散微粒的电荷外，还应考虑混悬剂中是否存在荷电的聚合物。

四、混悬剂的制备

制备混悬剂时，应使混悬微粒有适当的分散度，并应尽可能分散均匀，以减小微粒的沉降速度，使混悬剂处于稳定状态。混悬剂的制备分为分散法和凝聚法两种。

（一）分散法

分散法系指将粗颗粒的药物粉碎成符合混悬剂微粒要求的分散程度，再分散于分散介质中制备混悬剂的方法。分散法制备混悬剂与药物的亲水性有密切关系，少量制备可用乳钵，大量生产可用高压乳匀机、胶体磨等机械。处方中的液体可以是水，也可以是其他液体成分。

采用分散法制备混悬剂时应注意：①亲水性药物，如氧化锌、炉甘石等，一般先将药物粉碎到一定细度，再加处方中的适量液体，研磨到适宜的分散度，最后加入处方中的剩余液体至全量；②疏水性药物不易被水润湿，必须先加一定量的润湿剂与药物研匀后再加液体研磨混匀。

固体药物在粉碎时，加入适当液体研磨，可以减小药物分子间的内聚力，使药物容易粉碎得更细，微粒可达到 $0.1\sim0.5\mu m$（称为加液研磨法）。对于质重、硬度大的药物，可采用中药制剂常用的"水飞法"制备，即将药物加适量的水研细，再加入较多量的水，搅拌，稍加静置，倾出上层液体，余下的粗粒再进行研磨，如此反复操作直至完全研细，再合并含有悬浮微粒的上清液。该法可使药物研磨到极细的程度。

（二）凝聚法

凝聚法系指通过物理或化学的方法使分子或离子状的药物凝聚成不溶性药物微粒的方法，包括物理凝聚法和化学凝聚法两种。

（1）物理凝聚法　系指将分子或离子状态分散的药物溶液加入于另一不溶的分散介质中凝聚成混悬液的方法。一般将药物制成热饱和溶液，在搅拌下加至另一种不溶性的液体中，使药物快速析出，可制得粒径 $10\mu m$ 以下的微粒，再将微粒分散于适宜介质中制成混悬剂。

（2）化学凝聚法　系指用化学反应法使两种药物生成难溶性的药物微粒，再混悬于分散介质中制备混悬剂的方法。化学反应在稀溶液中进行并应急速搅拌，可使制得的药物微粒更细小而均匀。

五、举例

例 6-9：磺胺嘧啶混悬液

【处方】磺胺嘧啶 100g，苯甲酸钠 1g，羧甲基纤维素钠 5g，单糖浆 350mL，水加至 1000mL。

【制法】取羧甲基纤维素钠、苯甲酸钠，加 500mL 水制成胶浆，另将磺胺嘧啶粉碎成极细粉，与单糖浆加至上述胶浆中，加水至 1000mL，搅匀，滤过，即得。

【性状】本品为细微颗粒的混悬水溶液，静置后细微颗粒沉淀，振摇后成均匀的白色混悬液。

【功能与主治】磺胺类抗菌药。

【用法与用量】口服。成人常用量：一次 1mL，一日 2 次，首次剂量加倍；2 个月以上婴儿及小儿常用量：按体重一次 $25\sim30mg/kg$，一日 2 次，首次剂量加倍（总量不超过 2g）。

第八节　其他给药途径的液体制剂

液体制剂在医疗上的作用和用途十分广泛，除常用于口服外，还可用于皮肤、五官科及人体腔道等部位。不同给药途径的液体制剂在制备时具有不同的要求。同种给药途径的液体制剂又包括不同分散程度的剂型。

一、搽剂

搽剂（liniment）系指原料药物用乙醇、油或其他适宜溶剂制成的液体制剂，供无破损皮肤搽擦用。涂后揉擦或加在绒布等敷料上涂裹患处，具有镇痛、收敛、保护消炎、杀菌和抗刺激的作用。

搽剂的溶剂随其作用不同而有所差异。用于镇痛、抗刺激的搽剂多用乙醇为溶剂，使用时用力揉擦，有利于药物的穿透。保护性搽剂多用甘油、液状石蜡或植物油为溶剂，具有润滑作用，并防止皮肤干燥。搽剂应稳定，根据需要可加入抑菌剂或抗氧剂。

搽剂在贮存时，乳状液若出现油相与水相分离，经振摇后应能重新形成乳状液；混悬液若出现沉淀物，经振摇应易分散，并具足够稳定性，以确保给药剂量的准确。易变质的搽剂应在临用前配制。

除另有规定外，以水或稀乙醇为溶剂的一般应检查相对密度、pH 值；以乙醇为溶剂的应检查乙醇量；以油为溶剂的应无酸败等变质现象，并应检查折射率。

例 6-10：松节油搽剂

【处方】松节油 650mL，软肥皂 75g，樟脑 50g，水加至 1000mL。

【制法】将软肥皂溶于适量水中，取樟脑溶于松节油后，缓缓加入肥皂液中，边加边搅拌，再加水至全量，强力振荡或加速搅拌成乳剂，即得。

【性状】本品为乳白色的稠厚液体，有松节油及樟脑的臭味，与水振摇起多量的泡沫。

【功能与主治】镇痛。用于减轻肌肉痛、关节痛、神经痛以及扭伤。

【用法与用量】外用，用脱脂棉蘸取少量，涂搽患处，并搓揉。

二、洗剂

洗剂（lotion）系指含原料药物的溶液、乳状液或混悬液，供清洗无破损皮肤或腔道用的液体制剂。洗剂应无毒、无局部刺激性，一般以水或乙醇为溶剂。洗剂中的水分或乙醇在皮肤上蒸发，具有冷却和收缩血管的作用，可减轻急性炎症。混悬型洗剂中常加入甘油等助悬剂，当分散介质蒸发后可形成保护膜，保护皮肤免受刺激。

洗剂在贮藏时，乳状液若出现油相与水相分离，经振摇后应易重新形成乳状液；混悬液若出现沉淀物，经振摇应易分散，并具足够稳定性，以确保给药剂量的准确。易变质的洗剂应于临用前配制。除另有规定外，以水或稀乙醇为溶剂的洗剂一般应检查 pH 值。含乙醇的洗剂应检查乙醇量。

例 6-11：炉甘石洗剂

【处方】炉甘石 80g，氧化锌 80g，甘油 20mL，氢氧化钙溶液加至 1000mL。

【制法】取炉甘石、氧化锌，粉碎成极细粉，置研钵中，加上述氢氧化钙溶液约 80mL，研成糊状后，加甘油混匀，再添加氢氧化钙溶液至全量，搅匀，即得。

【性状】本品为白色的混悬液，放置后能沉淀，但经振摇后，仍应成为均匀的混悬液。

【功能与主治】收敛止痒。适用于急性湿疹、丘疹、红斑、亚急性皮炎等。

【用法与用量】外用。临用时摇匀涂擦于患处。

三、灌肠剂

灌肠剂（enema）系指经肛门灌注于直肠的水性、油性溶液或混悬液，以治疗、诊断或营养为目的的一种液体制剂。

按用药目的分为泻下灌肠剂、含药灌肠剂与营养灌肠剂。大量灌肠剂使用时应加热至体温。灌肠剂应无毒、无局部刺激性。除另有规定外，灌肠剂应密封贮存。

例 6-12：开塞露

【处方】甘油 550g，水加至 1000mL。

【制法】取甘油，加水稀释至全量，搅匀，滤过，灭菌，即得。

【性状】本品为无色糖浆状溶液；味甜。

【功能与主治】缓泻类药。用于便秘。

【用法与用量】将容器顶端刺破或剪开，涂以油脂少许，缓慢插入肛门，然后将药液挤入直肠内，成人一次 1 支，儿童一次 0.5 支。

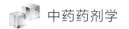

四、冲洗剂

冲洗剂（irrigation）系指用于冲洗开放性伤口或腔体的无菌溶液。

冲洗剂可由原料药物、电解质或等渗调节剂溶解在注射用水中制成。冲洗剂也可以是注射用水，但在标签中应注明供冲洗用。通常冲洗剂应调节至等渗。冲洗剂在适宜条件下目测应澄清。冲洗剂的容器应符合注射剂容器的规定。冲洗剂应无菌、无毒、无局部刺激性。冲洗剂开启后应立即使用，未用完的应弃去。

例 6-13：生理氯化钠溶液

【处方】氯化钠 9g，注射用水加至 1000mL。

【制法】取氯化钠，加注射用水至全量，搅匀，滤过，灌封，115℃热压灭菌 30min，即得。

【性状】本品为无色的澄清液体；味微咸。

【检查】pH 值应为 4.5～7.0。

【类别】冲洗剂。

五、滴鼻剂与洗鼻剂

滴鼻剂与洗鼻剂均属鼻用液体制剂。滴鼻剂（naristillae）系指由原料药物与适宜辅料制成的澄明溶液、混悬液或乳状液，供滴入鼻腔用的鼻用液体制剂。洗鼻剂（collunarium）系指由原料药物制成符合生理 pH 值范围的等渗水溶液，用于清洗鼻腔的鼻用液体制剂，用于伤口或手术前使用者应无菌。

鼻用液体制剂可根据主要原料药物的性质和剂型要求选适宜的辅料。通常含有调节黏度、控制 pH 值、增加原料物溶解、提高制剂稳定性或能够赋形的辅料，除另有规定外，多剂量水性介质鼻用液体制剂应当添加适宜浓度的抑菌剂。

鼻用溶液剂应澄清，不得有沉淀和异物；鼻用混悬若出现沉淀物，经振摇应易分散；鼻用乳状液若出现油相与水相分层，经振摇应易恢复成乳状液。鼻用液体制剂应无刺激性，对鼻黏膜及其纤毛不应产生副作用。如为水性介质的鼻用液体制剂应调节 pH 值与渗透压，pH 值一般调至 5.5～7.5。

鼻用液体制剂多剂量包装容器应配有完整和适宜的给药装置。容器应无毒并洁净，不应与原料药物或辅料发生理化作用，容器的瓶壁要有一定的厚度且均匀。除另有规定外，量应不超过 10mL 或 5g。

例 6-14：复方鱼肝油滴鼻液

【处方】薄荷脑 5g，樟脑 5g，鱼肝油加至 1000mL。

【制法】取薄荷脑、樟脑置干燥的容器中研磨，然后加入鱼肝油适量，随加随研，最后加鱼肝油至全量，混合均匀，即得。

【性状】本品为淡黄色或黄色澄明油状液体，有薄荷香气。

【功能与主治】用于干燥性鼻炎、鼻出血、萎缩性鼻炎。

【用法与用量】滴鼻，一日 3～4 次，一次 1～2 滴，小儿酌减。

六、滴耳剂与洗耳剂

滴耳剂与洗耳剂均属耳用液体制剂。滴耳剂（auristillae）系指由原料药物与适宜辅料制成的水溶液，或由甘油或其他适宜溶剂制成的澄明溶液、混悬液或乳状液，供滴入外耳道用的液体制剂。洗耳剂（ear lotion）系指由原料药物与适宜辅料制成的澄明水溶液，用于清洁外耳道的液体制剂。通常是符合生理 pH 范围的水溶液，用于伤口或手术前使用者应无菌。

耳用液体制剂的溶剂常用水、稀乙醇、甘油、丙二醇、聚乙二醇等。水溶液作用缓和，但穿透力差；乙醇溶液穿透力和杀菌作用强，但对内耳有刺激性；甘油溶液无刺激性，局部滞留时间较长，但穿透力较差，所以耳用液体制剂常使用混合溶剂。

耳用液体制剂通常含有调节张力或黏度、控制 pH 值、增加药物溶解度、提高制剂稳定性或提供足够抗菌性能的辅料，辅料应不影响制剂的药效，并应无毒性或局部刺激性。溶剂（如水、甘油、脂肪油等）不应对耳膜产生不利的压迫。除另有规定外，多剂量包装的水性耳用制剂，可含有适宜浓度的抑菌剂，如制剂本身有足够抑菌性能，可不加抑菌剂。

耳用溶液剂应澄清，不得有沉淀和异物；耳用混悬液若出现沉淀物，经振摇应易分散；耳用乳状液若出现油相与水相分离，振摇应易恢复成乳状液。

除另有规定外，耳用液体制剂多剂量包装容器应配有完整的滴管或适宜材料组合成套，一般应配有橡胶乳头或塑料乳头的螺旋盖滴管。容器应无毒洁净，且应与原料药物或辅料具有良好的相容性，容器的器壁要有一定的厚度且均匀。装量应不超过 10mL 或 5g。

例 6-15：硼酸甘油

【处方】硼酸 310g，甘油加至 1000g。

【制法】取甘油 460g，置已知重量的蒸发皿中，在砂浴上加热至 140～150℃。将硼酸分次加入，随加随搅拌，使硼酸溶解，待质量减至 520g，再加甘油至全量，趁热倾入干燥容器中，即得。

【性状】本品为无色的稠厚液体；味甜。

【作用与用途】消炎，杀菌。用于慢性中耳炎。

【用法用量】滴耳、鼻、喉部，一日 2～3 次。

第九节　液体制剂的质量检查

均相液体制剂应是澄明溶液，非均相液体制剂的药物粒子应小且分散均匀；口服液体制剂应外观良好，口感适宜，外用液体制剂应无刺激性；所有液体制剂应浓度准确、稳定、无刺激性，并具有一定的防腐能力，不得有发霉、酸败、变色、异物、产生气体或其他变质现象。

一、口服液体制剂（口服溶液剂、口服混悬剂和口服乳剂）

（1）装量　除另有规定外，单剂量包装的口服溶液剂、口服混悬液和口服乳剂的装量，照下述方法检查，应符合规定。

检查法：取供试品 10 袋（支），将内容物分别倒入经标化的量入式量筒内，检视，每支装量与标示装量相比较，均不得少于其标示量。

凡规定检查含量均匀度者，一般不再进行装量检查。

多剂量包装的口服溶液剂、口服混悬剂、口服乳剂和干混悬剂照《中国药典》现行版四部通则"最低装量检查法"检查，应符合规定。

（2）装量差异　除另有规定外，单剂量包装的干混悬剂照下述方法检查，应符合规定。

检查法：取供试品 20 袋（支），分别精密称定内容物，计算平均装量，每袋（支）装量与平均装量相比较，装量差异限度应在平均装量的 ±10% 以内，超出装量差异限度的不得多于 2 袋（支），并不得有 1 袋（支）超出限度 1 倍。

凡规定检查含量均匀度者，一般不再进行装量差异检查。

（3）干燥失重　除另有规定外，干混悬剂照《中国药典》现行版四部通则"干燥失重测定法"检查，减失重量不得过 2.0%。

（4）沉降体积比　口服混悬剂照下述方法检查，沉降体积比应不低于 0.90。

检查法：除另有规定外，用具塞量筒量取供试品 50mL，密塞，用力振摇 1min，记下混

悬物的开始高度 H_0，静置 3h，记下混悬物的最终高度 H，按下式计算：

$$沉降体积比＝H/H_0 \tag{6-7}$$

干混悬剂按各品种项下规定的比例加水振摇，应均匀分散，并照上法检查沉降体积比，应符合规定。

（5）微生物限度　除另有规定外，照《中国药典》现行版四部通则"非无菌产品微生物限度检查法"检查，应符合规定。

二、其他给药途径的液体制剂

1. 搽剂、洗剂、灌肠剂

（1）装量　除另有规定外，照《中国药典》现行版四部通则"最低装量检查法"检查，应符合规定。

（2）微生物限度　除另有规定外，照《中国药典》现行版四部通则"非无菌产品微生物限度检查法"检查，应符合规定。

2. 冲洗剂

（1）装量　除另有规定外，照《中国药典》现行版四部通则"最低装量检查法"检查，应符合规定。

（2）无菌　照《中国药典》现行版四部通则"无菌检查法"检查，应符合规定。

（3）细菌内毒素或热原　除另有规定外，照《中国药典》现行版四部通则"细菌内毒素检查法"或"热原检查法"检查，每 1mL 中含细菌内毒素的量应小于 0.50 EU 内毒素。

不能进行细菌内毒素检查的冲洗剂应符合热原检查法的规定。除另有规定外，剂量按家兔体重每 1kg 注射 10mL。

3. 滴鼻剂与洗鼻剂

（1）沉降体积比　混悬型滴鼻剂照下述方法检查，沉降体积比 F 应不低于 0.90。

检查法：除另有规定外，用具塞量筒量取供试品 50mL，密塞，用力振摇 1min，记下混悬物的开始高度 H_0，静置 3h，记下混悬物的最终高度 H，按式(6-7)计算。

（2）装量　除另有规定外，单剂量包装的鼻用液体制剂照下述方法检查，应符合规定。

检查法：取供试品 10 个，将内容物分别倒入经标化的量入式量筒内，在室温下检视，每个装量与标示装量相比较，均不得少于其标示量。

多剂量包装的鼻用液体制剂，照《中国药典》现行版四部通则"最低装量检查法"检查，应符合规定。

（3）无菌　除另有规定外，用于手术、创伤或临床必需无菌的鼻用液体制剂，照《中国药典》现行版四部通则"无菌检查法"检查，应符合规定。

4. 滴耳剂与洗耳剂

（1）沉降体积比　混悬型滴耳剂照滴鼻剂与洗鼻剂的方法检查，沉降体积比应不低于 0.90。

（2）装量差异　除另有规定外，单剂量给药的耳用液体制剂照下述方法检查，应符合规定。

检查法：取供试品 20 个剂量单位，分别称定内容物，计算平均装量，超过平均装量±10％者不得过 2 个，并不得有超过平均装量±20％者。凡规定检查含量均匀度的耳用液体制剂，一般不再进行装量差异的检查。

（3）装量　多剂量耳用液体制剂，照《中国药典》现行版四部通则"最低装量检查法"检查，应符合规定。

（4）无菌　除另有规定外，用于手术、耳部伤口或耳膜穿孔的耳用液体制剂，照《中国药典》现行版四部通则"无菌检查法"检查，应符合规定。

（5）微生物限度　除另有规定外，照《中国药典》现行版四部通则"非无菌产品微生物限度检查法"检查，应符合规定。

思考题

1.液体制剂按分散系统如何分类？试阐述各自区别点。

2.试述表面活性剂在药剂学上的应用。

3.哪类表面活性剂容易发生起昙现象？这对液体制剂的制备有何影响？

4.试述增溶与助溶的区别与联系。

第七章 注射剂

第一节　概　　述

一、注射剂的含义

注射剂（injection）系指原料药物或与适宜的辅料制成的供注入体内的无菌制剂。注射剂由药物、溶剂及附加剂组成。

中药注射剂系指在中医药理论指导下，采用现代制药技术，将中药饮片通过提取、纯化后制得的无菌溶液，或供临用前配成溶液注射的无菌粉末。

注射剂的应用迄今已有一百多年的历史，有奏效迅速的显著优点，现已成为临床上应用最广泛的剂型之一。自1985年首个长效注射微球问世后，注射剂产品不断推陈出新，出现了纳米粒、脂质体、凝胶等新型注射剂。目前，注射剂的生产基本上实现了管道化和自动化，高速离心、膜过滤、冷冻干燥等新技术的应用，使注射剂的安全性和稳定性有了很大的提高。

中药注射剂是在中药液体制剂基础上发展起来的，既保留了中医药特色，又具有化学药物注射剂起效快的特点，在临床治疗中已显现出相当重要的作用。但由于中药材存在来源、产地、采收季节、加工炮制等方面的差异及其成分的复杂性，产品质量往往不易控制，从而影响其疗效的稳定性，不良反应也较多。因此，应对已上市和在研的中药注射剂品种不断进行制备工艺的优化和改进，并提高质量标准，以确保中药注射液的安全有效、质量可控。

二、注射剂的特点

（1）作用迅速，药效可靠　注射剂中的药物成分以液体状态注入人体血管、组织或器官内，快速分布于靶组织或受体，作用迅速。其中静脉注射特别适合抢救危重患者，因其不存在吸收过程，药物直接进入血液循环发挥作用。且因注射剂不经胃肠道给药，药物的吸收不受其复杂环境的影响，同时避免了肝脏的首过作用，具有较高的生物利用度，因此剂量准确，药效可靠。

（2）适用于不宜经口给药的药物　某些药物在胃肠道吸收较差，如链霉素、庆大霉素等氨基糖苷类抗生素经口给药不易吸收，肌内注射吸收迅速且完全；对在胃肠道易遭破坏的药物，如胰岛素经口服用后，会被消化液中的蛋白酶分解为氨基酸，从而失去生物学活性；对胃肠道有刺激性的药物，如治疗血吸虫病的酒石酸锑钾，经口服用后由于局部锑浓度过高而易引起呕吐。上述药物均可制成注射剂取代其口服制剂。

（3）适用于不宜经口给药的患者　对于有消化系统疾病，或处于昏厥、抽搐、术后禁食等状态的患者，可选择注射给药。

（4）可实现定位给药　某些注射液可在病灶部位直接注射，局部药物浓度高，治疗效果较好，如醋酸波尼松龙注射液关节腔内注射，用于治疗风湿性关节炎；还有些注射液可采用小剂量穴位注射，除可发挥药物的基本作用外，还兼有针灸治疗的功效，如治疗慢性阻塞性肺部疾病时，在肺俞、脾俞、天突等穴位分别注射复方当归注射液，能明显提高治疗效果。

（5）可实现定向给药　纳米粒、脂质体、乳状液等微分散型注射液，由于分散相的粒径较小（<1μm），静注后对网状内皮细胞丰富的脏器，如肝、脾、肺等具有明显的定向分布作用。此外，该类注射液对淋巴系统也有较强的趋向性，可抑制癌细胞经淋巴管的转移，或直接用于淋巴系统肿瘤的靶向治疗。

但注射剂也存在不足之处。如制备过程复杂，对生产环境及人员设备要求高；使用不便，需专业人员及相应的注射用具；注射时易造成注射部位的疼痛；比其他剂型容易引起不良反应等。

三、注射剂的分类

注射剂根据临床应用形式不同，可分为注射液、注射用无菌粉末和注射用浓溶液。

1. 注射液

注射液系指原料药物或与适宜的辅料制成的供注入体内的无菌液体制剂，包括溶液型、乳状液型和混悬型注射液。临床可用于皮内注射、皮下注射、肌内注射、静脉注射、鞘内注射和椎管内注射等。其中，供静脉滴注用的大容量注射液（除另有规定外，一般不小于100mL，生物制品一般不小于50mL），也称为输液。

（1）溶液型注射液　溶液型注射液应澄清。易溶于水或用增溶、助溶的方法使溶解度增加，且在水溶液中稳定的药物，可制成水溶液型注射液。它能与体液混合均匀，可迅速被扩散和吸收，如氨茶碱注射液、维生素C注射液。对于某些难溶于水，但能溶于注射用油的药物可制成油溶液型注射液，此类注射剂一般仅供肌内注射，由于其在肌肉组织内扩散缓慢，可起延长药效的作用。如黄体酮注射液、维生素E注射液。

（2）乳状液型注射液　对于上述难溶于水的药物，还可先将其溶于油性介质中，在机械力和乳化剂的共同作用下使其分散于水相中，制成乳状液型注射液，如胶丁钙注射液、莪术油注射液。乳状液型注射液不得有相分离现象，不得用于椎管注射；静脉用乳状液型注射液中90%的乳滴粒径应在1μm以下，不得有大于5μm的乳滴。

（3）混悬型注射液　对于难溶于水，剂量超过了溶解度而不能制成溶液剂，或希望起长效作用的药物可制成混悬型注射液，如醋酸可的松注射液。除另有规定外，混悬型注射液中原料药物粒径应控制在15μm以下，含15～20μm（间有个别20～50μm）者，不应超过10%，若有可见沉淀，振摇时应容易分散均匀。混悬型注射液一般仅供肌内注射，不得用于静脉注射或椎管内注射；中药注射剂不宜制成混悬型注射液。

2. 注射用无菌粉末

注射用无菌粉末系指原料药物或与适宜辅料制成的供临用前用无菌溶液配制成注射液的

无菌粉末或无菌块状物，一般采用无菌分装或冷冻干燥法制得。以冷冻干燥法制备的生物制品注射用无菌粉末，也可称为注射用冻干制剂，如胎盘白蛋白注射用粉针剂。

3. 注射用浓溶液

注射用浓溶液系指原料药物与适宜辅料制成的供临用前稀释后静脉滴注用的无菌浓溶液，如注射用唑来膦酸浓溶液。

四、注射剂的给药途径

根据临床需要，注射剂有多种给药途径，如图7-1所示。而给药途径不同，其质量要求和作用特点也有所差异。

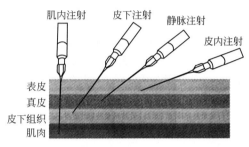

图 7-1　注射剂的常用给药途径示意图

（1）皮内注射　注射于表皮和真皮乳头层之间，一般注射在前臂，每次剂量在 0.2mL 以下。由于药物在该部位的吸收缓慢，皮内注射常用于过敏性试验和疾病诊断，如皮试用青霉素、白喉诊断毒素。

（2）皮下注射　注射于真皮和肌肉之间的松软组织内，注射部位大多在上臂外侧，每次剂量为 1～2mL，药物吸收速度稍快于皮内注射。由于皮下组织对异物刺激较敏感，混悬型注射液不能用于皮下注射。常用于部分疫苗的接种，如麻疹疫苗；也可用于疾病治疗，如胰岛素宜采用皮下注射降血糖，由于其吸收较缓慢，可起到延长药效的作用。

（3）肌内注射　注射于肌肉组织中，注射部位一般在臀大肌或臂肌，一次注射剂量为 5mL 以下。由于肌肉内所含血管比皮下和皮内丰富得多，吸收迅速，药物可较快到达全身。另外，由于肌肉组织的敏感程度比皮下低，且药物在该部位吸收较好，故药物的水溶液、油溶液、乳状液和混悬液均可用于肌内注射。

（4）静脉注射　注射于静脉内，包括静脉推注和静脉滴注两种方式。短暂性的静脉注射多以注射器直接注入静脉，称为静脉推注，一次注射量为 50mL 以下。连续性的静脉注射则以静脉滴注的方式实施，又称静脉输注，一次注射量可达数千毫升，常用于急救、补充人体营养和体液、调节体内酸碱平衡等。

药物一旦经静脉注入后，作用不能中途终止，故对静脉注射剂的质量要求应特别严格。混悬液、油溶液及直径大于 $1\mu m$ 的乳状液容易引起毛细血管栓塞，不宜用于静脉注射。易引起溶血或蛋白质沉淀的成分，如皂苷和鞣质等，也不宜用于静脉注射。静脉注射剂不得添加抑菌剂。

（5）椎管内注射　注射于脊椎四周蛛网膜下腔内，药物直接进入脊腔、脑室，一次注射量为 10mL 以下。由于该部位的神经组织较敏感，且脊椎液循环缓慢，注射不当会导致渗透压紊乱，引起患者头痛、呕吐等不良反应，所以要严格控制注射剂的质量。溶剂应采用不含任何微粒的纯净水溶液，配制好的药液须与脊椎液等渗，pH 值在 5.0～8.0 之间，且不得加入抑菌剂。

此外，尚有穴位注射、腹腔注射、关节腔注射、动脉注射、脑池内注射、滑膜腔注射、心内注射等给药途径。

第二节　热　　原

一、热原的含义

热原（pyrogen）系指注射后能引起恒温动物体温异常升高的致热物质，包括微生物的代谢产物、微生物尸体及细菌内毒素。除细菌外，霉菌、酵母菌、病毒、立克次体等均能产生热原。

热原广泛存在于自然界中，当热原通过消化道进入人体时并不产生危害，但热原通过注射等方式进入血液时则会引起不同程度的不良反应。热原小量入血后被肝脏枯否细胞灭活，不会造成机体损害。当注入人体的注射剂（特别是输液）中含有热原量达 $1\mu g/kg$ 时，约 30min 后会出现体温升高、寒战、出汗、昏晕、呕吐等症状，有时体温可升至 40℃ 以上，严重者出现昏迷、虚脱，甚至危及生命，临床上把上述现象称为"热原反应"。

二、热原的组成

细菌内毒素是注射剂产生热原反应最主要的致热物质，其中革兰氏阴性菌产生的内毒素致热能力最强，比革兰氏阳性菌约高 8 倍。故在对注射剂进行细菌内毒素检查时，常以革兰氏阴性菌产生的内毒素为代表。

内毒素为细菌细胞壁的分解产物，一般在细菌存活时不会排出菌体外，只有当细菌死亡而细胞破裂时才会被释放出来，故称为内毒素。内毒素的主要成分由磷脂、脂多糖和蛋白质组成，为一类结构复杂的高分子复合物。其中脂多糖作为内毒素的主要成分和活性中心，致热作用最强。细菌种类不同，其脂多糖的化学组成各有差异，一般脂多糖的分子量越大其致热作用就越强。

三、热原的基本性质

（1）水溶性　热原分子中含有磷脂、脂多糖及蛋白质等极性物质，故能溶于水。其浓缩的水溶液往往带有乳光，故含乳光的水或药液提示有可能热原不合格。

（2）耐热性　热原的耐热性较强，在常规的注射剂灭菌条件下，热原往往不能被破坏。但在 180℃ 加热 3～4h、200℃ 加热 1h、250℃ 加热 30～45min 或 650℃ 加热 1min 均可彻底破坏热原。

（3）滤过性　热原体积较小，直径在 1～5nm 之间，用普通过滤器无法有效截留。有研究表明，采用膜分离技术，选择适宜的超滤膜可有效滤除溶液中的热原。

（4）可吸附性　热原能被活性炭吸附，纸浆、石棉板等滤材对热原也有一定的吸附作用。

（5）不挥发性　热原本身不挥发，但由于其水溶性，在蒸馏时，可随水蒸气形成的雾滴进入蒸馏水中，故蒸馏器上必须具有完好的隔沫装置以将水蒸气和雾滴分离。

（6）其他性质　热原能被强酸、强碱及强氧化剂破坏，也可被超声波及某些表面活性剂（如去氧胆酸钠）破坏。另外，由于热原带有正、负电荷，可采用离子交换树脂去除热原。

四、热原的污染途径

（1）溶剂　溶剂是注射剂污染热原的主要途径。在制备注射用水时，操作不当或蒸馏水器结构不合理都有可能被热原污染。即使原有溶剂不含热原，也有可能由于贮存时间过长或存放容器不洁而产生大量热原。因此，应尽可能使用新鲜的注射用水。

（2）原辅料　原辅料质量不好、包装不严密或贮存不当，均有可能被微生物污染而产生热原。特别是一些自身带有较多微生物的中药材，投料前应对其进行严格的净化处理。

（3）制备用具　生产注射剂用的配制罐、管道、器具等清洁消毒不严格或灭菌不彻底也会产生热原。因此所有制备用具均应按 GMP 的操作规程进行清洁或灭菌处理，合格后方可使用，用后必须立即清洗。

（4）制备过程　生产环境洁净度差、操作时间过长、产品灭菌不及时、灭菌时间不够等，均有机会增加微生物污染而产生热原。故在注射剂制备中的每一环节都要注意避菌操作，尽可能缩短生产周期。

（5）使用过程　有时注射剂本身不含热原，临床使用时仍发现有热原反应，往往是因为注射器具遭到污染而造成的不良后果。所以在临床使用注射剂时必须保证所用到的相关注射器具无菌、无热原。

五、注射剂中热原的除去方法

1. 溶剂或药液中热原的除去方法

（1）吸附法　常用的吸附剂为针用活性炭，具有助滤、脱色以及除臭作用，常用量为 $1\sim5g/L$。使用时将针用活性炭加入溶液中，煮沸搅拌 15min 便能除去大多数热原。活性炭的吸附作用强，故在吸附热原的同时，溶液中的药物成分，如生物碱、黄酮等也会被吸附，因此在用此法除热原时应注意控制活性炭的用量和操作条件。此外有报道将 0.2％活性炭与 0.2％硅藻土合用，除热原效果较好。

（2）离子交换法　系利用离子交换树脂除去热原的方法。在溶液中离子交换树脂能将自身携带的离子与溶液中的同电荷离子进行交换。由于热原分子上含有磷酸根和羧酸根负电荷，故可用碱性阴离子交换树脂将其吸附从而除去热原。但树脂易饱和，须经常再生。

（3）凝胶过滤法　亦称分子筛过滤法。凝胶在溶液中具有网状结构，小分子物质能被吸附进入其内部，洗脱速度慢，而大分子物质却被排除在外部，洗脱速度快。故当溶液通过凝胶色谱柱时，溶液中的物质可按分子量大小不同进行筛分。但当两者分子量相差不大时，不宜使用此法。如利用热原的分子量远大于水的性质，采用乙氨基葡聚糖凝胶可制备无热原纯化水。

（4）超滤法　系利用高分子滤膜的选择性和渗透性，在一定的压力和流速下滤除溶液中热原的方法。超滤法的基本分离原理为对不同分子量的物质进行选择性截留，而细菌内毒素在溶液中常以团聚形式存在，分子量达到几千到几十万，所以超滤法在细菌内毒素的去除方面有一定优势。超滤法不但可去除热原，还能去除药液中大于膜孔的高分子杂质，有利于提高注射液的澄明度和稳定性。

（5）反渗透法　反渗透是渗透的一种反向迁移运动，是一种在压力驱动下，借助于半透膜的选择截留作用将溶液中的溶质与溶剂分开的分离方法。有报道采用三醋酸纤维半透膜或聚酰胺半透膜除去溶剂或药液中的热原，其效果稳定可靠。

在注射剂的实际生产中，往往是在不同生产阶段，采用多种方法联合运用，才能达到较好的除热原效果。

2. 制备用具上热原的除去方法

（1）高温法　对于耐高温的容器和用具，如针头、针筒以及其他玻璃器皿，在洗涤干净后，可采用 180℃加热 2h 或 250℃加热 30min 破坏热原。

（2）酸碱法　对于耐酸碱的容器及用具，用重铬酸钾硫酸洗液浸泡处理或用稀氢氧化钠溶液煮沸 30min 以上，可将热原破坏。但需要注意的是，玻璃容器与碱液长时间接触后，其透明度会受一定程度的影响。

第三节　注射剂的溶剂

要将药物制成符合质量要求的注射剂，溶剂的选择非常重要。注射剂所选溶剂应安全无害，并与其他药用成分兼容性良好，不得影响活性成分的疗效和质量。一般分为水性溶剂和非水性溶剂。

水性溶剂最常用的为注射用水，也可用 0.9％氯化钠溶液或其他适宜的水溶液。非水性溶剂常用植物油，主要为供注射用的大豆油，其他还有乙醇、丙二醇和聚乙二醇等。供注射用的非水性溶剂，应严格控制其用量，并应在各品种项下进行相应的限量检查。

一、注射用水

（一）制药用水

水是药品生产过程中用量最大、使用最广的一种辅料，用于生产过程和药物制剂的制备。制药用水按其使用范围不同可分为饮用水、纯化水、注射用水和灭菌注射用水。制药用水的原水通常为饮用水，一般应根据各生产工序或使用目的选用质量合格的制药用水。

1. 饮用水

饮用水为天然水经净化处理所得的水，其质量须符合我国现行的《生活饮用水卫生标准》。饮用水可作为药材净制时的漂洗、制药用具的粗洗用水。除另有规定外，也可作为饮片的提取溶剂。

2. 纯化水

纯化水为饮用水经蒸馏法、离子交换法、反渗透法或其他适宜的方法制备的制药用水，不含任何附加剂，也可称为去离子水。其质量应符合《中国药典》现行版二部纯化水项下的规定。

纯化水可作为配制普通药物制剂用的溶剂或试验用水；可作为中药注射剂、滴眼剂等灭菌制剂所用饮片的提取溶剂；口服、外用制剂配制用溶剂或稀释剂；非灭菌制剂用器具的精洗用水；也可用作非灭菌制剂所用饮片的提取溶剂；纯化水不得用于注射剂的配制与稀释。纯化水有多种制备方法，应严格监测生产环节，防止微生物污染。

3. 注射用水

注射用水为纯化水经蒸馏所得的水，应符合细菌内毒素试验要求。其质量应符合《中国药典》现行版二部注射用水项下的规定。

注射用水可作为配制注射剂、滴眼剂等的溶剂或稀释剂及容器的清洗。为保证注射用水的质量，应减少原水中的细菌内毒素，监控蒸馏法制备注射用水的各生产环节，并防止微生物的污染。

4. 灭菌注射用水

灭菌注射用水为注射用水按照注射剂生产工艺制备所得，不含任何添加剂，主要用于注射用灭菌粉末的溶剂或注射剂的稀释剂。其质量应符合《中国药典》现行版二部灭菌注射用水项下的规定。

（二）注射用水的质量要求

注射用水应为无色的澄明液体、无臭。pH 值应为 5.0～7.0，氨含量不得超过 0.00002％。每 1mL 中含细菌内毒素的量应小于 0.25EU（内毒素单位）。采用 R2A 琼脂培养基进行微生物限度检查，30～35℃培养不少于 5 天后，每 100mL 中需氧菌总数不得超过 10cfu。硝酸盐与亚硝酸盐、电导率、总有机碳、不挥发物与重金属含量照《中国药典》现行版二部纯化水项下的方法检查，应符合规定。

（三）注射用水的制备技术

注射用水的制备一般将饮用水先经电渗析或反渗透、离子交换等方法制得纯化水后，再经蒸馏制得。其制备工艺流程如图 7-2 所示。

1. 纯化水的制备

（1）电渗析法　电渗析法是依据电场作用，原水中的阴离子（如 Cl⁻）和阳离子（如

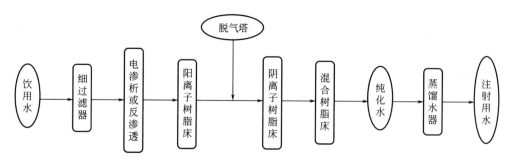

图 7-2　注射用水的制备工艺流程

Na$^+$）定向迁移，并通过具有选择透过性的阴、阳离子交换膜。阳离子交换膜显示强烈正电场，排斥阳离子，只允许阴离子透过；而阴离子交换膜显示强烈负电场，排斥阴离子，只允许阳离子通过，如此达到净化原水的目的。其作用原理如图 7-3 所示。

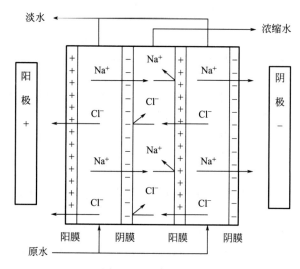

图 7-3　电渗析原理

　　电渗析净化常用于原水处理，是一种制备初级纯水技术。电渗析法不用酸碱处理，较离子交换法更经济，特别是当原水中含盐量较高（3000mg/L）时，离子交换法由于负荷过大已不适用，而电渗析法仍然有效。生产中通常以比电阻值来控制去离子水质量，该法制得的水比电阻较低，一般为（5～10）×10^{4}Ω·cm，因此常与离子交换法联用，以提高原水净化效率。

　　（2）反渗透法　反渗透法耗能低、水质好，且设备使用与保养方便，是目前国内制备纯化水使用较多的方法。

　　渗透是当两种不同浓度的水溶液（如纯水和盐溶液）用半透膜隔开时，稀溶液中的水分子通过半透膜向浓溶液一侧自发流动的现象。由于半透膜只允许水通过，而不允许离子和其他大分子通过，故渗透作用的结果，必然使浓溶液一侧的液面逐渐升高，水柱静压不断增大，达到一定界面时，液面不再上升，达到渗透的动态平衡，这时浓溶液与稀溶液之间的水柱静压差即为渗透压。若在浓溶液一侧加压，当此压力大于渗透压时，浓溶液中的水可向稀溶液作反向渗透流动，这种现象称为反渗透。其结果是纯水从浓溶液中分离出来。其作用原理如图 7-4 所示。

　　（3）离子交换法　系利用树脂离子的交换功能来去除水中的阴、阳离子的方法，也称为

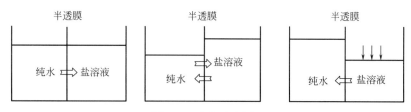

图 7-4 反渗透法原理

化学除盐法。

离子交换法所需设备简单，节约燃料和冷却水，成本低。制得的水质化学纯度高，对热原、细菌有一定的去除作用。常用的离子交换树脂有阴、阳离子交换树脂两种。如 732 型苯乙烯强酸性阳离子交换树脂，极性基团为磺酸基，可用简式 $RSO_3^-H^+$（氢型）或 $RSO_3^-Na^+$（钠型）表示；717 型苯乙烯强碱性阴离子交换树脂，极性基团为季铵基，可用简式 $RN^+(CH_3)_3OH^-$（羟型）或 $RN^+(CH_3)_3Cl^-$（氯型）表示。市售品多为钠型和氯型，性质稳定，便于保存，使用时需先用酸碱转化为氢型和羟型后才能使用。

离子交换法的基本原理为：当水通过阳离子树脂柱时，水中阳离子被树脂吸附，而树脂上的 H^+ 则被置换到水中，并和水中的阴离子组成对应的无机酸；经阳离子交换树脂处理过的水再通过阴离子交换树脂柱时，水中的阴离子被树脂吸附，树脂上的 OH^- 则被置换到水中，与水中的 H^+ 结合成水。如此水中的阴、阳离子均被树脂吸附除去。

以 NaCl 为例，离子交换法除盐的原理如图 7-5 所示。

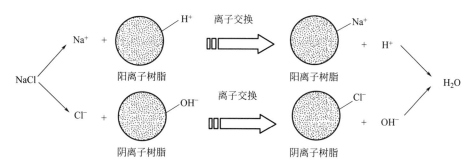

图 7-5 离子交换法除盐的原理

离子交换法处理水的生产工艺，一般采用阳离子树脂床-阴离子树脂床-混合树脂床的串联组合形式。通过阳离子树脂床的水中，常含有大量的 HCO_3^-，且水的 pH 值偏酸性，会以 H_2CO_3 形式而溶于水中。为降低 HCO_3^- 浓度，常在阳床后加脱气塔除去 CO_2，以减轻阴离子树脂的负担，提高水的净化效果。该法制得的水纯度较高，比电阻值可达 $1M\Omega \cdot cm$ 以上。离子交换树脂使用一段时间后，吸附的离子接近饱和状态，就要进行再生处理。

2. 注射用水的制备

注射用水一般采用蒸馏法制备。该法是将纯化水加热蒸发，产生的蒸汽从水中脱离后冷凝为液体，而不挥发物质则留在残液中，从而得到纯净的蒸馏水。制备注射用水的蒸馏设备主要有塔式蒸馏水器和多效蒸馏水器两种。

（1）塔式蒸馏水器 一般利用锅炉提供的高温蒸汽为热能加热，采用盘式或蛇形蒸汽加热管，传热效率高，实验室或少量制备也可采用电加热管加热。冷却装置一般采用列管式设计，出水量大，易于维护。塔式蒸馏水器属单效蒸馏水器，主要由蒸发锅、隔沫器（也称挡板）和冷凝器三部分组成（隔沫器是用来防止热原污染的装置）。

（2）多效蒸馏水器 多效蒸馏水器具有节能（仅为单效蒸馏水器的 1/3）、高效、产量大的特点，并且出水快、水质稳定、纯度高，配有自动控制系统，目前药品生产企业制备注射用水多采用此设备。

多效蒸馏水器的工作原理是使充分预热的纯化水通过多效蒸发和冷凝，去除不冷凝气体和杂质，从而获得高纯度的蒸馏水。多效蒸馏水机依据各效蒸发器之间工作压力不同，第一效产生的纯蒸汽可以作为下一效的加热蒸汽（一效加热蒸汽为锅炉蒸汽），如此经过多效的换热蒸发，原料水被充分汽化，各效产生的纯蒸汽则在换热过程中被冷却为蒸馏水，从而达到节约加热蒸汽和冷却水的目的。多效蒸馏水器常用三效、四效或五效，每效各包含一个预热器、蒸发器和汽水分离装置，蒸发器一般采用垂直列管降膜蒸发原理设计。

（四）注射用水的贮存

注射用水必须在防止细菌内毒素生长的设计条件下生产、贮藏及分装，注射用水系统应定期进行清洗与消毒。配制注射剂的注射用水应尽量临用新制，若需保存，其储存方式和静态储存期限应经过验证，以确保水质符合要求，一般可在 80℃以上保温、70℃以上保温循环或 4℃以下的状态下存放，配制注射剂用的注射用水存放时间不宜超过 12h。

二、注射用非水溶剂

除了注射用水，注射用油及其他一些非水溶剂也可选用为注射剂的溶剂。各种注射用非水溶剂应符合注射用标准，不能用其它药用规格代替。对于在水溶液中不稳定，难溶于水或有特殊用途（如水溶性药物制备混悬型注射液）的药物，制备注射剂时可选用非水溶剂，常用的有以下几种。

1. 大豆油

本品系由豆科植物大豆的种子经提炼制成的脂肪油。本品为淡黄色的澄明液体，无臭或几乎无臭。几乎不溶于水，极微溶于乙醇，能与三氯甲烷或乙醚混溶。相对密度为 0.916～0.922，折射率为 1.472～1.476，酸值应不大于 0.1，皂化值为 188～195，碘值为 126～140。其中的酸值、皂化值、碘值为评定油类质量的重要指标。另外，吸光度、过氧化物、不皂化物、棉籽油、碱性杂质、水分、重金属、微生物限度等检查项均应符合规定。大豆油在配制注射剂前须精制，以除去杂质，且要贮存于避光洁净的密闭容器内，防止氧化酸败。

2. 甘油

本品为 1,2,3-丙三醇，按无水物计算，含 $C_3H_8O_3$ 不得少于 98.0%。本品为无色、澄清的黏稠液体，味甜，有引湿性。与水或乙醇能任意混溶，在丙酮中微溶，在三氯甲烷或乙醚中均不溶。相对密度在 25℃时不小于 1.257，折射率为 1.470～1.475。另外，酸碱度、氯化物、脂肪酸与脂类、重金属及微生物限度等检查项均应符合规定。甘油黏度和刺激性大，不单独用作注射剂溶剂，常与其他溶剂组成复合溶剂。例如用于抗癌的鸦胆子油静脉乳剂，其溶剂为注射用甘油和注射用水。

3. 丙二醇

本品为 1,2-丙二醇，含 $C_3H_8O_2$ 不得少于 99.5%。本品为无色澄清的黏稠液体，无臭，有引湿性。与水、乙醇或三氯甲烷能任意混溶。相对密度为 1.035～1.037。另外，酸度、氯化物、硫酸盐、重金属、细菌内毒素及水分等检查项均应符合规定。丙二醇溶解范围广，能溶解多种挥发油，可供肌内或静脉给药。通过控制丙二醇的用量，可使成品具有长效作用。如用于抗肿瘤的三尖杉酯碱注射液即采用丙二醇为溶剂。

4. 聚乙二醇

本品为环氧乙烷的聚合物。其中，聚乙二醇 300 和聚乙二醇 400 可作注射用溶剂。

聚乙二醇 300 为无色澄清的黏稠液体，微臭。在水、乙醇、乙二醇中易溶，在乙醚中不溶。相对密度在 20℃时应为 1.120～1.130。另外，聚乙二醇 300 的平均分子量、酸碱度、还原性物质、水分和细菌内毒素等检查项均应符合规定。有研究表明，肌内注射人用剂量 5～10 倍的聚乙二醇 300，能使大白鼠局部产生炎症而坏死；有报道聚乙二醇 300 的降解产物可能导致肾病变，因此聚乙二醇 400 更常用。

聚乙二醇 400 为无色或几乎无色的黏稠液体，略有特臭。在水或乙醇中易溶，在乙醚中不溶。相对密度为 1.110～1.140。另外，聚乙二醇 400 的平均分子量、酸度、澄清度、颜色、还原性物质和细菌内毒素等检查项均应符合规定。如塞替派注射液以聚乙二醇 400 作溶剂，可避免塞替派在水中的聚结沉降作用。

此外，还有乙醇、油酸乙酯、乳酸乙酯、苯甲酸苄酯、二甲基乙酰胺、肉豆蔻异丙基酯等可选作注射剂的混合溶剂。

第四节　注射剂的附加剂

为了提高注射剂的有效性、安全性和稳定性，注射剂除主药与溶剂以外还需添加一种或数种附加剂。由于注射剂附加剂种类繁多，使用不当，可能会影响到主药的性质，与其他药物配伍时可能存在相互作用，从而影响到安全用药，因此各国药典对附加剂的种类及用量都有明确规定。其主要作用为：增加药物的理化稳定性；增加主药的溶解度；调节 pH 值；减轻疼痛或对组织的刺激性；抑制微生物生长等。按其作用的不同，具体可分为 pH 调节剂、等渗调节剂、增溶剂、助溶剂、止痛剂、抑菌剂、抗氧剂等。所用附加剂应不影响药物疗效，避免对检验产生干扰，使用浓度不得引起毒性或明显的刺激性。

一、增加主药溶解度的附加剂

为了提高药物在溶剂中的溶解度，可以加酸或碱，使难溶性药物生成可溶性盐，或加入增溶剂、助溶剂，以满足治疗需求。增加主药溶解度的附加剂主要有以下几种。

（1）聚山梨酯 80　主要用于肌内注射，因其有轻微的降压与溶血作用，静脉给药需慎用。当药液中含鞣质或酚性成分时，溶液偏酸性，加入聚山梨酯 80 会出现浑浊。另外与苯甲醇、三氯叔丁醇等抑菌剂配伍使用时，会降低其抑菌效果。其常用量为 0.5%～1%。

（2）甘油　是鞣质与酚性成分良好的溶剂，用量一般为 15%～20%。

（3）羟丙基-β-环糊精（HP-β-CD）　可有效提高难溶性药物的溶解度和稳定性，降低药物的刺激性或毒性。

（4）其他　亦可选用助溶剂，如有机酸及其钠盐、酰胺与胺类。

二、帮助主药乳化或混悬的附加剂

制备混悬型或乳状液型注射剂时，常需加入助悬剂、乳化剂以满足注射剂的稳定性要求。常用的乳化剂有聚山梨酯 80、卵磷脂、普流罗尼克 F-68 等。助悬剂有羧甲基纤维素钠、海藻酸钠、聚乙烯吡咯烷酮、明胶等。

三、防止主药氧化的附加剂

（一）抗氧剂

能延缓或阻止氧化或自动氧化过程的物质称为抗氧剂，大都是具有还原性能的物质。对抗氧剂的一般要求是用量小、效率高、价廉，且无不良反应。注射剂中常用的水溶性抗氧剂有亚硫酸氢钠、焦亚硫酸钠、亚硫酸钠、硫代硫酸钠等。油溶性抗氧剂有二丁基苯酚、叔丁基对羟基茴香醚等。

（二）惰性气体

惰性气体可驱除安瓿与药液中的氧气，一般在配液时通入药液或灌封时通入安瓿。生产上常用的惰性气体为氮气，在使用前须进行纯化处理，否则会污染药液而影响注射剂的质量。

（三）金属离子络合剂

有些注射剂中含有微量的金属离子，会加速主药的氧化分解，可加入适当的金属离子络合剂，与金属离子生成稳定的络合物，提高注射剂的稳定性。常用的金属离子络合剂为乙二胺四乙酸（EDTA）、乙二胺四乙酸二钠（EDTA-2Na），常用量为 $0.03\% \sim 0.05\%$。

四、抑制微生物增殖的附加剂

为防止注射剂制备或多次使用过程中微生物的污染及繁殖所需要加入的附加剂，即抑菌剂。多剂量注射剂或用于肌内、皮下注射时均可加入抑菌剂。抑菌剂的用量应能抑制注射液中微生物的生长，除另有规定外，在制剂确定处方时，该处方的抑菌效力应符合抑菌效力检查法的规定。加有抑菌剂的注射液，仍应采用适宜的方法灭菌。静脉给药与脑池内、硬膜外、椎管内用的注射液均不得加抑菌剂，一次用量超过 5mL 的注射液应慎加抑菌剂。常用的抑菌剂有苯甲醇、三氯叔丁醇、苯酚、硫柳汞等。

五、调节 pH 值的附加剂

调节 pH 值的附加剂即 pH 值调节剂。其作用是增加药液的稳定性、提高弱酸弱碱盐的溶解度，减少 pH 值不当对机体产生的刺激性。注射剂中常用醋酸盐、枸橼酸盐和磷酸盐等缓冲系统来调节 pH 值，一般 pH 值应控制在 $4.0 \sim 9.0$ 之间。

六、减轻注射时疼痛的附加剂

减轻注射时疼痛的附加剂即止痛剂。有的注射剂由于药物本身的刺激性或其他原因，如含有 K^+、鞣质，会对组织产生刺激或疼痛。常用的止痛剂有三氯叔丁醇、盐酸普鲁卡因、盐酸利多卡因、苯甲醇等。

七、调节渗透压的附加剂

调节渗透压的附加剂即等渗调节剂。细胞膜属于理想的半透膜，能将体内细胞内液和外液隔开。因此，正常人体的血浆、泪液及其他组织液均具有一定的渗透压。与血浆渗透压相等的溶液称为等渗溶液，如 0.9% 的氯化钠溶液、5% 的葡萄糖溶液。高于或低于血浆渗透压的溶液则称为高渗或低渗溶液。机体对渗透压有一定的调节作用，肌内注射可耐受 $0.45\% \sim 2.7\%$ 的氯化钠溶液（相当于 $0.5 \sim 3$ 个等渗浓度）。静脉注射大量低渗溶液，水分子穿透细胞膜进入红细胞，会导致红细胞胀破而引起溶血现象。会使人感到头胀、胸闷，严重的可发生麻木、寒战、高热，尿中出现血红蛋白，甚至危及生命。相反，注入高渗溶液时，如果注射速度足够慢，血液可自行调节使渗透压很快恢复正常，但为了减少疼痛、降低对机体的损伤，最好调节成等渗或接近等渗。由于脊椎液少，循环慢，易受渗透压的影响而引起头痛、呕吐等症状，因此椎管内注射剂必须调节至等渗。

注射剂常用氯化钠作为等渗调节剂，其用量可采用冰点降低数据法或氯化钠等渗当量法来计算。

（一）冰点降低数据法

根据物理化学原理，冰点（即凝固点）相同的溶液具有相等的渗透压。一般情况下，血浆冰点值为$-0.52℃$。因此任何溶液其冰点降低到$-0.52℃$，即与血浆等渗。部分药物1%水溶液的冰点下降值见表7-1。

表 7-1 部分药物等渗调节参数及等渗溶液的溶血情况

名称	1%水溶液冰点下降值/℃	氯化钠等渗当量 E/g	等渗溶液的溶血情况		
			浓度/%	溶血率/%	pH 值
硫酸阿托品	0.08	0.1	8.85	0	5.0
盐酸可卡因	0.09	0.14	6.33	47	4.4
含水葡萄糖	0.091	0.16	5.51	0	5.9
氢溴酸后马托品	0.097	0.17	5.67	92	5.0
无水葡萄糖	0.10	0.18	5.05	0	6.0
依地酸钙钠	0.12	0.21	4.50	0	6.1
盐酸普鲁卡因	0.12	0.18	5.05	91	5.6
盐酸麻黄碱	0.16	0.28	3.2	96	5.9
盐酸乙基吗啡	0.19	0.15	6.18	38	4.7
碳酸氢钠	0.381	0.65	1.39	0	8.3
氯化钠	0.58		0.9	0	6.7

等渗调节剂的用量可用式(7-1)计算。如果注射剂的成分不明确或查不到冰点下降值，可通过实验测得，再依该法计算。

$$W = \frac{0.52 \quad a}{b} \tag{7-1}$$

式中，W 为配制等渗溶液需加入等渗调节剂的浓度，%（g/100mL）；a 为未经调节的药物溶液的冰点下降值，℃；b 为等渗调节剂1%溶液的冰点下降值，℃。

例 7-1：冰点降低数据法的计算（Ⅰ）

1%氯化钠的冰点下降值为$0.58℃$，血浆的冰点下降值为$0.52℃$，求氯化钠等渗溶液的浓度。

答：已知 $b=0.58$，纯水 $a=0$，代入式(7-1)，得

$$W = \frac{0.52 - 0}{0.58} = 0.9(\text{g/100mL})$$

即0.9%氯化钠溶液为等渗溶液。

例 7-2：冰点降低数据法的计算（Ⅱ）

配制2%盐酸丁卡因溶液1000mL，用氯化钠调节等渗，求所需氯化钠的加入量。

答：已知 $b=0.58$，1%盐酸普鲁卡因溶液的冰点下降值为$0.12℃$，代入式(7-1)，则配制2%盐酸普鲁卡因溶液100mL需加的氯化钠为：

$$W = \frac{0.52 - 0.12 \times 2}{0.58} = 0.48(\text{g/100mL})$$

故配制2%盐酸丁卡因溶液1000mL需加入氯化钠的量为$0.48\text{g} \times 10 = 4.8\text{g}$。

（二）氯化钠等渗当量法

氯化钠等渗当量系指与1g药物呈现等渗效应的氯化钠质量。部分药物水溶液的冰点降低值与氯化钠等渗当量数据见表7-3。等渗调节剂的用量可用式(7-2)计算。

$$X = 0.009V - (W_1 E_1 + W_2 E_2 + \cdots + W_n E_n) \tag{7-2}$$

式中，X 为配制等渗溶液需加入氯化钠的量，g；V 为配制等渗溶液的体积，mL；W_1，W_2，$\cdots$，W_n 为药液中各溶质的量，g；E_1，E_2，$\cdots$，E_n 为药液中各溶质的氯化钠等渗当量。

例7-3：氯化钠等渗当量法的计算

配制2%盐酸麻黄碱溶液500mL，欲使其等渗，需加入多少克氯化钠？

答：已知盐酸麻黄碱的氯化钠等渗当量为0.28，则氯化钠的加入量为

$$X = 0.009V - WE = 0.009 \times 500 - 0.28 \times 2\% \times 500 = 1.7 \text{（g）}$$

（三）等渗溶液与等张溶液

所谓等渗溶液，是指渗透压与血浆渗透压相等的溶液。从理化概念来讲，设想把某种溶液用一个半透膜与血浆隔开，若半透膜两侧的溶液渗透压相等，这种溶液便是等渗溶液。然而，根据这个概念计算出某些药物的等渗溶液，如表7-1所示，仍会发生不同程度的溶血。因为红细胞膜对某些物质并非是理想的半透膜，因此溶剂分子可以出入，溶质分子也能出入，不同物质的等渗溶液不一定都能使红细胞的形态和体积保持正常，因而提出等张溶液的概念。

所谓等张溶液，是指渗透压与红细胞膜张力相等的溶液。在等张溶液中红细胞既不肿胀，也不皱缩，能保持其原来形态不变。药物的等张浓度，可用溶血法测定。将人的红细胞放入浓度低于0.9%的系列氯化钠溶液中，则会出现不同程度的溶血。同样，将人的红细胞液放入某种不同浓度的药物溶液中，也会出现不同程度的溶血。将两种溶液的溶血情况进行对比，溶血率相同者认为它们的渗透压也相同。如此可推算出药物的等张浓度。

因此等渗溶液不一定等张，等张溶液也不一定等渗。在新产品的试制中，即使所配制的溶液为等渗溶液，为安全用药，亦应进行溶血试验，必要时应调节成等张溶液。

第五节　注射剂的制备

一、注射剂的制备工艺流程

注射剂的生产过程主要包括水处理、容器处理、原辅料的准备与处理、配制、过滤、灌封、灭菌、质量检查及包装等过程。注射剂的一般制备工艺流程见图7-6。

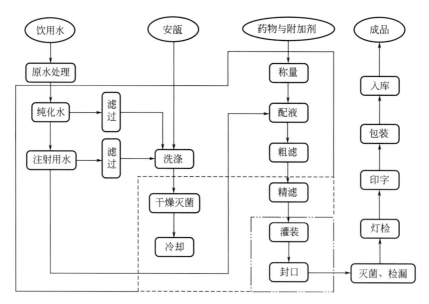

图7-6　注射剂的一般制备工艺流程

☐ D级区；┌┈┐ C级区；▢ C级背景下局部A级

二、注射剂的容器

注射剂常用容器有玻璃安瓿、塑料安瓿、预装式注射器、卡式瓶等。容器的密封性，须用适宜的方法确证。除另有规定外，容器应符合有关注射用玻璃容器和塑料容器的国家标准规定。容器应足够透明，以便内容物的检视。

（一）安瓿

1.安瓿的种类

目前安瓿按材料的不同可分为玻璃安瓿和塑料安瓿。安瓿规格有 1mL、2mL、5mL、10mL、20mL 等。为避免玻璃安瓿在折断瓶颈时玻璃屑、微粒进入安瓿污染药液，我国 SFDA 已强制推行曲颈易折安瓿的使用，分为点刻痕易折安瓿和色环易折安瓿两种。

另有聚丙烯、聚乙烯等材料制成的塑料安瓿，目前已部分替代玻璃安瓿。塑料安瓿具有以下特点：①由于材质的延展性高，不会产生碎屑；②采用扭力旋转开瓶，操作方便；③断口不锐利，不会划伤护理人员；④标识采用彩色印刷标签，便于识别，防止给药错误；⑤材料牢固，防撞击，便于运输和携带等。

2.安瓿的质量要求

注射剂玻璃容器应达到以下质量要求：①容器应清洁透明，以利于检查药液的可见异物、杂质以及变质情况，一般药物应选用无色玻璃，当药物有避光要求时，可选择棕色透明玻璃，不宜选择其他颜色的玻璃。②应具有较低的膨胀系数、优良的耐热性，使之不易冷爆破裂。③应有一定的化学稳定性，不与药品发生影响药品质量的物质交换，如玻璃脱片、药液 pH 值变化等。④应具有良好的热稳定性，保证高温灭菌或冷冻干燥时不破裂。⑤应有足够的机械强度，能耐受热压灭菌时产生的较高压力差，并避免在生产、运输和贮存过程中所造成的破损。⑥不得有气泡、麻点及砂粒。⑦熔点低，易于熔封。

3.安瓿的洗涤

质量好的安瓿可直接洗涤，质量差的安瓿需先蒸瓶再清洗。洗涤流程一般是：将安瓿内灌入纯化水，经 100℃ 30min 蒸煮，甩水后进入控制区进行洗涤。目前国内药厂使用的安瓿洗涤法主要有以下几种。

（1）气水喷射式安瓿洗涤法 主要由供水系统、压缩空气及其过滤系统、洗瓶机等部分组成。洗涤时，利用洁净的洗涤水和经过滤的压缩空气，通过喷嘴交替喷射安瓿内外部，将安瓿洗净。此法洗涤质量高，适用于大容量安瓿的洗涤，是目前水针剂生产上常用的洗涤方法。药厂一般将此机组安装在灌封工序前，组成洗、灌、封联动机，以提高生产效率。

（2）超声波安瓿洗涤法 利用超声波在水中的"空化"作用对安瓿内外表面的污垢进行冲刷清洗，具有清洗洁净度高、清洗速度快等特点。但应注意超声波在水浴槽中易造成对边缘安瓿的污染，并且可能损坏玻璃内表面而造成脱片。也有采用气水喷射洗涤与超声波洗涤相结合的洗涤设备，洗瓶效率及效果都很理想。

（3）甩水洗涤法 甩水洗涤法将安瓿经灌水机灌满纯化水，再送入灭菌柜中加热煮沸处理，趁热用甩水机将安瓿内的水甩出，如此反复 3 次，适用于 5mL 以下安瓿的清洗。但此法洗涤时可能会由于个别安瓿注水不满影响洗涤效果。

4.安瓿的干燥与灭菌

安瓿洗涤后，一般置于 120～140℃烘箱内干燥 2h 以上。大生产中多采用隧道式红外线烘箱，隧道内平均温度 200℃左右，烘箱内同时配置排风机，能把含水蒸气的热空气迅速排除，因此烘干效率高。灭菌的安瓿应及时使用或妥善保管，存放空间应有洁净空气保护，存放时间不宜超过 24h。

（二）预充式注射器

预充式注射器是直接将一次性注射器作为注射剂药品的内包装，由针头、针头帽、活塞、推杆等部分组成，通过机械化工序完成药液的灌装，适合于包装性质稳定的小容量注射剂，其容量从 0.5mL 到 20mL 不等。如为注射用无菌粉末，其与溶剂分别分装于两个相邻的隔室，推动针筒推杆，可打破分隔使其混合成为注射用药液。与其他类型的小容量注射容器相比，预充式注射器具有以下特点：①简化临床操作、方便使用；②避免使用稀释液，减少二次污染机会；③给药剂量更准确；④单位剂量体积小，皮下注射时胀痛感较轻；⑤药械合一，可降低药品生产成本。

（三）卡式瓶

卡式瓶，或称笔式注射器，最早起源于德国，其瓶口用胶塞和铝盖密封，底部用与胶塞同材质的活塞密封，装入药液后就是一个没有针头和推杆的注射器，注射时需与可反复使用的卡式注射架、卡式半自动注射笔、卡式全自动注射笔等注射器械结合使用，将卡式瓶连同针头装入配套的注射器械中即可进行注射。卡式瓶可以用来盛装注射液及注射用无菌粉末，后者在注射前将加压溶剂注入卡式瓶内溶解无菌粉末。采用卡式瓶包装的注射剂在注射过程不会产生玻璃屑，药液不发生转移、不会暴露于空气中、也不与注射器械接触，从而保证了注射过程的安全性。

三、注射剂原液的制备

注射剂所用的原辅料应从来源及生产工艺等环节进行严格控制，并应符合注射用的质量要求。除另有规定外，制备中药注射剂的饮片等原料药物应严格按各品种项下规定的方法提取、纯化，制成半成品、成品，并应进行相应的质量控制。

（一）中药材的预处理

目前中药注射剂多以提取物为原料制备，中药材的质量优劣直接影响到中药注射剂的质量。中药材质量受产地、采收季节、加工炮制的影响很大，因此须对所选用中药材的基源与质量进行鉴定，一般应固定品种、药用部位、产地、采收期、炮制方法等。

（二）中药材的提取与纯化

中药注射剂原液应最大限度地除去杂质，保留有效成分。在提纯处理过程中，应根据处方组成中药物所含成分的基本理化性质，结合功能主治与现代药理作用，确定合理的提取与纯化工艺。目前常用的方法如下。

1. 水醇法

中药原料中的大部分有效成分既可溶于水又可溶于乙醇，水醇法是先用水提取有效成分，然后用一定浓度乙醇沉淀除去杂质，此法在中药注射剂原液处理中应用较普遍。中药材加水煎煮，可将有效成分及一些水溶性杂质都提取出来，水煎液中加入适量乙醇，可降低杂质的溶解度而将其部分或全部除去。醇沉过程中，采用分次醇沉或梯度递增方式逐步提高乙醇浓度，有利于除去杂质，减少有效成分的损失。

当乙醇浓度达到 75% 以上时，几乎可除去全部淀粉、多糖、蛋白质、无机盐类杂质，但是鞣质、水溶性色素、树脂等不易除去。药液醇沉时，一般放置 12h 以上，若能低温冷藏则更有利于杂质的充分沉淀。但本法在去除杂质的同时，可使部分有效成分，如在水中溶解度较小的生物碱类、苷类、黄酮类等成分因沉淀而被滤除。

2. 醇水法

醇水法原理与水醇法相似。先用乙醇提取有效成分，可显著减少蛋白质、黏液质、淀粉等杂质的提出率，有利于提取液的进一步纯化。此法常用渗漉法、回流法提取药材，醇提液回收乙醇，加水处理后冷藏，使杂质沉淀除去。60％～70％的乙醇适于提取苷类成分；70％～80％的乙醇适于提取生物碱类成分；更高浓度乙醇则可用于挥发油等成分的提取。此法与水醇法都存在不易彻底除尽杂质、产品稳定性较差、质量不易控制等缺点。

3. 蒸馏法

此法适于提取有效成分为挥发油或其他挥发性成分的中药材，将中药饮片浸泡湿润后，直接加热蒸馏或通入水蒸气蒸馏，大生产也可在多功能式中药提取罐中对药材进行蒸馏，药材中的挥发性成分随水蒸气蒸馏而带出，为提高馏出液的纯度和浓度，必要时可将馏出液重蒸馏一次，但需注意控制温度，以避免挥发油中某些成分氧化或分解。

4. 双提法

将水醇法与蒸馏法相结合，适于提取同时含有挥发性及非挥发性有效成分的中药材。挥发性成分采用直接加热蒸馏或水蒸气蒸馏法进行提取，其他有效成分采用水醇法提取处理，然后合并提取液、过滤，得到注射用原液，供配制注射剂使用。

5. 超滤法

此法以超滤膜为分离介质，利用膜的筛分性质，以膜两侧的压力差为推动力，将中药提取液中不同分子量的成分进行选择性分离。药液超滤后可进一步去除大分子杂质，亦可起到滤过除菌的作用，膜孔径介于分子量 6000～10000 之间时还能较好地去除热原，通常选用截留蛋白质分子量为 10000～30000 的膜孔范围，用于中药注射剂的制备。

此外，离子交换法、有机溶剂萃取法、酸碱沉淀法、透析法等也可用于中药注射剂原液的制备。

（三）除去原液中鞣质的方法

鞣质为多元酚的衍生物，广泛存在于植物中，既溶于水又溶于醇，有较强的还原性，易发生氧化、水解、缩合反应，生成不溶性物质。鞣质与蛋白质易形成不溶性鞣酸蛋白，易在注射部位结成硬块，注射时产生刺激性和疼痛感，是中药注射剂常见的致痛物质。一般的提取纯化方法不容易除尽鞣质，导致注射剂的稳定性降低，灭菌后易产生沉淀，影响注射剂的澄明度。有效去除中药注射剂原液中的鞣质成分，对于提高中药注射剂的质量至关重要。目前常用去除鞣质的方法有以下几种。

1. 明胶沉淀法

利用明胶与鞣质形成水不溶性鞣酸蛋白的性质而除去鞣质。在中药水提浓缩液中，加入 2％～5％明胶溶液，调节 pH 值至 4.0～5.0，静置，滤除沉淀，滤液浓缩后，加乙醇使含醇量达 75％以上，以除去过量明胶。

2. 醇溶液调 pH 值法（碱性醇沉法）

利用鞣质与碱成盐，不溶于高浓度乙醇的性质而除去鞣质。在中药水提浓缩液中加入乙醇，使其含醇量达 80％以上，低温放置，滤除沉淀后，用氢氧化钠调至 pH 值至 8 左右，此时鞣质生成钠盐且不溶于乙醇而析出，即可滤过除去。通常乙醇浓度和 pH 值越高，鞣质去除效果越好，但亦会造成部分酸性有效成分的损失。故溶液的 pH 值不宜调至过高。

3. 聚酰胺吸附法

利用聚酰胺分子内含有的酰胺键，可与鞣质中的酚羟基形成氢键的性质，吸附除去鞣质。中药水提浓缩液经醇沉，除去蛋白质、多糖等杂质后，通过聚酰胺柱进行洗脱，可进一步除去鞣质。但酸类、醌类、硝基类及其他酚类化合物也能与聚酰胺键形成氢键而被吸附，操作时应注意有效成分的损失。

此外，酸性水溶液沉淀法、超滤法、铅盐沉淀法等也可用于除去注射剂原液中的鞣质。

四、注射剂的配液与滤过

（一）注射剂的配液

1. 投料

以中药有效成分或有效部位投料时，可按规定浓度或限度计算投料量；以中药总提取物投料时，可按提取物中指标成分含量限度计算投料量。配制过程中，对于一些易降解的成分，若加热灭菌造成含量下降，应适当增加投料量。

2. 配制用具的选择与处理

配制注射剂的用具、容器均应使用化学稳定性好的材料制成，可选用中性硬质玻璃、搪瓷、耐酸耐碱陶瓷缸、不锈钢制品等。配制用具使用前要用硫酸清洁液或其他洗涤剂洗净，并用新鲜注射用水荡洗或灭菌后备用，操作完毕后应立即洗净。大量生产可选用带有搅拌器的不锈钢夹层锅。

3. 配制方法

注射剂的配制方法有稀配法和浓配法两种。稀配法系指将原料加入所需的溶剂中，一次性配制成规定浓度溶液的方法，适用于优质原料或溶解度不大的药物；浓配法系指先将原料药加入部分溶剂中配制成浓溶液，经加热、过滤、冷藏、除沉淀后，再稀释成规定浓度的方法，亦称热处理冷藏法，可滤除溶解度小的杂质。对于不易滤清或色深的药液，可加入 0.1%～0.5% 的活性炭进行处理，活性炭具有脱色、去热原、吸附原料中的杂质、减少可见异物等作用。但需注意，活性炭使用前需进行活化处理，同时需考虑其对药物的吸附作用。

生产过程中应尽可能缩短注射剂的配制时间，防止微生物与热原的污染及药物变质。药液配好后，应进行半成品的质量检查，包括 pH 值、有效成分含量测定等项目，合格后方可进行后续处理。

（二）注射剂的滤过

注射剂的滤过一般采用二级过滤即粗滤与精滤，滤过装置由多种滤器连接组合而成，其中粗滤可用漏斗类、砂滤棒、板框式压滤机、钛滤器等，然后经过垂熔玻璃滤器，再用微孔滤膜或超滤膜进行精滤。

滤过方法主要包括：高位静压滤过法，适用于小量生产或在楼上配液通过管道到楼下滤过灌封，该法压力稳定、质量好，但滤速较慢；减压滤过法，是通过真空泵抽真空形成的负压进行滤过，适用于各种滤器。但压力不稳定，操作不当易使滤层松动，影响滤液质量；加压滤过法，是借离心泵或齿轮泵加压，使药液通过滤器进行过滤。该法压力大而稳定，滤速快，密闭性好，药液可反复连续过滤，适用于大生产。

五、注射剂的灌封

药液经滤过后，如检查合格应立即对其进行灌封，以减少污染。灌封是注射剂生产中保证无菌的关键操作，包括药液灌装和封口两个步骤，对操作环境的洁净度要求特别严格，一般最终灭菌工艺产品的生产操作为 C 级背景下的局部 A 级，非最终灭菌产品无菌生产操作为 B 级背景下的 A 级。

（一）注射剂的灌装

药液灌装要求剂量准确，药液不沾瓶口，防止熔封时产生焦头或爆裂。灌装标示装量为不大于 50mL 的注射剂时，应按规定适当增加装量，以补偿在给药时由于瓶壁黏附和注射器及针头的吸留而造成的损失，一般易流动液体可增加少些，黏稠性液体宜增加多些。除另有规定外，多剂量包装的注射剂，每一容器的装量一般不得超过 10 次注射量，增加的装量应能保证每次注射用量。

（二）注射剂的封口

注射剂灌装后应尽快熔封或密封。灌封操作分为手工灌封和机械灌封两种，目前药厂多采用全自动灌封机。封口后的安瓿应严密，无缝隙、不漏气。封口有拉封与顶封两种方法，由于拉封封口严密，目前国内药厂常用的是拉丝灌封机。我国现已有洗、灌、封联动机组，并配有层流装置，不仅提高了生产效率，而且保证了产品质量。

灌封时常出现的问题有剂量不准、焦头、鼓泡、封口不严等，但最易出现的问题是产生焦头。产生焦头的主要原因有：灌液太猛，药液溅到安瓿内壁；针头回药慢，针尖挂有液滴；针头不正，针头碰安瓿内壁；安瓿口粗细不匀，碰到针头；灌注与针头行程未配合好；针头升降不灵等。封口时火焰灼烧过度易引起鼓泡，灼烧不足则会导致封口不严。对于出现的各种问题，应逐一分析原因，然后予以解决。

六、注射剂的灭菌与检漏

（一）灭菌

注射剂灌封后，一般应根据原料药物的性质选用适宜的方法进行灭菌，必要时采用不同的灭菌方法联用，以保证制成品无菌。通常从配液到灭菌要求在 12h 内完成。在避菌条件较好的环境下生产的注射剂，1～5mL 安瓿多用流通蒸汽 100℃ 30min 灭菌；10～20mL 安瓿采用 100℃ 45min 灭菌；对于遇热不稳定的产品，可适当缩短灭菌时间。热稳定性好的注射剂必须采用 $F_0 \geqslant 12min$ 的热压灭菌工艺。

（二）检漏

注射剂灭菌后应立即进行漏气检查。大生产中，检漏一般采用灭菌和检漏两用的检漏灭菌柜进行。具体检查方法如下：注射剂灭菌完成后，压力升至常压，打开灭菌柜柜门，放冷水淋洗安瓿降温，然后密闭柜门，抽真空，开启水阀，放入有色溶液（0.05％曙红或亚甲蓝）没过安瓿，由于漏气安瓿中的空气被抽出，有色溶液会借助大气压力进入漏气安瓿内而被检出。深色注射液的检漏，可将安瓿倒置进行热压灭菌，灭菌时安瓿内气体膨胀，将药液从漏气的细孔挤出，使药液减少或形成空安瓿而被剔除。

七、举例

例 7-4：灯盏细辛注射液（溶液型）

【处方】灯盏细辛 800g，氯化钠 8g，注射用水加至 1000mL。

【制法】取灯盏细辛，加水煎煮 2 次，第一次加水 10 倍量，煎煮 2h，第二次加水 5 倍量，煎煮 2h，合并煎液，滤过，滤液减压浓缩至相对密度为 1.15～1.25（75℃）的清膏。取清膏加 3 倍量水稀释，加 5％氢氧化钠溶液调节 pH 值至 7.5～8.5，滤过，滤液加 10％硫酸溶液调节 pH 值至 2～3，滤过，得滤液和沉淀。取沉淀，用等量水溶解，加 10％氢氧化钠溶液调节 pH 值至 5～6，滤过，滤液加 20％硫酸溶液调节 pH 值至 1～2 滤过，沉淀用 90％乙醇等量洗涤 4 次，再用适量 65％乙醇溶解，加 0.5％氢氧化钠溶液调节 pH 值至 5～6，滤过，滤液加 10％盐酸溶液调节 pH 值至 1～2，滤过，沉淀用 90％乙醇等量洗涤 4 次，真空干燥，干膏粉备用；取滤液，通过聚酰胺柱，分别用 4 倍量水、4 倍量 40％乙醇、2 倍量 70％乙醇洗脱，弃去水洗脱液，收集 40％乙醇洗脱液、70％乙醇洗液，回收乙醇并浓缩至相对密度为 1.03～1.08（70℃）的清膏，加 5％氢氧化钠溶液，调节 pH 值至 7.5～8.5，用乙酸乙酯萃取 2 次，每次 3 倍量，取碱水层用 10%盐酸溶液调节 pH 值至 2～3，用乙酸乙酯萃取 2 次，每次 3 倍量，收集乙酸乙酯提取液，减压回收乙酸乙酯溶液，剩余稠膏加 5 倍量水，煮沸，浓缩至相对密度为 1.20～1.30（45℃）的清膏，与上述备用的干膏粉，分别加注射用水适量，用 5%氢氧化钠调节 pH 值至 7.5～8.5，滤过，滤液备用；另取氯化钠 8g、活性炭 0.2g，加适量注射用水溶解煮沸，滤过，滤液与上述备用滤液合并，混匀，再加注射用水至 1000mL，滤过，灌封，灭菌，即得。

【性状】本品为棕色的澄明液体。

【功能与主治】活血祛瘀，通络止痛。用于瘀血阻滞、中风偏瘫、肢体麻木、口眼歪斜，言语謇涩及胸痹心痛；缺血性卒中、冠心病心绞痛见上述证候者。

【用法与用量】肌内注射，一次 4mL，一日 2～3 次。穴位注射，每穴 0.5～1.0mL，多穴总量 6～10mL。静脉注射，一次 20～40mL，一日 1～2 次，用 0.9%氯化钠注射液 250～500mL 稀释后缓慢滴注。

例 7-5：醋酸可的松注射液（混悬型）

【处方】醋酸可的松微晶 25g，硫柳汞 0.01g，氯化钠 3g，聚山梨酯 80 1.5g，羧甲基纤维素钠 5g，注射用水加至 1000mL。

【制法】取硫柳汞加于处方量 50%的注射用水中，加羧甲基纤维素钠搅匀，静置过夜，滤过，备用；取氯化钠、聚山梨酯 80 溶于适量注射用水中，与硫柳汞溶液混匀，经 4 号垂熔玻璃漏斗滤过，加热至沸腾，加醋酸可的松搅匀，继续加热 30min，取出冷至室温，加注射用水至全量，用 200 目尼龙布过筛 2 次，于搅拌下分装于瓶内，密封，在 100℃ 30min 振摇下灭菌。

【性状】本品为微细颗粒的混悬液，静置后微细颗粒下沉，振摇后成均匀的乳白色混悬液。

【类别】肾上腺皮质激素药。

【用法与用量】主要用于肾上腺皮质功能减退，而不能口服糖皮质激素者，在应激状况下，肌内注射每日 50～300mg。

例 7-6：鸦胆子油注射液（乳状液型）

【处方】精制鸦胆子油 100mL，注射用豆磷脂 10g，注射用甘油 25mL，注射用水加至 1000mL。

【制法】将豆磷脂与预热至 80℃的甘油与适量注射用水混合，置高速组织捣碎机内，以 8000r/min 的速度搅拌 3min，重复 3 次，制成均匀的磷脂分散液。加入鸦胆子油（预热至 80℃），在上述同样条件下进行 3 次高速搅拌，使成初乳。加预热的注射用水至 1000mL，再转入高压乳匀机中乳化 3 次，至油滴粒径为 1μm 左右，经 4 号垂熔玻璃漏斗滤过后灌封，充氮气，热压灭菌 30min，即得。

【性状】本品为乳白色的均匀乳状液体。

【功能与主治】抗癌药。用于肺癌、肺癌脑转移及消化道肿瘤。

【用法与用量】静脉滴注。一次 10～30mL，一日 1 次（本品须加灭菌生理盐水 250mL，稀释后立即使用）。

第六节　输液剂

一、输液剂的含义与特点

1. 含义

输液剂（infusion）系指供静脉滴注用的大容量注射液。除另有规定外，容量一般不少于 100mL。

2. 特点

（1）起效迅速　输液剂的用量大并直接进入血液，故能快速产生疗效。

（2）刺激性小　可避免高浓度药液静脉推注对局部血管的刺激。

（3）适用范围广　能够补充营养、能量和水分，纠正体内电解质代谢紊乱；维持血容量以防治休克；调节体液酸碱平衡；解毒，用以稀释毒素、促使毒物排泄。

二、输液剂的分类

（1）电解质输液剂　用于补充水分和电解质，纠正体内酸碱平衡等，如氯化钠注射液、乳酸钠注射液。

（2）营养输液剂　用于补充体内的营养、能量和水分，校正体内必需脂肪酸的缺乏，维持正氮平衡等，如葡萄糖注射液、复方氨基酸注射液、脂肪乳注射液。

（3）胶体输液剂　即血浆代用液，又名血浆容量扩充剂，是一类高分子物质构成的胶体溶液，输入血管后取其胶体渗透压可产生暂时代替和扩张血浆容量的作用，如右旋糖酐、淀粉衍生物、明胶、聚维酮（PVP）类注射液。血浆代用品主要用于大量失血、失血浆及大面积烧伤等所致的血容量降低、休克等紧急情况，用以扩充血容量，改善微循环，从而提高患者的生存率。

（4）含药输液剂　含药输液剂系指含有治疗药物的输液剂，如参芪扶正注射液等。

三、输液剂的质量要求

输液剂的质量要求与一般注射剂基本一致，但由于其注射量较大，除应符合一般注射剂的要求外，对无菌、无热原、可见异物等要求更加严格。除此之外，pH 值应尽量接近人体血液的 pH 值；渗透压应与血浆等渗或偏高渗；不得添加任何抑菌剂。

四、输液剂的制备

（一）输液剂的配制与滤过

输液剂的配制有浓配法和稀配法两种。多采用浓配法，先用注射用水将药物配成浓溶液，然后加入适量的活性炭（0.1%～0.5%）处理，经滤过脱炭，再用注射用水稀释至所需浓度。浓配法适于原料质量差的药物，此法可除去在高浓度溶液中不溶解的杂质。对于原料质量好，成品澄明度高的药物，也可采用稀配法，即将原料药物直接加注射用水溶解配制成规定浓度。

输液剂的过滤方式与一般注射剂相同，药厂多用砂滤棒→垂熔玻璃滤球→微孔滤膜的三级加压装置进行过滤。预滤时可用陶质砂滤棒、垂熔玻璃滤器、板框式压滤机或微孔钛滤棒等作为滤过材料，操作时可在滤棒上先吸附一层活性炭，然后反复过滤直到药液澄明度合格为止。精滤时多用微孔滤膜（常用孔径为 $0.65\mu m$ 或 $0.8\mu m$）作为过滤材料，也可用双层微孔滤膜（上层 $3\mu m$，下层 $0.8\mu m$）。三级加压装置可有效提高过滤效率，同时防止生产过程中产生的杂质污染药液，提高产品质量。

（二）输液剂的灌封与灭菌

药液的灌封要求在局部 A 级的洁净度下操作，由灌注药液、盖胶塞和轧铝盖 3 个步骤组成。大生产中可用旋转式自动灌封机、自动压塞机和自动轧盖机完成灌封过程，实现联动化机械化生产。

一般输液剂从配制到灭菌应不超过 4h，生产过程中应尽量减少污染的机会。灌封后的输液剂常采用 115℃热压灭菌 30min。但操作时应避免骤然升温造成的玻璃输液瓶爆炸现象。

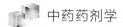

为避免塑料输液袋在灭菌后袋身出现油点或发黄现象，可采用 109℃ 热压灭菌 45min 或 111℃ 热压灭菌 30min。

五、举例

例 7-7：复方氯化钠注射液（电解质类）

【处方】氯化钠 8.5g，氯化钾 0.30g，氯化钙 0.33g，注射用水加至 1000mL。

【制法】称取氯化钠、氯化钾溶于适量注射用水（大约为所需总量的 10%），加入 0.1% (1g/L) 活性炭，以浓盐酸调节 pH 值至 3.5～6.5，煮沸 5～10min，加入氯化钙使溶解，过滤除炭，加注射用水至全量。再加少量活性炭，进行粗滤、精滤，经含量及 pH 值测定合格后灌封，116℃ 热压灭菌 40min。

【性状】本品为无色的澄明液体。

【类别】体液补充药。

例 7-8：5% 葡萄糖注射液（营养类）

【处方】注射用葡萄糖 50g，1% 盐酸适量，注射用水加至 1000mL。

【制法】取葡萄糖，加入煮沸的注射用水中，使成 50%～70% 浓溶液，加盐酸适量，调节溶液的 pH 值至 3.8～4.0，同时加浓溶液量 0.1% (1g/L) 的活性炭，混匀，加热煮沸 20～30min，趁热滤过脱炭，滤液加注射用水至全量。余下按复方氯化钠注射液同法操作，即得。

【性状】本品为无色的澄明液体。

【类别】营养类。

例 7-9：中链脂肪乳注射液（营养类）

【处方】注射用大豆油 100g，注射用中链甘油三酸酯 100g，注射用卵磷脂 12g，注射用甘油 25g，油酸钠适量，氢氧化钠适量，注射用水加至 1000mL。

【制法】在一定的热注射用水中加入甘油、油酸钠搅拌溶解，制备成水相；在氮气保护下，加入大豆油、中链甘油三酸酯及卵磷脂，在加热下高速剪切使其均匀分散，制成油相；在氮气保护下，将油相转移加至水相中，高速剪切搅拌，加入注射用水至全量，再经高速剪切搅拌制成初乳；在密闭容器和氮气保护下，将制得的初乳移入高压均质机中，进行多次均质至粒度符合要求（一般小于 1μm），待乳液冷却，滤过，灌装，充氮，加塞，铝盖密封，旋转式灭菌器 121℃ 灭菌 15min，F_0 值应大于 12min，在 4～10℃ 下贮存。

【性状】本品为白色乳状水包油乳液。

【类别】营养类。

例 7-10：右旋糖酐 40 氯化钠注射液（胶体类）

【处方】右旋糖酐 40 60g，氯化钠 9g，注射用水加至 1000mL。

【制法】将注射用水加热至沸，加入右旋糖酐 40，搅拌使溶解，配制成 12%～15% 的溶液，加入 1.5% 的活性炭，保持微沸 1～2h，加压过滤脱炭，加注射用水稀释成 6% 的浓度，然后加入氯化钠使溶解，冷却至室温，测定含量和 pH 值，pH 值应控制在 4.4～4.9 之间，再加活性炭 0.5%，加热至 70～80℃，过滤至药液澄明后灌装，112℃ 灭菌 30min 即得。

【性状】本品为无色、稍带黏性的澄明液体，有时显轻微的乳光。

【类别】血浆代用品。

第七节　注射用无菌粉末

一、注射用无菌粉末的含义与特点

注射用无菌粉末（sterile powders for injection），即粉针剂，系指原料药物或与适宜辅料制成的供临用前用无菌溶液配制成注射液的无菌粉末或无菌块状物，一般采用无菌分装或冷冻干燥法制得。适用于热敏性或在水中不稳定的药物，如一些抗生素、医用酶制剂、生化制品及少数中药。注射用无菌粉末可用适宜的注射用溶剂配制后注射，也可用静脉输液配制后静脉滴注，其质量要求与注射剂基本一致，应符合《中国药典》现行版的各项规定。

注射用无菌粉末根据制备方法的不同，可分为注射用无菌分装制品和注射用冷冻干燥制品。注射用无菌分装制品系先将原料药精制成无菌粉末，然后在无菌条件下进行无菌分装到包装容器中密封，个别品种还可在分装密封后灭菌。注射用冷冻干燥制品系将药液无菌灌装于容器中，经冷冻干燥除去水分后，在无菌条件下密封制成。该法制得的产品疏松多孔、含水量很少，加水后迅速溶解，因制备温度低，特别适用于遇热不稳定的药品。但制备工艺要求高，时间长，能耗大。

二、注射用无菌粉末的制备

（一）注射用无菌分装制品的制备

1. 制备工艺流程

注射用无菌分装制品的制备工艺流程如图 7-7 所示。

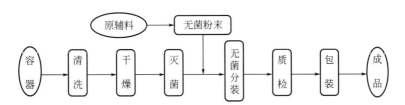

图 7-7 注射用无菌分装制品的制备工艺流程

2. 注射用无菌分装制品的制法

（1）原辅料的准备 用于无菌分装的原辅料必须无菌。一般采用溶剂结晶法或喷雾干燥法制备无菌粉末，必要时还需进行混合与过筛处理，便于分装。原料首先在 D 级区拆去外包装，进入 C 级洁净区，用 75% 的乙醇擦洗容器的外壁、瓶盖，再进入 B 级区的检查室，确认符合质量要求后供分装使用。

（2）容器的处理一般采用西林瓶为容器，规格有 5mL、10mL、20mL、30mL、40mL、50mL 等。西林瓶及胶塞按小容量注射剂和输液剂的要求进行清洗灭菌，大生产时可选用带层流冷空气的隧道式干燥灭菌设备。铝盖若符合卫生条件则可直接灭菌后使用，若不符合卫生条件则应清洗后灭菌再使用。

（3）分装与封口 药物的分装与封口必须在高度洁净的无菌室中按无菌操作法进行。分装多采用容量法，有螺杆自动分装机、气流式分装机、真空吸粉式分装机、插管式自动分装机等设备。分装后的西林瓶应立即加塞并用铝盖密封。

（4）灭菌与异物检查 对于耐热的品种，可采用适宜的方法补充灭菌，以确保安全。对于不耐热的品种，必须严格进行无菌操作。异物检查一般在传送带上目检。大生产普遍应用自动化的分装联动生产线，可实现从洗瓶→灭菌→分装→加塞→轧盖→目检→贴签→装盒→入箱全部流程。

（二）注射用冷冻干燥制品的制备

1. 制备工艺流程

注射用冷冻干燥制品的制备工艺流程如图 7-8 所示。

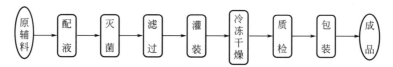

图 7-8　注射用冷冻干燥制品的制备工艺流程

2. 注射用冷冻干燥制品的制法

制备注射用冷冻干燥制品时，应先将药物配成注射溶液，再按规定方法进行灭菌或滤过除菌，药液分装后应及时冷冻干燥。冻干后残留水分应符合相关品种的要求。

注射用冷冻干燥制品的冷冻干燥一般分为预冻、升华干燥与再干燥 3 个过程。理想的冻干粉末应为外观饱满、色泽均匀、疏松多孔的固体粉末。在冷冻干燥过程中，可加入防止活性成分变性的冻干保护剂，如甘油、海藻糖、蔗糖、PVP 等，或利于产品成形的填充剂，如甘露醇、乳糖、明胶等。

在大生产中，由于冻干过程复杂、冻干设备各异，产品容易出现含水量偏高、外形不饱满或萎缩成团块、喷瓶等问题，需要根据实际情况适当调整冻干工艺参数。

三、举例

例 7-11：注射用灯盏花素

【处方】灯盏花素，注射用甘露醇。

【制法】取灯盏花素，加适量注射用水，调节 pH 值至 7.5±0.5，搅拌，加热使溶解，再加注射用甘露醇适量，滤过，分装，冻干，即得。

【性状】本品为淡黄色至黄色的疏松块状物。

【功能与主治】活血化瘀，通络止痛。用于卒中及后遗症、冠心病、心绞痛。

【用法与用量】肌内注射，一次 5～10mg，每日 2 次，临用前，用注射用水 2mL 溶解后使用。静脉注射，一次 20～50mg，一日 1 次，临用前，用 250mL 生理盐水或 500mL 5％或 10％葡萄糖注射液溶解后使用。

第八节　注射剂的质量检查

一、装量

注射液及注射用浓溶液照下述方法检查，应符合规定。

供试品标示装量不大于 2mL 者，取供试品 5 支（瓶）；2mL 以上至 50mL 者，取供试品 3 支（瓶）。开启时注意避免损失，将内容物分别用相应体积的干燥注射器及注射针头抽尽，然后缓慢连续地注入经标化的量入式量筒内（量筒的大小应使待测体积至少占其额定体积的 40％，不排尽针头中的液体），在室温下检视。测定油溶液、乳状液或混悬液时，应先加温（如有必要）摇匀，再用干燥注射器及注射针头抽尽后，同前法操作，放冷（加温时），检视。每支（瓶）的装量均不得少于其标示量。

标示装量为 50mL 以上的注射液及注射用浓溶液照《中国药典》现行版四部通则"最低装量检查法"检查，应符合规定。

预装式注射器和弹筒式装置的供试品，标示装量不大于 2mL 者，取供试品 5 支（瓶）；2mL 以上至 50mL 者，取供试品 3 支（瓶）。供试品与所配注射器、针头或活塞装配后将供试品缓慢连续注入容器（不排尽针头中的液体），按单剂量供试品要求进行装量检查，应不低于标示量。

二、装量差异

除另有规定外，注射用无菌粉末照下述方法检查，应符合规定。

取供试品 5 瓶（支），除去标签、铝盖，容器外壁用乙醇擦净，干燥，开启时注意避免玻璃屑等异物落入容器中，分别迅速精密称定；容器为玻璃瓶的注射用无菌粉末，首先小心开启内塞，使容器内外气压平衡，盖紧后精密称定。然后倾出内容物，容器用水或乙醇洗净，在适宜条件下干燥后，再分别精密称定每一容器的重量，求出每瓶（支）的装量与平均装量。每瓶（支）装量与平均装量相比较（如有标示装量，则与标示装量相比较），应符合下列规定，如有 1 瓶（支）不符合规定，应另取 10 瓶（支）复试，应符合规定。不同规格注射用无菌粉末的装量差异限度见表 7-2。凡规定检查含量均匀度的注射用无菌粉末，一般不再进行装量差异检查。

表 7-2　注射用无菌粉末装量差异限度表

平均装量	装量差异限度
0.05g 及 0.05g 以下	±15%
0.05g 以上至 0.15g	±10%
0.15g 以上至 0.50g	±7%
0.50g 以上	±5%

三、透压摩尔浓度

除另有规定外，静脉输液及椎管注射用注射液按各品种项下的规定，照《中国药典》现行版四部通则"渗透压摩尔浓度测定法"测定，应符合规定。

四、可见异物

可见异物系指存在于注射剂、眼用液体制剂和无菌原料药中，在规定条件下目视可以观测到的不溶性物质，其粒径或长度通常大于 $50\mu m$。注射剂在出厂前应采用适宜的方法逐一检查并同时剔除不合格产品。临用前，需在自然光下目视检查（避免阳光直射），如有可见异物，不得使用。可见异物检查法有灯检法和光散射法。一般常用灯检法，灯检法不适用的品种，如用深色透明容器包装或液体色泽较深的品种可选用光散射法；混悬型、乳状液型注射液和滴眼液不能使用光散射法。

五、不溶性微粒

除另有规定外，用于静脉注射、静脉滴注、鞘内注射、椎管内注射的溶液型的注射液、注射用无菌粉末及注射用浓溶液，照《中国药典》现行版四部通则"不溶性微粒检查法"检查，均应符合规定。

六、有关物质

注射剂有关物质系指中药材经提取、纯化制成注射剂后，残留在注射剂中可能含有并需要控制的物质。除另有规定外，一般应检查蛋白质、鞣质、树脂等，静脉注射液还应检查草酸盐、钾离子等。按各品种项下规定，照《中国药典》现行版四部通则"有关物质检查法"检查，应符合有关规定。

七、重金属与有害元素残留量

除另有规定外，中药注射剂照《中国药典》现行版四部通则"铅、镉、砷、汞、铜测定法"测定,按各品种项下每日最大使用量计算,铅不得超过 $12\mu g$,镉不得超过 $3\mu g$,砷不得超过 $6\mu g$,汞不得超过 $2\mu g$,铜不得超过 $150\mu g$。

八、无菌

照《中国药典》现行版四部通则"无菌检查法"检查,应符合有关规定。

九、细菌内毒素或热原

本法系利用鲎试剂(或家兔)测定供试品所含的细菌内毒素(或热原)的限量是否符合规定。不合格供试品在临床应用时可能产生热原反应而造成严重的不良后果。除另有规定外,静脉用注射剂按各品种项下的规定,照《中国药典》现行版四部通则"细菌内毒素检查法"或"热原检查法"检查,应符合规定。静脉用注射剂,均应设细菌内毒素(或热原)检查项,中药注射剂一般首选热原检查项,若该药本身对家兔的药理作用或毒性反应影响热原检测结果,可选择细菌内毒素检查项。临床用药剂量较大,生产工艺易污染细菌内毒素的肌内注射用注射剂,应考虑设细菌内毒素检查项。

十、安全性检查

注射剂安全性检查包括异常毒性、细菌内毒素(或热原)、降压物质(包括组胺类物质)、过敏反应、溶血与凝聚等项。根据处方、工艺、用法及用量等设定相应的检查项目并进行适用性研究。其中,细菌内毒素检查与热原检查项目间、降压物质检查与组胺类物质检查项目间,可以根据适用性研究结果相互替代,选择两者之一作为检查项目。

1. 异常毒性

本法系将一定量的供试品溶液注入小鼠体内,规定时间内观察小鼠出现的死亡情况,以判定供试品是否符合规定。照《中国药典》现行版四部通则"异常毒性检查法"检查,应符合有关规定。不合格供试品表明药品中混有超过药物本身毒性的毒性杂质,临床用药将可能增加急性不良反应。

所用原料系动植物来源或微生物发酵液提取物,组分结构不清晰或有可能污染毒性杂质且又缺乏有效的理化分析方法的静脉用注射剂与肌内注射用注射剂,应考虑设立异常毒性检查项。

2. 降压物质检查

本法系通过静脉注射限值剂量供试品,观察对麻醉猫的血压反应,以判定供试品中所含降压物质的限值是否符合规定。不合格供试品表明药品中含有限值以上的影响血压反应的物质,临床用药时可能引起急性降压不良反应。

3. 组胺类物质检查

本法系将一定浓度的供试品和组胺对照品依次注入离体豚鼠回肠浴槽内,分别观察出现的收缩反应幅度并加以比较,以判定供试品是否符合规定的一种方法。照《中国药典》现行版四部通则"组胺类物质检查法"检查,应符合有关规定。不合格供试品表明含有组胺和类组胺物质,在临床上可能引起血压下降和类过敏反应等严重的不良反应。

所用原料系动植物来源或微生物发酵液提取物时,组分结构不清晰或有可能污染组胺、类组胺样降血压物质的静脉用注射剂,特别是中药注射剂,如缺乏相关的理化分析方法且临床发现类过敏反应,应考虑设立降压物质或组胺类物质检查项。检查项目一般首选降压物质检查项,但若降血压药理作用与该药具有的功能主治有关,或对猫的反应干扰血压检测,可选择组胺类物质检查项替代。

4. 过敏反应检查

本法系将一定量的供试品皮下或腹腔注射入豚鼠体内致敏，间隔一定时间后静脉注射供试品进行激发，观察豚鼠出现过敏反应的情况，以此判定供试品是否符合规定。照《中国药典》现行版四部通则"过敏反应检查法"检查。供试品不合格表明注射剂含有过敏反应物质，临床用药时可能使患者致敏或产生过敏反应，引起严重不良反应。

所用原料系动植物来源或微生物发酵液提取物时，组分结构不清晰或有可能污染异源蛋白或未知过敏反应物质的静脉用注射剂与肌内注射用注射剂，如缺乏相关理化分析方法且临床发现过敏反应，应考虑设立过敏反应检查项。

5. 溶血与凝聚检查

本法系将一定量供试品与 2‰兔红细胞混悬液混合，温育一定时间后，观察其对红细胞的溶血与凝聚反应以判定是否符合规定。照《中国药典》现行版四部通则"溶血与凝聚检查法"检查。中药注射剂应考虑设溶血与凝聚检查项。

椎管内、腹腔、眼内等特殊途径的注射剂，其安全性检查项目一般应符合静脉用注射剂的要求，必要时应增加其他安全性检查项目，如刺激性检查、细胞毒性检查。

十一、主药含量测定

注射剂中有效成分含量的高低直接影响到疗效和用药安全，所以注射剂都应有含量测定的方法及标准，特别是含毒性成分的注射剂更不可缺少。国家食品药品监督管理局 2007 年印发的《中药、天然药物注射剂基本技术要求》对中药注射剂的含量测定做了具体规定。可采用比色法、荧光法、重量法、中和法、紫外分光光度法、薄层扫描法、气相色谱法、高效液相色谱法进行测定。

注射剂中所含成分应基本清楚。应对注射剂总固体中所含成分进行系统的化学研究。有效成分制成的注射剂，其单一成分的含量应不少于 90%；多成分制成的注射剂，总固体中结构明确成分的含量应不少于 60%，所测成分应大于总固体量的 80%，注射剂中含有多种结构类型成分的，应分别采用 HPLC 和/或 GC 等定量方法测定各主要结构类型成分中至少一种代表性成分的含量，此外，应对未测定的其他成分进行研究。处方中含有毒性成分或已上市单一成分药品的，应测定其含量。注射剂质量标准中含测指标均应规定其含量的上下限，有效成分注射剂应对主成分以外的其他成分的种类及含量进行必要的控制。

十二、指纹图谱检测

原料（药材、饮片、提取物、有效部位等）、中间体、制剂均应分别研究建立指纹图谱。还应进行原料、中间体、制剂指纹图谱的相关性研究。指纹图谱的研究应全面反映注射剂所含成分的信息，必要时应建立多张指纹图谱。经质量研究明确结构的成分，应当在指纹图谱中得到体现，一般不低于已明确成分的 90%，对于不能体现的成分应有充分合理的理由。指纹图谱的评价可采用相对峰面积、相对保留时间、非共有峰面积或者相似度等指标进行评价。同时，也可根据产品特点增加特征峰比例等指标及指纹特征描述，并规定非共有峰数及相对峰面积。指纹图谱的评价还可选用对照提取物对照的方法。

第九节　眼用液体制剂

一、概述

眼用液体制剂（ophthalmic liquid preparation）系指直接用于眼部发挥治疗作用的无菌

制剂，包括滴眼剂、洗眼剂、眼内注射溶液等。眼用液体制剂也可以固态形式包装，另备溶剂，在临用前配成溶液或混悬液。

滴眼剂（eye drops）系指由原料药物与适宜辅料制成的供滴入眼内的无菌液体制剂，可分为溶液、混悬液或乳状液。

洗眼剂（collyrium）系指由原料药物制成的无菌澄明水溶液，供冲洗眼部异物或分泌液、中和外来化学物质的眼用液体制剂。

眼内注射溶液（intraocular solution）系指由原料药物与适宜辅料制成的无菌液体，供眼周围组织（包括球结膜下、筋膜下及球后）或眼内注射（包括前房注射、前房冲洗、玻璃体内注射、玻璃体内灌注等）的无菌眼用液体制剂。

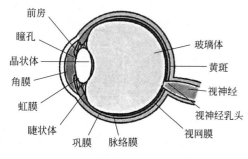

图 7-9　眼部生理结构示意图

二、眼部药物的吸收途径

眼由外围的球壁与里面的眼球内容物所组成，包括角膜、巩膜、虹膜、睫状体、脉络膜、视网膜、视神经、晶状体和玻璃休等，如图 7-9 所示。

药物溶液滴入结膜囊内通过角膜和非角膜两条途径吸收。①在角膜途径中，药物首先与角膜表面接触并渗入角膜，进一步进入房水，经前房到达虹膜和睫状肌，药物被局部毛细血管网摄取，同时发挥局部治疗作用。脂溶性药物在角膜中的渗透系数较水溶性药物高；②在非角膜途径中，药物主要通过结膜和巩膜渗透进入眼内组织，结膜的上皮细胞较角膜易渗透，表面积也较角膜大得多。但此途径中药物较易从脉络膜的血流中快速消除。只有药物对视网膜色素上皮细胞具有高渗透性、在局部具有储库效应和持续的浓度梯度时，才能在后段达到一定的浓度水平。

三、影响眼部药物吸收的因素

（1）药物从眼睑缝隙流失　正常状态下泪液更新速率仅有 $1\mu L/min$，不眨眼的情况下能容纳的泪液量是 $30\mu L$，眨眼将损失 90%，多余的药液在数分钟之内会流入鼻泪管。由于泪液的洗脱、稀释及鼻泪管的引流会造成药物从眼中大量流失。因此少量多次给药有利于提高药物的生物利用度。

（2）药物经外周血管消除　结膜内含有许多血管与淋巴管，药物可通过结膜囊经局部毛细血管或流入鼻腔后吸收，在数分钟内可快速吸收进入全身循环。因此，药物在眼部的生物利用度往往小于 5%，并有可能引起全身的副作用。

（3）药物的脂溶性与解离度　角膜由上皮层、基质层和内皮层组成。中间的基质层为水化胶原，上皮层和内皮层均为脂质膜，脂质含量约为基质层的 100 倍。因此，角膜对大多数亲水性药物构成了扩散屏障，但是药物的亲脂性过高又难以透过角膜基质层，故药物须具有适宜的极性才能透过角膜，完全解离或不解离的药物都不易透过完整的角膜。滴眼剂的 pH 值与药物的 pK_a 会影响有机弱酸与有机弱碱类药物的吸收。

（4）刺激性　药物刺激性较大时，可使结膜的血管和淋巴管扩张，不仅加快药物从外周血管的消除，同时泪液分泌增多，增加药物的流失，从而影响药物的吸收利用。

（5）表面张力　眼用液体制剂的表面张力越小，越有利于药物与泪液接触混合，使药物更易透过角膜，促进药物吸收。

（6）黏度　适当增加眼用液体制剂的黏度可延长药物在眼部的滞留时间，有利于药物的吸收。

四、眼用液体制剂的附加剂

滴眼剂中可加入调节渗透压、pH 值、黏度以及增加原料药物溶解度和制剂稳定的辅料，所用辅料不应降低药效或产生局部刺激。

（1）pH 调节剂 眼部可耐受的 pH 值范围为 5.0～9.0，可根据主药的溶解度、稳定性、疗效或刺激性等的要求，采用磷酸盐缓冲液、硼酸盐缓冲液等对眼用液体制剂的 pH 值进行调整。洗眼剂属用量较大的眼用制剂，应尽可能与泪液具有相近的 pH 值。

（2）渗透压调节剂 眼部可耐受的渗透压范围相当于 0.6%～1.5% 的氯化钠溶液。除另有规定外，眼用液体制剂应与泪液等渗。常用氯化钠、葡萄糖、硼酸、硼砂等调节渗透压，与注射剂的渗透压调节方法相同。

（3）抑菌剂 多剂量眼用液体制剂一般应加适当抑菌剂，尽量选用安全风险小的抑菌剂，产品标签应标明抑菌剂种类和标示量。抑菌剂应作用持久、效果可靠。除另有规定外，在制剂确定处方时，该处方的抑菌效力应符合《中国药典》现行版四部通则"抑菌效力检查法"的规定。眼内注射溶液、供外科手术用和急救用的眼用制剂，均不得加抑菌剂，且应采用一次性使用包装。

常用的抑菌剂有氯化苯甲羟胺（0.01%～0.02%）、苯乙醇（0.5%）、硝酸苯汞（0.002%～0.004%）、硫柳汞（0.005%～0.01%）等。

（4）黏度调节剂 适宜的黏度有利于提高药物的生物利用度。但黏度过大会造成滴入困难，且增加对眼部的刺激性。常用的黏度调节剂有甲基纤维素、聚乙烯、聚维酮等。

（5）其他附加剂 对于性质不稳定的药物，需加入抗氧剂和金属离子络合剂；溶解度小的药物需加入增溶剂或助溶剂；大分子药物吸收不佳时可加入吸收促进剂等。眼内注射溶液、供外科手术用和急救用的眼用制剂，均不得加抗氧剂或其他不适当的附加剂。

五、眼用液体制剂的制备

（一）制备工艺流程

眼用液体制剂的一般制备工艺流程如图 7-10 所示。对遇热不稳定的药物，需采用无菌操作法制备。用于眼部手术或眼外伤的制剂，灌装后应进行灭菌处理，并单剂量包装，不得添加抑菌剂。

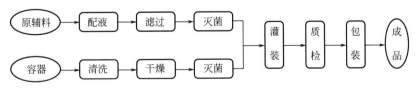

图 7-10 眼用液体制剂的一般制备工艺流程

（二）眼用液体制剂的制法

（1）容器的处理 眼用液体制剂的容器有塑料瓶和玻璃瓶两种。中性玻璃对药液的影响小，对于易氧化的药物多用玻璃瓶，遇光不稳定的药物可选用棕色瓶，玻璃瓶的清洗方法与注射剂容器相同，用干热灭菌或热压灭菌。塑料瓶的容器材料大多为聚烯烃塑料制品，其价廉、不易碎、轻便、较常用，但塑料中的增塑剂等成分可能会溶解于药液中，塑料瓶也可能会吸附某些药物成分，使有效成分含量降低影响药效，另外塑料瓶有一定的透气性，不适宜盛装对氧敏感的药物溶液。洗净后需进行气体灭菌。

(2) 配制与过滤　眼用液体制剂的配制过程与注射剂基本相同，原辅料称量后，加注射用水溶解，必要时加活性炭处理，用滤棒、滤球和微孔滤膜过滤至澄明，再加入适量溶剂至全量，灭菌后进行半成品检查。中药眼用液体制剂应先按中药注射剂的提取与纯化方法处理，适当浓缩后再进行配制。

(3) 无菌灌装　大生产一般采用真空灌装器分装，也可采用"吹瓶→灌装→封口"三合一技术，将无菌、无热原的可塑性塑料吹成中空容器，实现无菌灌装。

六、眼用液体制剂的质量检查

(1) 可见异物　除另有规定外，滴眼剂照《中国药典》现行版四部通则"可见异物检查法"中滴眼剂项下的方法检查，应符合规定；眼内注射溶液照《中国药典》现行版四部通则"可见异物检查法"中注射液项下的方法检查，应符合规定。

(2) 粒度　除另有规定外，混悬型眼用制剂（含饮片原粉的除外）照下述方法检查，粒度应符合规定。

检查法：取供试品强烈振摇，立即量取适量（或相当于主药 $10\mu g$）置于载玻片上，共涂 3 片。照《中国药典》现行版四部通则"粒度和粒度分布测定法"测定，每个涂片中大于 $50\mu m$ 的粒子不得过 2 个，且不得检出大于 $90\mu m$ 的粒子。

(3) 沉降体积比　混悬型眼用制剂（含饮片细粉的滴眼剂除外）照《中国药典》现行版四部通则"沉降体积比检查法"检查，沉降体积比应不低于 0.90。

(4) 装量　除另有规定外，单剂量包装的眼用液体制剂照下述方法检查，应符合规定。

检查法：取供试品 10 个，将内容物分别倒入经标化的量入式量筒（或适宜容器）内，检视，每个装量与标示装量相比较，均不得少于其标示量。

多剂量包装的眼用制剂，照《中国药典》现行版四部通则"最低装量检查法"检查，应符合规定。

(5) 渗透压摩尔浓度　除另有规定外，水溶液型滴眼剂、洗眼剂和眼内注射溶液按各品种项下的规定，照《中国药典》现行版四部通则"渗透压摩尔浓度测定法"测定，应符合规定。

(6) 无菌　除另有规定外，照《中国药典》现行版四部通则"无菌检查法"检查，应符合规定。

七、举例

例 7-12：鱼腥草滴眼液（水蒸气蒸馏法）

【处方】鲜鱼腥草 2kg，氯化钠 7g，聚山梨酯 80 5g，羟苯乙酯 0.3g，注射用水加至 1000mL。

【制法】取鲜鱼腥草，加水进行水蒸气蒸馏，收集初馏液 2000mL，再进行重蒸馏，收集重蒸馏液 1000mL，加入等量注射用水，再进行重蒸馏，收集精馏液 900mL，加入氯化钠、聚山梨酯 80 及羟苯乙酯，混匀，加注射用水使成 1000mL，滤过，灌封，即得。

【性状】本品为近无色或微黄色的澄明液体。

【功能与主治】清热，解毒，利湿。用于风热疫毒上攻所致暴风客热、天行赤眼、天行赤眼暴翳，症见两眼刺痛、目痒、流泪；急性卡他性结膜炎、流行性角结膜炎见上述证候者。

【用法与用量】滴入眼睑内，一次 1 滴，一日 6 次。治疗急性卡他性结膜炎，7 天为一疗程；治疗流行性角结膜炎，10 天为一疗程。

例 7-13：四味珍层冰硼滴眼液（煎煮法）

【处方】珍珠层粉，天然冰片，硼砂，硼酸，氯化钠，苯氧乙醇，注射用水。

【制法】以上 4 味，珍珠层粉加水搅匀，煮沸，每隔 2h 搅拌一次，保温 48h，放冷，滤过，滤液浓缩至适量，放冷，滤过，测定滤液中的总氮量，备用；硼酸、硼砂加入适量注射用水中，再加氯化钠适量，加热，搅拌使溶解，趁热加入适量的苯氧乙醇及上述珍珠层粉提取液，搅匀，加热至 100℃ 并保温 30min，冷却；天然冰片用适量乙醇溶解，在搅拌下缓缓加入上述溶液中，搅匀，加注射用水至规定量，混匀，滤过，即得。

【性状】本品为近无色至微黄色的澄明液体；气香。

【功能与主治】清热解痉，去翳明目。用于肝阴不足、肝气偏盛所致的不能久视、轻度眼胀、眼痛、青少年远视力下降；青少年假性近视、视力疲劳、轻度青光眼见上述证候者。

【用法与用量】滴于眼睑内。一次 1～2 滴，一日 3～5 次；必要时可酌情增加。

思考题

1.试述热原的含义、组成及基本性质。

2.试述注射剂污染热原的途径及除去注射剂中热原的方法。

3.试述鞣质的特性、中药注射剂除去鞣质的目的与方法。

4.试述中药注射剂存在的主要问题与解决办法。

5.输液剂的质量要求与一般注射剂有何不同？

第八章　外用膏剂

【学习目的】
1. 掌握：外用膏剂的含义、特点与分类；软膏剂与乳膏剂、凝胶剂、膏药、贴膏剂的含义、特点与制备方法。
2. 熟悉：药物透皮吸收的途径与影响因素；贴剂、糊剂的含义、特点与制备方法。
3. 了解：各类外用膏剂的质量检查。

第一节　概　　述

一、外用膏剂的含义

外用膏剂（medicinal extract for exterior application）系指采用适宜的基质将药物制成专供外用的半固体或近似固体的一类剂型，包括软膏剂、乳膏剂、膏药、贴膏剂（橡胶贴膏剂、凝胶贴膏剂）、贴剂等。外用膏剂在皮肤科、外科应用较广，此类制剂易于涂布或粘贴于皮肤、黏膜或创面上，起到保护创面、润滑皮肤和局部治疗作用，也可以透过皮肤或黏膜吸收起全身治疗作用。

软膏剂和膏药（铅硬膏）在我国应用甚早，铅硬膏通过穴位经络发挥祛风散寒、祛瘀通滞、活血通络等作用，橡胶贴膏剂则源于国外，贴剂近年来有迅速的发展，凝胶贴膏剂因能容纳较多中药提取物而受到重视。

二、外用膏剂的特点

外用膏剂的优点：①避免经口给药可能发生的肝首过效应和消化道灭活现象，提高了药物治疗效果；②皮肤表皮没有血管，对于皮肤疾病的局部治疗具有显著优势；③起全身作用的透皮贴剂可延长药物作用时间，减少给药次数，药物可长时间持续扩散进入血液循环；④可通过改变给药面积调节给药剂量，减少个体差异；⑤患者可自主给药，也可随时中止用药，降低药物毒副作用，提高依从性。

外用膏剂存在的不足：由于皮肤屏障的存在，药物起效较慢，不适合急性病症；载药剂量受到限制；刺激性、过敏性的药物不宜选用外用膏剂；给药部位、个体差异较大等。

三、外用膏剂的分类

外用膏剂按形态及基质，可分为以下四类。

（1）软膏剂（ointment）与乳膏剂（cream）　软膏剂系指原料药物与油脂性或水溶性基质混合制成的均匀半固体外用制剂。乳膏剂系指原料药物溶解或分散于乳状液型基质中形成的均匀半固体制剂。糊剂、凝胶剂的性状、制备方法由于与软膏剂相近，亦被称为类软膏剂。

（2）贴膏剂（adhesive plaster）　系指将原料药物与适宜基质制成膏状物，涂布于背衬材料上供皮肤贴敷，可产生全身性或局部作用的一种薄片状制剂。包括橡胶贴膏剂（原橡胶膏剂）与凝胶贴膏剂（原巴布剂或凝胶膏剂）。

（3）膏药（plaster）　系指中药饮片、食用植物油与红丹（铅丹）或官粉（铅粉）炼制成膏料，滩涂于裱褙材料上制成的供皮肤贴敷外用制剂。前者称为黑膏药，后者称为白膏药。

（4）贴剂（patch）　系指原料药物与适宜的材料制成的供粘贴在皮肤上可产生全身或局部作用的一种薄片状制剂。

四、药物透皮吸收的途径与影响因素

（一）皮肤的结构

皮肤由角质层（又称死亡表皮层）、活性表皮、真皮和皮下组织组成，角质层和活性表皮合称表皮，此外还有汗腺、皮脂腺、毛囊等皮肤附属器。皮肤结构如图8-1所示。表皮由外到内包括角质层、透明层、颗粒层、棘层和基底层，其中角质层由10~20层死亡的紧密层状扁平角质细胞构成，与体外环境接触，能够防止水分蒸发，是药物渗透的主要屏障，厚度依身体不同部位而异，为15~20μm。角质细胞由大量蛋白质、非纤维蛋白和少量脂质相互镶嵌组成致密细胞膜，类脂质和水构成细胞间质。由于表皮内无毛细血管，药物主要在含有丰富毛细血管、淋巴管等的真皮组织中吸收。

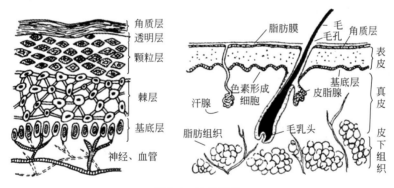

图 8-1　皮肤结构

活性表皮处于角质层和真皮之间，厚度50~100μm，系由活细胞组成，细胞膜具脂质双分子层结构，细胞内主要为水性蛋白质溶液，在某些情况下，这种水性环境可能成为脂溶性药物的渗透屏障。活性表皮中含有少量的酶，能降解通过皮肤的药物。

真皮在表皮的下方，由疏松结缔组织构成，平均厚度1~2mm。毛囊、皮脂腺和汗腺等皮肤附属器分布其中，并有丰富的血管和神经。真皮内含有电解质和大量水分，参与机体内的各种物质代谢和免疫活动。一般认为，从表皮转运来的药物可以迅速从真皮移除而不形成吸收屏障。

皮下组织是一种脂肪组织，分布有血液循环系统、汗腺和毛囊。皮下组织一般不成为药物的吸收屏障。皮下组织可以作为脂溶性药物的贮库。

皮肤附属器包括毛囊、汗腺、皮脂腺等，与整个皮肤表面积相比，仅占1%以下，大多数情况下不是药物的主要吸收途径。大分子和离子型药物难以通过富含类脂的角质层，可经由这些途径转运。

（二）药物透皮吸收的途径

外用膏剂中药物的透皮吸收是指其中的药物通过皮肤进入血液循环的过程，包括释放、穿透及吸收三个阶段。药物从基质中脱离并扩散到皮肤或黏膜表面的过程为释放；穿透系指药物通过表皮进入真皮、皮下组织，对局部起作用；吸收系指药物通过血管或淋巴管进入体循环而产生全身作用。

药物的透皮吸收途径主要有表皮途径和皮肤附属器途径，见图8-2。表皮途径是指药物穿过角质层而进入体循环。药物扩散通过角质层的方式主要有两种，可以通过细胞扩散，也可以通过细胞间隙扩散。皮肤附属器途径是指药物通过毛囊、皮脂腺和汗腺吸收。其特点是药物穿透速度比表皮途径快，但由于吸收面积小，一般不作为透皮吸收的主要途径。但对于一些离子型、极性强、分子量大的药物，由于此类药物难以透过类脂性脂质层，主要经皮肤附属器途径吸收。

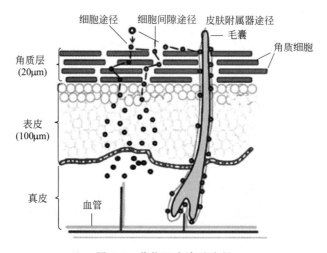

图 8-2　药物经皮渗透途径

（三）影响透皮吸收的因素

外用膏剂的透皮吸收是一个复杂的过程，药物性质、基质性质和皮肤条件为影响药物透皮吸收的主要因素。影响透皮吸收的因素可以用式(8-1)说明：

$$dQ/dt = KCDA/T \tag{8-1}$$

式中，dQ/dt 表示稳定药物透皮速率；K 为药物基质/皮肤分配系数；C 为基质中的药物浓度；D 为药物在皮肤屏障中的扩散系数；A 为给药面积；T 为有效屏障厚度。根据该式可以看出，当 A、D、T 不变，药物浓度 C 与药物理化性质 K 是关键影响因素。

1. 药物性质

皮肤细胞膜具有类脂性，一般脂溶性药物较水溶性药物更易穿透皮肤，但是组织液是亲水性的，因此具有适宜的油水分配系数，即既有一定脂溶性又有一定水溶性的药物透皮吸收较理想，在油和水中都难溶的药物则很难透皮吸收。通常药物分子量越大，透皮吸收越慢（一般分子量在 600 以下吸收较好），故透皮吸收制剂宜选用分子量较小、药理作用强的药物。表皮内的 pH 值为 4.2～5.6，真皮内的 pH 值在 7.4 左右，有机弱酸或有机弱碱性药物的分子型比离子型脂溶性大，更易于透过吸收。药物的分子形状与空间结构也影响透皮吸收，线性分子药物比非线性分子药物更易透过角质细胞的类脂结构；若药物分子具有能与角质层类脂形成氢键的结构，也会阻碍药物吸收。熔点低、晶格能小的药物在基质中热力学活度高，易于透皮吸收。

2. 基质性质

基质的类型和组成会直接影响药物的释放、穿透和吸收。一般认为药物在乳剂型基质中吸收最好，在水溶性基质次之，在油脂性基质中最差；基质的 pH 值会影响到弱酸性与弱碱性药物的 pK_a，药物的分子型比例增加有利于其穿透和吸收；一些附加剂如表面活性剂、渗透促进剂的使用可明显改善外用膏剂中药物的透皮吸收，但附加剂添加量不宜过多，否则会对皮肤造成刺激性。基质对药物的亲和力越大，即药物的皮肤/基质分配系数越小，则药物难以从基质向皮肤转移，不利于吸收；如果基质能增加皮肤的水合作用，可增加药物的渗透性。一般乳膏剂、软膏剂等半固体制剂药物的释放速率大于硬膏剂。

3. 皮肤生理因素

（1）种属与个体差异　人与动物的不同种属之间皮肤渗透性差异较大，同一种属因年龄、性别等因素同样存在渗透性差异。

（2）给药部位　一般毛孔多、血液流速快以及角质层薄的部位易于透皮吸收。不同部位皮肤透皮速率顺序依次为：耳郭部＞腹股沟＞头颅顶＞脚背＞前下臂＞足底。因此，对于全身给药的制剂既要考虑给药方便也要考虑给药部位的皮肤透过性。

（3）皮肤的病理状况　皮肤角质层屏障受到破坏，如有皮肤烧伤、溃疡、切伤、湿疹时，会导致药物的吸收速度和吸收程度增加，应注意避免发生中毒现象，例如溃疡皮肤的渗透速度是正常皮肤的 3～5 倍。

（4）皮肤的温度与湿度　皮肤温度升高，血管扩张，血流量增加，促进吸收。因此，应使膏药受热软化后贴敷。皮肤湿度大，利于角质层水合作用，角质层的水合能增大物质进入皮肤的透过率，是影响透皮吸收的重要因素之一，这可能是由于表皮组织软化，孔隙直径增大而产生"海绵"现象，从而有利于药物通过。如以亲水性物质为基质制成的凝胶膏剂就有利于角质层的水合作用，可增加药物的经皮渗透率。

（5）给药面积　适当增加皮肤给药面积，透皮吸收量也越大，一般贴剂面积不宜超过 $60cm^2$。

4. 其他

如气候、相对湿度、局部摩擦、脱脂以及离子导入等同样利于药物的透皮吸收。

（四）药物透皮吸收的促进方法

皮肤作为防御外来异物的天然屏障，即使高效低量的药物也常常难以达到理想的治疗效果，可通过物理、化学和药剂学方法来促进药物的透皮吸收。

1. 物理方法

物理方法系指通过施加外部能量，达到促进透皮吸收的目的。近年来，采用物理方法改善药物吸收关注较多，主要包括微针、离子导入、超声导入、无针注射递药系统等。

（1）微针　系指通过微工艺技术制成的微细针簇，一般要求高度在 $10～2000\mu m$、宽度在 $10～50\mu m$。微针的作用机制主要是通过穿刺对皮肤角质层造成轻微的物理损伤，对皮肤角质层形成纳米级的空洞，从而实现药物导入。微针贴剂具有透皮贴剂与注射器的双重优点，是将微针形成阵列排列于贴剂表面的给药系统，特别适用于核酸、多肽、蛋白质疫苗等大分子药物。

（2）离子导入　系指利用电流电极定位将离子型药物导入皮肤，进入局部或血液循环的一种生物物理方法，适用于离子型及大分子多肽类药物。药物离子从基质中释放后，在电荷排斥的作用下，分别位于阳极和阴极的药物阳离子、阴离子进入皮肤组织。药物的透过量与电流强度呈正相关，根据临床实际情况，电流强度一般控制在 $0.5mA/cm^2$ 以内。影响离子导入的因素还包括基质的 pH 值、电场持续时间、药物的解离性等因素。

（3）超声导入　系指利用超声波为动力促进药物透过完整皮肤的一种物理渗透方法。其促渗机制是形成气穴，打乱皮肤角质层，使角质层的孔隙增大并改变角质层的脂质结构。该方法常用于促进亲水性药物的渗透，但超声强度太大容易对皮肤造成损伤。

2. 化学方法

化学方法主要是应用透皮吸收促进剂，系指在不损伤皮肤功能的前提下，能够提高药物透皮速率的一类物质。促渗机制包括扰乱脂质层的有序结构，增加其流动性，增加皮肤的水合作用，溶解角质层类脂等。目前已经上市的透皮吸收促进剂有氮酮、肉豆蔻酸异丙酯、醇类、薄荷醇、二甲基亚砜、表面活性剂、吡咯烷类、油酸等。

（1）氮酮　对皮肤、黏膜刺激性较小，毒性小，对亲水性药物的促渗效果大于亲脂性药物。油水分配系数在 6.2 左右，亲脂性强，一般使用的浓度在 1%～5%，常与极性溶剂合用。

（2）肉豆蔻酸异丙酯　与皮肤相容性较好，对皮肤刺激性小。与 N-甲基吡咯烷酮合用能够增强促渗效果。

（3）醇类　一般低级醇类能够提高药物溶解度，增加组织中的药物浓度。在基质中常用乙醇作溶剂，丙二醇作保湿剂。

（4）表面活性剂　能渗入皮肤并与皮肤成分发生作用。常用非离子表面活性剂，其作用强于阴离子表面活性剂，且刺激性较小。表面活性剂的用量与药物的渗透不一定成正相关，含量以 1%～2% 为宜。若用量过多，药物增溶形成胶团，反而不利于药物分散。常用的表面活性剂有聚氧乙烯脂肪酸醇醚类、蔗糖脂肪酸酯类、山梨醇脂肪酸酯类等。

（5）中药挥发油　经实验证明中药挥发油也具有较强的促渗作用，常用薄荷醇、桉叶油、松节油等。如薄荷醇的优点是起效快、副作用小，常与丙二醇合用产生协同功效。

3. 药剂学方法

药剂学方法主要通过制备微粒型药物载体，改变药物的物理特性促进药物的透皮吸收。研究较多的有脂质体、传递体、醇质体等。

（1）脂质体　脂质体能有效地包封药物，增加难溶性药物的溶解度，从而增加扩散的驱动力，促进药物的经皮渗透；脂质体可使角质层湿润，水合作用加强，而且脂质体中的类脂能与角质层的脂质发生相互作用，增加皮肤脂质的流动性，从而促进药物的渗透。许多报道认为脂质体能促进药物透过角质层并增加在局部的滞留，但一般认为其不能增加全身性的吸收，故适合于皮肤治疗给药。

（2）传递体　亦称为柔性纳米脂质体，基本组成为磷脂酰胆碱、胆酸钠、乙醇或丙二醇，其制备方法与脂质体基本一致。据报道胰岛素传递体应用于皮肤 30min 内相当于皮下注射，50% 量的穿透皮肤进入体内，明显降低糖尿病小鼠的血糖浓度。传递体的促透机制主要为变形作用和渗透压作用。传递体在受到足够大的应力时，在不改变皮肤角质层性质和结构的情况下，由于其本身的柔性而产生很大程度的变形，同时迫使药物分子变形，能顺利穿透比自身小 1/10 的角质层小孔，大小为 200～300nm 的传递体能通过完整的皮肤，从而促进药物透皮吸收。

（3）醇质体　一般由磷脂、乙醇及药物组成，是一种乙醇含量很高的（20%～50%）的脂质体，基本的制备方法是将磷脂和亲脂性药物溶于乙醇中，在密闭的容器中，于持续的搅拌下缓慢地加入重蒸水，操作过程保持在 30℃，然后冷至室温即得。醇质体中含有的高浓度醇可增加药物在角质层的溶解度，还能使角质层脱水和脱脂，改变角质层脂质分子的紧密排列，增强脂质的流动性。另外，高浓度的乙醇增强醇质体膜的柔性和流动性，使醇质体在传递过程中发生变形，促进药物通过皮肤如米诺地尔醇质体的裸鼠皮肤渗透速率为其乙醇溶液的 37 倍。

第二节 软膏剂与乳膏剂

一、软膏剂与乳膏剂的含义与特点

软膏剂（ointment）系指原料药物与油脂性或水溶性基质混合制成的均匀半固体外用制剂。根据原料药物在基质中的分散状态，分为溶液型软膏剂和混悬型软膏剂。其中，眼膏剂系指原料药物与适宜基质制成供眼用的灭菌软膏剂。

乳膏剂（cream）系指原料药物溶解或分散于乳浊液型基质中形成的均匀半固体制剂。乳膏剂按基质的不同，可分为水包油型乳膏剂与油包水型乳膏剂。

软膏剂与乳膏剂具有以下特点：主要起保护、润滑和局部治疗作用；多用于慢性皮肤病，禁用于急性损伤部位；某些药物经透皮吸收后，也可产生全身治疗作用。

软膏剂与乳膏剂的质量要求一般包括：制剂应均匀、细腻，具适当黏稠性，易涂布于皮肤或黏膜上，无过敏性、刺激性，且不融化；性质稳定，无酸败、异臭、变色、变硬、油水分离等变质现象；如在用于创面或眼部的制剂基质应滤过并灭菌。

二、软膏剂与乳膏剂的基质

软膏剂与乳膏剂的基质不仅是赋形剂，同时也是药物的载体，对软膏剂与乳膏剂的质量及药物的释放与吸收都有重要作用。理想的基质应具备下列要求：①具有适宜的稠度、黏着性和涂展性，无刺激性；②能与药物的水溶液或油溶液混合，并不发生配伍禁忌；③能作为药物的良好载体，有利于药物的释放与吸收；④不妨碍皮肤的正常功能与伤口的愈合；⑤易清洗，不污染衣物。在实际应用中应综合考虑药物的理化性质及稳定性、基质的性质，以及用药目的等因素，合理筛选恰当的基质。

软膏剂与乳膏剂基质的吸水能力常用水值表示，水值系指在规定温度（一般在20℃）下100g基质能容纳的最大水量（用g表示），如白凡士林的水值为9.5，羊毛脂为185。

（一）软膏剂基质

1. 油脂性基质

油脂性基质包括油脂类、类脂类及烃类等。其特点是润滑、无刺激性，在给药皮肤表面能形成封闭的油膜，对皮肤的保护及软化作用比其他基质强，能与大多数药物配伍，不易霉变。但释药性能差，吸水性较差，与分泌物不易混合，故对急性有渗出液的创面、痤疮、脂溢性皮炎等不宜选用，且不易清洗。此类基质主要适用于遇水不稳定的药物，常用的有以下几类。

（1）油脂类 系从动、植物中提取的高级脂肪酸甘油酯及其混合物。受温度、光线、氧气或微生物等影响引起分解、氧化和酸败，可酌加抗氧剂和防腐剂改善。常用动物油、植物油和氢化植物油等。有时需要添加蜡类调节黏稠度以制备适宜的基质，中药软膏常以麻油与蜂蜡熔合为基质。

（2）类脂类 系高级脂肪酸与高级醇形成的酯类。其物理性质与油脂类有相似之处。常用的有羊毛脂、蜂蜡、虫白蜡、鲸蜡等。羊毛脂为淡黄色黏稠半固体，稍有异臭，含有胆固醇类棕榈酸酯及游离的胆固醇，有较大的吸水性，可吸收2～3倍的水形成W/O型乳剂。羊毛脂与皮脂性质相似，利于药物渗透。由于羊毛脂过于黏稠，涂于局部有不适感，一般很少单用，常与凡士林合用，改善凡士林的吸水性和渗透性。蜂蜡主要含棕榈酸蜂蜡醇酯，熔程在40～50℃，常用于调节软膏的稠度及增加稳定性。

（3）烃类 系石油经分馏而得的多种高级烃的混合物，大部分为饱和烃类。其性质稳定，很少与主药发生作用，不易酸败，不易被皮肤吸收，适用于保护性软膏，常与其他基质合用。常用的有凡士林、固体石蜡、液状石蜡等。凡士林也称软石蜡，是由不同分子量的烃类组成的类固体混合物，化学性质稳定，不易酸败，应用范围较广。由于凡士林对皮肤具有保护、软化的作用，可以单独作为基质。但其吸水性差，不适用于含大量渗出液的创面，一般与羊毛脂合用以改善其吸水性。也可添加高级醇类、胆固醇等提高其吸水性能。液状石蜡为饱和烃类，主要用于调节稠度，也可与药物粉末共同研磨，以利于药物与基质混合。

（4）硅酮类　亦称硅油，为有机硅氧化物的聚合物。本品对皮肤无刺激性，润滑而易于涂布，不污染衣物，常与其他油脂性基质合用制成防护性软膏，用于防止水性物质及酸、碱液等的刺激或腐蚀，亦用于乳膏剂。但本品对眼有刺激，不宜作为眼膏基质。

（5）半合成（合成）油脂性基质　系以各种油脂为原料合成制得，组成成分相似，具有良好的稳定性，并且皮肤吸收性好、刺激性较小。

羊毛醇：由羊毛脂皂化并且分离含有醇类和胆固醇的成分制备而成。黏性弱，气味和颜色淡。乳化能力强，一般用作 W/O 型乳化剂。

角鲨烷：由鲨鱼肝的提取物角鲨烯加氢制备而成。无色无味，具有良好的润滑性和皮肤渗透性。

氢化羊毛脂：由羊毛脂经氢化制备而成。性质稳定，气味和颜色淡，吸水性强。

2. 水溶性基质

水溶性基质系由天然或合成的水溶性高分子物质所组成。用水溶解后形成胶体或溶液进而制成半固体软膏基质，常用基质为聚乙二醇类。水溶性基质释放药物较快，易于涂布、无油腻感和刺激性，易清洗，且能与水溶液混合及吸收组织液，多用于润湿、糜烂创面及腔道黏膜，有利于分泌物的排出，但其润滑性较差，有时与某些药物配伍会导致软膏颜色变化，且基质中的水分易蒸发，也易霉变，常需要加入防腐剂。

聚乙二醇（PEG）：系指由环氧乙烷与水缩聚而成的水溶性聚醚，分子式为 $HO(CH_2CH_2O)_nH$，其中 n 表示聚氧乙烯基平均数。常用 PEG 的平均分子量为 200～6000。PEG200、PEG400 及 PEG600 为无色透明的液体；PEG1000 及 PEG1500 为糊状半固体；PEG2000～6000 为固体。PEG 的黏度随分子量的增加而增大。液体与固体 PEG 以适当比例混合后可得半固体的软膏基质。PEG 易溶于水，性质稳定，耐高温，不易酸败和霉败。但由于其较强的吸水性，用于皮肤常有刺激感，且长期应用可引起皮肤干燥脱水，不适于遇水不稳定的药物。此外，其对季铵盐、山梨糖醇及苯酚等有配伍反应。

（二）乳膏剂基质

乳膏剂基质由水相、油相和乳化剂组成。油相含固体或半固体成分，加热液化后与水相在乳化剂的作用下混合乳化，冷却至室温后形成半固体基质。乳膏剂基质的类型及制备原理与乳剂相似。油相常用硬脂酸、石蜡、蜂蜡、高级醇（如十六醇、十八醇）等，有时加入调节稠度的液体石蜡、凡士林或植物油等。

乳膏剂基质分为 O/W 型与 W/O 型两类，乳化剂在基质成型过程中起关键作用。W/O 型基质的内相是水相，外相是油相，能吸收部分水分，水分只能缓慢蒸发，对皮肤有缓和的凉爽感，故俗称"冷霜"，同时该基质不易从皮肤上被水清洗；O/W 型基质能与大量水混合，无油腻感，易于涂布和清洗，色白如雪，故俗称"雪花膏"。

乳膏剂基质不妨碍皮肤表面的分泌和水分蒸发，因此对皮肤的正常功能影响较小。一般乳膏剂基质特别是 O/W 型乳膏基质中药物的释放和透皮速度较快。但是当其用于分泌物较多的皮肤病（如湿疹）时，其吸收的分泌物可重新进入皮肤（反向吸收）而使炎症恶化，因此需正确选择适应证。通常乳膏剂基质适用于亚急性、慢性、无渗出的皮肤损伤和皮肤瘙痒症，忌用于糜烂、溃疡、水疱及化脓性创面。

由于 O/W 型基质外相含有大量水，在贮存过程中容易产生霉变，因此常需加入防腐剂，如尼泊金类、氯甲酚、三氯叔丁醇等。同时水分易蒸发而使软膏变硬，故常需加入保湿剂，如甘油、丙二醇、山梨醇等，一般用量为 5%～20%。遇水不稳定的药物如金霉素、四环素等不宜采用乳膏剂基质。

用于制备乳膏剂基质的常用乳化剂如下。

1. 皂类

（1）一价皂　系一价金属离子钠离子、钾离子、铵离子的氢氧化物、硼酸盐或三乙醇胺等有机碱与脂肪酸（如硬脂酸、油酸等）作用生成的新生皂，HLB 值为 15～18，为 O/W 型乳化剂，其降低水相表面张力的作用强于油相，因此易形成 O/W 型乳膏剂型基质，但若处方中油相含量过多时能转相为 W/O 型乳膏剂基质。脂肪酸中碳原子数从 12 到 18，一价皂的乳化能力随之递增。但碳原子数大于 18 时，其乳化能力反而降低，故碳原子数为 18 的硬脂酸最为常用，其用量一般为基质总量的 10%～25%，主要作为油相成分，部分与碱反应形成新生皂。未皂化的硬脂酸作为油相被乳化为分散相，并增加基质的稠度。以硬脂酸制成的乳膏剂基质外观光滑美观，涂于皮肤，水分蒸发后在皮肤表面形成一层硬脂酸膜而具保护性。单用硬脂酸为油相制成的乳膏剂基质润滑作用小，故常需加入适当的油脂性物质（如凡士林、液体石蜡等）调节其稠度和涂展性。

皂化反应需要的碱性物质能影响乳剂型基质的质量。以新生钠皂为乳化剂制成的乳膏剂基质较硬，以钾皂为乳化剂制成的基质较软。以新生有机铵皂为乳化剂制成的基质较为细腻、光亮美观。因此后者常与前两者合用或单用作乳化剂。一价皂基质易被酸、碱、钙离子、镁离子、铝离子等离子或电解质破坏，不宜与强酸或强碱性药物配伍。

（2）多价皂　系指由钙离子、镁离子、锌离子、铝离子等二三价金属离子的氢氧化物与脂肪酸作用形成的多价皂，其 HLB 值小于 6，亲油性强于亲水性，可作为 W/O 型乳膏剂基质。新生多价皂较易形成，且油相比例大，黏度较水相高，形成的 W/O 型基质也较一价皂形成的 O/W 型基质稳定。

2. 脂肪醇硫酸（酯）钠类

常用十二烷基硫酸钠，又称月桂醇硫酸钠，为优良的 O/W 型乳化剂，HLB 值为 40，通常用量为 0.5%～2%。本品常与 W/O 型乳化剂合用，如十六醇、十八醇、硬脂酸甘油酯和司盘类等，以调整 HLB 值，使其达到乳化油相所需范围。本品不能与阳离子型表面活性剂及阳离子药物（如盐酸苯海拉明、盐酸普鲁卡因等）配伍，其乳化作用的适宜 pH 值为 6～7。

3. 高级脂肪醇与多元醇/酯类

（1）十六醇及十八醇　十六醇，即鲸蜡醇，熔点 45～50℃；十八醇，即硬脂醇，熔点 56～60℃，两者不溶于水而溶于乙醇，无刺激性，吸水后形成 W/O 乳膏剂型基质，可增加乳膏剂的稳定性和稠度。在新生皂为乳化剂的乳膏剂基质中，用十六醇及十八醇取代硬脂酸形成的基质更加光滑、细腻。在油脂性基质中适量加入十六醇或十八醇可以增加其吸水性。

（2）硬脂酸甘油酯　系单、双硬脂酸甘油酯的混合物，主要含单硬脂酸甘油酯。本品不溶于水，可溶于热乙醇、液体石蜡及脂肪油中，HLB 值为 3.8，为 W/O 型乳化剂，与一价皂或十二烷基硫酸钠等合用，可得 O/W 型乳膏剂基质，常用作稳定剂或增稠剂。

（3）脂肪酸山梨坦类与聚山梨酯类　脂肪酸山梨坦即司盘类，HLB 值为 4.3～8.6，为 W/O 型乳化剂；聚山梨酯即吐温类，HLB 值为 10.5～16.7，为 O/W 型乳化剂。两者为非离子型表面活性剂，可单独制成乳膏剂基质，但为调节适当的 HLB 值常与其他乳化剂合用。脂肪酸山梨坦类和聚山梨酯类表面活性剂无毒、中性、不挥发、对热稳定，对黏膜与皮肤的刺激性比离子型乳化剂小，能与酸性盐、电解质配伍，但不能与碱类、重金属盐、酚类及鞣质配伍。聚山梨酯类能与某些酚类、羧酸类药物（如间苯二酚、麝香草酚、水杨酸等）作用，使乳剂破坏。聚山梨酯类能抑制某些消毒剂、防腐剂的效能，如与尼泊金类、季铵盐类、苯甲酸等络合而使之部分失活，但可以适当增加防腐剂的用量予以克服。

4. 聚氧乙烯醚类

（1）平平加 O　为脂肪醇聚氧乙烯醚类，属于非离子 O/W 型乳化剂，HLB 值为 15.9。本品在冷水中的溶解度比热水中大，其 1% 水溶液的 pH 值为 6~7，对皮肤无刺激性，性质稳定，其用量一般为油相的 5%~10%。能与羟基、羧基化合物形成络合物而导致基质破坏，故不宜与酚类、水杨酸、苯甲酸等配伍。本品常和其他乳化剂一起应用，制得稳定的乳膏剂基质。

（2）乳化剂 OP　系以聚氧乙烯（20）月桂醚（CH_2CH_2O）$_n$H 为主的烷基聚氧乙烯醚的混合物，HLB 值为 14.5，为非离子 O/W 型乳化剂，其用量一般为油相的 5%~10%。对皮肤无刺激，性质稳定，但当水溶液含大量高价金属离子，如锌离子、铁离子、铜离子、铝离子时其乳化能力会下降，并不宜与酚类化合物（苯酚、间苯二酚、麝香草酚、水杨酸等）配伍。

三、软膏剂与乳膏剂的制备

（一）软膏剂的制备

软膏剂的制备方法有研和法、熔合法。可根据药物与基质的性质、用量及设备条件加以选择。油脂性基质应加热熔融过滤杂质，在 150℃ 灭菌 1h 并去除水分。忌用直火直接加热灭菌。

1. 研和法

研和法系将药物细粉用少量基质研匀或用适宜液体研磨成细糊状，再逐渐加入其余基质研匀的方法。该方法适用于软膏基质原料为半固体，药物在常温下就能与其均匀混合，或药物本身不宜受热者。少量制备用乳钵或软膏板，大生产常用电动研钵或搅拌器。制备工艺流程见图 8-3。

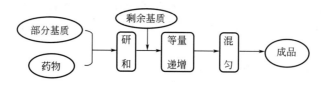

图 8-3　研和法制备软膏剂的工艺流程

2. 熔合法

熔合法系将基质先加热熔化，再将药物分次逐渐加入，边加边搅拌，直至冷凝的方法。当软膏中基质的熔点不同，在常温下不能均匀混合，或主药可溶于基质，或需基质加热熔融后浸取有效成分时可选用此法。油脂性基质一般熔点较低，多用此法制备，其制备工艺流程见图 8-4。

软膏剂生产环境空气的洁净度要求为：配料、灌装需在 C 级洁净区进行操作，眼膏以及除直肠外的腔道用软膏需在 A 级洁净区操作。凡士林等基质需经灭菌和过滤处理。软膏管在灌装前需经检验及灭菌处理。

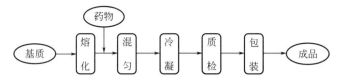

图 8-4 熔合法制备软膏剂的工艺流程

（二）乳膏剂的制备

采用乳化法制备。先将油溶性组分混合加热熔融（一般为 60～80℃），另将水溶性组分加热至与油相温度相近时，两液混合，边加边搅拌，待乳化完全，直至冷凝。大量生产在温度降至约 30℃时，再通过乳匀机或胶体磨可使产品更加细腻和均匀。油水两相均不溶的组分一般待乳化后加入。其制备工艺流程见图 8-5。

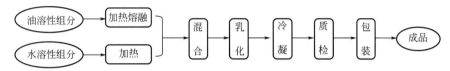

图 8-5 乳膏剂的制备工艺流程

乳化法中油、水两相的混合有 3 种方法：①含小体积分散相的乳膏剂，多采用将分散相缓慢加到连续相中；②连续相加入到分散相中，适用于多数乳膏剂系统，此种混合方法特点是混合过程中会发生转型，能产生更为细小的分散相粒子；③连续或大批量生产时，可不考虑混合顺序，将两相同时混合，利用强大的机械力将其混匀，此法需要输送泵、连续混合装置等设备。

（三）药物加入基质的方法

为了改善产品外观和减少对给药部位的刺激，软膏剂和乳膏剂必须均匀细腻。制备时药物通常按照以下方法加入。

① 不溶性药物或药材先研成细粉（过六号筛），与少量基质或液体成分（液体石蜡、甘油等）研匀成糊状，再与其他基质混匀；或将油溶性药物细粉加入熔融的基质中混匀，不断搅拌至冷凝。

② 可溶于基质成分的药物，如水溶性药物，可将药物水溶液直接加入水溶性基质，或用羊毛脂吸收后，再与其他基质混匀；油溶性药物可直接溶解在熔化的油性基质中。

③ 中药浸出物（中药煎剂、流浸膏等）可先浓缩至稠膏状，再与基质混合；干浸膏可先加少量溶剂（水、稀醇等）使之软化或研成糊状，再与基质混匀。

④ 含低共熔组分的药物，如樟脑和薄荷脑，应先将其混合形成低共熔混合物，再将基质加入混匀。

⑤ 挥发性药物或热敏性药物应待基质温度降至 60℃ 以下时，再与其混匀。

四、软膏剂与乳膏剂的质量检查

（1）粒度 除另有规定外，混悬型软膏剂、含饮片细粉的软膏剂照下述方法检查，应符合规定。

检查法：取供试品适量，置于载玻片上涂成薄层，薄层面积相当于盖玻片面积，共涂 3 片，按《中国药典》现行版四部通则"粒度和粒度分布测定法"（第一法）即显微镜法测定，均不得检出大于 180μm 的粒子。

（2）装量差异 按《中国药典》现行版四部通则"最低装量检查法"（重量法）检查，应符合规定。

（3）无菌 用于烧伤［除程度较轻的烧伤（Ⅰ°或浅Ⅱ°外）］或严重创伤的软膏剂与乳膏剂，按《中国药典》现行版四部通则"无菌检查法"检查，应符合规定。

（4）微生物限度 除另有规定外，照《中国药典》现行版四部通则"非无菌产品微生物限度检查法"检查，应符合规定。

五、举例

例 8-1：老鹳草软膏

【处方】老鹳草 1000g，羟苯乙酯 0.3g，羊毛脂 50g，凡士林适量。

【制法】取老鹳草加水煎煮 2 次，每次 1h，煎液滤过，滤液合并，浓缩至相对密度为 1.05～1.10（80～85℃），加等量的乙醇使沉淀，静置，滤取上清液，浓缩至适量，加入羟苯乙酯 0.3g、羊毛脂 50g 与凡士林适量，混匀，制成 1000g，即得。

【性状】本品为棕黄色至棕褐色或褐紫色的软膏。

【功能与主治】除湿解毒，收敛生肌。用于湿毒蕴结所致的湿疹、痈、疔、疮、疖及小面积水、火烫伤。

【用法与用量】外用。涂敷患处，一日 1 次。

例 8-2：康妇乳膏

【处方】白芷 145g，蛇床子 145g，花椒 145g，青木香 30g，冰片 30g，乙醇，10％氢氧化钠溶液，硬脂酸，羊毛脂，液体石蜡，三乙醇胺，甘油，蒸馏水。

【制法】白芷、蛇床子、花椒、青木香 4 味用水蒸气蒸馏，分别收集芳香水及水煎液，芳香水进行重蒸馏，得精馏液；水煎液滤过，滤液浓缩至相对密度约为 1.20（25℃），加乙醇使含醇量为 70％，静置，取上清液用 10％氢氧化钠溶液调 pH 值至 8.0，静置过夜，回收乙醇，流通蒸气灭菌 30min，与精馏液合并，搅匀，备用；冰片研为细粉，过筛，备用。另将油相硬脂酸、羊毛脂、液体石蜡与水相三乙醇胺、甘油、蒸馏水分别加热至约 70℃，在搅拌下，将水相加入油相中，冷却至 40℃，加入适量防腐剂，搅匀，制成基质。取上述药液，加热至 50～60℃，加入基质中，搅拌，加入冰片细粉，搅匀，使色泽一致，制成软膏 1000g，分装，即得。

【性状】本品为浅棕黄色 O/W 型乳膏，具冰片香气。

【功能与主治】祛风燥湿，止痒杀虫，防腐生肌。用于外阴炎、外阴溃疡或阴道炎等引起的外阴或阴道充血、肿胀、灼热、疼痛、分泌物增多，或局部溃疡、糜烂、瘙痒等。

【用法与用量】外用。涂敷洗净的患处，一日 2～4 次。

例 8-3：马应龙八宝眼膏

【处方】炉甘石 32.7g，琥珀 0.15g，人工麝香 0.38g，人工牛黄 0.38g，珍珠 0.38g，硼砂 1.2g，冰片 14.8g，硇砂 0.05g，液状石蜡 20g，羊毛脂 40g，凡士林 890g。

【制法】以上 8 味，炉甘石、琥珀、珍珠、硼砂、硇砂分别粉碎成极细粉；人工麝香、人工牛黄、冰片分别研细，与上述粉末配研，过筛，加入到经灭菌、滤过后放冷的液体石蜡中，混匀。再加入到已干热灭菌、滤过并冷却至约 50℃的羊毛脂及凡士林中，搅匀凝固，即得。

【性状】本品为浅土黄色的软膏；气香，有清凉感。

【功能与主治】退赤，去翳。用于眼睛红肿痛痒、流泪、眼睑红烂等。

【用法与用量】点入眼睑内，一日 2～3 次。

第三节 凝胶剂

一、凝胶剂的含义与特点

凝胶剂（gel）系指原料药物与能形成凝胶的辅料制成的具凝胶特性的稠厚液体或半固

体制剂。除另有规定外，凝胶剂限局部用于皮肤及体腔，如鼻腔、阴道和直肠。

凝胶基质属单相分散系统，按基质不同，凝胶剂可分为水性凝胶和油性凝胶。水性凝胶基质一般由西黄芪胶、明胶、淀粉、纤维素衍生物、卡波姆、海藻酸钠等加水、甘油或丙二醇等制成；油性凝胶的基质常由液体石蜡或脂肪油与胶体硅或铝皂、锌皂等构成。在临床上较多应用的是水性凝胶。

二、水性凝胶

水性凝胶由水性凝胶基质在水中溶胀而成。因基质易于涂展和洗除，无油腻感，故水性凝胶能吸收组织渗出液而不妨碍皮肤正常功能，黏度较小而利于药物释放。水性凝胶的不足之处在于润滑作用较弱，易失水和霉变，需加入保湿剂和防腐剂。

（一）常用基质

水性凝胶基质大多在水中溶胀成水性凝胶而不溶解，易于涂展和洗除，无油腻感，能吸收组织渗出液不妨碍皮肤正常功能。还由于黏滞度较小而利于药物释放，特别是水溶性药物。其缺点是润滑作用较差，易失水和霉变，常须添加保湿剂和防腐剂。

1. 卡波姆

卡波姆系丙烯酸与烯丙基蔗糖或季戊四醇烯丙醚交联而成的高分子聚合物，商品名为卡波普，按黏度不同常分为 934、940、941 等规格，是一种引湿性很强的白色疏松粉末。由于分子中存在大量的羧基，与聚丙烯酸有非常类似的理化性质，可以在水中迅速溶胀，但不溶解。1％水分散液的 pH 值约为 3.11，黏性较低。当用碱中和时，随着大分子逐渐溶解，黏度也逐渐上升，在碱的浓度较低时形成澄明溶液，在浓度较高时形成半透明状的凝胶。在 pH 6～11 有最大的黏度和稠度，中和使用的碱以及卡波姆的浓度不同，其溶液的黏度也随之变化。本品制成的基质无油腻感，涂用润滑舒适，特别适宜于治疗脂溢性皮肤病。与聚丙烯酸相似，盐类电解质可使卡波姆凝胶的黏性下降，碱土金属离子以及阳离子聚合物等均可与之结合生成不溶性盐，强酸也可使卡波姆失去黏性，在配伍时必须避免。

2. 纤维素衍生物

纤维素经衍生化后在水中可溶胀或溶解析出胶状物。此类基质有一定的黏度，随着取代基、分子量和介质的不同而具不同的稠度。因此，其用量也应根据上述不同规格和具体条件来进行调整。常用的品种有甲基纤维素（MC）和羧甲基纤维素钠（CMC-Na），两者常用的浓度为 2％～6％。前者缓缓溶于冷水，不溶于热水，但湿润、放置冷却后可溶解，后者在任何温度下均可溶解。1％水溶液的 pH 值均在 6～8。MC 在 pH 2～12 时稳定，而 CMC-Na 在低于 pH 5 或高于 pH 10 时黏度显著降低。

3. 其他

水性凝胶基质还有甘油明胶、淀粉甘油、海藻酸钠、壳聚糖、交联型聚丙烯酸钠（SDB-L-400）等。甘油明胶由 1％～3％明胶、10％～30％甘油与水加热而成。淀粉甘油由 10％淀粉、2％苯甲酸钠、70％甘油及水加热制成。海藻酸钠的浓度一般为 2％～10％，可加少量钙盐调节稠度。壳聚糖的浓度一般为 3％～10％，但壳聚糖的价格相对较高，也可将壳聚糖与海藻酸钠混合使用。

（二）水性凝胶的制备

药物溶于水者，常先将其溶于部分水或甘油中，必要时加热，再把溶胀好的水凝胶基质与药物溶液混匀加水至足量搅匀即得。药物不溶于水者，可先用少量水或甘油研细、分散后，再混于基质中搅匀即得。

三、凝胶剂的质量检查

（1）外观　凝胶剂应细腻、均匀，在常温时保持凝胶状，无液化等现象。混悬型凝胶剂不应出现结块、下沉，胶粒分散均匀。

（2）粒度　除另有规定外，混悬型凝胶剂照下述方法检查，应符合规定。

检查法：取供试品适量，置于载玻片上，涂成薄层，薄层面积相当于盖玻片面积，共涂3片，按《中国药典》现行版四部通则"粒度和粒度分布测定法"（第一法），即显微镜法测定，均不得检出大于$180\mu m$的粒子。

（3）装量　按《中国药典》现行版四部制剂通则"最低装量检查法"（重量法）检查，应符合规定。

（4）无菌　除另有规定外，用于烧伤除程度较轻的烧伤（Ⅰ°或浅Ⅱ°外）或严重创伤的凝胶剂，按《中国药典》现行版四部通则"无菌检查法"检查，应符合规定。

（5）微生物限度　除另有规定外，照《中国药典》现行版四部通则"非无菌产品微生物限度检查法"检查，应符合规定。

（6）pH值　按规定方法检查，应符合规定。

四、举例

例8-4：肿痛凝胶

【处方】七叶莲18g，滇草乌18g，三七18g，雪上一枝蒿18g，金铁锁18g，金叶子18g，八角莲18g，葡萄根18g，白芷18g，灯盏细辛18g，披麻草18g，栀子18g，火把花根18g，重楼18g，薄荷脑6g，甘草6g，冰片6g，麝香0.08g，药膜树脂40 188g，甘油47g，共制成1000g。

【制法】以上19味，人工麝香、冰片、薄荷脑用乙醇溶解，其余七叶莲等16味粉碎成粗粉，混匀，用乙醇（65%～70%）作溶剂渗漉，收集渗漉液960mL，冷却48h，滤过备用。取药膜树脂40，加入上述药液并搅拌混匀，置室温溶胀24h，水浴加热使其溶解，冷却至4℃，加入薄荷脑等乙醇溶液及甘油，搅拌均匀，分装即得。

【性状】本品为棕色黏稠液体。

【功能与主治】消肿镇痛，活血化瘀，化痞散结，舒筋活络。用于风湿关节痛、肩周炎、痛风、乳腺小叶增生。

【用法与用量】取本品涂于患处，待形成一层薄膜，约12h后将药膜揭下，隔一段时间再重新将药物涂于患处，重新形成药膜。1日1次。

第四节　膏　药

一、膏药的含义与特点

膏药（plaster）系指中药饮片、食用植物油与红丹（铅丹）或宫粉（铅粉）炼制成膏料，摊涂于裱褙材料上制成的供皮肤贴敷的外用制剂。前者称为黑膏药，后者称为白膏药。

膏药在我国应用甚早，是我国传统五大剂型（丸、散、膏、丹、汤）之一。早在晋代葛洪所著《肘后备急方》中已有油丹熬炼成"膏"的记载，晋朝《刘涓子鬼遗方》中亦有多种"薄贴"的记载，"薄"指软膏，"贴"指膏药，唐、宋以来硬膏剂的应用更加广泛，清代吴师机所著的《理瀹骈文》为膏药应用方面的专著，目前膏药在中医临床及民间仍广泛使用。

膏药外治可消肿、拔毒、生肌，主治肌肤红肿、痈疽、疮疡等症；内治可活血通络、驱风寒、壮筋骨、止痛、消痞，主治跌打损伤、风湿痹痛等，以弥补内服药力之不足。

二、黑膏药

黑膏药是目前膏药中最常用的一类，其基质由植物油和红丹经高温炼制而成。黑膏药的膏体应乌黑光亮，油润细腻，老嫩适度，摊涂均匀，无红斑，无飞边缺口，加温后应能粘贴于皮肤上且不易移动。用前须烘热，待软化后贴于皮肤上。

（一）黑膏药的基质

1. 植物油

应选用质地纯净、沸点低、熬炼时泡沫较少，制成品软化及黏着力适当的植物油。以麻油质量最好，熬炼时泡沫少，有利于操作，且制成的膏药色泽光亮，黏性适中。其他如棉籽油、豆油、菜油、花生油、玉米胚油等均可。熬炼时应注意火候及搅拌，防止溢锅。

2. 红丹

红丹又称黄丹、章丹、铅丹、东丹、陶丹等，为橘黄色粉末，质重，主要成分为四氧化三铅（Pb_3O_4），纯度要求在 95% 以上。本品如含水易聚成颗粒状，下丹时易沉于锅底，不易与油充分反应，因此在使用前应在铁锅中炒干，并过筛成细粉后再加入油中。

（二）黑膏药的制备

黑膏药的制备包括药材的提取、炼油、下丹成膏、去"火毒"、摊涂等过程，其中炼油是关键操作。其制备工艺流程见图 8-6。

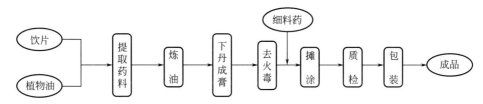

图 8-6 黑膏药的制备工艺流程

1. 提取药料

药料的提取须按药材性质分类处理。大部分不具挥发性的中药饮片可直接用油加热提取有效成分，除去药渣后备用。处方中的芳香挥发类中药（如冰片、丁香、肉桂）、矿物类中药（如朱砂、雄黄）、树脂类中药（如乳香、没药）以及贵重细料药（如麝香），应研成细粉，在摊涂前掺和于制成的膏体中。

操作时，将粗料药中质地坚硬的中药饮片先放入铁丝笼内，送入炼油锅中，将锅盖固定好，用离心泵将植物油由进油管送入锅中，然后以武火加热，油温控制在 200～220℃。花、草、叶、果、皮等不耐热的药材可后下。当锅内油液沸腾时，火力可减弱，油温达 200～220℃时即可停火，至药料外表深褐内部焦黄为止。待药油温度适当降低后，可连铁丝笼将药渣取出。在提取操作时，应先在水洗器内加水适量，开动离心泵，使水呈交叉的雾状喷出，充分淋洗逸出的烟气。残余的烟气由鼓风机沿排气管排出室外。洗气用水可反复使用，如水表面有积聚的少量油层可由阀门放出。

2. 炼油

炼油是使油脂在高温条件下氧化、聚合，提高黏度以适应制膏要求，即将去除药渣的药油继续加热熬炼，温度控制在 270～320℃。炼油程度应老嫩适宜，以取油少许，滴于水中能聚结成珠状而不散开为度（滴水成珠）。熬炼过"老"，则膏药硬度大，黏着力小，贴于皮肤时易脱落，可加入适量嫩油调节；如过"嫩"，则膏药质软，贴于皮肤后容易移动，且黏性过强，不易揭下，可在下丹后继续熬炼调节。炼油时的最高温度可达 320℃左右，此时可产生大量刺激性浓烟，应注意调节温度，防止着火。炼油完毕，经细筛滤过后输入贮油槽中备用。

3. 下丹成膏

下丹成膏系指在炼成的油中加入红丹反应生成脂肪酸铅盐的过程，脂肪酸铅盐可进一步促进油脂氧化、聚合、增稠而成膏状。下丹时，将炼油送入下丹锅中，加热至 300℃左右，不断搅拌下徐徐加入红丹，继续搅拌使红丹与油充分反应，直至成为具有光泽的黑褐色稠厚液体。为检查膏药的老、嫩程度，可取少量样品滴于水中，数秒钟后取出，如粘手，撕之带丝不易断时表示过嫩，如撕之发脆表示过老。以膏不粘手、不脆、稠度适中为宜。一般植物油 500g 用丹 150～210g，冬季可少用些，夏季多用些，如丹的用量过多则膏药变老，脆性大；过少则嫩，膏药流动性大。

4. 去火毒

直接应用油丹炼合制成的膏药，常对皮肤局部产生刺激性，如出现红斑、痒痛及发疱、溃疡等，这种不良反应俗称为火毒，中医理论认为火毒是膏药经高温炼制后产生的燥性。从制备过程来看，火毒很可能是油在高温氧化时的分解产物，如酮、醛、低级脂肪酸等，一般具有一定的水溶性和挥发性。因此，膏药制成后，应将其徐徐倾入冷水中，以除去水溶性刺激性物质。操作时应不断搅动，使成带状，以利冷却，当洗涤水变热时应另换冷水，凝结后取出反复捏压，并制成团块，将团块浸于冷水中，至少 24h，多则数日，每日换一次水，使火毒除净。

5. 摊涂

取膏药团块置适宜的容器中，在水浴上加热熔化，如有挥发性或细料组分者，此时将其兑入，搅匀。挥发性成分如需加热溶解，温度不宜超过 70℃。将混匀的药膏按规定量摊涂于皮革或布等裱褙材料上，膏面覆盖一层大小适宜的薄膜，置阴凉干燥处密闭贮藏。

（三）黑膏药有关问题的讨论

1. 基质方面

膏药的基质可刺激神经末梢，促进血液循环，进而加速药物的传递。在清代吴师机所著《理瀹骈文》中亦有"膏以帅药，药以助膏"的论点，说明了基质与药物的相互关系。但是，该基质亦有难以克服的缺点，如黑膏药色泽难揭除、易污染衣服，重金属铅含量高等。此外，黑膏药原料的组成及制备工艺决定了其质量的难控性，很难得到质量均一的基质。因此，其在临床上的应用受到较大的限制。

2. 制备工艺方面

膏药的传统制备工艺中目前争议较大的是药料物提取的温度及方式。传统提取工艺虽有一定的科学道理，但用薄层色谱、气相、红外等方法对部分传统黑膏药进行了分析，表明药材与油经高温加热后，有效成分破坏很多。并且传统黑膏药以油为溶剂，只能提取脂溶性有效成分，如游离生物碱、苷元、萜类、挥发油类等，但这些成分在 320～330℃ 的高温下，多半被分解破坏或挥发掉，而水溶性的生物碱盐、苷类等，因不溶于油而难以被提取出来，因此在一定程度上影响着黑膏药的内在质量和临床疗效。

3. 质量控制方面

《中国药典》规定黑膏药的质量标准是"乌黑发亮，油润细腻，无红斑，无飞边缺口，加温后能粘贴于皮肤上，且不移动"。而对含膏量、含药量、基质黏度、软硬度及铅离子含量等缺乏定量的客观指标，对黑膏药的贴用时间也未作明确规定，这与制剂现代化的要求相差较远。

三、白膏药

白膏药系指以食用植物油和宫粉 $[2PbCO_3 \cdot Pb(OH)_2]$ 为基质，油炸药料，去渣后与宫粉反应而成的一种铅硬膏。白膏药与黑膏药主要的不同点有：白膏药软化点较低，稍遇热即可熔化；白膏药贴敷后对皮肤的刺激性比黑膏药小；白膏药中铅粉用量较黑膏药中铅丹的用量为多，其与植物油的比例一般为 1∶1 或 1.5∶1；白膏药去火毒的时间相对较短；膏药摊涂较薄。

白膏药的一般制法：先将中药饮片与麻油置炼油器内，加热至油温达 300℃，然后熄火保温 24h，如此反复 4 次将油炼至滴水成珠。待炼油放凉后，经称量后放入下丹锅内，继续用文火加热至 100℃，徐徐投入宫粉。待油与宫粉反应至紫酱色时，即可喷水熄火，立即将膏药油放入冷水中冷凝收膏。随后将膏药从冷水中捞出，挤尽水分，移置夹层锅中加热烊化，兑入细料药物搅匀，即得。

四、膏药的质量检查

(1) 外观　膏药的膏体应油润细腻，光亮，老嫩适宜，摊涂均匀，无飞边缺口。黑膏药应乌黑、无红斑；白膏药应无白点。加温后能粘贴于皮肤上且不移动。

(2) 软化点　用于测定膏药在规定条件下受热软化时的温度情况以检测膏药的老嫩程度，并可间接反映膏药的黏性。照《中国药典》现行版四部通则"膏药软化点测定法"，测定膏药因受热下坠达 25mm 时的温度的平均值，应符合规定。

(3) 重量差异限度　取供试品 5 张，分别称定总重量。剪取单位面积（cm²）的裱褙，折算出裱褙重量。膏药总重量减去裱褙重量即为药膏重量，与标示量相比较不得超出表 8-1 中的规定。

表 8-1　膏药重量差异限度

标示量	重量差异限度
3.0g 及 3.0g 以下	±10%
3.0g 以上至 12g	±7%
12g 以上至 30g	±6%
30g 以上	±5%

五、举例

例 8-5：狗皮膏

【处方】生川乌 80g，羌活 20g，青风藤 30g，防风 30g，麻黄 30g，小茴香 20g，当归 20g，木瓜 30g，大黄 30g，续断 40g，白芷 30g，没药 34g，樟脑 34g，肉桂 11g，生草乌 40g，独活 20g，铁丝威灵仙 30g，蛇床子 20g，高良姜 9g，官桂 10g，赤芍 30g，苏木 30g，油松节 30g，川芎 30g，乳香 34g，冰片 7g，丁香 7g。

【制法】以上 29 味，乳香、没药、丁香、肉桂分别粉碎成末，与樟脑、冰片粉末配研，过筛，混匀；其余生川乌等 23 味酌予碎断，与食用植物油 3495g 同置锅内炸枯，去渣，滤过，炼至滴水成珠。另取红丹 1040～1140g，加入油内，搅拌，收膏，将膏浸泡于水中。取膏，用文火熔化，加入上述粉末，搅匀，分摊于兽皮或布上，即得。

【性状】本品为摊于兽皮或布上的黑膏药。

【功能与主治】祛风散寒，活血止痛。用于风寒湿邪、气血瘀滞所致的痹病。

【用法与用量】外用，用生姜擦净患处皮肤，将膏药加温软化，贴于患处或穴位。

第五节　贴膏剂

贴膏剂（adhesive ointment）系指将原料药物与适宜基质制成膏状物，涂布于背衬材料上供皮肤贴敷，可产生全身性或局部作用的一种薄片状外用制剂，包括橡胶贴膏和凝胶贴膏。贴膏剂主要由背衬层、药物层和临用前需除去的保护层组成，背衬层也称裱褙材料层，保护层也称防粘层，药物层有时称药物贮库，通常由药物和赋形剂、透皮促进剂等辅料组成。

一、橡胶贴膏

（一）橡胶贴膏的含义与特点

橡胶贴膏系指原料药物与橡胶等基质混匀后涂布于背衬材料制成的贴膏剂。用时粘贴于皮肤上，通过透皮吸收发挥全身或局部治疗作用。

橡胶贴膏是 19 世纪后发展起来的一种外用制剂，其优点是黏着力强，用时无需加热软化，可直接贴于患部；不易产生配伍禁忌，对机体无损害；使用携带方便，不污染衣物；患者顺应性好。不足之处在于：橡胶贴膏膏层薄、容纳药物量少、维持时间较短；具有一定刺激性，可能引起皮肤过敏。

橡胶贴膏常用于治疗风湿痛、跌打损伤等，不含药者又称胶布，可保护伤口、防止皮肤皲裂。

（二）橡胶贴膏的组成

1. 膏料层

（1）橡胶　为基质的主要原料，具有优良的内聚力和黏结力，与其他添加物有良好的相容性，不透气，不透水。

（2）软化剂　用于增加膏料的可塑性，使其便于加工；并能增加成品的柔软性、耐寒性及黏性，利于贮存和使用。常用凡士林、羊毛脂、液状石蜡、植物油等。软化剂用量应适当，用量过多会降低膏料内聚强度、黏结强度及耐热性。

（3）增黏剂　可改善橡胶的润湿性，使橡胶基质与物料充分混合，从而增加膏体的黏性，提高黏结强度，改善胶膏的剥离性能，便于涂胶操作等，常用松香及其衍生物。

（4）填充剂　有缓和的收敛作用，可改善膏料的加工性能，增加耐热性，降低成本，常用氧化锌和锌钡白。氧化锌具有系结牵拉涂料的性能，还可作为补强剂，与松香中的松香酸反应后生成松香酸锌盐，可使膏料的黏性迅速上升，同时减少松香酸对皮肤的刺激。锌钡白俗称立德粉，为硫化锌和硫酸钡的混合物，其特点是遮盖力强，膏料硬度大。

2. 背衬材料

背衬材料为膏药的载体。传统材料有漂白布、化纤布。新型材料有弹力布、无纺布等。

3. 膏面覆盖物

可避免膏料互相黏着及防止挥发性成分挥散。传统材料有塑料瓦楞膜、塑料网眼膜、纱布。新型材料有硅胶纸、硅胶膜等。

（三）橡胶贴膏的制备

1. 溶剂法

溶剂法系指采用适宜的溶剂溶解各类高分子物质，制备成基质，加入药物混合均匀，涂布后挥去溶剂，使胶料干燥成型的生产工艺。该法是目前中药橡胶贴膏生产的常用方法。

（1）制备工艺流程　见图8-7。

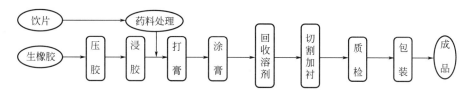

图8-7　溶剂法制备橡胶贴膏的工艺流程

（2）制法

① 药料处理：药料用适当的有机溶剂和方法提取、滤过、浓缩后备用，冰片、樟脑、薄荷脑等可溶于橡胶基质中的药物可直接加入。

② 制备胶浆：胶浆由药物与基质混合而成，一般制法如下。

a.压胶：取生橡胶，洗净，于50～60℃下加热干燥或晾干，切成块状，在炼胶机中塑炼成网状胶片，摊开放冷，消除静电。

b.浸胶：将胶片置于适量汽油中浸泡18～24h，至完全溶胀。浸泡时应密闭，防止汽油挥发而引发火灾。

c.打膏：将胶浆移至打胶机中，加入药物与软化剂、增黏剂、填充剂等基质材料搅匀，制成膏料。

③ 涂布膏料：将膏料置于装有细白胶布的涂料机上，利用上下滚筒将膏料均匀涂布在布面上，可通过调节两滚筒间的距离控制涂膏量。

④ 回收溶剂：胶布涂好膏料后，以一定速度进入封闭的溶剂回收装置，加热使汽油蒸发，并通过冷凝系统回收。

⑤ 切割加衬：将干燥的橡胶膏移至纱布转筒装置，在膏面覆上脱脂硬纱布或塑料薄膜，最后用切割机切成一定规格，包装，即得。

（3）特点

① 溶剂法制备橡胶膏剂的优点：涂胶操作简单、含膏量稳定及易控制。溶剂法生产的橡胶膏剂持黏性好，对皮肤残留物少。

② 溶剂法制备橡胶膏剂的缺点：a.生产不安全，以汽油或正己烷作溶剂，生产中存在易燃易爆的危险；b.产房面积需求大，设备和操作环境需要安装除静电与防爆装置，仅涂胶与烘干隧道长度就达25m以上；c.生产周期长，生橡胶的处理工序繁琐，耗时较长，整个橡胶贴膏的生产周期一般为5～7天；d.挥发性药物损失大，由于生产中需经加热回收溶剂，许多挥发性药物随溶剂一起蒸发而损失掉，同时也容易产生环境污染问题。

2.热压法

热压法系指通过炼胶混料后趁热压制的方法制备橡胶贴膏的方法。该法生产效率较高，但是成品黏性不强。

（1）制备工艺流程　见图8-8。

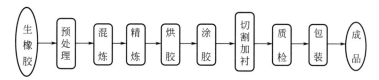

图8-8　热压法制备橡胶贴膏的工艺流程

（2）制法

① 橡胶的预处理：将橡胶切块、破胶后，以挥发性药物代替溶剂浸泡橡胶，浸泡时间一般大于 12h，达到软化橡胶的目的；然后取浸泡后的橡胶进行素炼，使其更软化。

② 混炼和精炼：混炼是热压法生产橡胶膏剂的重要工序，将所有的药物与基质在同一个设备容器内，通过搅拌机转数比和剪切力等变化，达到混合均匀的目的。混炼后的胶料，因橡胶网状结构受到破坏，需要恢复其弹性，一般静置 24h。精炼是将混炼好的胶料进一步混合，达到完全均匀的目的。

③ 烘胶：热压法胶料无溶剂，基本为固体，需要软化后才能够涂胶。一般胶料需要放入 100℃ 热风循环烘箱内大于 0.5h 才能够涂胶。

④ 涂胶：膏料附着在布面上，应保持稳定的膏量，可通过调整涂胶机前车机头的上下间隙来控制含膏量。热压法涂胶机的前车刮刀、上料板需要加热保温，下辊需要转动并且保持一定温度，以减少后车收卷拉力。热压法涂胶时阻力大，应防止出现断布现象。

⑤ 切割加衬：成型的贴膏在涂胶机后车卷成大卷，供下一道工序使用。收卷直径小，将影响断片效率和收率；若收卷直径过大，贴膏表面容易与布衬背面粘连，产生废品，一般每卷收卷长度 30～50m。橡胶膏剂的布衬宽度一般为 82～96cm，收成大卷后需要在切段床上纵向分切成若干符合标准的小卷，常见分切尺寸为宽度 10cm，又称切片。根据产品标准要求，切卷后的含药胶膏由切片机横向段切成符合规定尺寸的橡胶膏剂贴片。经检验合格的贴片，装入密封塑料袋内，于阴凉处干燥贮存。

（3）特点

① 热压法生产橡胶贴膏的优点：不使用溶剂，减少静电、泡胶、蒸发溶剂等工序，与溶剂法相比，具有安全、环保、占地面积小、成本低、挥发性药物损失少、老化慢、生产周期短、等优点。

② 热压法生产橡胶贴膏的缺点：涂胶阻力较大，容易断布；涂胶机头需要加热，含膏量不稳定；天然橡胶分子链被破坏严重，基质内聚力小，持黏性弱，贴用后贴膏周边容易有胶膏残留物。

二、凝胶贴膏

（一）凝胶贴膏的含义与特点

凝胶贴膏，系指原料药物与适宜的亲水性基质混匀后，涂布于背衬材料上制成的贴膏剂。凝胶贴膏历史悠久，早期称为泥罨剂，或称为泥状巴布剂，在日本有较久的应用历史。一般是将麦片等谷物与水、乳、蜡等混合成泥状，使用时涂布在纱布上，贴于患处。自 20 世纪 70 年代以来，随着医药与化学工业的发展，新型高分子材料不断涌现，经过改良的凝胶贴膏基质组成更科学合理，给药剂量更准确，已从泥状凝胶贴膏发展成定型凝胶贴膏，具有非常广阔的发展背景。

现代的凝胶贴膏与传统的膏药和橡胶贴膏相比，其优点在于：①具有透气性、耐汗性，与皮肤生物相容性更好；②载药量大，适用于中药浸膏，释药性能好，有利于药物透皮吸收；③血药浓度平稳，药效持久；④使用方便，不污染衣物，易于洗除，反复揭贴仍然保持黏性；⑤无松香、氧化锌等致敏性基质，对皮肤刺激性小。

（二）凝胶贴膏的组成

1. 膏体层

膏体层由基质和药物两部分组成。

基质对凝胶贴膏的成型起主要作用。优良的基质应具备以下条件：不影响主药稳定性，无副作用；有适当的黏性和弹性；能够保持膏体形状，不因汗水、温度作用而软化，也不残留在皮肤上；具有一定的稳定性与保湿性，无刺激性与过敏性等。基质通常由以下材料组成。

（1）凝胶贴膏骨架材料　是构成基质的骨架材料，也是决定持黏力和剥离强度的主要因素。包括天然、半合成或合成高分子材料。如阿拉伯胶、明胶、梧桐胶、槐树豆胶、海藻酸钠等属于天然高分子材料；甲基纤维素、乙基纤维素与羟丙基甲基纤维素等为半合成高分子材料，由碱化纤维素合成制得；聚丙烯酸、聚乙烯醇类则为合成高分子材料。其用量一般为5%～25%。

（2）保湿剂　由于凝胶贴膏的含水量大，一般为50%～60%，水分的挥发将会影响药物的释放速率，所以解决保水分的保湿性是凝胶贴膏制备中的重要环节。常用丙二醇、甘油、聚乙二醇以及它们的混合物，其用量一般为10%～20%。

（3）填充剂　决定着膏体的成型性。常用微粉硅胶、二氧化钛、碳酸钙和白陶土，用量一般为5%～20%。

（4）透皮吸收促进剂　用于提高药物经皮渗透性能，常用氮酮、尿素等。

（5）软化剂　增强基质的柔软性和耐寒性，常选用油脂类物质，用量一般为2%～10%。

（6）其他附加剂　还可在凝胶基质中加入适量表面活性剂，以利于药物的混合和释放。此外，可视处方具体情况加入适量防腐剂和抗氧剂，其种类和用量取决于是否影响药物的释放和对皮肤的刺激性。

2.背衬层

背衬层为基质的载体，常用的材料有人造棉布、无纺布等。

3.防粘层

防粘层的作用是保护膏体，常用的材料有聚丙烯、聚乙烯、玻璃纸、聚酯薄膜等。

（三）凝胶贴膏的制备

1.制备工艺流程（图8-9）

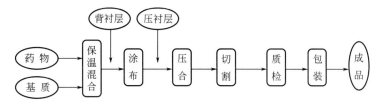

图8-9　凝胶贴膏的制备工艺流程

2.制法

凝胶贴膏的制备工艺主要包括原料前处理、基质成型和制剂成型三个步骤。基质的类型、基质与药物的比例、混合次序等都可影响凝胶贴膏的成型。一般是先将高分子物质胶溶，按一定顺序加入黏合剂等其他附加剂，制备成均匀基质后，再与药物混合、涂布、压合保护层、切割、包装，即得。如为固体药物，应预先粉碎成细粉或溶于适宜的溶剂中，药材提取物应按各品种项下规定的方法进行制备。

三、贴膏剂的质量检查

（1）外观　膏面应光洁，厚薄一致，无脱膏、失黏现象。背衬面应平整、洁净、无漏膏现象。盖衬的长度和宽度应与背衬一致。

（2）含膏量　橡胶贴膏照第一法检查，凝胶贴膏照第二法检查。

① 第一法：取供试品 2 片（每片面积大于 $35cm^2$ 的应切取 $35cm^2$），除盖衬，精密称定，置于有盖玻璃容器中，加适量有机溶剂（如三氯甲烷、乙醚等）浸渍，并时时振摇，待背衬与膏料分离后，将背衬取出，用上述溶剂洗涤至背衬无残附膏料，挥去溶剂，在 105℃ 干燥 30min，移至干燥器中，冷却 30min，精密称定，减失重量即为膏重，按标示面积换算成 $100cm^2$ 的含膏量，应符合各品种项下的规定。

② 第二法：取供试品 1 片，除去盖衬，精密称定，置烧杯中，加适量水，加热煮沸至背衬与膏体分离后，将背衬取出，用水洗涤至背衬无残留膏体，晾干，在 105℃ 干燥 30min，移至干燥器中，冷却 30min，精密称定，减失重量即为膏重，按标示面积换算成 $100cm^2$ 的含膏量，应符合各品种项下的规定。

（3）耐热性　除另有规定外，橡胶贴膏取供试品 2 片，除去盖衬，在 60℃ 加热 2h，放冷后，背衬应无渗油现象，膏面应有光泽，用手指触试应仍有黏性。

（4）赋形性　取凝胶贴膏供试品 1 片，置37℃、相对湿度64％的恒温恒湿箱中 30min，取出，用夹子将供试品固定在一平整钢板上，钢板与水平面的倾斜角为 60°，放置 24h，膏面应无流淌现象。

（5）黏附力　除另有规定外，凝胶贴膏照《中国药典》现行版四部通则"黏附力测定法"（第一法）测定，橡胶贴膏照《中国药典》现行版四部通则"黏附力测定法"（第二法）测定，均应符合各品种项下的规定。

（6）含置均匀度　除另有规定外，凝胶贴膏（除来源于动、植物多组分且难以建立测定方法的凝胶贴膏外）照《中国药典》现行版四部通则"含量均匀度检查法"测定，应符合规定。

（7）微生物限度　照《中国药典》现行版四部通则"非无菌产品微生物限度检查法"检查，凝胶贴膏应符合规定，橡胶贴膏每 $10cm^2$ 不得检出金黄色葡萄球菌和铜绿假单胞菌。

四、举例

例 8-6：通络祛痛膏（橡胶贴膏）

【处方】当归100g，川芎62g，红花62g，山奈62g，花椒72g，胡椒62g，丁香30g，肉桂62g，荜茇62g，干姜62g，大黄62g，樟脑44g，冰片30g，薄荷脑30g。

【制法】以上 14 味，大黄、红花粉碎成粗粉，备用；除樟脑、冰片和薄荷脑外，其余当归等 9 味，粉碎成粗粉，蒸馏提取挥发油，收集挥发油，备用；药渣控干后与大黄、红花粗粉混合，用90％乙醇作溶剂，浸渍 24h 后进行渗漉，收集初漉液 1000mL，药渣继续用70％乙醇渗漉，收集续漉液 2500mL，合并渗漉液，减压浓缩至相对密度不低于 1.25 的稠膏（60℃），备用；另取橡胶、松香等制成的基质，加入上述浸膏、樟脑、冰片、薄荷脑及上述挥发油，混匀，制成涂料，进行涂膏，切段，盖衬，切成小块，即得。

【性状】本品为淡黄色至淡棕色的片状橡胶膏；气芳香。

【功能与主治】活血通络，散寒除湿，消肿止痛。用于腰部、膝部骨性关节病瘀血停滞、寒湿阻络证，症见关节刺痛或肿痛、关节僵硬、屈伸不利、畏寒肢冷。

【用法与用量】外用，贴于患处。

例 8-7：麝香壮骨膏（凝胶贴膏）

【处方】人工麝香，川乌，草乌，麻黄，当归，山奈，白芷，苍术，八角茴香，干姜，冰片，薄荷脑，硫酸软骨素，水杨酸甲酯，樟脑，盐酸苯海拉明。

【制法】以上 16 味，除水杨酸甲酯外，冰片、薄荷脑、樟脑、麝香、硫酸软骨素、盐酸苯海拉明研成细粉；其余川乌等 8 味药材粉碎成粗粉，照流浸膏剂与浸膏剂项下的渗漉法，用

90％乙醇作溶剂，于 40～50℃温浸 4h 后，以每分钟 10～15mL 的速度缓缓渗，收集渗漉液，在 60℃减压回收乙醇，并浓缩至相对密度为 1.20～1.30（60℃）的清膏，放冷至室温，加入上述细粉和水杨酸甲酯，混匀，另加由聚丙烯酸钠、聚乙烯醇、羧甲基纤维素钠、明胶、白陶土、蓖麻油、甘油、山梨醇制成的基质，制成涂料，进行涂膏，切段，盖衬，切成小块，即得。

【性状】本品为淡黄棕色至棕褐色的凝胶贴膏；气芳香。

【功能与主治】祛风散寒，活血止痛。用于风湿痛，关节痛。

【用法与用量】外用，一次 1 贴，一日 1 次；贴于患处。

第六节　贴　　剂

一、贴剂的含义与特点

贴剂（patch）系指原料药物与适宜的材料制成的供粘贴在皮肤上的可产生全身性或局部性作用的一种薄膜状制剂。贴剂可以应用于完整的皮肤表面，也可以作用于有疾患或不完整的皮肤表面，其中用于完整皮肤表面，能将药物输送透过皮肤进入血液循环系统起全身作用的贴剂称为透皮贴剂，也称为透皮给药系统。

贴剂为一些需要长期用药的疾病的防治提供了一种简单有效的给药手段，具有以下特点：①避免经口给药产生的首过效应及胃肠灭活效应；②延长药物的作用时间，减少用药次数，提高患者用药顺应性；③维持恒定的血药浓度，避免血药浓度的峰谷现象，减少药物的不良反应，增强治疗效果；④用药方便，患者叮以自主用药，并可随时终止用药，适用于婴儿、老人和不宜口服的患者。

透皮贴剂的不足之处表现为：①仅适用于强效类药物。由于皮肤的屏障作用，大多数药物皮肤透过速率较小，只有剂量小、作用强的药物适宜制成透皮贴剂；②对皮肤有刺激性和致敏性的药物不宜制成透皮贴剂；③制备工艺较复杂，成本高；④皮肤的存在药物的代谢与储库作用，可能影响药物疗效。

二、贴剂的分类

根据贴剂的结构，可将其分为膜控释型、骨架扩散型、胶黏分散型和微贮库型。

（1）膜控释型　亦称填充封闭型，由背衬层、药库层、控释膜层、黏胶层和防粘层（保护层）5 部分组成（图 8-10）。药库层一般为半固体软膏或凝胶。控释膜多为乙烯-醋酸乙烯共聚物（EVA）膜等均质膜。

（2）骨架扩散型　系指药物均匀分散或溶解于疏水或亲水的聚合物骨架中制成的具有一定厚度的药膜，将骨架层与背衬层、黏胶层及防粘层复合即成为骨架扩散型贴剂（图 8-11）。

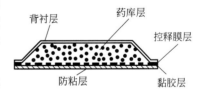

图 8-10　膜控释型透皮贴剂

（3）胶黏分散型　其药库层及控释层均由压敏胶组成。药物分散或溶解在压敏胶中成为药物贮库，均匀涂布在不渗透的背衬层上（图 8-12）。为了增加压敏胶与背衬层之间的黏结强度，通常先将压敏胶涂布在背衬层上，然后再加以具有控释能力的黏胶层。为了获得恒定的给药速度，可以制成多层含不同药量和致孔剂的压敏材料。

（4）微贮库型　兼具膜控型和骨架扩散型的特点。其一般制备方法是先将药物溶剂或分散在水溶性聚合物（如聚乙二醇）的水溶液中，然后在高切变机械力下，使其迅速交联疏水聚合物分子使之成为包含有球形液滴的药库，将此系统制成一定厚度的药膜，置于黏胶层中

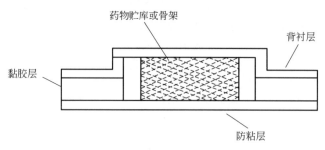

图 8-11　聚合物骨架型透皮贴剂示意图

心，加盖防粘层即得，如图 8-13 所示。

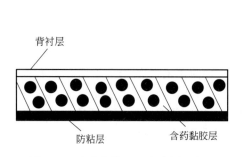

图 8-12　胶黏分散型透皮贴剂示意图

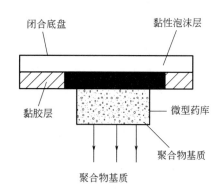

图 8-13　微贮库型透皮贴剂

三、贴剂的基质组成

（1）压敏胶　系压敏性胶黏剂的简称，系指在轻微压力下即可实现粘贴，同时又容易剥离的一类胶黏物质。压敏胶是制备贴剂的关键材料，压敏胶使给药系统与皮肤紧密贴合，又作为药物的贮库或载体材料，调节药物的释放速度。作为药用压敏胶材料，应能适用于柔软、伸缩性强以及多皱褶的皮肤表面，应无刺激性、无致敏性，与药物相容，具防水性能等。常用的压敏胶有聚异丁烯类压敏胶、丙烯酸酯类压敏胶和硅橡胶压敏胶等。

（2）背衬材料　支持药库或压敏胶等的薄膜，应具备较好的阻隔性，柔软舒适，有一定机械强度。常用多层复合铝箔，即由铝箔、聚乙烯或聚丙烯等膜材复合而成的双层或三层复合膜，对基质的封闭性能好。此外，还有 PET、高密度 PE、聚苯乙烯等。

（3）药库材料　单一材料或多种材料配成的软膏、水凝胶、溶液等，如卡波姆、HPMC、PVA 等，各种压敏胶和骨架材料同时也可为药库材料。

（4）防粘材料　用于对黏胶层的保护。常用聚乙烯、聚苯乙烯、聚丙烯等。

四、贴剂的制备

根据贴剂的类型与组成不同，可采用不同的制备方法，主要有填充热合法、涂布膜复合法和骨架黏合法。

（1）填充热合法　在定型机械中，在控释膜和背衬层之间定量填充药物贮库材料，热合封闭，再覆以含黏胶层的保护膜。

（2）涂布膜复合法　将药物分散在含压敏胶的高分子材料中，涂布在背衬材料上，干燥，可反复涂布制成多层膜，然后覆以保护膜，或者制成含药的高分子材料膜，再和各层膜压合或者黏合。

（3）骨架黏合法 在骨架材料溶液内加入药物，浇铸冷却，切割成一定规格的薄片，粘贴在背衬层，覆以保护膜，即得。

五、贴剂的质量检查

（1）含量均匀度 系指小剂量或单剂量的固体制剂、半固体制剂和非均相液体制剂的每片（个）含量符合标示量的程度。主药量在 2mg 或 2mg 以下的透皮贴剂应作含量均匀度检查，按《中国药典》现行版四部通则"含量均匀度检查法"测定，应符合规定。

（2）释放度 透皮贴剂的释放度系指活性药物在规定条件下从贴剂中溶出的速率和程度。按《中国药典》现行版四部通则"溶出度与释放度测定法"（第四法、第五法）测定，应符合规定。

（3）微生物限度 照现行版四部通则"非无菌产品微生物限度检查法"检查，应符合规定。

六、举例

例 8-8：东莨菪碱透皮贴剂

【处方】见表 8-2。

表 8-2 东莨菪碱透皮贴剂

组成	药物贮库层/份	黏胶层/份
聚异丁烯 MML-100	29.2	31.8
聚异丁烯 LM-MS	36.5	39.8
矿物油	58.4	63.6
东莨菪碱	15.7	4.6
氯仿	860.2	360.2

【制法】按药物贮库层处方和黏胶层处方量称取各成分，分别溶解，将药物贮库层溶液涂布于 $65\mu m$ 厚的铝塑膜上，烘干或自然干燥，形成约 $50\mu m$ 厚的药物贮库层；将黏胶层溶液涂布于 $200\mu m$ 厚的硅纸上，干燥，制成约 $50\mu m$ 厚的黏胶层；将 $25\mu m$ 厚的聚丙烯控释膜复合到药物贮库层上，将黏附层复合到控释膜的另一面，切成 $1cm^2$ 的圆形贴剂。所设计的释药量为初始量 $150\sim250\mu g/(cm^2 \cdot h)$，维持量 $1\sim3\mu g/(cm^2 \cdot h)$。

【性状】本品为圆形贴片。粘贴面为铝箔银色，涂有黏胶层，背面为浅橙色聚酯药膜。

【功能与主治】解除平滑肌痉挛、改善微循环、抑制腺体分泌、解除迷走神经对心脏的抑制、散大瞳孔和兴奋呼吸中枢等。用于防治晕动病及各类呕吐，减少胃酸分泌，辅助临床麻醉等。

【用法与用量】外用，贴于耳后。

第七节 糊 剂

一、糊剂的含义与特点

糊剂（paste）系指大量的原料药物固体粉末（一般 25% 以上）均匀地分散在适宜的基质中所组成的半固体外用制剂。糊剂的含粉量较大，有较强的吸水能力和较高的硬度，使其在体温下软化而不易融化，故能在皮肤上保留较长的时间。因其含大量粉末，也可吸收脓性分泌液，在基质中形成孔隙，可达到透气或散热的效果。糊剂的使用一般不妨碍皮肤的正常排泄，其作用多在皮肤的表面，适用于亚急性皮炎或湿疹等慢性皮肤病，对结痂成疮、轻度渗出性病变者均可适用，具有干燥、收敛、保护等作用。

糊剂的基质应均匀、细腻，具有适当的稠度，涂于皮肤或黏膜上无刺激性，应无变色、酸败、异臭等变质现象，必要时可以加入适量的防腐剂或抗氧剂使其稳定。糊剂使用的内包装材料应不与药物或基质发生作用。除另有规定外，糊剂应在 25℃ 以下置避光容器中密闭贮存，不得冷冻。

二、糊剂的分类

（一）脂肪糊剂

脂肪糊剂多以凡士林、羊毛脂、蜂蜡、液体石蜡、植物油等为基质制成，常加入淀粉、氧化锌、白陶土、滑石粉、碳酸钙、碳酸镁等粉状填充剂，该类糊剂含粉量高，一般在 25％ 以上，甚至高达 70％。可加入适量的药物增加其止痒、消炎作用。

（二）水凝胶性糊剂

水凝胶性糊剂多以甘油明胶、甘油、西黄芪胶或其他水溶性凝胶为基质制成，其固体粉末量较脂肪糊剂少（一般为 25％～30％）。

两种类型的糊剂可根据适应病症的不同选择应用。例如在渗出液较多的创面上使用脂肪性糊剂时，由于其与分泌物不易混合，可阻留分泌液使之形成微生物繁殖的良好条件，因而使用水溶性凝胶糊较好，且洁净而极易洗去。

三、糊剂的制备

制备糊剂时，处方中药物及其他固体辅料应充分干燥，并粉碎成过六号筛细粉。糊剂的制备方法如下。

1. 研磨法

研磨法是制备脂肪糊剂和水凝胶性糊剂较常用的方法。制备时将药物粉末与填充剂、基质混合，加入适量的溶剂或黏合剂，研磨或搅拌均匀，即得。

2. 热熔法

常用于制备脂肪糊剂。将基质加热熔化，并保持一定温度，然后加入药物细粉，搅拌均匀，冷凝，即得。若糊剂中含挥发性药物，配制温度应该在 60℃ 以下，以免药物挥发或淀粉糊化而降低其吸水性。

四、糊剂的质量检查

（1）装量　照《中国药典》现行版四部通则"最低装量检查法"检查，应符合规定。

（2）微生物限度　除另有规定外，照《中国药典》现行版四部通则"非无菌产品微生物限度检查法"检查，应符合规定。

五、举例

例 8-9：腮腺宁糊剂

【处方】芙蓉叶 230g，白芷 85g，大黄 85g，苎麻根 10g，赤小豆 580g，乳香（醋炙）10g，薄荷油 300g。

【制法】以上 7 味，芙蓉叶、白芷、大黄、乳香、苎麻根、赤小豆粉碎成细粉，过筛。

取薄荷油 300g、炼蜜 500g，搅匀，与上述粉末研匀，即得。

【性状】本品为黑褐色稠膏状，气香，味甜微苦。

【功能与主治】散瘀解毒，消肿止痛。用于腮腺炎、红肿热痛。

【用法与用量】取适量涂敷患处，一日 2 次。

思考题

1. 软膏剂与乳膏剂的区别是什么？
2. 黑膏药的"火毒"是什么？如何除去？
3. 贴剂适用的药物要求是什么？
4. 常用的透皮吸收促进剂有哪些种类？

第九章　栓　　剂

第一节　概　　述

一、栓剂的含义

　　栓剂（suppository）系指原料药物与适宜基质制成供腔道给药的固体制剂。栓剂在常温下为固体，具有一定的硬度。栓剂对人体无刺激性，纳入腔道后，在体温下能迅速熔化、软化或溶解，且易与腔道分泌液混合，逐渐释放药物而产生局部或全身作用。栓剂以直肠和阴道栓最为常用。

　　中药栓剂是我国传统剂型之一，古代称坐药或塞药。我国关于栓剂的最早记载可上溯到西汉司马迁的《史记·扁鹊仓公列传》，后汉张仲景的《伤寒论》中开始有将蜜煎导方制成用于通便的肛门栓的记载。晋葛洪的《肘后备急方》中记载有用半夏和水制成小丸置入鼻中的鼻用栓剂和用巴豆鹅脂制成的耳用栓剂。《本草纲目》中记载有鼻用栓、耳用栓、阴道栓、尿道栓、直肠栓等。近年来，具有全身治疗作用栓剂的研究有了新的发展，为了适应临床治疗疾病的需要或不同性质药物的需求，出现了双层栓、中空栓、泡腾栓、微囊栓、骨架控释栓、渗透泵栓、凝胶缓释栓等新型栓剂。

二、栓剂的特点

　　栓剂的优点：①在腔道可起润滑、抗菌、消炎、杀虫、收敛、止痛、止痒等局部治疗作用，亦可通过吸收入血发挥镇痛、镇静、兴奋、扩张支气管等全身治疗作用；②直肠吸收比经口吸收干扰因素少，药物不受胃肠道 pH 或酶的破坏而失去活性；③在一定条件下可减少药物受肝脏首过作用的破坏，减少药物对肝脏的毒副作用；④适于不能或不愿吞服药物的患者（如儿童、呕吐症状患者）使用。

　　栓剂的主要缺点：使用不如口服方便；生产成本比片剂、胶囊剂等常用固体剂型高；生产效率偏低等。

三、栓剂的分类

　　1.按应用腔道分类

　　（1）直肠栓　有鱼雷形、圆锥形或圆柱形等。其中以鱼雷形较为常用，置入肛门后，可在括约肌的收缩作用下引入直肠。

（2）阴道栓　有鸭嘴形、球形或卵形等。其中以鸭嘴形较为常用，其表面积最大，药物释放速度最快。

（3）尿道栓　一般为圆柱形或棒状。

2. 按制备与释药特点分类

除用传统制备工艺制成的普通栓剂外，按新的制备工艺与释药特点，还可分为双层栓、中空栓、微囊栓、控释栓、渗透泵栓、缓释栓、泡腾栓等新型栓剂。

（1）双层栓　双层栓一般有两种：一种是内外层含不同药物的剂型。另一种是上下两层，分别使用油脂性基质或水溶性基质，将不同药物分隔在不同层内，控制各层的熔化或溶解，使药物具有不同的释放速度；或上半部为空白基质，可阻止药物向上扩散，减少药物经直肠上静脉的吸收，提高其生物利用度。

（2）中空栓　中空栓的外壳为空白基质或含药基质，中空部分填充各种不同的固体或液体药物。与普通栓剂相比，中空栓具有释药速度快、生物利用度高、制剂稳定性好的特点。通过对栓壳的调整也可制成控释中空栓剂。

（3）缓释栓　以凝胶材料为骨架，在体内不溶解不崩解，能吸收水分而逐渐膨胀，起到缓释的作用。还可将药物微囊化后制成栓剂，亦具有缓释作用；或同时含微囊和药物细粉，兼具速释和缓释两种功能。

（4）控释栓　采用渗透泵原理制成的控释型长效栓剂。最外层为一层不溶性微孔膜，药物从微孔中慢慢渗出，而维持药效。

（5）泡腾栓　在栓剂基质中加有机酸（如枸橼酸等）和弱碱（如碳酸氢钠等），遇体液后产生泡腾作用。此类栓剂有利于药物的分散和渗入黏膜的皱褶内，但应控制发泡量，防止药液外溢。多用于阴道栓。

栓剂常见的形状如图 9-1 所示。

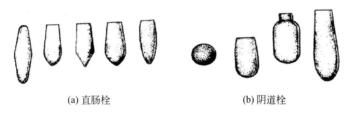

(a) 直肠栓　　　　　　　　　(b) 阴道栓

图 9-1　常用栓剂的形状

四、栓剂中药物的吸收途径与影响因素

（一）栓剂中药物的吸收途径

栓剂经直肠给药后，药物吸收主要有两条途径：一是通过直肠中、下静脉，绕过肝脏进入下腔大静脉，直接进入体循环；另一途径是通过直肠上静脉，经门静脉而入肝脏，在肝脏代谢后再进入体循环，如图 9-2 所示。

一般情况下，有 50%～70% 的药物不经肝脏而直接进入大循环。药物吸收量与给药深度密切相关，当给药深度为距肛门约 2cm 时，主要通过第一条途径吸收，当给药深度为距肛门约 6cm 时，主要通过第二条途径吸收。大部分药物会经直肠上静脉进入门-肝系统，因此为避免或减少肝脏的首过作用，全身作用的栓剂置入直肠的位置以距肛门约 2cm 处为宜。阴道栓一般仅作局部用药。

此外，有研究表明，淋巴系统对直肠药物的吸收几乎与血液处于相同的地位，故直肠淋

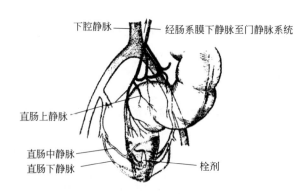

图 9-2　直肠给药的吸收途径

巴系统也是栓剂中药物吸收的另一重要途径。其中血液循环的吸收主要取决于血流速度，主要针对小分子脂溶性药物；而淋巴系统主要针对于多肽、蛋白质等大分子药物，而且在淋巴循环中药物不经过肝脏，从而避免了肝脏首过效应。

（二）栓剂中药物吸收的影响因素

1. 生理因素

直肠黏膜的 pH 值对药物的吸收速度有重要影响。一般直肠液的 pH 值为 7.4 左右，无缓冲能力，药物进入直肠后其吸收的难易程度视吸收区域 pH 值对被溶解药物的影响而定。栓剂在直肠保留的时间越长，吸收越趋于完全，一般充有粪便的直肠比空直肠吸收要差，因为粪便影响到药物的扩散速度及其与直肠黏膜的接触面积，因此使用栓剂前应进行排便。

2. 药物因素

药物的影响因素主要体现在以下几个方面。

（1）溶解度　药物在直肠液中溶解度越大，越有利于吸收，反之吸收量减少。对于难溶性药物，应设法制成溶解度大的衍生物，或选择适宜的基质，并加入一定量的增溶剂，以利于吸收。

（2）粒度　以混悬、分散状态存在于栓剂中的药物，其粒度越小，越易溶解吸收。

（3）脂溶性与解离度　脂溶性药物较水溶性药物易于吸收、非解离型药物较解离型药物易于吸收。

3. 基质因素

栓剂置入直肠后，首先要使药物从融化的基质中释放出来，然后直接透过直肠黏膜被吸收，或溶解于分泌液而被吸收。基质的类型和性质不同，药物的释放速度也会不同。水溶性药物在油脂性基质中释放较快，而脂溶性药物在水溶性基质或在油水分配系数小的油脂性基质中更易释放。栓剂基质中加入适量表面活性剂可以增加药物的亲水性从而有助于药物的释放和吸收，但表面活性剂浓度达到临界胶团浓度（CMC）时，产生的胶团可将药物包裹，反而不利于吸收。

栓剂基质的选择应考虑到临床用药目的，对于用作全身治疗作用的栓剂，要求药物从基质中尽快释放，而作用于局部的栓剂则要求释药缓慢而持久。

第二节　栓剂的基质与附加剂

一、栓剂的基质

（一）基质的要求

栓剂由药物、基质、附加剂组成，而基质不仅能使药物成型，而且对药物的释放和制剂质量具有重要影响。优良的栓剂基质应符合以下要求。

① 室温时具有适宜的硬度和韧性，当置入腔道时不变形、不碎裂。在体温下易融化、软化或溶解。

② 无毒性，对黏膜不产生刺激和过敏。

③ 释药速度须满足治疗要求。

④ 性质稳定、与主药混合后不起反应，不影响主药的作用和含量测定。

⑤ 具有润湿或乳化的能力，具有一定的吸水性。

（二）基质的种类

栓剂的基质按极性不同可分为油脂性和水溶性基质。因油脂性基质在阴道内不易被吸收而易形成残留物，故不宜用作阴道栓基质。故阴道栓的基质以水溶性为主，而直肠栓两者皆有。

1. 油脂性基质

（1）天然油脂　由天然植物的种仁提取纯化而得。

① 可可豆脂：由梧桐科可可树的种仁经烘烤、压榨而得的黄白色固体脂肪，含油量为53%～58%。可塑性好，无刺激性，能与多种药物配伍使用。熔点为31～34℃，加热至25℃开始软化，遇体温能迅速熔化，20℃以下易粉碎成粉末。可可豆脂与羊毛脂混合能增加其可塑性。有些药物如樟脑、薄荷脑、冰片等能使本品的熔点降低，可加入3%～6%的蜂蜡、鲸蜡等提高其熔点。

可可豆脂由多种脂肪酸的三酸甘油酯组成，如硬脂酸、棕榈酸和油酸等。所含酸的比例不同，其组成甘油酯混合物的熔点也不同，常以同质多晶型存在。主要有α、β、γ三种晶型。其中α、γ两种晶型不稳定，熔点分别为22℃、18℃；β晶型稳定，熔点为34℃。对β晶型进行加热超过其熔点时，部分β晶型易转变为不稳定的α、γ晶型，而使其熔点下降，导致制备困难，但一般于室温下放置两周后可自行复原。故制备栓剂时应缓缓加热升温，待基质熔化至约2/3时停止加热，用余热使剩余的基质逐渐熔化，以避免由于受热时间过长而引起可可豆脂的晶型转变，从而影响栓剂成型。

② 香果脂：由樟科植物香果树的种仁经压榨提取得到的固体脂肪，或经进一步氢化后精制而成，为白色结晶性粉末或淡黄色固体块状物。熔点30～34℃，加热至25℃时开始软化，与乌桕脂配合使用可提高其软化点。

③ 乌桕脂：由大戟科植物乌桕树的种子外层制得的白色或淡黄色固体脂肪。无刺激性，有特殊臭。熔点38～42℃，软化点31.5～34℃。释药速度较可可豆脂缓慢。

（2）半合成或全合成脂肪酸甘油酯　系由天然植物油先经水解、分馏得到 C_{12}～C_{18} 的游离脂肪酸，再与甘油经酯化而得的甘油一酯、二酯、三酯的混合物。其化学性质稳定，具有良好的保湿性能和适宜的熔点，不易酸败，为取代天然油脂较理想的栓剂基质。目前，国内已投产且广泛应用的半合成脂肪酸甘油酯有半合成椰油酯、半合成山苍子油酯、半合成棕榈油酯等，全合成脂肪酸甘油酯有硬脂酸丙二醇酯等。

① 半合成椰油酯：由椰子油、硬脂酸与甘油酯化而成，呈乳白色或黄白色蜡状固体。由于3种单酯混合比例不同，成品的熔点也不同。分为4种规格，即34型（熔点33～35℃）、36型（熔点35～37℃）、38型（熔点37～39℃）、40型（熔点39～41℃）。最常用的为36型，因其稳定，更接近于人体体温，无刺激性，无毒性。

② 半合成山苍油酯：由山苍子油水解、分离得月桂酸，再加硬脂酸与甘油经酯化而成。呈乳白色或黄白色块状物，具有油脂光泽。规格与半合成椰油酯相同，最常用的亦为36型。

③ 半合成棕榈油酯：由棕榈油经碱化、酸化加入硬脂酸与甘油经酯化而得。由于酯化比例不同呈乳白色固体，熔点分别为 33.2～33.6℃、38.1～38.3℃、39～39.8℃。其中38.1～38.3℃较为常用，比较接近人体体温，刺激性小，抗热能力强，化学性质稳定。

④ 硬脂酸丙二醇酯：由硬脂酸与 1,2-丙二醇经酯化而得，是硬脂酸丙二醇单酯与双酯的混合物，呈乳白色或微黄色蜡状固体，略有脂肪臭。遇水可膨胀，熔点 36～38℃，对腔道黏膜无明显刺激性。

（3）氢化植物油　系由植物油经部分或全部氢化而得的白色固体脂肪。如氢化棉籽油（熔点 40.5～41℃）、部分氢化棉籽油（熔点 35～39℃）、氢化椰子油（熔点 34～37℃）等。经过氢化的植物油硬度增加，保持固体的形状，可塑性、融合性、乳化性都增强。而部分氢化植物油释药能力较差，应用时加入适量表面活性剂可以得到改善。

2.水溶性基质

（1）甘油明胶　系用明胶、甘油与水按一定比例加热融合，蒸去大部分水分，滤过，放冷，凝固而成。制品有弹性，在体温下不熔化，但能软化并缓慢溶于分泌液中，故作用缓慢而持久，多用作阴道栓基质。明胶是胶原水解产物，凡与蛋白质能产生配伍变化的药物如鞣酸、重金属盐等均不能用甘油明胶作基质。

（2）聚乙二醇（PEG）类　系乙二醇高分子聚合物的总称，易溶于水、乙醇和多种有机溶剂，无毒，对热稳定，不易分解和变质。其聚合度、分子量不同，物理性状、熔点亦不相同，分子量 600 以下者常温下为无色透明液体，分子量在 700～900 之间为半固体，分子量 1000 以上者为固体，熔点也随之升高。常用作栓剂基质的有 PEG-1000、PEG-1500、PEG-2000、PEG-4000、PEG-6000 等，熔点分别为 35～39℃、44～48℃、49～53℃、53～57℃、55～59℃。通常用不同分子量的 PEG 以一定比例加热融合，制成硬度适宜的栓剂基质。本品无生理活性，在体温下不熔化，能缓缓溶于体液而释放药物。由于吸水性较强，对黏膜有一定刺激性。可在处方中加入约 20% 的水，以减轻其刺激性，也可在置入腔道前先用水湿润，或在栓剂表面涂一层鲸蜡醇或硬脂醇薄膜。用该基质制备的栓剂应贮存于干燥处。其常用基质的处方配比如：PEG 4000 33%，PEG 6000 47%，水 20%；或 PEG 1500 33%，PEG 6000 47%，水 20%。

（3）泊洛沙姆 188　系由环氧丙烷和丙二醇反应形成聚氧丙二醇，然后加入环氧乙烷形成的嵌段聚合物。为白色半透明蜡状固体，易溶于水和乙醇，在乙醚或石油醚中几乎不溶，熔点为 52℃。

（4）硬脂酸聚烃氧（40）酯　为白色或淡黄色蜡状固体，在水、乙醇或乙醚中溶解，熔点为 39～45℃。对药物有促进分散崩解和增溶作用，可与 PEG 混合使用，制得性质稳定、药物释放良好的栓剂。

二、栓剂的附加剂

除基质外，附加剂对栓剂的成型和药物释放也有重要影响。应在确定基质的种类和用量的同时，选择适宜的附加剂，以改善栓剂的外观和硬度，增强稳定性，调节释药速度。

1.吸收促进剂

（1）表面活性剂　能促进药物细粉与基质的混合，改善药物的吸收，常用聚山梨酯 80 等。此外，胆酸类也具有类似表面活性作用。

（2）氮酮类　常用月桂氮䓬酮，其为一种高效无毒的皮肤渗透促进剂，已在栓剂中广泛使用。

（3）发泡剂 亦称泡腾崩解剂，如用碳酸氢钠和己二酸制成的泡腾栓，遇水可产生大量泡沫，使药物在腔道表面迅速分布。

2. 吸收阻滞剂

吸收阻滞剂主要为溶解或熔化后使黏度增大的一类物质，可延缓药物从基质中的释放，主要用于缓释栓的制备。如海藻酸、羟丙基甲基纤维素（HPMC）、硬脂酸和蜂蜡等。

3. 增塑剂

增塑剂可使油脂性基质增加弹性，降低脆性。如甘油、蓖麻油、丙二醇等。

4. 抗氧剂

抗氧剂可提高栓剂中药物的稳定性。常用的抗氧剂有亚硫酸盐类、维生素类等。有些药物自身就具有抗氧化性，如没食子酸、鞣酸、抗坏血酸等。

5. 防腐剂

栓剂基质常为一些营养性物质，且有些基质中含一定量水，容易滋生微生物。加入适量防腐剂可防止基质腐败变质，如苯甲酸、尼泊金酯类等。在制剂确定处方时，该处方的抑菌效力应符合《中国药典》现行版四部通则"抑菌效力检查法"的规定。

第三节 栓剂的制备

栓剂的制备方法一般有冷压法和热熔法两种，冷压法又称挤压成型法，热熔法又称模制成型法，可根据基质性质的不同进行选择。一般油脂性基质两种方法均可，而水溶性基质多采用热熔法制备。

一、冷压法

1. 制备工艺流程（图 9-3）

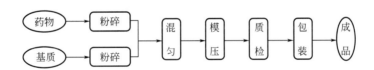

图 9-3　冷压法制备栓剂的工艺流程

2. 制法

冷压法系先将基质在低温下粉碎，再将药物细粉与之混匀，置于制栓机的模孔内，压成一定的形状，即得。此法类似于压制法制备片剂，适用于油脂性基质栓剂的大量生产。此法制得的成品较美观，避免了加热对药物与基质稳定性的影响，不溶性药物亦不会在基质中沉降。但由于油脂性基质的熔点一般较低，难以粉碎成较细的粉末，故其与药物混合的均匀度受一定影响。目前应用较少。

二、热熔法

1. 制备工艺流程（图 9-4）

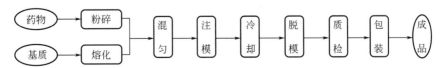

图 9-4　热熔法制备栓剂的工艺流程

2.制法

热熔法系先将模型洗净、擦干，将润滑剂涂布于模具内壁，倒置，使多余的润滑剂流出。将基质加热熔化后，加入药物混匀，待温度降至略高于基质熔点时，倾入模型至稍溢出模口为度，放冷，待基质完全凝固后，削去溢出部分，开启模型将栓剂取出。热熔法操作简便，药物与基质易混匀，应用较广泛。目前工业生产已实现自动化操作，每小时产量可达3500～6000粒。常用的小型制栓模具见图9-5。

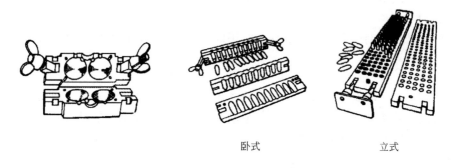

卧式　　　　　立式

(a) 阴道栓模具　　　　　(b) 直肠栓模具

图 9-5　常用制栓模具

3.药物与基质的混合

（1）水溶性药物　可以直接加入到已熔化的水溶性基质中，或用少量水制成浓溶液，用适量羊毛脂吸收后与油脂性基质混合，如中药水提稠浸膏、生物碱盐等。

（2）脂溶性药物　可直接混入已熔化的油脂性基质中，使之溶解。如加入的药量较大，降低了基质的熔点或使栓剂过软时，可加适量石蜡或蜂蜡调节硬度，如中药醇提物、樟脑等。若药物中挥发油量大时可考虑加入适宜的乳化剂，直接制成乳剂型基质。

（3）不溶性药物　如中药细粉、某些浸膏粉、矿物药等，应制成最细粉，再与基质混合，混合时可采用等量递增法。

4.润滑剂的选用

为了便于栓剂脱模，因此在栓模孔内壁均匀涂布润滑剂。常用润滑剂主要有两类：对于油脂性基质的栓剂，常用软肥皂、甘油各1份与90％乙醇5份混合制成的润滑剂；对于水溶性或亲水性基质的栓剂，则用油类润滑剂，如液状石蜡或植物油。可可豆脂或聚乙二醇等基质，由于不粘模可不用润滑剂。

三、置换价

置换价（displacement value）系指药物质量与同体积基质质量的比值。置换价是用以计算栓剂基质用量的参数，为了保证栓剂中药物含量的准确，在使用基质时，由于基质密度不同，都需要进行置换价的测定，尤其是对主药含量大的栓剂更具有实际意义。用同一模型所制得的栓剂容积是相同的，但其质量则随基质与药物密度的不同而有差别，根据置换价可以对药物置换基质的质量进行计算。

置换价（f）可用式(9-1)计算：

$$f = \frac{W}{G-(M-W)} \tag{9-1}$$

式中，W 为含药栓中每粒平均含药量；G 为纯基质栓平均粒重；M 为含药栓平均粒重；$M-W$ 为含药栓中基质的质量；$G-(M-W)$ 为两种栓中基质的质量之差，即与药物同体积的基质的质量。

例 9-1：栓剂置换价的计算（Ⅰ）

现以可可豆脂为基质，制备蛇床子素直肠栓 10 粒，要求每粒栓剂含蛇床子素 0.9g。已知每粒纯基质栓重为 2.1g，蛇床子素对可可豆脂的置换价为 1.5，在此处方中所需要可可豆脂的总量为多少？每粒栓剂的实际质量为多少？

解：已知 $f=1.5$，$W=0.9$，$G=2.1$，则

（1）先求 10 粒栓剂需加入可可豆脂的质量。

$$X=(M-W)\times 10=(G-W/f)\times 10=(2.1-0.9/1.5)\times 10=15(g)$$

（2）再求每粒栓剂的实际质量。

$$M=X+W=1.5+0.9=2.4(g)$$

例 9-2：栓剂置换价的计算（Ⅱ）

以半合成椰油酯为基质试制阿司匹林栓剂，先测定置换价，测得纯基质栓平均粒重为 1.28g，含药栓平均粒重为 1.45g，含药量为 38.5%。若以 50 粒量投料，每粒含阿司匹林 0.65g，试计算半合成椰油酯基质的用量。

解：已知 $G=1.28$，$M=1.45$，$W=1.45\times 38.5\%$

（1）先求阿司匹林对半合成椰油酯的置换价。

$$f-\frac{W}{G-(M-W)}-\frac{1.45\times 38.5\%}{1.28-(1.45-1.45\times 38.5\%)}-1.44$$

（2）再求制备 50 粒栓剂需加入半合成椰油酯基质的质量。

将 $f=1.44$、$G=1.28$、$W=0.65$ 重新代入上式计算，

$$X=(M-W)\times 50=(G-W/f)\times 50=(1.28-0.65/1.44)\times 50=41.43(g)$$

四、举例

例 9-3：双黄连栓（作用于全身的直肠栓）

【**处方**】金银花 2500g，黄芩 2500g，连翘 5000g。

【**制法**】以上 3 味，黄芩加水煎煮 3 次，第一次 2h，第二三次各 1h，合并煎液，滤过，滤液浓缩至相对密度为 1.03～1.08（80℃），在 80℃时加 2mol/L 盐酸溶液，调节 pH 值至 1.0～2.0，保温 1h，静置 24h，滤过，沉淀物加 6～8 倍量水，用 40% 氢氧化钠调节 pH 值 7.0～7.5，加等量乙醇，搅拌使溶解，滤过。滤液用 2mol/L 盐酸溶液调 pH 值至 2.0，60℃保温 30min，静置 12h，滤过，沉淀用水洗至 pH 值 5.0，继用 70% 乙醇洗至 pH 值 7.0。沉淀物加水适量，用 40% 氢氧化钠溶液调节 pH 值至 7.0～7.5，搅拌使溶解，备用；金银花、连翘加水煎煮 2 次，每次 1.5h，合并煎液，滤过，滤液浓缩至相对密度为 1.20～1.25（70～80℃）的清膏，冷至 40℃时搅拌下缓慢加入乙醇，使含醇量达 75%，静置 12h，滤取上清液，回收乙醇，浓缩液再加乙醇使含醇量达 85%，充分搅拌，静置 12h，滤取上清液，回收乙醇至无醇味；加上述黄芩提取物水溶液，搅匀，并调 pH 值至 7.0～7.5，减压浓缩成稠膏，低温干燥，粉碎；另取半合成脂肪酸酯 780g，加热熔化，温度保持在（40±2）℃，加入上述干膏粉，混匀，浇模，制成 1000 粒，即得。

【**性状**】本品为棕色至深棕色栓剂。

【**功能与主治**】疏风解表，清热解毒。用于外感风热所致的感冒，症见发热、咳嗽、咽痛；上呼吸道感染、肺炎见上述证候者。

【**用法与用量**】直肠给药，小儿一次 1 粒，一日 2～3 次。

例 9-4：化痔栓（作用于局部的直肠栓）

【处方】次没食子酸铋 200g，苦参 370g，黄柏 92.5g，洋金花 55.5g，冰片 30g。

【制法】以上 5 味，苦参、黄柏、洋金花加水煎煮 2 次，第一次 4h，第二次 2h，合并煎液，滤过，静置 12h，取上清液浓缩至相对密度为 1.12（60～65℃）的清膏，干燥，粉碎成最细粉；将 2.6g 的羟苯乙酯用适量乙醇溶解；另取基质适量，加热熔化，加入次没食子酸铋、上述最细粉、冰片以及 16.8g 聚山梨酯 80、羟苯乙酯乙醇液，混匀，灌注，制成 1000粒，即得。

【性状】本品为暗黄褐色的栓剂。

【功能与主治】清热燥湿，收涩止血。用于大肠湿热所致的内外痔、混合痔。

【用法与用量】患者取侧卧位，置入肛门 2～2.5cm 深处，1 次 1 粒，1 日 1～2 次。

例 9-5：保妇康栓（阴道栓）

【处方】莪术油 82g，冰片 75g。

【制法】以上 2 味，加入适量乙醇中，搅拌使溶解，另取硬脂酸聚烃氧（40）酯 1235g和聚乙二醇 4000 200g，加热使熔化，加入聚乙二醇 400 120g 和月桂氮䓬酮 17.5g，搅匀，加入上述药液，搅匀，灌入栓剂模中，冷却后取出，制成 1000 粒，即得。

【性状】本品为乳白色、乳黄色或棕黄色栓剂。

【功能与主治】行气破瘀，生肌止痛。用于湿热瘀滞所致的带下病，症见带下量多、色黄、时有阴部瘙痒、霉菌性阴道炎、老年性阴道炎、宫颈糜烂见上述证候者。

【用法与用量】洗净外阴部，将栓剂置入阴道深部，或在医生指导下用药，每晚 1 粒。

第四节　栓剂的质量检查

一、重量差异

取供试品 10 粒，精密称定总重量，求得平均粒重后，再分别精密称定各粒的重量，每粒重量与标示粒重相比较（无标示粒重的栓剂，与平均粒重比较），按表 9-1 中的规定，超出重量差异限度的不得多于 1 粒，并不得超出限度 1 倍。

凡规定检查含量均匀度的栓剂，一般不再进行重量差异检查。

表 9-1　栓剂的重量差异限度

标示粒重或平均粒重	重量差异限度
1.0g 及 1.0g 以下	±10%
1.0g 以上至 3.0g	±7.5%
3.0g 以上	±5%

二、融变时限

照《中国药典》现行版四部通则"融变时限检查法"规定的装置和方法进行。

检查法：取供试品 3 粒，在室温放置 1h 后，分别放在 3 个金属架的下层圆板上，装入各自的套筒内，并用挂钩固定。除另有规定外，将上述装置分别垂直浸入盛有不少于 4L 的（37.0±0.5）℃水的容器中，其上端位置应在水面下 90mm 处。容器中装一转动器，每隔10min 在溶液中翻转该装置一次。

结果判断：除另有规定外，油脂性基质的栓剂 3 粒均应在 30min 内全部熔化、软化或触压时无硬心；水溶性基质的栓剂 3 粒均应在 60min 内全部溶解。如有 1 粒不符合规定，应另取 3 粒复试，均应符合规定。

三、微生物限度

除另有规定外，照《中国药典》现行版四部通则"非无菌产品微生物限度检查法"检查，应符合规定。

思考题

1. 栓剂的全身治疗作用与口服制剂比较有何特点？
2. 理想的栓剂基质应具备哪些条件？
3. 影响药物直肠吸收的因素有哪些？
4. 采用可可豆脂为栓剂基质时，制备时应注意什么问题？
5. 栓剂的置换价在生产中有何实际意义？

第十章　散　　剂

【学习目的】
　　1.掌握：散剂的含义、特点与分类；一般散剂与含毒性药散剂、含低共熔组分散剂、含液体药物散剂的制备方法；打底套色法、等量递增法的混合原则。
　　2.熟悉：眼用散剂工艺和质量的特殊要求。
　　3.了解：散剂的质量检查。

第一节　概　　述

一、散剂的含义

　　散剂（powder）系指原料药物或与适宜的辅料经粉碎、均匀混合制成的干燥粉末状制剂。

　　散剂是中药传统剂型之一，早在中医经典著作《黄帝内经》中就有散剂治疗疾病的记载。汉末药学著作《名医别录》中，对散剂的粉碎方法有"先切细曝燥乃捣，有各捣者，合捣者，并随方所言"的论述，其制备原则沿用至今。作为古老的传统剂型，化学药物散剂品种不多，但中药散剂应用较多。除了可直接应用于临床治疗外，散剂还可进一步加工制成颗粒剂、片剂、粉雾剂、混悬剂、丸剂或胶囊剂等剂型。

二、散剂的特点

　　由于表面积较大，散剂具有易分散、奏效快的特点，可用于急性病的治疗，如金元时代李东垣认为散剂"散者散也，去急病用之"。用于外伤的外用散剂，除发挥止血、愈伤等药效作用外，还可对伤口起到一定的机械保护、吸收分泌物等辅助作用。另外，由于散剂制法简便，剂量可随证加减，可作为某些难以制备或变换剂量的中药丸剂、片剂等的替代剂型。

　　然而，由于散剂比表面积较大，使其药物气味大，刺激性、吸湿性及化学活性等也相应增强，部分稳定性较差的药物容易发生物理和化学变化，具有挥发性成分的药物易散失气味。因此，具有较强腐蚀性、易吸潮变质、挥发性较强的药物，不宜直接配制成散剂。另外，经口给药的中药散剂，如不经特殊处理，口感一般较差，会降低患者的顺应性。

三、散剂的分类

　　一般可根据给药途径、药物组成、药物性质及剂量对散剂进行分类。

　　（1）按给药途径　分为口服散剂与局部用散剂。口服散剂一般将散剂分散于液体介质中服用，也可直接用水送服，如六一散、乌贝散等。局部用散剂可供口腔、咽喉或腔道等局部给药，如金黄散、冰硼散等。另有被称为撒布剂或撒粉的散剂，专用于皮肤病的治疗或皮肤护理。某些散剂既可口服也可外用，如九分散等。

（2）按药物组成　分为单味散剂（单散剂）与复方散剂。前者仅有一种药物组成，如川贝散、蔻仁散等。后者由两种及以上的药物组成，如冰硼散、活血止痛散等。

（3）按药物性质分　分为含毒性药散剂，如九一散等；含液体成分散剂，如蛇胆川贝散等；含低共熔成分的散剂，如避瘟散等。

（4）按剂量　分为单剂量散剂和多剂量散剂。前者指将散剂分成一次剂量包装，供患者按包服用，多为口服散剂；后者以多次使用的总剂量包装，由患者根据医嘱分取使用，多为外用散剂。

第二节　散剂的制备

一、一般散剂的制备

（一）工艺流程

散剂制备的一般工艺流程如图 10-1 所示。

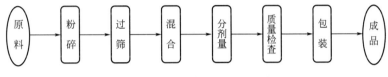

图 10-1　散剂制备的一般工艺流程

（二）制法

1. 粉碎与过筛

通过粉碎与过筛获取适宜粒径的中药饮片粉末，供制备散剂使用。另外，过筛也可以起到一定的混合作用。药物粒径减小，可有效增加其比表面积，增加药物有效成分的溶出，有助于提高生物利用度。药物粉末的均匀性还可影响到后续的混合效果，以及临床使用效果。应根据不同品种对粉碎度的要求，结合药物的性质及设备条件等，选择合适的方法进行粉碎与过筛处理。

2. 混合

混合是散剂制备的关键工序，其主要目的是使散剂各组分分散均匀，从而保证剂量准确与用药安全。散剂混合常用的方法有研磨、搅拌与过筛混合等，其中研磨在医院药房制剂与调剂操作中广泛采用。若组分间色泽或使用比例相差悬殊时，可采用以下研磨混合方法。

（1）打底套色法　又称"套研法"，为中药丸散等传统剂型制备中混合药粉的一种经验方法。所谓"打底"，系指将量少、色深的药粉置于研钵中（在混合之前应先用其他量多的药粉饱和研钵）研磨出一定体积的药粉层；然后将量多、色浅的药粉分次加入研钵，轻研混匀，即为"套色"。本法常结合等量递增法使用，以使各组分充分混匀。

（2）等量递增法　一般认为，两种物理状态和粉末粗细均相似的药物容易混匀，且两种药粉等量混合时容易混匀。反之，如果药物比例量相差悬殊，则难以混匀，此时可采用"等量递增法"（习称"配研法"）混合。具体步骤为：先以量大的组分饱和研钵，倾出，再取量小的组分及等量的量大组分，置于研钵中混合均匀，再加入与混合物等量的量大组分继续混合，如此倍量增加直至加完全部量大的组分，混匀、过筛。

如果各组分间密度相差悬殊，为避免密度小的组分浮于上部或飞扬，而密度大的组分沉于底部不易混匀，可先将密度小者先置于研钵内，再加等量密度大者研匀。

若各组分的色泽相差悬殊，可先将色深的组分置于研钵中，再等量加入色浅的组分研匀。

3. 分剂量

分剂量系将混匀后的散剂按照所需剂量分成相等质量份数的过程，是决定药物剂量准确程度的最后步骤。常用的方法有估分法、重量法与容量法。

（1）估分法　先称取总量的散剂，再根据目力分成若干等份。由于估分法误差较大，尤其不适于含毒性药物的散剂，一般不推荐使用。

（2）重量法　用衡器（戥秤或天平）逐份称量。该方法剂量准确，但较为烦琐，常适用于含毒性药及贵重细料药的散剂。

（3）容量法　以固定容量的容器进行分剂量。相比于重量法，该法的效率较高，但可能受到药物的物理性质（如松密度、流动性等）以及分剂量速度的影响，导致准确性降低。目前，批量生产采用的散剂自动包装机、散剂定量分装机等，均是根据容量法分剂量的原理设计的。

二、特殊散剂的制备

（一）含毒性药物散剂

由于毒性药物的剂量较小，称取费时，用药过程中容易造成损失，因此常以一定比例量的制剂辅料作为稀释剂，将毒性药物分散于辅料中制成倍散（稀释散）使用，便于临时调配处方。在调剂工作中，常用的倍散有 10 倍散、100 倍散、1000 倍散等。一些含毒性成分的中药，如马钱子、乌头、附子等，因产地、采收期、炮制方法等因素的影响，毒性有效成分含量相差较大，为保证用药安全有效，常将其粉碎后，根据药粉中毒性有效成分的含量，选择适宜辅料进行稀释处理，制成调制粉（倍散）以供调配。

倍散的稀释剂应为无显著药理活性，且不与主药发生化学反应的制剂辅料。常用的有淀粉、糊精、蔗糖、葡萄糖、乳糖，以及无机辅料如氧化镁、碳酸钙、硫酸钙等。倍散的稀释比例一般根据药物的剂量确定，如剂量为 0.01～0.1g，可配成 10 倍散（药物∶辅料＝1∶9，质量比）；如剂量在 0.01g 以下，则应配成 100 倍或 1000 倍散。应采用等量递增法配制倍散，便于混合均匀。

在制备倍散时，可加入少许食用色素如胭脂红、苋菜红、靛蓝等作为着色剂，通过观察着色剂的分布情况，判断倍散是否混匀，同时便于与未稀释的原药相区分，还可通过控制着色剂的加入量，标记不同色深的倍散，以识别稀释倍数。

（二）含低共熔组分散剂

低共熔现象系指两种或多种药物经混合后，在室温条件下出现的润湿或液化现象，可形成低共熔现象的物质称为低共熔混合物。低共熔混合物发生低共熔现象主要取决于：①混合物的组成比例，越接近低共熔点的药物比例，越易发生低共熔现象；②混合物的温度，混合物温度高于低共熔点时，易发生低共熔现象。

根据其质量分数和温度条件，当能产生低共熔的药物相互研磨混合时，可能出现液化、润湿或仍保持干燥等不同的变化。如图 10-2 所示，此图适用于两种药物在液态时能完全互溶的情况。图中 T_a、

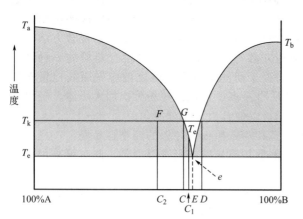

图 10-2　双组分重量组成与其液化状态的关系
T_a—A 组分的熔点；T_b—B 组分的熔点；T_k—室温；
T_e—低共熔点；E—低共熔混合物质量分数

T_b 分别表示纯组分 A、B 的熔点。T_{ae} 是由于 B 的加入而引起 A 的熔点下降的曲线，T_{be} 是由于 A 的加入而引起 B 的熔点下降的曲线，E 为低共熔混合物的组成，T_e 为低共熔点，曲线 T_{ae}、T_{be} 以上为完全液化区。当低共熔点低于室温 T_k 时，如混合物的质量分数在 CD 间即可液化，因此时室温 T_k 高于该范围内混合物的熔点。如组成为 C_1 的混合物，当温度升至 T_e 时即出现液化，至 T_k 时即全部液化，故在 T_b 时全部液化。如混合物组成在 CD 外，则将出现部分液化而混合物呈现润湿。如组成为 C_2 的混合物，当温度升至 T_e 时即出现液态，在室温 T_k 时为液、固态（固态指纯 A、液态为 B 溶解于 A 中的溶液）同时存在（阴影区），状态平衡时，固相质量：液相质量＝$FG：T_kF$。当混合物组成距 CD 范围很远时，则液相很少（相当于 T_kF 线段缩短），润湿现象不明显。

对于可形成低共熔混合物的散剂，是否需要避免低共熔现象，应根据所形成的低共熔物是否对药物的药理作用产生影响，以及处方中其他固体粉末能否充分吸收低共熔液体而定，一般有以下情况。

① 药物形成低共熔物后，若药理作用增强，宜采用低共熔法混合，但应通过实验确定减少的剂量；药理作用减弱时则应分别用其他成分稀释，避免出现低共熔现象。

② 药物形成低共熔物后药理作用无变化，如薄荷脑与樟脑、薄荷脑与冰片等。若处方中固体成分较多时，可采用先形成低共熔混合物，再与其他固体成分混合，使分散均匀。若固体成分较少时，则应以固体成分分别稀释低共熔组分，再轻轻混合，使分散均匀。

在处方中如含挥发油或其他足以溶解低共熔混合物的液体时，可先将低共熔混合物溶解，再采用喷雾法喷入其他固体成分中混匀。

（三）含液体药物散剂

在复方散剂中有时含有液体药物，如挥发油、酊剂、流浸膏及稠浸膏等，可根据液体药物的性质、用量及处方中其他固体成分多少来确定处理方法。一般可利用处方中其他固体成分吸收，然后研匀；若液体药物含量较大、处方中固体成分不能完全吸收时，可加入适宜的药用辅料（如磷酸钙、淀粉、乳糖、糊精等）吸收，至不潮湿为度；如果液体药物含量过大，且无非挥发性有效成分，可进行浓缩处理，再加入固体成分或辅料，低温干燥、研匀即可。

（四）眼用散剂

眼部给药的散剂要求极细腻，药典规定应通过九号筛，以减少机械刺激性。因此，配制眼用散剂的药物可采用水飞或其他适宜的方法粉碎成极细粉，如使用流能磨粉碎可得到 $5\mu m$ 以下的极细粉。眼用散剂中如含有致病性微生物，特别是葡萄球菌及铜绿假单胞菌等，容易引起严重的不良后果，因此要求无菌。配制的用具须灭菌，应在清洁、避菌环境下配制。成品采用适宜的方法进行灭菌后，密封保存。

三、举例

例 10-1：六一散（一般散剂）

【处方】滑石 600g，甘草 100g。

【制法】以上 2 味，甘草粉碎成细粉，与滑石细粉混匀，过筛，即得。

【性状】本品为浅黄白色粉末；具甘草甜味，手捻有润滑感。

【功能与主治】清暑利湿。用于感受暑湿所致的发热、身倦、口渴、泄泻、小便黄少；外用治痱子。

【用法与用量】调服或包煎服。一次 6～9g，一日 1～2 次；外用，扑撒患处。

例 10-2：九分散（含毒性药物散剂）

【处方】马钱子粉 250g，麻黄 250g，乳香（制）250g，没药（制）250g。

【制法】以上 4 味，麻黄、乳香、没药粉碎成细粉；马钱子粉与上述粉末配研，过筛，混匀，即得。

【性状】本品为黄色至深黄褐色粉末，遇热或重压易黏结；气微香，味微苦。

【功能与主治】活血散瘀，消肿止痛。用于跌打损伤，瘀血肿痛。

【用法与用量】饭后服。一次 2.5g，一日 1 次，饭后服用；外用，创伤青肿未破者以酒调敷患处。

例 10-3：避瘟散（含低共熔混合物散剂）

【处方】檀香 156g，零陵香 18g，白芷 42g，香排草 180g，姜黄 18g，玫瑰花 42g，甘松 18g，丁香 42g，木香 36g，人工麝香 1.4g，冰片 138g，朱砂 662g，薄荷脑 138g。

【制法】以上 13 味，除人工麝香、冰片、薄荷脑外，朱砂水飞成极细粉；其余檀香等 9 味粉碎成细粉，过筛，混匀；将冰片、薄荷脑同研至液化，另加入甘油 276g，搅匀。将人工麝香研细，与上述粉末配研，过筛，混匀，与液化的冰片和薄荷脑研匀，即得。

【性状】本品为朱红色粉末；气香，味凉。

【功能与主治】清肝利肺，降逆除烦。用于肝火犯肺所致的头晕耳鸣、咳嗽吐衄、痰多黄稠、咽膈不利、口渴心烦。口服。

【用法与用量】一次 6g，一日 1 次，随处方入煎剂。

例 10-4：蛇胆川贝散（含液体药物散剂）

【处方】蛇胆汁 100g，川贝母 600g。

【制法】川贝母粉碎成细粉，与蛇胆汁混匀，干燥、粉碎、过筛，即得。

【性状】本品为浅黄色至浅棕黄色粉末；味甘，微苦。

【功能与主治】清肺，止咳，除痰。用于肺热咳嗽痰多。

【用法与用量】口服，一次 0.3～0.6g，一日 2～3 次。

例 10-5：八宝眼药散（眼用散剂）

【处方】珍珠 9g，麝香 9g，熊胆 9g，海螵蛸（去壳）60g，硼砂（炒）60g，朱砂 10g，冰片 20g，炉甘石（三黄汤飞）300g，地栗粉 200g。

【制法】药物处理：珍珠、朱砂、海螵蛸分别粉碎至极细粉。地栗粉的制备：取鲜荸荠洗净，削去芽苗及根蒂，捣烂压榨取汁，滤过，滤液沉淀。取沉淀物干燥，研成极细粉，即得。三黄汤飞炉甘石：炉甘石 100kg 用黄连、黄柏、黄芩各 2.5kg，煎汁取汁淬。即取净炉甘石，煅红，倾入三黄汤中，研磨，倾出混悬液，下沉部分再煅，再按上法反复数次，合并混悬液，静置后分取沉淀干燥、研细、过筛。硼砂：经炒后放冷，单独研成极细粉。混合：除麝香、冰片、熊胆外处方中各药物细粉配研混匀。将麝香、冰片、熊胆研细，再与上述粉末配研，过九号筛，混匀。灭菌：将以上粉末置洁净搪瓷盘内，摊成薄层，紫外线灭菌 30min，即可分装。密封。

【功能与主治】消肿，明目。用于目赤肿痛、眼缘溃烂、畏光怕风、眼角涩痒。

【用法与用量】每用少许。点入眼角，一日 2～3 次。

第三节　散剂的质量检查

一、粒度

除另有规定外，化学药局部用散剂和用于烧伤或严重创伤的中药局部用散剂及儿科用散剂，照下述方法检查，应符合规定。检查法除另有规定外，取供试品 10g，精密称定，照《中国药典》现行版四部通则"粒度和粒度分布测定法"测定。

二、水分

中药散剂，照《中国药典》现行版四部通则"水分测定法"测定，除另有规定外，不得过 9.0%。

三、干燥失重

化学药和生物制品散剂，除另有规定外，取供试品，照《中国药典》现行版四部通则"干燥失重测定法"测定，在 105℃ 干燥至恒重，减失重量不得过 2.0%。

四、装量差异

单剂量包装的散剂，照下述方法检查，应符合规定。检查法除另有规定外，取供试品 10 袋（瓶），分别精密称定每袋（瓶）内容物的质量，求出内容物的装量与平均装量。每袋（瓶）装量与平均装量相比较〔凡有标示装量的散剂，每袋（瓶）装量应与标示装比较〕，按表 10-1 中的规定，超出装量差异限度的散剂不得多于 2 袋（瓶），并不得有 1 袋（瓶）超出装量差异限度的 1 倍。

凡规定检查含量均匀度的化学药和生物制品散剂，一般不再进行装量差异的检查。

表 10-1　散剂装量差异限度

平均装量或标示装量	装量差异限度
0.1g 及 0.1g 以下	±15%
0.1g 以上至 0.5g	±10%
0.5g 以上至 1.5g	±8%
1.5g 以上至 6.0g	±7%
6.0g 以上	±5%

五、装量

除另有规定外，多剂量包装的散剂，照《中国药典》现行版四部通则"最低装量检查法"检查，应符合规定。

六、无菌

除另有规定外，用于烧伤（除程度较轻的烧伤 Ⅰ°或浅 Ⅱ°外）、严重创伤或临床必需无菌的局部用散剂，照《中国药典》现行版四部通则"无菌检查法"检查，应符合规定。

七、微生物限度

除另有规定外，照《中国药典》现行版四部通则"非无菌产品微生物限度检查法"检查，应符合规定。凡规定进行杂菌检查的生物制品散剂，可不进行微生物限度检查。

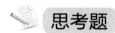 **思考题**

1. 散剂混合时应注意哪些问题？
2. 散剂处方中含有少量挥发性液体及流浸膏时应如何制备？
3. 何谓低共熔？处方中常见的低共熔组分有哪些？如何制备含低共熔组分的散剂？

第十一章 丸 剂

第一节 概 述

一、丸剂的含义

丸剂（pill）系指原料药物与适宜的辅料制成的球形或类球形固体制剂，主要供内服。中药丸剂包括蜜丸、水蜜丸、水丸、糊丸、蜡丸、浓缩丸、滴丸等。其中蜜丸、水丸和浓缩丸三种剂型最为常用。

丸剂是我国中药传统剂型之一。我国现存的最早医籍《黄帝内经》就有丸剂的记载。在马王堆汉墓中出土的《五十二病方》中记载了丸剂的名称、处方、规格、剂量以及服用方法。《伤寒杂病论》、《金匮要略》、《太平惠民和剂局方》等医药典籍中已有用蜂蜜、糖、淀粉糊、动物药汁作为黏合剂制备丸剂的记载，晋代葛洪的《肘后备急方》中出现了浓缩丸。丸剂由于制作简便，在民间应用广泛，同时也是中成药的主要剂型之一，20世纪80年代又出现了中药滴丸等新型丸剂。

二、丸剂的特点

1. 优点

① 传统丸剂作用迟缓，多用于治疗慢性病。金元四大家之一的李东垣曰："丸者缓也，不能速去病，舒缓而治之也。"现代研究表明蜜丸、糊丸、蜡丸服用后在胃肠道中溶散缓慢，药效缓和，作用持久。临床治疗慢性疾病或久病体弱、调理气血者多用丸剂。

② 可缓和药物的毒副作用。"大毒者须用丸"，含有毒性、刺激性药物，或某些作用峻猛的方剂，可选用不同糊粉或蜂蜡，制成糊丸、蜡丸，延缓吸收，降低毒性和不良反应。

③ 能够容纳不同物态的药物。固体、半固体、黏稠性和液体药物均可制成丸剂。

④ 可减少挥发性成分的挥散。不宜久煎的芳香药物如苏合香、麝香等宜制成丸剂，同时可起到掩盖药物不良气味的作用。

⑤ 某些新型丸剂可用于急救。例如苏冰滴丸、复方丹参滴丸等，由于药物的有效成分或有效部位高度分散于水溶性基质中，溶化奏效迅速。

⑥ 丸剂制备工艺简单。不仅适于药厂生产,也是医疗机构制剂的常用剂型。

2.缺点

① 某些传统丸剂服用剂量大,小儿服用困难。

② 丸剂多释药缓慢,溶散时限不易控制。

③ 原料多以原粉入药,易染菌。

三、丸剂的分类

(1) 按黏合剂分类 可分为水丸、蜜丸、水蜜丸、浓缩丸、糊丸、蜡丸、滴丸等。

(2) 按制备工艺分类 可分为泛制丸、塑制丸、滴制丸等。

四、丸剂的制备方法

(1) 泛制法 系指在泛丸机中交替撒布药粉与黏合剂,使药粉润湿、翻滚、黏结成粒,逐渐增大成丸的一种制丸方法,用于水丸、水蜜丸、浓缩丸、糊丸的制备。其制备工艺流程见图 11-1。

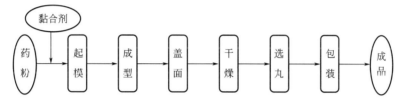

图 11-1 泛制法制备丸剂的工艺流程

(2) 塑制法 系指饮片细粉与适宜黏合剂制成软硬适宜的丸块,再经过制丸条、制丸粒等工序制备丸剂的方法,可用于蜜丸、水蜜丸、浓缩丸、糊丸、蜡丸的制备。其制备工艺流程见图 11-2。

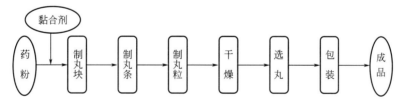

图 11-2 塑制法制备丸剂的工艺流程

(3) 滴制法 系指中药提取物或有效成分与适宜的基质加热熔融,混合均匀,滴入与之不相混溶的冷凝剂中收缩成丸的方法,用于滴丸剂的制备。其制备工艺流程见图 11-3。

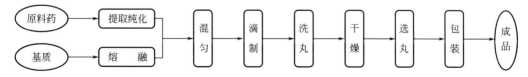

图 11-3 滴制法制备丸剂的工艺流程

(4) 其他方法 近年来发展出一些新的制丸方法,如挤出-滚圆制丸法、离心制丸法、流化床制丸法、模压制丸法等。

第二节　水　　丸

一、水丸的含义与特点

1. 水丸的含义

水丸（water pill），又称水泛丸，系指饮片细粉以水（或根据制法用黄酒、醋、糖液、稀药汁、含5％以下炼蜜的水溶液等）为黏合剂制成的丸剂，适用于中药的解表剂和消导剂等。

古代的水丸规格均以实物比拟，如芥子大、梧桐子大、赤小豆大等。现代统一以质量为标准，如防风通圣丸每20丸1g，麝香保心丸每丸22.5mg，六君子丸每袋9g等。

2. 水丸的特点

① 丸粒小，表面致密光滑，便于服用，不易吸潮，利于贮存。

② 以水或水溶性液体为黏合剂，服用后在体内易溶散，吸收、起效时间较蜜丸、糊丸、蜡丸快。

③ 可根据需要将药物分层泛丸，如将刺激性、易挥发的药物泛入内层，既可以掩盖药物气味，又可提高挥发性成分的稳定性。还可将药物分层包裹，从而达到控制释放的目的。

④ 不含其他固体赋形剂，载药量高。

⑤ 多采用饮片细粉制备，易引起微生物污染。

二、水丸的黏合剂

黏合剂的作用主要是润湿药粉，诱导或增强药粉的黏性，使水丸成型。有些黏合剂有利于促进药粉中有效成分的溶出，具有功效协同的作用。

1. 水

水是应用最广泛的黏合剂，水丸所用的水常用新煮沸的冷开水或纯化水。凡临床治疗上对赋形剂无特殊要求，药物遇水不变质者均可用，水丸绝大多数采用水作为黏合剂。水本身无黏性，主要通过润湿、溶解药物中黏液质、糖、胶质等产生黏性。处方中有引湿性、可溶性或毒剧药物时，可先溶解或分散于水中，再泛丸。

2. 酒

常用黄酒（含醇量12％～15％）或白酒（含醇量50％～70％）。酒产生的黏性作用较水弱，当以水泛丸黏性过大时，可用酒代替。酒除具有润湿作用外，还可作为良好的溶剂，其溶解范围广，有助于生物碱、黄酮、皂苷、挥发油等成分的溶出，同时还有一定的防腐作用。酒易于挥发，制备丸剂时可快速干燥。酒大热善行，具有活血通络、祛风散寒、引药上行的作用，常作为活血通络类丸剂的黏合剂。

3. 醋

常用米醋（含醋酸3％～5％）。醋能与生物碱成盐，增加碱性成分的溶出，利于吸收，提高药效。醋还具有引药入肝、活血散瘀、理气止痛、利水消肿作用，故该类方药常以醋作黏合剂。

4. 稀药汁

处方中如有纤维性强、不易粉碎、体积过大的饮片或新鲜的药材，可以根据饮片的性质提取药液、溶解或榨汁作为赋形剂，在保存药性的同时，诱导其他饮片粉末的黏性，利于制丸，同时还可以减少服用体积。如纤维性强的大腹皮、丝瓜络，质地坚硬的矿物药，乳香、没药与阿魏等树脂类药，浸膏、胶类、可溶性盐等，均可煎汁或溶解后作为黏合剂。胆汁、竹沥等可适当稀释后使用，鲜药可榨汁使用，如生姜、大蒜等。

此外，还可用糖液、低浓度的炼蜜水溶液为黏合剂泛丸。如参茸白凤丸用果葡糖浆泛丸、舒肝丸用 4％炼蜜水溶液泛丸等。

三、水丸的制备

水丸多采用饮片细粉制得，其软材黏性难以达到塑制法制丸条的要求，故一般采用泛制法制备。

1. 原料的处理

药粉的粒度影响水丸的溶散时限和外观，制备水丸时，应将药物粉碎成细粉或最细粉。一般起模、盖面用药粉应过七号筛，泛丸用药粉应过五号或六号筛。由于处方中药物组成复杂，性质各异，应根据其黏性、脆性及粉碎操作的难易程度，采用适宜的方法处理。不宜制粉者可采用适宜方法制成药汁。

2. 起模

起模系指制备丸粒基本母核的操作，也称起母。模子也称母子，是利用润湿作用诱导出药粉的黏性，使药粉之间相互黏结成细小的颗粒，并在此基础上层层增大而成的丸模，丸模的直径一般约 1mm。起模是泛制法制丸的一个关键操作，也是泛制成型的基础，因为模子的形状直接影响成品的圆整度，模子的粒径分布和数目影响成型过程中筛选的次数、丸粒规格及药物含量均匀度。

丸模制备要选择黏性适宜的药粉，还需严格控制起模粉量，一般根据药粉性质和丸粒的规格确定，起模用粉量一般为总量的 1％～5％。常用的起模方法有以下两种。

（1）粉末直接起模法　用喷雾器在泛丸锅中均匀喷洒少量水，然后撒入少量药粉，转动泛丸锅，刷下锅壁附着的药粉，再喷水，撒入药粉，如此反复操作，至丸模成球形且达到规定粒径时取出，筛选能够通过一号筛而不能通过二号筛的丸模，即得。

（2）湿颗粒起模法　将起模药粉用黏合剂制成软材，过二号筛制得颗粒，放入泛丸锅中，经旋转摩擦，撞去棱角成球形，取出筛选。该方法制备的丸模成型率高，大小较均匀，但较松散，适用于大生产。

3. 成型

成型系指将筛选均匀的丸模逐渐加大至接近成品重量的过程。取丸模置包衣锅内，以类似丸模的制法，反复交替加水和药粉，经过旋转、摩擦、滚撞等操作直至符合要求。操作时应注意以下事项。

① 每次加水量和药粉量要恰当，且分布要均匀。在泛丸时若用到其他黏合剂，其浓度应随着丸粒的增大而提高。

② 处方中若含有芳香性、特殊气味以及刺激性较大的药物时，应分别粉碎，泛于丸粒中层。

4. 盖面

盖面系指将已经加大成型的丸粒，用剩余的饮片细粉或清水继续在泛丸锅内滚动的操作，其目的是使丸粒达到表面应致密、光亮，色泽一致，大小一致，重量符合要求。盖面的方法有以下几种。

（1）干粉盖面　将丸粒充分润湿，撞紧，一次或分次撒入盖面的药粉，快速翻动、旋转使之均匀分布至丸粒上。最后的滚动、撞击，使之圆整、光亮、紧密均匀的操作，俗称"收盘"，一般为 10～15min。

（2）清水盖面　加适宜清水使丸粒充分润湿，滚动一定时间，使表面致密、光亮后，取出干燥。

（3）清浆盖面　方法同清水盖面。将废丸粒或剩余的药粉制成清浆盖面。应注意分布均匀，收盘后应立即取出，避免丸粒表面出现色斑。

5. 干燥

泛制丸含水量大，易发霉，故盖面后应及时干燥，使丸剂含水量控制在9%以内。常用的干燥方法有鼓风干燥、远红外线干燥、微波干燥和沸腾干燥等。目前企业多采用微波干燥和沸腾干燥，可将水分控制在2.5%以下，含菌量较低。干燥温度一般在80℃以下，含动物蛋白较多的丸剂应控制在70℃以下，含挥发性成分或遇热易分解的丸剂应控制在60℃以下。干燥温度可能影响水丸的溶散速度，温度越高，溶散速度越慢。

6. 选丸

水丸在制备过程中，由于设备和操作的不均一性，往往会出现一些过大、过小和形状不规则的丸粒。为保证成品外形美观、剂量准确，丸粒干燥后应进行选丸。手工选丸可用手摇筛，大生产常用滚筒筛或检丸器。

四、举例

例 11-1：保和丸（以水为黏合剂）

【处方】焦山楂300g，半夏（制）100g，陈皮50g，炒莱菔子50g，六神曲（炒）100g，茯苓100g，连翘50g，炒麦芽50g。

【制法】以上8味，粉碎成细粉，过筛，混匀。用水泛丸，干燥，即得。

【性状】本品为棕色至褐色的水丸；气微香，味微酸、涩。

【功能与主治】消食，导滞，和胃。用于食积停滞、脘腹胀满、嗳腐吞酸、不欲饮食。

【用法与用量】口服。一次6~9g，一日2次；小儿酌减。

例 11-2：香附丸（以酒为黏合剂）

【处方】醋香附300g，当归200g，川芎50g，炒白芍100g，熟地黄100g，炒白术100g，砂仁25g，陈皮50g，黄芩50g。

【制法】以上9味，粉碎成细粉，过筛，混匀，用适量的黄酒泛丸，低温干燥，即得。

【性状】本品为暗黄色至深褐色的水丸；气香，味苦辛。

【功能与主治】舒肝健脾，养血调经。用于肝郁血虚、脾失健运所致的月经不调等。

【用法与用量】用黄酒或温开水送服。一次6~9g，一日2次。

例 11-3：香连丸（以醋为黏合剂）

【处方】萸黄连800g，木香200g。

【制法】以上2味，粉碎成细粉，过筛，混匀，每100g粉末用米醋8g，加适量的水泛丸，干燥，即得。

【性状】本品为淡黄色至黄褐色的水丸；气微，味苦。

【功能与主治】清热化湿，行气止痛。用于大肠湿热所致的痢疾，症见大便脓血、里急后重、发热腹痛；肠炎、细菌性痢疾见上述证候者。

【用法与用置】口服。一次3~6g，一日2~3次；小儿酌减。

例 11-4：逍遥丸（以稀药汁为黏合剂）

【处方】柴胡100g，当归100g，白芍100g，炒白术100g，茯苓100g，炙甘草80g，薄荷20g。

【制法】以上7味，粉碎成细粉，过筛，混匀。另取生姜100g，加水煎煮2次，每次20min，煎液滤过，备用。取上述粉末，用煎液泛丸，或与煎液混合后制丸，干燥，即得。

【性状】本品为黄棕色至棕色的水丸，或为黑棕色的水丸；味甜。

【功能与主治】疏肝健脾，养血调经。用于肝郁脾虚所致的郁闷不舒、胸胁胀痛、头晕目眩、食欲减退、月经不调。

【用法与用量】口服。一次 6～9g，一日 1～2 次。

第三节　蜜丸与水蜜丸

一、蜜丸

（一）蜜丸的含义与特点

1. 蜜丸的含义

蜜丸（honeyed pill）系指饮片细粉以炼蜜为黏合剂制成的丸剂。蜜丸适用于治疗慢性病和用作滋补剂。蜜丸按丸重大小可分为大蜜丸和小蜜丸，0.5g（含 0.5g）以上的称大蜜丸，0.5g 以下的称小蜜丸。在我国北方，气候比较干燥，制成蜜丸可以保存较长时间；而在南方地区，气候湿热，蜜丸容易发霉变质，则适宜制成水蜜丸。

2. 蜜丸的特点

① 蜂蜜中含有丰富的营养成分，具有滋补、矫味、润肺止咳、润肠通便和解毒作用，对某些疾病的治疗可产生协同作用。

② 蜂蜜中含有大量的还原糖，能防止药物细粉中易氧化有效成分的降解。

③ 蜂蜜较黏稠，对药物的释放可产生阻滞作用，故蜜丸在胃肠道中溶散缓慢，作用持久。

（二）蜂蜜的炼制

蜂蜜是蜜丸的主要黏合剂，直接关系到蜜丸的质量。蜂蜜中含有较多的水分，此外还有蜡质、死蜂等杂质，因此需要炼制。蜂蜜的炼制就是将蜂蜜加热熬炼至一定程度的操作，得到的制品称为炼蜜。炼蜜的种类和炼制方法详见第五章浸出制剂中煎膏剂的相关内容。

丸剂制备时，根据处方中药粉的性质、含水量和粉末粒度选择不同程度的炼蜜。一般嫩蜜适用于黏性强的药物，如含淀粉、黏液质、脂肪、油脂、胶质及糖类较多的中药。中蜜适用于黏性适中的药粉制丸。老蜜适用于黏性差的药物，如矿物药、甲壳、炭类及纤维较多的中药。蜜丸多采用中蜜制备。

（三）蜜丸的制备

蜜丸的制备一般采用塑制法。

1. 物料的准备

根据处方中饮片的性质，将饮片粉碎成 80～100 目的细粉，并将药粉混合均匀。按处方中饮片的性质，将蜂蜜炼制规定的程度，备用。制丸所用的工具应洁净，先用 75％的乙醇擦拭之后，再擦润滑剂，以防止药物与工具粘连。润滑剂一般由麻油与蜂蜡（7∶3）混合制得。

2. 制丸块

制丸块又称和药或和坨，是将饮片细粉加入适量炼蜜，充分混匀，制成软硬适宜，具有一定可塑性丸块的操作。制丸块是塑制法制备蜜丸的关键，丸块的软硬程度及黏稠度，直接影响丸粒的成型和贮藏。优良的丸块应随意塑形而不开裂、不粘手、不粘器壁。

小量制备可先加药粉置于盆中，再加炼蜜，用力反复揉搓，直至变成色泽均匀的药坨即可。大生产常用带有 S 形桨的混合机（单桨或双桨），如图 11-4 所示。利用两组 S 形桨叶按相反方向旋转，将药粉与炼蜜搅拌混匀，操作时先放入药粉，然后加入炼蜜及液体药物，开动机器进行混合，直至药粉均匀润湿，形成色泽一致并能与机器脱离的丸块。

影响丸块质量的因素主要有以下几个方面。

（1）炼蜜程度　应根据处方中药物的性质、细粉的粒度及含水量等来选择炼蜜的规格。否则，炼蜜过嫩黏性小则粉末黏合不好，丸粒搓不均匀，有裂隙且不光滑；过老，丸块发硬，易出现中空，难以成丸。

（2）和药蜜温　应根据药物性质选择蜜温。处方中含有乳香、没药、阿胶等树脂、胶质药物时，蜜温不宜过高，以60℃左右为宜。否则此类药物遇热易软化，不易成型，而冷后又变硬不易塑形，服用后也不易溶散；含冰片、麝香等芳香挥发性药物也应温蜜和药，以减少药物的挥散损失；若处方中含有大量纤维或矿物药时，粉末黏性差，应用老蜜趁热和药。

（3）用蜜量　用蜜量与药物性质、和药方法和生产季节等因素有关，含糖类、胶类及油脂类等黏性较大的药粉用蜜量宜少，春冬用蜜量宜多，夏秋季用蜜量宜少。机械和药比手工和药用蜜量少。炼蜜与药粉的比例一般为1∶（1～1.5）。

3. 制丸条

将丸块制成丸条以便于分粒，丸条要求表面光滑，粗细均匀，内部充实无裂隙。少量制备常用搓条板，搓成粗细均匀、表面光滑的丸条。大生产采用制丸机，其主要部件由加料斗、推进器、出条嘴、导向轮及切药刀组成（图11-5），可在同一台机器上完成制丸条、分粒和搓圆的操作。将丸块置于加料斗内，利用螺旋式推进器挤出丸条，丸条粗细可通过调节出条嘴的直径来控制。

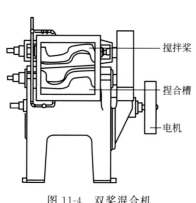

图11-4　双桨混合机

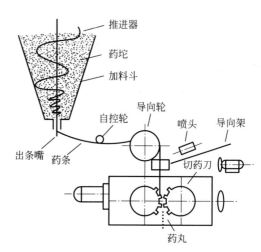

图11-5　ZW-80A型中药自动制丸机

4. 制丸粒

将丸条置于上下两块搓丸板之间的凹槽内，反复搓动，丸条被切断，滚圆。用制丸机操作时，丸条经导向轮传递至切药刀，经切割、搓圆制成丸粒（图11-5）。除了制备蜜丸外，全自动制丸机也用于制备水丸、水蜜丸、浓缩丸、糊丸、蜡丸等塑制丸，实现一机多用。

5. 干燥

以嫩蜜和偏嫩中蜜制成的蜜丸，含水量较高，为达到干燥和灭菌的双重效果，可采用鼓风干燥、微波干燥、远红外干燥等。以老蜜制成的蜜丸含水量较低，可直接封装，以保持其滋润状态。

6. 选丸

将形状不圆整的丸剂剔除的操作，方法同水丸。

二、水蜜丸

1. 水蜜丸的含义

水蜜丸（water-honeyed pill）系指药材细粉以炼蜜和水为黏合剂制成的丸剂。

2. 水蜜丸的特点

① 丸粒小，光滑圆整，易于吞服。

② 以蜜水为黏合剂，可降低生产成本。

③ 含蜜量少，较蜜丸容易贮存。

3. 水蜜丸的制法

水蜜丸的制备既可采用泛制法，也可采用塑制法。采用塑制法时，应根据药粉性质调节好相适应蜜水浓度，炼蜜与水比例一般为 1∶(2.5～3)，搅匀，煮沸滤过即可。药粉含黏性成分较多时，宜采用低浓度的蜜水；含纤维或矿物质较多的药粉，可适当提高蜜水浓度和用蜜量。

采用泛制法制备水蜜丸时，为保证丸粒光滑圆整，以免黏结，一般采用凉开水起模，加大成型时先用低浓度蜜水，再逐渐增加蜜水的浓度，成型后再用低浓度蜜水撞光。

水蜜丸制成后应及时干燥，使含水量不超过 12%，否则容易发霉变质。

三、举例

例 11-5：牛黄解毒丸（蜜丸或水蜜丸）

【处方】人工牛黄 5g，雄黄 50g，石膏 200g，大黄 200g，黄芩 150g，桔梗 100g，冰片 25g，甘草 50g。

【制法】以上 8 味，除人工牛黄、冰片外，雄黄水飞成极细粉；其余石膏等 5 味粉碎成细粉；将冰片、人工牛黄研细，与上述粉末配研，过筛，混匀。每 100g 粉末加炼蜜 100～110g 制成大蜜丸；或每 100g 粉末加炼蜜 26～36g 与适量的水泛丸，制成水蜜丸，低温干燥，即得。

【性状】本品为棕黄色的大蜜丸或水蜜丸；有冰片香气，味微甜而后苦、辛。

【功能与主治】清热解毒。用于火热内盛、咽喉肿痛、牙龈肿痛、口舌生疮、目赤肿痛。

【用法与用量】口服。大蜜丸一次 1 丸，水蜜丸一次 2g，一日 2～3 次。

第四节 浓缩丸

一、浓缩丸的含义与特点

1. 浓缩丸的含义

浓缩丸（condensed pill）系指饮片或部分饮片提取浓缩后，与适宜的辅料或其余饮片细粉，以水、炼蜜或炼蜜与水为黏合剂制成的丸剂。根据所用黏合剂不同可分为浓缩水丸、浓缩蜜丸和浓缩水蜜丸。

2. 浓缩丸的特点

① 浓缩丸中全部或部分饮片经过提取，体积减小，因而服用与携带方便。

② 与以饮片细粉投料的丸剂相比，有效成分溶出快，易于吸收。

③ 由于减少了中药原粉的比例，利于贮存，不易霉变。

二、浓缩丸的制备

（一）中药原料的前处理

首先需分析处方，确定提取对象，一般体积和黏性大、质地坚硬、纤维含量高的药材宜提取。有效成分较明确，有效部位含量高，容易提取的药材，可通过提取尽除去杂质，减小服用剂量。富含淀粉、易粉碎、贵重细料药宜粉碎成细粉，留作起模和充当稀释剂用。

（二）浓缩丸的制法

1. 泛制法

泛制法适用于浓缩水丸和浓缩水蜜丸的制备。具体制备方法有两种：①取方中部分饮片提取浓缩成清膏或稠膏作黏合剂，其余饮片粉碎成细粉，混匀后泛丸。②将稠膏与细粉混匀，干燥后粉碎成细粉，再用水、蜜水或不同浓度的乙醇泛丸。膏、粉比例不当会影响制丸的操作，如浓缩膏所占比例较大，制出的软材太黏或太软，常使制丸无法进行。一般方中膏少粉多用①法，反之用②法。

2. 塑制法

塑制法适用于制备浓缩蜜丸，或方中膏多粉少的浓缩水丸和浓缩水蜜丸。具体操作为：方中部分饮片提取浓缩成稠膏，其余饮片粉碎成细粉，再加入适量炼蜜，混合制成丸块，然后经制丸条、制丸粒、干燥，即得。

三、举例

例 11-6：逍遥丸（浓缩水丸）

【处方】柴胡 100g，当归 100g，白芍 100g，炒白术 100g，茯苓 100g，炙甘草 80g，薄荷 20g，生姜 100 克。

【制法】以上 7 味，柴胡、当归 50g、薄荷、生姜提取挥发油；药渣与炒白术、茯苓加水煎煮 2 次，每次 2h，合并煎液，滤过，滤液浓缩成稠膏，白芍及剩余当归粉碎成细粉；取炙甘草 20g，粉碎成细粉，剩余炙甘草加水煎煮 3 次，每次 2h，合并煎液，滤过，或放置过夜；取滤液或上清液浓缩至适量，加入上述稠膏、细粉、挥发油及饴糖适量混匀，制丸，干燥，打光，即得。

【性状】本品为亮黑色的浓缩丸；气微，味甜、辛而后苦。

【功能与主治】疏肝健脾，养血调经。用于肝郁脾虚所致的脘闷不舒、胸胁胀痛、头晕目眩、食欲减退、月经不调。

【用法与用量】口服。一次 8 丸，一日 3 次。

例 11-7：川芎茶调丸（浓缩蜜丸）

【处方】川芎 61.2g，白芷 30.6g，羌活 30.6g，细辛 15.3g，防风 23g，荆芥 61.2g，薄荷 122.4g，甘草 30.6g。

【制法】以上 8 味，取川芎 35.7g，甘草 15.3g 及白芷、细辛混合粉碎成细粉；剩余川芎及羌活、防风粉碎成粗粉，以 70% 乙醇作溶剂，进行渗漉，收集渗漉液，回收乙醇，浓缩成稠膏；薄荷、荆芥提取挥发油，备用，药渣和剩余甘草加水煎煮 2 次，每次 1.5h，煎液滤过，滤液浓缩成稠膏；将以上各稠膏、药材细粉和挥发油加适量炼蜜混匀，制成 1000丸，烘干，打光，即得。

【性状】本品为黄棕色至深棕色的浓缩丸；气香，味辛、甘、微苦。

【功能与主治】疏风止痛。用于外感风邪所致的头痛，或有恶寒、发热、鼻塞。

【用法与用量】饭后清茶送服。一次 8 丸，一日 3 次。

例 11-8：二至丸（浓缩水蜜丸）

【处方】酒女贞子 500g，墨旱莲 500g。

【制法】以上 2 味，酒女贞子粉碎成细粉；墨旱莲加水煎煮 2 次，每次 1h，合并煎液，滤过，滤液浓缩至适量，加炼蜜 60g 及水适量，与上述粉末泛丸，干燥，即得。

【性状】本品为黑褐色的浓缩水蜜丸；气微，味甘而苦。

【功能与主治】补益肝肾，滋阴止血。用于肝肾阴虚、眩晕耳鸣、咽干鼻燥等。

【用法与用量】口服。一次 9g，一日 2 次。

第五节　糊丸与蜡丸

一、糊丸

（一）糊丸的含义与特点

1. 糊丸的含义

糊丸（starched pill）系指饮片细粉以米粉、米糊或面糊为黏合剂制成的丸剂。

2. 糊丸的特点

① 释药速度缓慢，可延长药效。以米糊、面糊为黏合剂，古有"稠面糊为丸取其迟化"之说。现代研究表明糊丸干燥后较为坚硬，在胃肠道中溶散迟缓。

② 可减少药物对胃肠道的刺激性。适于毒性或刺激性药物制丸。

（二）糊丸的制备

1. 糊粉的选择与处理

应根据处方的需要，选择适宜的糊粉种类、用量和制糊方法。可选用的糊粉有糯米粉、面粉、神曲粉和黍米粉等，其中面粉和糯米粉较常用，而以糯米粉的黏性最强。糊粉的用量一般为药材细粉总量的 30% 左右，常用的制糊法有冲糊法、煮糊法和蒸糊法。冲糊法系将糊粉用少量温水调匀后，直接用沸水冲至半透明状。煮糊法：是将糊粉加入适量冷水调匀，在不断搅拌下文火加热至糊化，此法制得的糊黏性比冲糊法强。蒸糊法系将糊粉加入适量冷水混匀后，置蒸笼内用蒸汽蒸至糊状。以此法制得的糊黏性最强。

2. 糊丸的制备

糊丸可采用泛制法和塑制法制备，其中以泛制法制备的糊丸溶散较快。

（1）泛制法　系糊丸制备常用方法。以冲糊法制得的稀糊作为黏合剂泛丸，制法同水丸。

制备要点：①以稀糊泛丸，其糊粉用量应减少，一般约为塑制法用量的 1/4～1/2 即可。②糊黏性大，起模时必须用冷开水，只在加大成型的过程中逐渐将糊泛入。③糊中块状物必须滤过除去，泛丸时加糊要均匀，加入药粉后须分散，以免黏结。

（2）塑制法　用塑制法制备糊丸与蜜丸的制法相似，只是以糊代替炼蜜作黏合剂。制备时需选用黏性适宜的糊，待稍凉后倾入药材细粉中，充分搅拌，揉搓均匀制成丸块，再经制丸条、制丸粒即可。

制备要点：①保持丸块滋润度，糊丸的丸块极易变硬，致使丸粒表面粗糙，甚至出现裂痕。故制备时需随时补水，以保持丸块湿润。一次和药量不宜过多且制丸应快速。②糊粉量及其稀稠度均影响糊丸的质量。如果糊粉量过多，糊丸质坚硬，难以崩解溶散。如果糊粉用量太少，服用后崩解过快，则又达不到"迟化"的目的。一般药粉与糊粉的比例为 3∶1 左右较为适宜。

二、蜡丸

（一）蜡丸的含义与特点

1. 蜡丸的含义

蜡丸（wax pill）系指饮片细粉以蜂蜡作为黏合剂制成的丸剂。目前此种剂型品种较少。蜂蜡不溶于水，在消化液中稳定，并保持固态，且无毒，价廉，是一种较好的缓释骨架材料。

2. 蜡丸的特点

① 蜡丸体内释放药物极慢，可延长药效。

② 防止药物中毒或减少对胃肠道的刺激。金代李杲曰："蜡丸取其难化而旋，旋取效或毒药不伤脾胃。"适于含毒性或刺激性极大药物的处方。

（二）蜡丸的制备

1. 蜂蜡的纯化处理

蜂蜡，又称黄蜡，其主要成分为含软质酸蜂酯（约80%）和二十七酸（约15%）外，另含死蜂、木屑等杂质。其纯化方法如下。

（1）漂蜡　先将蜂蜡加热熔化，呈细流状迅速倒入正在快速搅动的大量冷水中，蜂蜡立即凝固成疏松黄白色的蜡花，捞起风干。如此反复多次，直至漂成白色、松脆、纯净的蜡花，熔化后凝块备用。此法制得的成品色泽好，质量高，但费工时，产量低。

（2）煮蜡　取蜂蜡与少量清水加热熔化，静置，使杂质下沉，待冷凝后，取出蜡块，刮去蜡块底部杂质，如此数次即可。此法产量高，但质量较漂蜡差。

2. 蜡丸的制法

蜡丸以塑制法制备。将蜂蜡加热熔化，冷却至60℃左右，待蜡液表面有结膜时，加入药粉，迅速搅拌混匀，趁热制丸条和丸粒，蜡丸无需干燥。

制备要点：①蜂蜡的品质直接影响蜡丸的质量，制蜡丸所用的蜡应是纯蜂蜡，其他如川白蜡、石蜡均不可用。②制备温度应控制在60℃，蜡丸以蜂蜡为黏合剂制丸，主要利用其熔化后能与药粉混合均匀，当接近凝固时具有可塑性而制丸，因此制备时温度的控制非常关键，温度过高，药粉与蜡分层无法混合；温度过低，蜡液冷凝析出，无法制成均匀的丸块。③蜂蜡用量应适量，蜡丸的含蜡量高低影响其溶散和疗效。当处方中含较多植物药时，药粉与蜂蜡比约1:1；含结晶水的矿物药较多时用蜡量宜减少，约为1:0.5，如白矾、硼砂等；含矿物药但不含结晶水的处方，药粉与蜂蜡比为1:(0.7~0.8)。

三、举例

例11-9：控涎丸（糊丸）

【处方】醋甘遂300g，红大戟300g，白芥子300g。

【制法】以上3味，粉碎成细粉，过筛，混匀。另取米粉或黄米粉240g，调稀糊。取上述粉末，用稀糊泛丸，干燥，即得。

【性状】本品为棕褐色带有淡黄色斑点的糊丸；味微辛、辣。

【功能与主治】涤痰逐饮。用于痰涎水饮停于胸膈、胸胁隐痛、咳喘痛甚等。

【用法与用量】用温开水或枣汤、米汤送服，一次1~3g，一日1~2次。

例11-10：三黄宝蜡丸（蜡丸）

【处方】藤黄120g，天竺黄90g，雄黄90g，红大戟120g，血竭90g，刘寄奴90g，儿茶90g，玄明粉30g，当归45g，黑铅9g，水银9g，琥珀6g，乳香9g，朱砂30g，麝香9g。

【制法】以上15味，除麝香外，琥珀、雄黄、朱砂分别水飞或粉碎成极细粉；铅粉、水银加热炒熔，冷后研细；其余藤黄等9味粉碎成细粉。将麝香研细，与上述粉末配研，过筛，混匀。另取黄蜡（净）720g加热熔化，趁热加入上述粉末，搅匀，制成蜡丸，即得。

【性状】为黄棕色蜡丸。气芳香，味苦，具雄黄味。

【功能与主治】活血祛瘀，解毒消疔。用于跌打损伤、恶疮疔疮、破伤风、瘀血阻滞，外敷治蛇虫咬伤。

【用法与用量】口服，一次 1 丸，一日 2 次，黄酒趁热服。外用，用麻油适量，炖化调敷患处。

第六节　滴　丸

一、滴丸的含义与特点

1. 滴丸的含义

滴丸（dripping pill）系指原料药物与适宜的基质加热熔融混匀，滴入不相混溶的冷凝介质中，收缩冷凝制成的球形或类球形制剂。

2. 滴丸的特点

（1）优点

① 药物溶出速率快，生物利用度高。药物在基质中呈分子、微晶或胶体状态分散，基质为水溶性时，可提高生物利用度，达到高效和速效作用。

② 可发挥缓释、长效作用。以油脂性基质制成的滴丸，释药缓慢，可制成缓释滴丸。

③ 可使液体药物固体化，并可提高药物的稳定性。药物与基质熔合后，与空气接触面积减小，不易氧化和挥发。

④ 制成滴丸后包薄膜衣或肠溶衣，可达到不同用药目的。

⑤ 工艺简便，生产效率高。

⑥ 生产车间内无粉尘，有利于劳动保护。

（2）缺点

① 载药量小，只适用于剂量小的药物。

② 由于工艺局限性，不易制成大丸，因而服用的丸数较多。

二、滴丸基质与冷凝剂

（一）滴丸基质

1. 滴丸基质的要求

滴丸中除了主药以外的赋形剂称为基质，应根据处方中药物分散和释放的要求选择适宜的基质。此外，滴丸的基质还应符合以下要求。

① 熔点较低，受热能熔化成液态，遇骤冷立即凝成固体，在室温下为固态，与药物混合后仍保持其固有的物理性质。

② 不与主药发生化学反应，不影响其疗效和含量测定。

③ 符合药用辅料安全性要求，对人体无害。

2. 滴丸基质的种类

（1）水溶性基质

① 聚乙二醇（PEG）类：为大多数难溶性药物的理想基质，高分子量的 PEG 可与许多药物形成固态溶液。其本身无生理活性，易溶于水，能容纳部分液体。熔点较低，如 PEG4000、PEG6000 的熔点分别为 50～58℃、55～63℃，滴丸中常用的基质是 PEG4000、PEG6000 及二者适当比例的混合物，PEG1000、PEG1500 也有应用。

② 聚氧乙烯单硬脂酸酯（S-40）：呈白色或微黄色，无臭或稍有臭味的蜡状固体。熔点 46～51℃，可溶于水、乙醇、丙酮等，不溶于液体石蜡，具有表面活性。与 PEG 混合使用，可制得崩解、释放性能较好的滴丸。

③ 硬脂酸钠：为白色细微粉末，具有肥皂味。能缓慢溶解于冷水或乙醇中，除滴丸剂

的基质外，还可用作乳化剂、增稠剂、润滑剂等。

此外，常用的水溶性基质还有泊洛沙姆、甘油明胶等。

（2）油脂性基质

① 硬脂酸：由动、植物油脂中的固体脂肪酸经提纯而得。为白色或类白色，有油腻感的粉末或结晶性块状物，熔点 69～70℃，不溶于水，溶于乙醇、乙醚、三氯甲烷等有机溶剂，本品与多价金属、碱有配伍禁忌。

② 单硬脂酸甘油酯：白色蜡状固体，熔点 56～58℃，稳定性较好，稠度适宜。分子中含有亲水与亲油基团，容易与药物混合均匀。

③ 氢化植物油：指植物油与氢加成而得的饱和或部分饱和的脂肪酸甘油酯。完全氢化的植物油呈蜡状，不易酸败，熔点较高，稳定性好。部分氢化的植物油呈半固体状，稳定性较全部氢化者差，容易被氧化而酸败。此类基质释药性较差，可加表面活性剂改善。

此外，虫蜡、蜂蜡也可用作滴丸剂基质。

（二）滴丸冷凝剂

1. 冷凝剂的要求

用于冷却药液使其收缩成丸的液体，或称冷凝液。通常应符合以下要求。

① 不溶解药物与基质，也不与主药和基质发生作用，对人体安全无害。

② 密度与液滴密度接近，使滴丸在冷凝剂中可缓缓下沉或上浮，以使滴液充分凝固，丸形圆整。

③ 黏度适宜，有利于滴丸的收缩凝固成丸。

2. 冷凝剂的分类

（1）水溶性冷凝剂　常用水或不同浓度的乙醇、无机盐溶液等。

（2）油脂性冷凝剂　常用液体石蜡、甲基硅油、植物油、氢化植物油等。

3. 冷凝剂的选用

需根据主药与基质的性质选择，油脂性基质应选用水溶性冷凝剂，水溶性基质应选用油脂性冷凝剂。

三、滴丸的制备

（1）药材处理　因滴丸载药量小，须对饮片进行提取、纯化，以有效成分、有效部位或提取物形式投料。

（2）基质熔融　根据药物的性质和临床需要，选择适宜的基质，将药物与基质加热熔融，混匀。

（3）滴制　将混匀的药液，保持恒定的温度，经过滴头，匀速滴入冷凝介质中，凝固形成的丸粒，缓缓沉于器底或浮于冷凝介质的表面。

（4）洗丸　用适宜溶剂洗去滴丸表面黏附的冷凝介质。

（5）干燥　一般采用低温鼓风干燥法对滴丸进行干燥。

（6）选丸　将大小不适宜或形状不规则的滴丸除去。

四、影响滴丸成型的因素

滴丸的成型是药液在冷凝剂中缓缓移动，在表面张力的作用下逐渐收缩成球形的过程，一般要求丸形圆整。其主要影响因素如下。

（1）药液的温度　药液温度过低，滴丸易出现拖尾。药液温度过高，易造成遇热不稳定药物的含量损失，且滴丸表面易产生皱褶。药液的温度一般以高于基质 10～20℃为宜，并可减少每次生产的投料量，以缩短药液受热时间。

（2）冷凝剂的温度　在一定范围内降低冷凝介质的温度，有利于滴丸迅速散热凝固。在低温下冷凝介质的密度增大，黏度提高，滴丸运动速度减缓，这样给予药液一个充分冷凝收缩的过程，有利于提高滴丸的圆整度。

冷凝介质最好呈梯度冷却，冷却柱上段温度宜稍高于下段，液滴到达冷凝介质的液面时，碰成扁形并携带空气进入冷却柱，在下降时逐渐收缩成丸并溢出空气。如冷却柱上段温度过低，液滴冷凝过快，未成球形就凝固；如气泡未及时溢出即凝固，易产生空洞；或气泡溢出时带出的药液未缩回即凝固，则滴丸易形成拖尾。

（3）液滴的移动速度　一般移动速度缓慢有利于使丸形圆整。移动速度过快，液滴在重力（或浮力）的作用下，形成的滴丸易呈扁形。液滴的移动速度取决于其与冷凝介质的密度差和冷凝介质的黏度，减小密度差或增大冷凝介质的黏度会使液滴的移动速度减慢。

（4）液滴的大小　液滴的大小不同所产生的比表面积也不同，小丸的比表面积大于大丸，比表面积愈大收缩成球体的力量就愈强，因而小丸的圆整度比大丸要好。液滴的大小可通过改变滴口直径来调节。

五、举例

例 11-11：都梁滴丸

【处方】白芷 90g，川芎 22.5g。

【制法】以上 2 味分别粉碎成粗粉，白芷用 85％乙醇、川芎用 90％乙醇分别浸渍后进行渗漉，收集渗漉液，将渗漉液在 55℃以下减压回收乙醇，白芷渗漉液回收至乙醇用量 1/20 体积，静置收集上层油状物，备用。川芎渗漉液回收至相对密度为 1.20～1.30（50℃）的稠膏，备用。取聚乙二醇 4000 9.0g 与聚乙二醇 6000 13.5g，加热使熔融，加入上述两种提取物，混匀，密闭并保温，滴入液体石蜡中，制成滴丸，制成 1000 丸，或包薄膜衣，即得。

【性状】本品为棕黄色滴丸，或为薄膜衣滴丸，除去包衣后显棕黄色；有特异香气，味苦、有麻舌感。

【功能与主治】祛风散寒，活血通络。用于风寒瘀血阻滞脉络所致的头痛，症见头胀痛或刺痛，痛有定处，反复发作，遇风寒诱发或加重。

【用法与用量】口服或舌下含服。一次 6 丸，一日 4 次。

第七节　丸剂的包衣

包衣系指在丸剂的表面包裹一层物质，使之与外界隔离。包衣后的丸剂称为包衣丸。

一、包衣的目的

（1）增加药物的稳定性　包衣后可防止吸潮或虫蛀，减少主药氧化或挥发。

（2）掩盖药物的不良气味　包衣后可减少苦涩、异味和刺激性，便于吞服。

（3）控制药物的释放部位和释放速度　包肠溶衣后，可使丸剂在小肠内溶散；通过包衣材料和工艺参数的调整，可制成缓释或控释丸。

（4）改善外观　用不同颜色的包衣材料可使丸面平滑、美观，易于识别。

二、包衣的种类

1. 药物衣

包衣材料为处方中的药物之一，通常应有较鲜艳的颜色，这样包衣后既美观，又能发挥其正常药理作用。

（1）朱砂衣　朱砂具有镇惊安神作用，养心、安神、镇静类丸剂常用朱砂包衣，可取部分或全部朱砂作包衣材料，如周氏回生丸。

（2）黄柏衣　黄柏具有清热燥湿作用，可用于利湿、渗水、清下焦湿热的丸剂包衣，如四妙丸。

（3）雄黄衣　雄黄具有燥湿、杀虫、解毒、镇惊作用。清热解毒、清肠止痢类丸剂处方中有雄黄时可用雄黄包衣，如痢气丸。

（4）青黛衣和百草霜衣　青黛和百草霜具有清热解毒作用，可用于清热解毒类丸剂包衣，如青黛丸和六神丸。

（5）甘草衣　甘草具有补脾益气、清热解毒、祛痰止咳、缓急止痛、调和诸药的作用，可用于祛痰止咳类丸剂包衣，如羊胆丸。

（6）滑石衣　滑石粉具有利尿通淋、清热解暑作用，可用于利尿通淋类丸剂的包衣，如萆薢分清丸。

此外，还有红曲衣（消食健脾）、赭石衣（降气、止逆、平肝、止血）、礞石衣（降气、行滞、祛痰）等，可依处方选用。

2. 保护衣

选取处方以外，不具备明显药理作用且性质稳定的物质作为包衣材料，使药物与外界隔离而起保护作用。主要有糖衣和薄膜衣两种，其中薄膜衣外形美观，省料省工，发展前景较好。

3. 肠溶衣

选用邻苯二甲酸醋酸纤维素、丙烯酸树脂Ⅰ～Ⅲ号等肠溶材料包衣后，丸剂在胃液中不溶散，在小肠中溶散释放药物。

三、包衣的方法

1. 包衣原材料的准备

将包衣材料粉碎成极细粉，过200目筛。不得有可见的纤维或颗粒，使其均匀包裹在丸粒表面而形成致密而光滑的衣层。

待包衣的丸剂俗称"素丸"。素丸除蜜丸外应充分干燥，使之有一定的硬度。以避免在包衣过程中，由于长时间的碰撞滚转，丸体易发生碎裂变形；或在包衣干燥时，衣层发生皱缩或脱壳破裂。

丸粒包衣时需用适宜的黏合剂，常用10%～20%的阿拉伯胶或桃胶、10%～20%的面糊、单糖浆及胶糖混合浆等。

2. 包衣方法

丸剂的包衣方法与片剂类似，常用滚转包衣法、埋管式包衣法、流化床包衣法等。包衣时将干燥的丸粒投入包衣锅中，加入适量黏合剂进行转动、撞击，待丸粒表面均匀润湿后，缓缓撒入药物极细粉，反复操作5～6次至衣层紧实为止，再经干燥后，用蜡粉打光。蜜丸包衣时无需加黏合剂，因其表面呈润湿状态时具有一定黏性，包衣药粉经撞动滚转即可黏附于丸粒表面。

第八节　丸剂的质量检查

一、水分

照《中国药典》现行版四部通则"水分测定法"测定。除另有规定外，蜜丸和浓缩蜜丸中所含水分不得超过 15.0％，水蜜丸和浓缩水蜜丸不得超过 12.0％，水丸、糊丸、浓缩水丸不得超过 6.0％。蜡丸不检查水分。

二、重量差异

1. 滴丸

除另有规定外，滴丸照下述方法检查，应符合规定。

检查法：取供试品 20 丸，精密称定总重量，求得平均丸重后，再分别精密称定每丸重量，每丸重量与标示丸重相比较（无标示丸重的，与平均丸重比较），按表 11-1 的规定，超出重量差异限度的不得多于 2 丸，并不得有 1 丸超出限度 1 倍。

表 11-1　滴丸的重量差异限度表

标示丸重或平均丸重	重量差异限度
0.03g 及 0.03g 以下	±15％
0.03g 以上至 0.1g	±12％
0.1g 以上至 0.3g	±10％
0.03g 以上	±7.5％

2. 其他丸剂

除另有规定外，其他丸剂，包括水丸、蜜丸、水蜜丸、浓缩丸、糊丸、蜡丸等，照下述方法检查，应符合规定。

检查法：以 10 丸为 1 份（丸重 1.5g 及 1.5g 以上的以 1 丸为 1 份），取供试品 10 份。分别称定重量，再与标示重量（每丸标示量×称取丸数）相比较（无标示量的丸剂，与平均重量比较），按表 11-2 的规定，超出重量差异限度不得多于 2 份，并不得有一份超出限度 1 倍。

表 11-2　其他丸剂的重量差异限度表

标示丸重或平均丸重	重量差异限度
0.05g 及 0.05g 以下	±12％
0.05g 以上至 0.1g	±11％
0.1g 以上至 0.3g	±10％
0.3g 以上至 1.5g	±9％
1.5g 以上至 3g	±8％
3g 以上至 6g	±7％
6g 以上至 9g	±6％
9g 以上	±5％

包糖衣丸剂应检查丸心的重量差异并符合规定，包糖衣后不再检查重量差异，其他包衣丸剂应在包衣后检查重量差异并符合规定；凡进行装量差异检查的单剂量包装丸剂及进行含量均匀度检查的丸剂，一般不再进行重量差异检查。

三、装量差异

单剂量包装的丸剂，照下述方法检查应符合规定。

检查法：取供试品 10 袋（瓶），分别称定每袋（瓶）内容物的重量，每袋（瓶）装量与标示装量相比较，按表 11-3 的规定，超出装量差异限度的不得多于 2 袋（瓶），并不得有 1 袋（瓶）超出限度 1 倍。

表 11-3　单剂量包装丸剂的装量差异限度表

标示装量	装量差异限度
0.5g 及 0.5g 以下	±12%
0.5g 以上至 1g	±11%
1g 以上至 2g	±10%
2g 以上至 3g	±8%
3g 以上至 6g	±6%
6g 以上至 9g	±5%
9g 以上	±4%

四、装量

装量以重量标示的多剂量包装丸剂，照《中国药典》现行版四部通则"最低装量检查法"检查，应符合规定。以丸数标示的多剂量包装丸剂，不检查装量。

五、溶散时限

除另有规定外，取供试品 6 丸，选择适当孔径筛网的吊篮（丸剂直径在 2.5mm 以下的用孔径约 0.42mm 的筛网，在 2.5～3.5mm 之间的用孔径约 1mm 的筛网，在 3.5mm 以上的用孔径约 2.0mm 筛网），照《中国药典》现行版四部通则"崩解时限检查法"片剂项下的方法加挡板进行检查，小蜜丸、水蜜丸和水丸应在 1h 内全部溶散，浓缩丸和糊丸应在 2h 内全部溶散，包衣滴丸应在 1h 内全部溶散。操作过程中如供试品黏附挡板妨碍检查时，应另取供试品 6 丸，以不加挡板进行检查。上述检查，应在规定时间内全部通过筛网。如有细小颗粒状物未通过筛网，但已软化且无硬心者可按照符合规定论。

蜡丸照《中国药典》现行版四部通则"崩解时限检查法"片剂项下的肠溶衣片检查法检查，应符合规定。除另有规定外，大蜜丸及研碎、嚼碎后或用开水、黄酒等分散后服用的丸剂不检查溶散时限。

六、微生物限度

以动物、植物、矿物质来源的非单体成分制成的丸剂，照《中国药典》现行版四部通则"非无菌产品微生物限度检查法"检查，应符合规定。

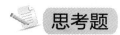

思考题

1. 水丸的溶散时间容易超限，原因是什么？制备时应采取什么措施？
2. 试述制备水丸时起模的方法与操作要点。
3. 泛制法、塑制法和滴制法分别适合什么类型的丸剂制备？
4. 影响滴丸成型的因素有哪些？
5. 丸剂包衣的目的是什么？

第十二章　颗粒剂

【学习目的】
1. 掌握：颗粒剂的含义、特点与分类；制粒的目的、方法；可溶颗粒、混悬颗粒与泡腾颗粒的制备工艺。
2. 熟悉：颗粒剂的质量检查。
3. 了解：制粒设备的原理与应用。

第一节　概　　述

一、颗粒剂的含义

颗粒剂（granule）系指原料药物与适宜的辅料混合制成具有一定粒度的干燥颗粒状制剂。规定的粒度范围是不能通过一号筛与能通过五号筛的总和不得超过 15%。

中药颗粒剂是在汤剂、散剂、糖浆剂、药酒剂等剂型的基础上发展起来的，在我国的创制和应用始于 20 世纪 70 年代，原称为冲剂，《中国药典》2000 年版之后更名为颗粒剂。由于中药提取分离技术的不断提高以及新辅料和新设备的应用，颗粒剂得到了迅速发展，服用剂量和体积缩小，质量显著提高，涌现出了无糖颗粒、肠溶颗粒、缓释和控释颗粒等类型。近些年来，国内还出现了配方颗粒、超微颗粒等颗粒剂新的应用形式。

二、颗粒剂的特点

作为目前主要的中药固体剂型之一，颗粒剂具有以下特点。

1. 优点

① 临用前冲服，吸收快，作用迅速，克服了汤剂需煎煮服用、服用体积大、久置易发霉变质等缺点。

② 生产自动化程度高，产品质量稳定，剂量准确。

③ 随着制粒方法的改进和新型辅料的应用，低糖和无糖颗粒可以进一步减少服用量，并适合糖尿病患者服用。

④ 易于携带、贮藏和运输。

⑤ 可通过包衣制得肠溶、缓释和控释颗粒剂，从而实现定位和控制给药。

2. 缺点

中药颗粒剂因含中药浸膏，或以蔗糖为主要赋形剂，容易吸潮结块，从而发生微生物繁殖、药物降解等变化，应注意包装和贮藏条件。

三、颗粒剂的分类

颗粒剂按溶解性能和溶解状态可分为可溶颗粒（通称为颗粒）、混悬颗粒和泡腾颗粒三类。根据药物释放部位与速度可分为普通颗粒、肠溶颗粒、缓释颗粒和控释颗粒。

（1）可溶颗粒　可分为水溶颗粒和酒溶颗粒。水溶颗粒加热水冲溶，形成澄清药液，目前市售的大多数颗粒剂属于水溶颗粒，如感冒退热颗粒、小柴胡颗粒等。酒溶颗粒加一定量饮用酒溶解，形成药酒饮用，如木瓜酒颗粒、养血愈风酒颗粒。

（2）混悬颗粒　系指难溶性原料药物与适宜辅料混合制成的颗粒剂，临用前加水或其他适宜的液体振摇形成混悬液。中药混悬颗粒多加入药物细粉制成，冲服时呈均匀混悬状，如复脉颗粒、橘红颗粒。

（3）泡腾颗粒　系指含有有机酸和弱碱，遇水作用产生大量气体而使药液呈泡腾状的颗粒剂。有机酸一般用枸橼酸、酒石酸等，弱碱常用碳酸氢钠。泡腾颗粒中的原料药物应是易溶性的，加水产生气泡后应能溶解。由于制剂中的酸与碱发生中和反应而产生二氧化碳，可使颗粒快速崩解，具有速溶性。同时，二氧化碳溶于水后呈酸性，能刺激味蕾，产生矫味作用。

（4）肠溶颗粒　系指采用肠溶材料包裹颗粒或其他适宜方法制成的颗粒剂。肠溶颗粒在胃液中不溶化而在肠液中溶化，可防止药物在胃内分解失效，避免对胃的刺激。肠溶颗粒应进行释放度检查。

（5）缓释颗粒　系指在规定的释放介质中缓慢地非恒速释放药物的颗粒剂。缓释颗粒应符合缓释制剂的有关要求，并应进行释放度检查。

（6）控释颗粒　系指在规定的释放介质中缓慢地恒速释放药物的颗粒剂。

第二节　制粒方法与设备

一、制粒的目的

制粒系指原、辅料经过加工，制成具有一定形状和大小粒状物的操作。根据是否加入湿的黏合剂，制粒分为湿法制粒和干法制粒。制得的颗粒可能是最终产品也可能是中间产品，如在颗粒剂中颗粒即是最终产品，在片剂或胶囊剂中颗粒则是中间产品。

制粒可改善粉体物料的流动性，防止多组分药物各成分的离析，防止生产中粉尘飞扬，减少药粉在制药设备上吸附。

二、湿法制粒

湿法制粒系指在药物粉末或辅料中加入黏合剂，在黏合剂的架桥或黏结作用下使粉末聚集在一起形成湿颗粒，湿颗粒需要进一步干燥。由于湿法制粒制得的颗粒经过表面润湿，具有颗粒质量好、外形美观、耐磨性较强，是目前最为常用的颗粒制备方法。根据制粒方式的不同，湿法制粒法可分为挤出制粒、快速搅拌制粒、流化喷雾制粒和喷雾干燥制粒等。

1. 挤出制粒

挤出制粒系将物料置适宜的容器中（常用槽型混合机），加入中药稠膏搅拌均匀，必要时加入适量润湿剂或黏合剂（常用一定浓度的乙醇），制成"手捏成团，轻按即散"的软材，再将软材以挤压方式通过一定孔径的筛网制成均匀颗粒的方法。常用的挤出制粒设备有摇摆式制粒机、螺旋挤出制粒机、旋转挤出式制粒机等。

摇摆式颗粒机通过机械传动使滚筒往复摆动，将物料从筛网挤出制成颗粒，如图12-1所示。由于其工作原理为强制挤出，物料应松黏适当，物料过黏会使挤出的颗粒成条，不易断开，太松则导致细粉过多。摇摆式颗粒机一般与槽形混合机配合使用，结构简单，易于操作，但挤出制粒是一种敞开式生产方式，劳动强度大，现场易产生大量粉尘，是亟待改进的中药颗粒剂生产工艺。

2. 快速搅拌制粒

快速搅拌制粒系将药料与辅料共置于密闭的不锈钢容器内，在高速旋转的搅拌桨和切割刀的共同作用下，一次性完成混合、制软材和制粒的方法。制得的颗粒粒度均匀、大小适宜。快速搅拌制粒机结构如图 12-2 所示，混合槽内装有速度较慢的大搅拌桨和转速较快的小切割刀，两种桨片的转动由不同的动力系统控制，大搅拌桨主要使物料充分地混合并按一定的方向翻动，使加入的黏合剂分散、渗透到粉末状的物料之中，粉末再相互黏结起来而形成软材，小切割刀则将软材切割成粒度均匀的颗粒。

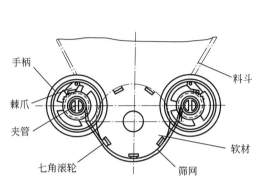

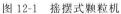

图 12-1　摇摆式颗粒机

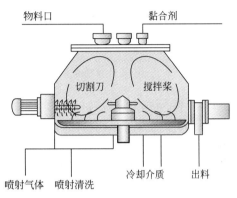

图 12-2　快速搅拌制粒机

快速搅拌制粒时，影响粒子大小与致密性的主要因素有：①黏合剂的种类、用量、加入方式；②原料粉末的形态和粒度分布；③容器装载量、搅拌速度；④搅拌桨的形状与角度、切割刀的位置等。

快速搅拌制粒操作存在的不足之处主要是：①由于没有观测窗，难以判断搅拌混合终点；②由于不同批次中药稠膏或者浸膏粉的黏性存在着较大差异，导致搅拌时间不易控制，尤其是如果浸膏的黏性较大，搅拌时间过长易导致软材黏结成面糊状而无法制粒。因此，在实际生产中需要对处方和工艺参数进行进一步的研究和改进。

3. 流化喷雾制粒

流化喷雾制粒系指利用气流将药粉（或辅料）呈悬浮流化状态，再喷入黏合剂（或中药流浸膏）液体，使粉末凝结成颗粒的方法，如图 12-3 所示。此法将混合、制粒、干燥等工序在同一设备内完成，故又称"一步制粒"；由于操作过程中粉末粒子的运动状态与液体沸腾相似，故也称"沸腾制粒"。流化喷雾制粒所制得的颗粒大小均匀、外观圆整、流动性好、不易破碎，且无须将浸膏浓缩成稠膏或者干燥成浸膏粉，可直接作为黏合剂喷入，减少了辅料用量，整个制粒过程在密闭系统内进行，生产自动化程度高，重现性较好，特别适用于无糖型或者低糖型颗粒的制备。

4. 喷雾干燥制粒

喷雾干燥制粒系指采用压缩空气将中药浓缩液（或黏合剂）经雾化器喷雾于干燥室内的热气流中，使雾滴中的水分迅速蒸发，直接制成球状干燥细颗粒的方法。喷雾干燥制粒机如图 12-4 所示，其基本结构与沸腾干燥制粒机相似，主要不同之处在于：①两者的捕集室与喷雾室的比例不同，沸腾干燥机的捕集室较高，喷雾室较矮；②喷雾干燥机的捕集室较矮，喷雾室较高；③沸腾干燥制粒机的喷嘴喷出的是黏合剂液体，而喷雾干燥机的喷嘴喷出的是药液。

中药药剂学

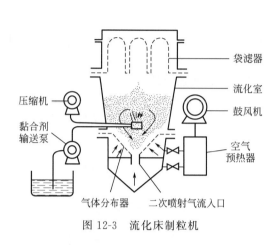

图 12-3　流化床制粒机

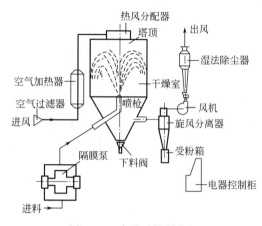

图 12-4　喷雾干燥制粒机

喷雾干燥制粒由液态物料直接得到粉状固体颗粒，简化了制粒操作，其干燥速度非常快（通常只需几秒至几十秒），物料的受热时间极短，适用于热敏性物料的处理；其制得的颗粒具有良好的溶解性、分散性和流动性。然而，喷雾干燥制粒设备较昂贵、能量消耗大、生产成本高，并且黏性较大的料液易粘壁，导致损耗增加。

三、干法制粒

干法制粒系指将干浸膏细粉与适宜的固体黏合剂等辅料混匀，先压制成较大片剂或片状物，再将其破碎成所需大小颗粒的方法。与湿法制粒相比，干法制粒省去了制软材、干燥和整粒等过程，具有生产工艺简单、生产效率高、生产成本低等特点。干法制粒过程中没有水分的介入，颗粒质量稳定。干法制粒分为滚压法和重压法。

1. 滚压法

滚压法系指利用转速相同的两个滚动圆筒之间的缝隙，将粉状物料滚压成片状物，然后破碎成一定大小颗粒的方法。

2. 重压法

重压法系指将物料压制成直径为 20mm 左右的大片，再破碎成适宜粒径的颗粒。此法设备简单，将普通压片机和摇摆式颗粒剂联用即可完成，但生产效率较低，且产生的细粉较多，在颗粒剂生产中应用不多。

第三节　颗粒剂的制备

一、可溶颗粒的制备

（一）制备工艺流程

可溶颗粒的制备工艺流程如图 12-5 所示。

（二）制法

1. 中药原料的处理

除另有规定外，中药饮片应按各品种项下规定的方法进行提取、纯化、浓缩成规定相对密度的清膏。因中药所含有效成分的理化性质不同，及对溶解性的要求不同，应采用不同的溶剂和方法进行提取。可溶颗粒多采用水煎煮法提取有效成分，也可以采用渗漉法、浸渍法

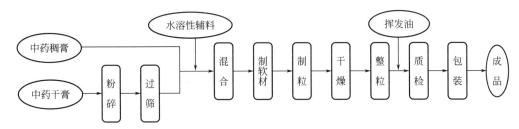

图 12-5　可溶颗粒的制备工艺流程

或回流法提取。含挥发性成分的药材宜采用双提法提取。对于热敏性物料及挥发油为主要成分的中药饮片，采用超临界流体萃取法、连续逆流提取法等低温动态提取工艺。

中药颗粒剂生产中，提取液的纯化常采用水提醇沉法，即将水煎液浓缩至一定浓度时（一般相对密度为 1.05 左右，或浓缩至每 1mL 药液含 1g 药材），加入等量乙醇，充分混合均匀，静置冷藏 12h 以上，滤过，滤液回收乙醇后，再继续浓缩至相对密度为 1.30～1.35（50～60℃）的稠膏，或继续干燥成干膏备用。也可采用高速离心、大孔树脂吸附、絮凝沉降、微孔滤膜或超滤膜过滤等方法去除杂质。精制液也可进一步喷雾干燥后，再采用湿法或干法制粒。

2. 辅料的选择

（1）稀释剂　可溶颗粒最常用的辅料是糖粉和糊精。糖粉是蔗糖结晶的细粉，兼具稀释剂、矫味剂和黏合剂的作用，是可溶颗粒的优良赋形剂。糖粉易吸湿结块，应注意密封贮藏；临用前于 60℃ 干燥 1～2h，粉碎，过 80～100 目筛，备用。糊精为白色、淡黄色粉末，为淀粉的水解产物，不溶于乙醇、乙醚，易溶于热水，1 份糊精能在 3 份热水中溶解形成胶体溶液。其他稀释剂还包括乳糖、可溶性淀粉、甘露醇、羟丙基淀粉等。

（2）黏合剂　常选择水、乙醇、淀粉浆和聚乙烯吡咯烷酮等，药物本身若具有一定黏性或含有其他黏性物料时，用水或乙醇润湿即可制粒。如药物遇水受热容易变质，或用水润湿黏性过强而不能制粒时，应选择乙醇作为润湿。如药物本身黏合性较弱，则可采用淀粉浆、聚乙烯吡咯烷酮等制粒。芳香性成分（如挥发油），常用 β-环糊精（β-CD）制成包合物后再混入干颗粒中，从而使液体药物粉末化，并增加制剂的稳定性。

3. 制软材

制软材是湿法制粒的关键工序，将稀释剂（混悬颗粒则是部分中药细粉或加稀释剂）置于适宜的设备内混合均匀，加入药物清膏（或干浸膏粉）拌匀，加适量的黏合剂，制成"手捏成团，轻按即散"软材的过程。

在制软材的过程中，稀释剂的用量可根据清膏的相对密度、黏性强弱适当调整，一般清膏、糖粉和糊精的比例为 1:3:1 左右，也可单独用糖粉或糊精，稀释剂总量一般不宜超过清膏量的 5 倍。若采用干膏粉制粒，稀释剂总量一般不超过干膏量的 2 倍。

颗粒剂的质量与软材的质量、过筛条件等因素密切相关。若软材过软，制粒时易黏附在筛网中，可加入适当稀释剂调整湿度；若软材过黏则易形成团块，不易压过筛网，可适当加入高浓度乙醇调整并迅速过筛；若软材过干、黏性不足，过筛后呈疏松的粉粒或细粉过多，可适当加入黏合剂增加黏度。当原辅料中含淀粉、糖粉、糊精较多或者药物对热不稳定时，混合时黏合剂温度不宜过高。药物与辅料的混合时间也应适当控制，时间越长软材越黏，可能影响制粒，且制得的干颗粒较硬。此外，过筛用筛网应松紧适中，加料量不宜过多，压力不宜过大。

4. 制粒

可采用湿法或干法制粒，其中以湿法制粒在生产中常用，主要有挤出制粒、快速搅拌制粒、流化喷雾制粒和喷雾干燥制粒等方法（详见本章第二节）。

一般小量制备可采用手工制粒筛，通过更换筛网得到不同规格的颗粒（常用 10～14 目筛）。对于黏性较差的药料宜选用螺旋挤压式制粒机，药料黏性较强时可选用摇摆式制粒机。

5. 干燥

湿颗粒制成后应迅速干燥，放置过久易结块或变形。干燥温度一般以 60～80℃为宜。干燥时温度应逐渐升高，否则颗粒的表面干燥过快，易结成一层硬壳而影响内部水分的蒸发，且颗粒中的糖粉骤遇高温时会熔化，使颗粒变硬，尤其当糖粉与柠檬酸共存时，温度稍高便易黏结成块。

颗粒的干燥程度应适宜，一般含水量应控制在 2% 以内。生产中常用的干燥设备包括箱式干燥器、流化床干燥器、红外干燥器等，以流化床干燥器效率最高。使用烘箱则应注意颗粒盛放厚度，及时翻动，以免颗粒间受压结块。

6. 整粒

湿颗粒干燥后有部分会结块、粘连，需冷却后再过筛。一般用 12 目筛除去粗大颗粒，然后用 60 目筛除去细粉，使颗粒均匀。筛下的细粉可重新制粒，或并入下一批药粉中制粒。

颗粒剂处方中若含有挥发性成分，一般宜溶于适量乙醇中，用雾化喷洒于干燥的颗粒上，密闭放置一定时间，待颗粒均匀吸附后包装。也可制成 β-环糊精包合物或微囊化固体粉末后混入。

二、混悬颗粒的制备

混悬颗粒系将处方中部分饮片提取制成稠浸膏，其余饮片粉碎成细粉，再按颗粒剂制备方法制成的颗粒剂，或是提取物加入不溶性赋形剂制成的颗粒，加水后不能完全溶解，形成混悬液。其制备工艺流程见图 12-6。

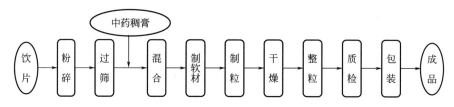

图 12-6　混悬颗粒的制备工艺流程

其制法是将含热敏性、挥发性或淀粉较多的药材，以及贵重细料药等粉碎成细粉，过六号筛备用；一般性饮片以水煎煮提取，煎液浓缩成稠膏，备用。稠膏与饮片细粉及部分糖粉混匀，制软材，制颗粒，60℃以下干燥，整粒，分装，即得。

三、泡腾颗粒的制备

（一）酸碱分开制粒法

1. 制备工艺流程

酸碱分开制粒法制备泡腾颗粒的工艺流程如图 12-7 所示。

2. 制法

先将处方饮片提取、精制得到稠膏或干浸膏粉，分成两份，一份中加入有机酸及其他适量辅料制成酸性颗粒，干燥备用；另一份加入弱碱性及其他适量辅料制成碱性颗粒，干燥备用。继而将两种颗粒混合均匀，整粒，包装，即得。泡腾性颗粒应严格控制干燥颗粒中的水分，避免在服用前发生酸碱反应。

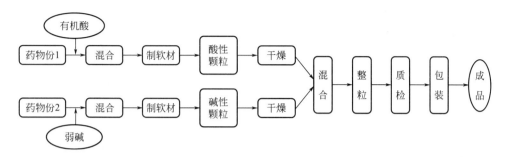

图 12-7　酸碱分开制粒法制备泡腾颗粒的工艺流程

（二）酸碱混合制粒法

1. 制备工艺流程

酸碱混合制粒法制备泡腾颗粒的工艺流程如图 12-8 所示。

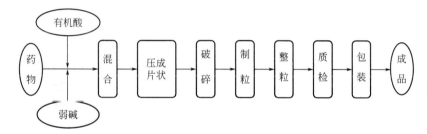

图 12-8　酸碱混合制粒法制备泡腾颗粒的工艺流程

2. 制法

先将饮片提取制得浸膏粉，加入有机酸、弱碱，混合均匀后，调节好干法制粒机的压力和转速，压制成片状，经破碎机破碎过 24 目筛，收集颗粒即可。该法最大的优点是制粒过程中不需要加入黏合剂，从而最大限度地避免了制剂中酸源和碱源与水的接触，非常有利于提高泡腾制剂的稳定性，但要严格控制环境温湿度。

四、举例

例 12-1：小青龙颗粒（可溶颗粒）

【处方】麻黄 154g，桂枝 154g，白芍 154g，干姜 154g，细辛 77g，炙甘草 154g，法半夏 231g，五味子 154g。

【制法】以上 8 味，细辛、桂枝提取挥发油，蒸馏后的水溶液另器收集；药渣与白芍、麻黄、五味子、炙甘草加水煎煮 2 次，第一次 2h，第二次 1.5h，合并煎液，滤过，滤液与蒸馏后的水溶液合并，浓缩至约 1000mL；法半夏、干姜粉碎成粗粉，用 70% 乙醇作溶剂，浸渍 24h 后进行渗漉，收集渗漉液，回收乙醇，与上述药液合并，静置，滤过，滤液浓缩至适量，喷雾干燥，加乳糖适量，混匀，喷加细辛和桂枝的挥发油，混匀，制成颗粒 461.5g；或滤液浓缩至适量，加入蔗糖粉适量，混匀，制成颗粒，干燥，喷加细辛和桂枝的挥发油，混匀，制成 1000g，即得。

【性状】本品为浅棕色至棕色的颗粒；或为棕色至棕褐色的颗粒（无蔗糖）；气微香，味甜、微辛。

【功能与主治】解表化饮，止咳平喘。用于风寒水饮、恶寒发热、无汗、喘咳痰稀。

【用法与用量】开水冲服。一次 1 袋，一日 3 次。

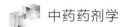

例 **12-2**：六味地黄颗粒（混悬颗粒）

【处方】熟地黄 320g，酒萸肉 160g，牡丹皮 120g，山药 160g，茯苓 120g，泽泻 120g。

【制法】以上 6 味，熟地黄、茯苓、泽泻加水煎煮 2 次，每次 2h，煎液滤过，滤液浓缩至相对密度 1.32～1.35（80℃）的稠膏，备用；酒萸肉、山药、牡丹皮粉碎成细粉，与浓缩液混合，加糊精适量和甜蜜素溶液适量，并加 75％乙醇适量，制粒，干燥，制成颗粒1000g，即得。

【性状】本品为棕褐色颗粒；味微甜、酸、微苦，有特异性香气。

【功能与主治】滋阴补肾。用于肾阴亏损、头晕耳鸣、腰膝酸软、骨蒸潮热、盗汗遗精、消渴。

【用法与用量】开水冲服。一次 1 袋，一日 2 次。

例 **12-3**：阿胶泡腾颗粒（泡腾颗粒）

【处方】阿胶 375g，蔗糖 472g。

【制法】将方中阿胶及蔗糖粉碎，过筛，分成两等份。一份加入碳酸氢钠 15g 混匀，制成碱性颗粒，干燥；另一份加入柠檬酸 30g 混匀，制成酸性颗粒，干燥。将两种干燥颗粒混匀，喷入香精、甜菊素乙醇溶液适量，密封一定时间后，分装，即得。

【性状】本品为黄棕色颗粒；味酸甜。

【功能与主治】补血滋阴，润燥，止血。用于血虚萎黄、眩晕心悸、肌痿无力、心烦不眠、虚风内动、肺燥咳嗽、痨嗽、咯血、吐血、尿血、便血、崩漏、妊娠胎漏。

【用法与用量】开水冲服，一次 1 袋，一日 3 次或遵医嘱。

第四节　颗粒剂的质量检查

一、粒度

除另有规定外，照《中国药典》现行版四部通则"粒度和粒度分布测定法"第二法"双筛分法"测定，不能通过一号筛与能通过五号筛的总和不得超过 15％。

二、水分

中药颗粒剂照《中国药典》现行版四部通则"水分测定法"测定，除另有规定外，水分不得超过 8.0％。

三、溶化性

（1）可溶颗粒检查法　取供试品 10g（中药单剂量包装取 1 袋），加热水 200mL，搅拌5min，立即观察，可溶颗粒应全部溶化或轻微浑浊。

（2）泡腾颗粒检查法　取供试品 3 袋，将内容物分别转移至盛有 200mL 水的烧杯中，水温为 15～25℃，应迅速产生气体而呈泡腾状，5min 内颗粒均应完全分散或溶解在水中。

颗粒剂按上述方法检查，均不得有异物，中药颗粒还不得有焦屑。混悬颗粒以及已规定检查溶出度或释放度的颗粒剂可不进行溶化性检查。

四、装量差异

单剂量包装的颗粒剂按下述方法检查（表 12-1），应符合规定。取供试品 10 袋（瓶），除去包装，分别精密称定每袋（瓶）内容物的重量，求出每袋（瓶）内容物的装量与平均装量。每袋（瓶）装量与平均装量相比较〔凡无含量测定的颗粒剂或有标示装量的颗粒剂，每袋（瓶）装量应与标示装量比较]，超出装量差异限度的颗粒剂不得多于 2 袋（瓶），并不得有 1 袋（瓶）超出装量差异限度 1 倍。

表 12-1　单剂量包装颗粒剂的装量差异限度要求

平均装量或标示装量	装量差异限度
1.0g 及 1.0g 以下	±10%
1.0g 以上至 1.5g	±8%
1.5g 以上至 6.0g	±7%
6.0g 以上	±5%

凡规定检查含量均匀度的颗粒剂，一般不再进行装量差异检查。

五、装量

多剂量包装的颗粒剂，照《中国药典》现行版四部通则"最低装量检查法"检查，应符合规定。

六、微生物限度

以动物、植物、矿物质来源的非单体成分制成的颗粒剂、生物制品颗粒剂，照《中国药典》现行版四部通则"非无菌产品微生物限度检查法"检查，应符合规定。

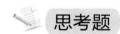 思考题

1.简述中药泡腾颗粒的应用优势。
2.干法制粒与湿法制粒相比，其优缺点是什么？
3.喷雾干燥制粒时若中药提取物太黏导致物料粘壁，请提出解决方案。

第十三章　胶囊剂

【学习目的】
1. 掌握：硬胶囊、软胶囊的含义、特点、分类与制法；胶囊剂的质量检查。
2. 熟悉：肠溶胶囊的特点与制法。
3. 了解：胶囊剂的包装与贮藏。

第一节　概　　述

一、胶囊剂的含义

胶囊剂（capsule）系指原料药物与适宜辅料充填于空心胶囊或密封于软质囊材中制成的固体制剂。构成空心胶囊壳或软质囊材的材料统称囊材。囊材的主要成分为明胶、甘油、水，根据需要还可以加入其他材料，如色素、表面活性剂、矫味剂、防腐剂等。胶囊剂主要供口服用。

胶囊剂最早可追溯到公元前 1500 年，第一粒胶囊在埃及诞生。1730 年奥地利药剂师 De Pauli 开始用淀粉制造胶囊，用于掩盖抗痛风药的异味。1834 年法国药剂师 Dublanc 及其学生 Mothès 申请了第一个胶囊剂的专利。1872 年，第一台胶囊制造充填机在法国诞生，1874 年，在美国底特律开始了硬胶囊的工业化生产，同时推出了各种型号。1931 年美国 Parke-Davis 公司的 Arthur Colton 设计的空心胶囊的生产设备，其制造速度达到了每小时 10000 粒，同类机型至今仍在使用。

二、胶囊剂的特点

（1）可掩盖药物的不良臭味，提高药物的稳定性　将药物充填于胶囊中，可使药物与外界隔离，减少空气、光线、水分的影响，对不良臭味和稳定性差的药物有一定遮蔽和保护作用，且可减小药物的刺激性，便于服用。

（2）可使药物在体内迅速起效　药物以粉末或颗粒状态充填于胶囊中，与片剂、丸剂比较，制备时不受机械压力等因素的影响，在胃肠道中崩解快、吸收好、生物利用度高。

（3）以不同释药方式和速度给药　可选择肠溶性或不同溶解速度的包衣材料对颗粒进行包衣，按一定比例充填于空胶囊中，以期达到肠溶、缓释的目的。

（4）可弥补其他固体剂型的不足　某些处方占比较大的油性液体药物不易制成丸剂、片剂等固体剂型，可将其溶于油中制成软胶囊。

下列药物不宜制成胶囊剂：①药物的水溶液、稀乙醇液，这类药物能使胶囊壁溶解；②小剂量刺激性药物，这类药物在胃中溶解后局部浓度过高而对胃黏膜产生刺激性；③易风化药物，这类药物可使胶囊壁变软；④吸湿性药物，这类药物可使胶囊壁干燥变脆。

三、胶囊剂的分类

根据溶解与释放特性，胶囊剂可分为硬胶囊、软胶囊、肠溶胶囊、缓释控释胶囊等。

（1）硬胶囊　系指采用适宜的制剂技术，将原料药物或加适宜辅料制成粉末、颗粒、小片、小丸、半固体或液体等，充填于空心胶囊中的胶囊剂。

（2）软胶囊　系指将一定量的液体原料药物直接包封，或将固体原料药物溶解或分散在适宜的辅料中制备成溶液、混悬液、乳状液或半固体，密封于软质囊材中的胶囊剂。可用压制法或滴制法制备，由滴制法制得的软胶囊又称胶丸。软质囊材是由明胶、甘油或其他适宜的药用辅料混合制成。

（3）缓释胶囊　系指在规定的释放介质中缓慢地非恒速释放药物的胶囊剂。缓释胶囊应符合缓释制剂的有关要求，并应进行释放度检查。

（4）控释胶囊　系指在规定的释放介质中缓慢地恒速释放药物的胶囊剂。控释胶囊应符合控释制剂的有关要求，并应进行释放度检查。

（5）肠溶胶囊　系指用肠溶材料包衣的颗粒或小丸充填于胶囊而制成的硬胶囊，或用适宜肠溶材料制备而得的硬胶囊或软胶囊。肠溶胶囊的特点是不溶于胃液，但能在肠液中崩解而释放活性成分。

第二节　胶囊剂的制备

一、硬胶囊的制备

（一）制备工艺流程

硬胶囊的制备工艺流程如图 13-1 所示。

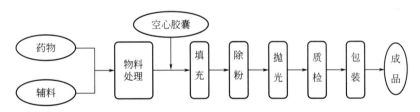

图 13-1　硬胶囊的制备工艺流程

（二）制法

硬胶囊的制备一般分为空心胶囊的制备、填充物料的制备、填充与套合囊帽等工艺过程。

1. 空心胶囊的制备

（1）空心胶囊的组成　明胶是空心胶囊的主要成囊材料，是由牛、猪、鱼等动物的皮肤、骨骼或结缔组织中的胶原蛋白经部分水解而产生的多肽和蛋白质的混合物。明胶的制备方法主要有碱法、酸法和酶法等。其中，由酸水解制得的明胶称为 A 型明胶，等电点 pH7～9；由碱水解制得的明胶称为 B 型明胶，等电点 pH4.7～5.2。空心胶囊亦可采用植物原料制备，如淀粉、甲基纤维素（MC）、羟丙基甲基纤维素（HPMC）等，其应用有逐渐递增的趋势。

明胶的冻力强度与黏度是影响空心胶囊质量的主要参数。一般明胶的分子量越大，含水解产物越少，其冻力强度越大，所制成的空心胶囊有较强的拉力与弹性。此外，明胶的分子量越大，则黏度越大，一般明胶的黏度在 4.3～4.7mPa·s 之间。黏度过大，制得的空心胶囊厚薄不均匀，表面不光滑；黏度过小，干燥时间长，壳薄而易破损。

为增加空心胶囊的韧性和可塑性，一般加入增塑剂，如甘油、山梨醇、羧甲基纤维素钠（CMC-Na）、羟丙基纤维素（HPC）、油酸酰胺磺酸钠等；为减小流动性、增加冻力强度，可加入琼脂增稠剂等；对光敏性药物，可加入遮光剂二氧化钛（2%～3%）；为美观和便于识别，可加入食用色素等着色剂；为防止霉变，可加入尼泊金酯类等防腐剂；为调整胶囊剂的口感，可加入乙基香草醛等芳香性矫味剂，用量一般为 0.1% 左右。

（2）空心胶囊的制法　空心胶囊由囊体和囊帽组成，其主要制备过程为：溶胶→蘸胶（制坯）→干燥→拔壳→切割→整理。一般由自动化生产线完成，生产环境的温度应为 10～25℃，相对湿度为 35%～45%，空气净化度为 B 级。空心胶囊可用 10% 环氧乙烷与 90% 卤烃的混合气体进行灭菌。为了便于识别，胶囊壳上还可用食用油墨印字。

（3）胶囊规格的选择　空心胶囊的质量与规格均有明确规定，空心胶囊共有 8 种规格，常用的为 0～5 号，随着号数由小到大，容积由大到小（表 13-1）。空心胶囊的崩解时限要求在 37℃ 水中振摇 15min 应全部溶散、含水量应控制在 12%～15%。另外，外观、弹性、胶囊壁的厚度与均匀度、微生物学检查等，均应符合有关规定。

表 13-1　空心胶囊的号数与容积

空心胶囊号数	容积/mL	空心胶囊号数	容积/mL
0	0.75	3	0.30
1	0.55	4	0.25
2	0.40	5	0.15

应根据药物的填充量进行空心胶囊的规格选择，可根据实际试装结果，按药物的规定剂量所占容积选择最小号空心胶囊。另一种常用的方法是先测定待填充物料的堆密度，然后根据装填剂量计算该物料容积，以确定应选胶囊的号数。如某固体药粉每次剂量为 0.5g，堆密度 0.75g/cm³，其容积为 0.67mL，应选用 0 号胶囊。

2. 物料的处理

供充填的药物应根据药物的性质、剂量及流动性采用不同的处理方法。若药物粉碎至适宜粒度就能满足硬胶囊的充填要求，可直接进行充填。但多数药物由于吸湿性强、剂量小、流动性差等方面的原因，需加一定的稀释剂、吸收剂、润滑剂、助流剂等辅料才能满足填充的要求。常用的稀释剂和吸收剂有蔗糖、乳糖、改性淀粉、微晶纤维素、羟丙基纤维素，常用的润滑剂和助流剂有二氧化硅、硬脂酸镁、滑石粉。剂量大的一般性药物可部分或全部提取、纯化、浓缩、干燥制成稠膏或干膏，再将剩余的药物粉碎成细粉与之混合，混匀后直接充填，或制成颗粒、微丸充填。处方中的挥发油通常先用吸收剂或方中其他药物细粉吸收，或制成包合物或微囊后再充填。

3. 硬胶囊的填充

小量制备时，一般用手工填充。大量生产时，用机械自动填充。硬胶囊的机械填充方式有 4 种类型，如图 13-2 所示。图中（a）是由螺旋钻压进物料；（b）是用柱塞上下往复压进物料；（c）是自由流入物料；（d）是在填充管内，先将药物压成单位量药粉块，再填充于胶囊中。从填充原理看，（a）、（b）中填充机对物料要求不高，只要物料不易分层即可；（c）中填充机要求物料具有良好的流动性，常需制粒才能达到；（d）适于流动性差，但混合均匀的物料，如针状结晶药物、易吸湿药物、中药浸膏等。

物料填充后，即可套合胶囊帽，目前多使用锁口式胶囊，体、帽套合后即咬合锁口，药

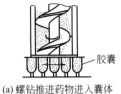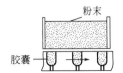

(a) 螺钻推进药物进入囊体　　(b) 柱塞上下往复将药物压进囊体　　(c) 药物粉末或颗粒自由流入囊体

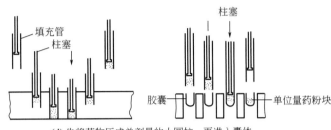

(d) 先将药物压成单剂量的小圆柱，再进入囊体

图 13-2　硬胶囊机械填充方式

物不易泄漏，密闭性良好，无需封口；非锁口式胶囊（平口套合）体、帽套合密封性较差，须进行封口。封口材料常用与制备空心胶囊近似浓度的明胶液，如 20％明胶、40％水、40％乙醇的混合液，在囊体和囊帽套合处封上一条胶液，烘干，即得。

4.除粉与抛光

硬胶囊填充完毕后，为了确保其外观质量，一般需进行除粉和抛光处理。

（三）举例

例 13-1：七厘胶囊（原粉填充）

【处方】血竭 273g，乳香（制）41g，没药（制）41g，红花 41g，儿茶 65g，冰片 3.27g，人工麝香 327g，朱砂 32.7g。

【制法】以上 8 味，除人工麝香、冰片外，朱砂水飞成极细粉；其余血竭等五味粉碎成细粉；将人工麝香、冰片研细，与上述粉末配研，加入滑石粉 10g、微粉硅胶 5g 及硬脂酸镁适量，过筛，混匀，装入胶囊，制成 1000 粒，即得。

【性状】本品内容物为朱红色至紫红色的粉末或易松散的块；气香，味辛、苦。

【功能与主治】化瘀消肿，止痛止血。用于跌扑损伤，血瘀疼痛，外伤出血。

【用法与用量】口服。一次 2～3 粒，一日 1～3 次。

例 13-2：桂枝茯苓胶囊（提取物填充）

【处方】桂枝 240g，茯苓 240g，牡丹皮 240g，桃仁 240g，白芍 240g。

【制法】以上 5 味，取茯苓 192g，粉碎成细粉；牡丹皮用水蒸气蒸馏，收集蒸馏液，分取挥发性成分，备用；药渣与桂枝、白芍、桃仁及剩余的茯苓用 90％乙醇提取 2 次，合并提取液，回收乙醇至无醇味，减压浓缩至适量，上述 2 种浓缩液，与茯苓细粉混匀，干燥，粉碎，加入适量的糊精，制颗粒，干燥，加入牡丹皮挥发性成分，混匀，装入胶囊，制成 1000 粒，即得。

【性状】本品内容物为棕黄色至棕褐色的颗粒和粉末；气微香，味微苦。

【功能与主治】活血，化瘀，消癥。用于妇女瘀血阻络所致癥块、经闭、痛经、产后恶露不尽等。

【用法与用量】口服，一次 3 粒，一日 3 次。饭后服。

二、软胶囊的制备

（一）制备工艺流程

软胶囊的制备工艺流程如图 13-3 所示。

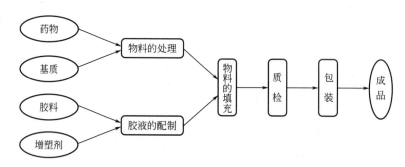

图 13-3　软胶囊的制备工艺流程

（二）制法

软胶囊制备时，填充药物和成型同时进行，常用的方法有滴制法和压制法两种。

1. 滴制法

滴制法由具双层滴头的滴丸机完成，如图 13-4 所示。以明胶为主的软质囊材（一般称为胶液）与药液，分别在双层滴头的外层与内层以不同速度喷出，使胶液将药液包裹后，滴入与胶液不相混溶的冷却液中，由于表面张力的作用使其收缩成球形，并逐渐冷却、凝固成软胶囊，如鱼肝油胶丸的制备等。在滴制法中，胶液和药液的温度、滴头的大小、滴制速度、冷却液温度等因素均会影响软胶囊的质量，应通过实验考察优化工艺条件。

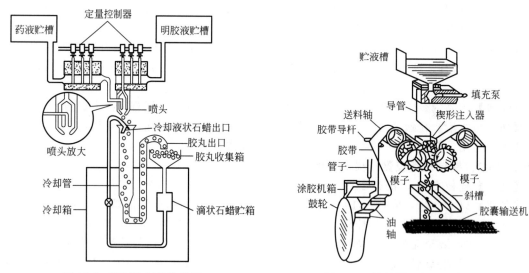

图 13-4　滴制法制备软胶囊　　　　　图 13-5　旋转模压制法制备软胶囊

2. 压制法

压制法系将明胶、甘油与水等混合溶解后制成厚薄均匀的胶带，再将药液注入两层胶带之间，用钢板模或旋转模压制成软胶囊的一种方法。目前生产上主要采用旋转模压制法，如图 13-5 所示。模具的形状可为椭圆形、球形等。该机由涂胶机箱、鼓轮制出的两条胶带连续不断地作对向移动，在接近旋转模时，两胶带靠近，此时药液由填充泵定量地注入胶带之间，并在向前转动时被压入模孔，再经轧压、包裹成型，剩余胶带自动切断分离。为了防止胶带与模孔粘连，在胶带与模孔的接触面上涂有润滑油。软胶囊剂制好后常用石油醚洗涤其表面的润滑油，再于 $21\sim24℃$、相对湿度 40％的条件下干燥。

（三）影响软胶囊成型的因素

由于软胶囊是用软质囊材包裹药物，其成型受多种因素影响，主要因素为囊材的组成以及药物与附加剂的影响。在保证充填药物达到治疗量的前提下，软胶囊的容积应尽可能小。

（1）囊材组成的影响　囊材的可塑性与弹性是软胶囊的特点，也是软胶囊成型的基础。囊材主要由胶料（干明胶）、增塑剂、水三者所构成，其质量比一般为 $1:（0.4\sim0.6）:1$。若增塑剂用量过少或过多，则囊壁会相应地过硬或过软，还要考虑软胶囊在制备以及放置过程中水分的蒸发，因此，明胶与增塑剂的比例对软胶囊剂的制备及质量控制有着十分重要的影响。常用的增塑剂有甘油、山梨醇或两者的混合物。除此外，还可添加防腐剂、遮光剂、色素等附加剂。

（2）药物与附加剂的影响　软胶囊由于为一密封的囊状结构，可填充各种油类以及对明胶无溶解作用的液体药物，也可填充固体药物。需注意：①液体药物的含水量不宜超过5％；②醛类可使明胶变性；③O/W 型乳剂与囊壁接触后因失水而使乳剂破裂、囊壁变软；④液体药物 pH 以 $4.5\sim7.5$ 为宜，否则易使明胶水解或变性，导致泄漏或影响崩解和溶出，可选用磷酸盐、乳酸盐等缓冲液调节 pH 值。

为了使软胶囊具有良好的物理稳定性和较高的生物利用度，供充填的药物最适宜制成溶液。如果充填的药物不能充分溶解，可制成混悬液，常将固体药物细粉用植物油，或加入适量非离子型表面活性剂分散；同时为了确保在充填软胶囊时药物分散均匀，剂量准确，混悬液中还应加入适量助悬剂，常用 5％～20％的蜂蜡或油蜡混合物，油蜡混合物的组成为氢化植物油 1 份、蜂蜡 1 份、熔点为 $33\sim38℃$ 的短链植物油 4 份。在 PEG400 等非油性分散介质中，可用 1％～15％的 PEG4000 或 PEG6000 为助悬剂。另外，PEG400 对囊壳有硬化作用，可加入 5％～10％的甘油或丙二醇予以改善。根据处方需要还可加入抗氧剂、表面活性剂等。

（四）举例

例 13-3：牡荆油胶丸（滴制法）

【处方】牡荆油 20g。

【制法】（1）明胶液的制备　明胶液的组成为明胶 100g、甘油 30mL、水 130mL。取明胶加入适量水使其膨胀，另将甘油及余下的水置煮胶锅中加热至 $70\sim80℃$，混合均匀，加入膨胀的明胶搅拌，熔化，保温 $1\sim2h$，静置，除去泡沫，以洁净白布滤过，保温待用。

（2）药液的制备　称取牡荆油与经加热灭菌、澄清的植物油充分搅匀，即得。

（3）制丸　将明胶液与药液贮槽的温度控制在 60℃ 左右，液状石蜡温度以 $10\sim17℃$ 为宜，室温为 $10\sim20℃$，滴头温度为 $40\sim50℃$；开始滴制时应将胶皮重量与厚薄均匀度调节好，符合要求后再正式生产。

（4）整丸与干燥　滴出的胶丸先均匀地摊于纱网上，用擦丸机擦去表面的液状石蜡，然后在 10℃ 以下用冷风吹 20h 以上，取出。用乙醇-丙酮（5:1）的混合液或石油醚洗去胶丸表面油层，再吹干残留的溶剂，于 $40\sim50℃$ 干燥 24h。取出干燥的胶丸，灯检，除去废丸后，经质量检查合格后，包装。

【性状】本品为黄棕色的透明胶丸，内容物为淡黄色至橙黄色的油质液体；有特殊的香气。

【功能与主治】祛痰，止咳，平喘。用于慢性支气管炎。

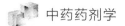

【用法与用量】口服。一次 1～2 丸，一日 3 次。

例 13-4：元胡止痛软胶囊（压制法）

【处方】醋延胡索 1333g，白芷 667g。

【制法】以上 2 味，粉碎成粗粉，用 80％乙醇浸泡 12h，加热回流提取 2 次，每次 2h，滤过，合并滤液，滤液回收乙醇并减压浓缩至相对密度为 1.30～1.32（80℃）的稠膏，与适量含 8％蜂蜡的大豆油及聚山梨酯 80、山梨酸钾适量，混匀，过筛，压制成软胶囊 1000 粒，即得。

【性状】本品为软胶囊，内容物为棕黄色至棕褐色的油膏状物；气微，味苦。

【功能与主治】理气，活血，止痛。用于气滞血瘀的胃痛、胁痛、头痛及痛经。

【用法与用量】口服。一次 2 粒，一日 3 次；或遵医嘱。

三、肠溶胶囊的制备

（一）制法

1. 通过囊材控制

（1）甲醛浸渍法　将胶囊经一定浓度的甲醛溶液处理，明胶与甲醛作用生成甲醛明胶，甲醛明胶只能在肠液中溶解。此种处理法受甲醛浓度、处理时间、成品贮存时间等因素的影响，使其肠溶性极不稳定。

（2）肠溶包衣法　在胶囊剂表面用肠溶材料包衣，然后填充药物，并用肠溶性胶液封口制得。常用肠溶包衣材料有醋酸纤维素酞酸酯（CAP），羟丙甲纤维素酞酸酯（HPMCP），聚乙烯醇酞酸酯（PVAP），丙烯酸树脂Ⅰ、Ⅱ、Ⅲ号等。

2. 通过内容物控制

通过甲醛浸渍法或肠溶包衣法，使囊材具有肠溶性；或使胶囊内部的填充物具有肠溶性，如将药物与辅料制成颗粒或小丸后用肠溶材料包衣，然后充填于胶囊而制成肠溶胶囊剂。

（二）举例

例 13-5：泮托拉唑钠肠溶胶囊

本品含泮托拉唑钠按泮托拉唑 $C_{16}H_{15}F_2N_3O_4S$ 计算，应为标示量的 90.0％～110.0％。

【性状】本品内容物为白色或类白色粉末或肠溶微丸。

【类别】消化系统用药。

【规格】按 $C_{16}H_{15}F_2N_3O_4S$ 计 （1）20mg；（2）40mg。

第三节　胶囊剂的质量检查

一、水分

中药硬胶囊应进行水分检查。取供试品内容物，照《中国药典》现行版四部通则"水分测定法"测定，除另有规定外，不得超过 9.0％。硬胶囊内容物为液体或半固体者不检查水分。

二、装量差异

照下述方法检查，应符合规定。

检查法：除另有规定外，取供试品 20 粒（中药取 10 粒），分别精密称定重量后，倾出内容物（不得损失囊壳），硬胶囊的囊壳用小刷或其他适宜的用具拭净；软胶囊或内容物为半固体或液体的硬胶囊囊壳用乙醚等易挥发溶剂洗净，置通风处使溶剂自然挥尽，再分别精密称定囊壳重量，求出每粒胶囊内容物的装量与平均装量。按表 13-2 的规定，每粒装量与平均装量相比较（有标示重量的胶囊剂，每粒装量应与标示装量比较），超出装量差异限度的不得多于 2 粒，并不得有 1 粒超出限度 1 倍。

表 13-2　胶囊剂装量差异限度

平均装量	装量差异限度
0.30g 以下	±10%
0.30g 及 0.30g 以上	±7.5%(中药±10%)

凡规定检查含量均匀度的胶囊剂，一般不再进行装量差异的检查。

三、崩解时限

除另有规定外，按照《中国药典》现行版四部通则"崩解时限检查法"检查，均应符合规定。

硬胶囊或软胶囊，除另有规定外，取供试品 6 粒，按片剂的装置与方法（化学药物胶囊如漂浮于液面，可加挡板；中药胶囊加挡板）进行检查。硬胶囊应在 30min 内全部崩解；软胶囊应在 1h 内全部崩解，以明胶为基质的软胶囊可改在人工胃液中进行检查。如有 1 粒不能完全崩解，应另取 6 粒复试，均应符合规定。

肠溶胶囊，除另有规定外，取供试品 6 粒，按上述装置与方法，先在盐酸溶液（9→1000）中不加挡板检查 2h，每粒的囊壳均不得有裂缝或崩解现象；继将吊篮取出，用少量水洗涤后，每管加入挡板，再按上述方法，改在人工肠液中进行检查，1h 内应全部崩解。如有 1 粒不能完全崩解，应另取 6 粒复试，均应符合规定。

结肠溶胶囊，除另有规定外，取供试品 6 粒，按上述装置与方法，先在盐酸溶液（9→1000）中不加挡板检查 2h，每粒的囊壳均不得有裂缝或崩解现象；将吊篮取出，用少量水洗涤后，再按上述方法，在磷酸盐缓冲液（pH6.8）中不加挡板检查 3h，每粒的囊壳均不得有裂缝或崩解现象；继将吊篮取出，用少量水洗涤后，每管加入挡板，再按上述方法，改在磷酸盐缓冲液（pH7.8）中检查，1h 内应全部崩解。如有 1 粒不能完全崩解，应另取 6 粒复试，均应符合规定。

凡规定检查溶出度或释放度的胶囊剂，一般不再进行崩解时限的检查。

四、微生物限度

以动物、植物、矿物质来源的非单体成分制成的胶囊剂、生物制品胶囊剂，照《中国药典》现行版四部通则"非无菌产品微生物限度检查法"和"控制菌检查法"检查，应符合规定。规定检查杂菌的生物制品胶囊剂，可不进行微生限度检查。

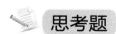 思考题

1."毒胶囊"事件起于工业明胶冒充药用明胶，请问药用明胶的来源有哪些？如何制备？

2.软胶囊内容物是中药浸膏粉时，如何克服内容物与囊壁的水分迁移？

3.软胶囊与硬胶囊的囊材构成有什么不同？

4.颗粒剂整粒时，须用一号筛除去粗大颗粒、四号筛筛去细粉。但胶囊剂内容物为颗粒时，整粒只需要除去粗大颗粒，为什么？

第十四章　片　　剂

【学习目的】
1. 掌握：片剂的含义、特点与分类；片剂常用辅料的种类、性质与应用；湿法制粒压片法的制备工艺；片剂包衣的目的、种类与方法。
2. 熟悉：干法制粒压片法与粉末直接压片法的制备工艺；片剂的质量检查。
3. 了解：压片与包衣的常见问题与解决方法。

第一节　概　　述

一、片剂的含义与特点

片剂（tablet）系指原料药物或与适宜的辅料混匀制成的圆形或异形的片状固体制剂。

片剂的应用有着悠久的历史，早在 10 世纪后叶就有模印片出现。1843 年，第一个手动刮片装置获得专利授权。1872 年，John Wyeth 等创制了压片机。19 世纪以来，尤其是近 40 年来，国内外药学工作者对片剂的研究日趋深入，对片剂的成形理论、崩解机制、溶出理论、硬度及其影响因素的研究取得很大进展，为提高片剂质量、保证药物疗效提供了理论依据。随着新的制剂技术不断涌现，并应用于片剂的开发与生产，如流化喷雾制粒、干法制粒、全粉末直接压片、全自动程序包衣等，片剂的生产自动化程度越来越高，片剂的品种、数量不断增加，片剂辅料的研究与生产日益受到重视。近年来，出现了一些新型片剂如分散片、缓释片、口崩片等。目前片剂已成为现代药物制剂中应用最为广泛的剂型之一。

片剂具有以下特点：①剂量准确，片剂间药物含量差异小；②质量稳定，片剂为干燥固体，药物稳定性高，对于易氧化变质及易潮解的药物还可借包衣加以保护；③服用、携带、运输和贮存较为方便；④可机械化生产，产量大，成本低；⑤种类多，可适应临床医疗或预防的多种需求。

片剂也存在一些缺点：①儿童及昏迷患者不易吞服；②片剂制备中需经压制成形，药物溶出速度一般较散剂及胶囊剂慢，影响其生物利用度；③挥发性成分久贮时含量有所下降。

二、片剂的分类

按给药途径不同，片剂可分为口服片剂、口腔用片剂、外用片剂。

1. 口服片剂

口服片剂系应用最广泛的一类片剂，药物经胃肠道吸收而发挥作用，也有的口服后药物在胃肠道发挥局部作用。

（1）普通压制片　系指药物与辅料混合，经压制而成的片剂。一般不包衣的片剂即属此类，又称为素片，片重一般为 0.1～0.5g，如复方甘草片、葛根芩连片等。

（2）包衣片　系指在外层包有衣膜的片剂。包衣的目的是增加片剂中药物的稳定性、掩盖药物的不良气味、改善片剂的外观等，按照包衣材料或作用不同，可分为糖衣片、薄膜衣片、肠溶衣片等。中药片大多为包衣片，如元胡止痛片、银翘解毒片等。

（3）咀嚼片　系指于口腔中咀嚼后吞服的片剂。咀嚼片的硬度应适宜，药片嚼碎后便于吞服，并能加速药物溶出，提高疗效，即使在缺水情况下也可按时用药。咀嚼片应选择甘露醇、山梨醇、蔗糖等水溶性辅料作填充剂和黏合剂，不需加入崩解剂，适用于小儿、吞咽困难的患者及需在胃部快速起作用的药物，如健胃消食片、干酵母片等。

（4）泡腾片　系指含有碳酸氢钠和有机酸，遇水可产生气体而呈泡腾状的片剂。泡腾片剂遇水崩解迅速、起效快、生物利用度高，服用方便，特别适用于儿童、老年人和吞服困难的患者。泡腾片中的原料药物应是易溶性的，加水产生气泡后应能溶解，如清开灵泡腾片、大山楂泡腾片等。

（5）分散片　系指在水中能迅速崩解并均匀分散的片剂。分散片可加水分散后口服，也可含于口中吮服或吞服。其在水中可分散成均匀的混悬液，吸收快而充分，可提高某些药物的生物利用度。分散片中的原料药物应是难溶性的，应进行溶出和分散均匀性检查，如阿莫西林克拉维酸钾分散片。

（6）口崩片　系指在口腔内不需要用水即能迅速崩解或溶解的片剂。口崩片应口感良好，容易吞咽，对口腔黏膜无刺激性，一般适合于小剂量原料药物，常用于吞咽困难或不配合服药的患者。口崩片可用直接压片和冷冻干燥法制备，常加入山梨醇、甘露醇、赤藓糖醇等作矫味剂和填充剂，如伪麻黄碱口腔速崩片。

（7）缓释片　系指在规定的释放介质中缓慢地非恒速释放药物的片剂。具有给药次数少、作用时间长的优点。缓释片应进行释放度检查，如正清风痛宁缓释片。

（8）控释片　系指在规定的释放介质中缓慢地恒速释放药物的片剂。具有血药浓度平稳、给药次数少、作用时间长、副作用小的优点。控释片应进行释放度检查，如硝苯地平控释片。

2. 口腔用片剂

（1）口含片　系指含于口腔中缓慢溶化产生局部或全身作用的片剂。含片中的药物一般是易溶性的，主要起局部消炎、杀菌、收敛、止痛或局部麻醉等作用，多用于口腔及咽喉疾患，一般不含崩解剂。口含片按崩解时限检查法检查，10min内不应全部崩解或溶化，如西瓜霜润喉片、复方草珊瑚含片等。

（2）舌下片　系指置于舌下能迅速溶化，药物经舌下黏膜吸收发挥全身作用的片剂。舌下片可避免肝脏的首过效应，防止胃肠道对药物的破坏和降解，提高药物的生物利用度，主要适用于急症的治疗。舌下片中的原料药物应易于直接吸收，辅料应是易溶性的，如硝酸甘油片、喘息定片等。

（3）口腔贴片　系指粘贴于口腔，经黏膜吸收后起局部或全身作用的片剂。可缓慢释放药物，用于口腔或咽喉部位疾病的治疗。口腔贴片应进行溶出度或释放度检查，如冰硼贴片、硝酸甘油贴片等。

3. 外用片剂

（1）阴道片与阴道泡腾片　系指置于阴道内应用的片剂。阴道片和阴道泡腾片的形状应易置于阴道内，可借助器具将其送入阴道。主要在局部起杀菌、消炎作用，也可给予激素类药物。阴道片在阴道内应易溶化、溶散、融化或崩解并易释放药物，具有局部刺激性的药物不得制成阴道片。阴道片应进行融变时限检查，阴道泡腾片还应进行发泡量检查，如鱼腥草泡腾片、灭敌刚片等。

（2）可溶片　系指临用前能溶解于水的非包衣片或薄膜包衣片剂。可溶片应溶解于水中，溶液可呈轻微乳光，可供外用、含漱等。如供滴眼用的白内停片、供漱口用的复方硼砂漱口片等。若可溶片中药物口服有毒，应加鲜明标记或制成异形片，以引起用者注意，如供消毒用的升汞片、复方硼砂漱口片等。

三、中药片剂的分类

中药片剂除上述分类方法外，按原料处理方法的不同还可分为全浸膏片、半浸膏片、全粉末片和提纯片4种类型。

（1）全粉末片　系指将处方中全部药材粉碎成细粉，加适宜的辅料制成的片剂，如参茸片、安胃片等。

（2）全浸膏片　系指将药材用适宜的溶剂和方法提取制得浸膏，以全量浸膏制成的片剂，如通塞脉片、穿心莲片等。

（3）半浸膏片　系指将部分药材细粉与稠浸膏混合制成的片剂，如牛黄解毒片、银翘解毒片等。此类型在中药片剂中应用最多。

（4）提纯片　系指将处方中药材经过提取纯化，得到单体或有效部位，加适宜的辅料制成的片剂，如北豆根片、正青风痛宁片等。

第二节　片剂的辅料

片剂由主药和辅料两大类物质组成。辅料亦称赋形剂，为片剂中除主药外一切物质的总称。压片所用的物料应具备以下性能：①有良好的流动性和可压性；②有一定的黏着性；③润滑性好，不粘冲头和模圈；④能迅速崩解、溶解、吸收而产生应有的疗效。很少有药物完全具备这些性能，因此，必须另加辅料或适当处理使之达到上述要求。

片剂的辅料要求：①必须具有较高的化学稳定性，不与主药起反应；②不影响主药的释放、吸收和含量测定；③对人体无害，来源广，成本低。选择适宜的辅料对片剂的成形与质量有重要作用。辅料加入的目的一方面是使片剂有一定的重量和体积，在压制过程中易于片剂成形，使压片过程顺利进行，满足各种片剂的质量要求；另一方面，辅料还对片剂的稳定性和药物的生物利用度产生影响。

片剂的辅料根据所起的作用不同，可分为填充剂、润湿剂与黏合剂、崩解剂和润滑剂。

一、填充剂

填充剂包括稀释剂和吸收剂，两者的目的都是为了扩大片剂的重量或体积，使片剂含药均匀，利于制片。由于压片工艺和制剂设备等因素的影响，片剂的直径一般不小于6mm，片重多在100mg以上。当药物剂量小于100mg时，需加入稀释剂增大体积才可制片，或当中药来源物料成浸膏状或黏性较强时，需加入稀释剂缓解黏性，方便进一步压片工艺的进行。当原料药中含有较多挥发油、脂肪油或其他液体时，此时加入的填充剂除了扩大物料重量与体积作用外，还可起到吸收液体成分，改善药物压缩成形性的作用，称为吸收剂。

1.淀粉

本品为白色细腻的粉末，由支链淀粉和直链淀粉组成。淀粉有玉米淀粉、马铃薯淀粉等，其中常用的是玉米淀粉。玉米淀粉系自禾本科植物玉蜀黍的颖果制得。马铃薯淀粉系自茄科植物马铃薯的块茎中制得。木薯淀粉为大戟科植物木薯的块根中制得。各种来源的淀粉都为白色或类白色粉末。在水或乙醇中均不溶解。在水中加热到62～72℃可糊化，可吸水膨胀，遇酸或碱在潮湿或加热情况下可逐渐水解而失去膨胀作用。淀粉的可压性不好，作稀释剂时用量不宜过多，必要时与糖粉、糊精、乳糖等混合使用，以改善其可压性。此外，含淀粉较多的中药，如葛根、天花粉、山药、贝母等，粉碎成细粉后可代替淀粉使用。淀粉可用作稀释剂，兼有吸收剂和崩解剂的作用。

2. 蔗糖粉

本品为无色结晶或白色结晶性的松散粉末；无臭，味甜。有较强黏性，用于纤维性强或质地疏松的药物压片，可增加物料的黏合力。常作为可溶性片剂的稀释剂，在咀嚼片、分散片、含片、泡腾片中应用较多，兼有黏合和矫味作用。糖粉具有较强的吸湿性，除含片外，蔗糖一般不单独使用，常与糊精、淀粉等配合使用。若用量大，片剂久贮会使硬度变大，造成片剂崩解或药物溶出困难。酸性或碱性强的药物不宜用糖粉，因其能促使蔗糖转化，增加其引湿性。

3. 糊精

本品系由淀粉或部分水解的淀粉，在干燥状态下经加热改性而制得的聚合物。白色或类白色的无定形粉末。无臭，味微甜。其性质稳定，价廉易得，不溶于醇，微溶于水，其水溶液煮沸后呈胶浆状，放冷后黏性增加，并呈弱酸性。糊精因水解程度不同有若干规格，其黏度各不相同。因其具有较强的黏结性，使用不当易导致片面出现麻点、水印或造成片剂崩解或溶出迟缓；含量测定时需充分粉碎提取，以免影响测定结果的准确性和重现性，故较少单独用作填充剂。当片剂需加入较多的稀释剂时，不宜单独使用糊精，常与糖粉、淀粉及其他以适宜比例混合使用，兼作黏合剂。

4. 乳糖

本品系由动物乳提取制成，为 4-O-β-D-吡喃半乳糖基-D-葡萄糖一水合物。分子式为 $C_{12}H_{22}O_{11} \cdot H_2O$，为白色结晶性颗粒或粉末，无臭，味微甜，在水中易溶，在乙醇、二氯甲烷或乙醚中不溶。无吸湿性，可压性好，性质稳定，压成的片剂光洁美观，药物释放较好，较少影响主药的含量测定，是优良的片剂稀释剂。乳糖有数种规格，由喷雾干燥法制得的乳糖为非结晶性乳糖，流动性、可压性较好，可用于粉末直接压片。但其来源少，价格贵，国内产量较少，常用淀粉 7 份、糊精 1 份、糖粉 1 份的混合物代替乳糖使用。

5. 微晶纤维素（MCC）

本品系由含纤维素植物的纤维浆制得的 α-纤维素，分子式为 $C_{6n}H_{10n+2}O_{5n+1}$，本品为白色或类白色粉末，或颗粒状粉末，无臭无味，在无机酸的作用下部分解聚，纯化而得。在水、乙醇、乙醚、稀硫酸或 5% 氢氧化钠溶液中几乎不溶。本品具有良好的可压性，有较强的结合力，压成的片剂有较大的硬度。但其价格较贵，一般不单独使用。商品名为 Avicel，根据粒径和含水量不同有若干规格。其中 PH101 和 PH102 两种规格较为常用。PH101 为标准型，用于湿法制粒。PH102 粒径大，流动性好，可作为粉末直接压片的"干黏合剂"使用。

6. 预胶化淀粉

本品又称为可压性淀粉，系淀粉通过物理方法加工，改善其流动性和可压性而制得。本品为白色或类白色粉末，无臭、无味，微溶于冷水，不溶于有机溶剂，本品具有良好的可压性、流动性、干黏合性和自身润滑性，并有较好的崩解作用，是一种多功能辅料，多用于粉末直接压片，有改善小剂量药物含量均匀性的作用。但要注意本品若用于粉末直接压片时，硬脂酸镁的用量不可超过 0.5%，以免产生软化效应。

7. 糖醇类

甘露醇为白色的结晶性粉末或颗粒，由玉米芯、甘蔗渣等物质中提取，经水解、脱色、离子交换、加氢、蒸发、结晶等工艺加工而成。在乙醇中微溶。味甜，在口中溶解时吸热，有凉爽感，在口中无沙砾感，易溶于水，无引湿性，且可压性好，适于制备咀嚼片，但价格稍贵，常与蔗糖配合使用。山梨醇为白色吸湿性粉末或颗粒，无臭、可压性好，亦可作为咀嚼片的填充剂和黏合剂。木糖醇为 1，2，3，4，5-戊五醇，白色结晶或结晶性粉末，无臭，

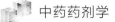

味甜，有引湿性。

8. 无机盐类

主要是一些无机钙盐，如硫酸钙、磷酸氢钙及磷酸钙等，常用作片剂的稀释剂和吸收剂，吸收挥发油或脂肪油。其中硫酸钙较为常用，为白色粉末，无臭无味，微溶于水，在乙醇中不溶，其性质稳定，可与多种药物配伍，制成的片剂外观光洁，硬度适中、崩解性均好，对药物无吸附作用。磷酸钙在水中几乎不溶，在稀盐酸和稀硝酸中溶解。磷酸氢钙及磷酸钙均有降低引湿作用，为中药浸出物、油类及含油浸膏类的良好吸收剂，压成的片剂较坚硬。其他如碳酸镁、氧化镁、氢氧化铝凝胶粉、活性炭及碳酸钙等，都可用于吸收挥发油和脂肪油，作为片剂的吸收剂。

二、黏合剂

黏合剂在片剂中具有黏结固体粉末的作用。某些药物粉末本身具有黏性，只需加入适当的液体就可将其本身固有的黏性诱发出来，如水和乙醇。某些药物粉末本身不具有黏性或黏性较小，需要加入黏性物质，才能使其黏合起来。常用的黏合剂有以下几种。

1. 水

药物本身若具有一定黏性，如中药半浸膏粉，用水润湿即能黏结制粒，可选用水作为黏合剂。但用水作黏合剂时，因干燥温度高，故对不耐热、易溶于水或遇水易变质的药物不宜应用。在中药片剂制粒中，浸膏黏性较强时，水易被物料迅速吸收，难以分散均匀，造成结块、溶解或湿润不均匀、干燥后颗粒硬度大等，实际生产中很少单独使用，常以各种浓度乙醇等代替。

2. 乙醇

凡遇水易分解或黏性太大的药物，可选用不同浓度的乙醇作为黏合剂。用乙醇作黏合剂时应迅速搅拌，立即制粒，迅速干燥，避免乙醇挥发而致软材结成团块或湿颗粒变形。乙醇浓度愈高，粉料被润湿后黏性愈小，常用浓度为30%～70%，如中药浸膏黏性强，乙醇浓度应适当提高。

3. 淀粉浆

淀粉浆为最常用的黏合剂，是淀粉加水在70℃左右受热糊化而得。淀粉浆含有大量水分，遇物料后水分能够逐渐扩散到物料中，物料能被均匀润湿，且黏性较好，利于片剂崩解。淀粉浆的常用浓度为8%～15%，以10%为最常用。若物料的可压性较差，浓度可适当提高。淀粉浆的制法主要有以下两种。

（1）冲浆法　先将淀粉混悬于少量（1～1.5倍）水中，然后根据浓度要求冲入适量的沸水，不断搅拌糊化而成。

（2）煮浆法　将淀粉混悬于全量的水中，边加热边搅拌，直至形成糊状。

4. 聚维酮（PVP）

根据分子量不同PVP有多种规格，其中最常用的型号是K30，系吡咯烷酮和乙烯在加压下生成乙烯基吡咯烷酮单体，在催化剂作用下聚合得到的1-乙烯基-2吡咯烷酮均聚物，其平均分子量为3.8×10^4，分子式为$(C_6H_9NO)_n$。本品为白色至乳白色粉末；无臭或稍有特臭，无味，具引湿性。本品在水、乙醇、异丙醇或三氯甲烷中溶解，在丙酮或乙醚中不溶。PVP为溶液片、泡腾片、咀嚼片等的优良黏合剂，也可用作直接压片的干黏合剂。

5. 纤维素衍生物

纤维素衍生物系将天然的纤维素经处理后制成的各种纤维素的衍生物。常用浓度为5%左右。常用纤维素衍生物有如下几种。

（1）甲基纤维素（MC） 本品为甲基醚纤维素。按干燥品计算，含甲氧基（—OCH$_3$）应为 27.0%～32.0%。本品为白色或类白色纤维状或颗粒状粉末；无臭，无味。本品在水中溶胀成澄清或微浑浊的胶状溶液；在无水乙醇、三氯甲烷或乙醚中不溶。可用于水溶性及水不溶性物料的制粒，颗粒的压缩成形性好。

（2）羟丙甲纤维素（HPMC） 本品为 2-羟丙基醚甲基纤维素，为半合成品，可用两种方法制造：①将棉绒或木浆粕纤维用烧碱处理后，再先后与一氯甲烷和环氧丙烷反应，经精制，粉碎得到；②用适宜级别的甲基纤维素经氢氧化钠处理，和环氧丙烷在高温高压下反应至理想程度，精制即得。分子量范围为 1000～1500000。根据甲氧基与羟丙氧基含量的不同将羟丙甲纤维素分为 4 种取代型，即 1828 型、2208 型、2906 型、2910 型。本品为白色或类白色纤维状或颗粒状粉末；无臭。在无水乙醇、乙醚或丙酮中几乎不溶；在冷水中溶胀成澄清或微浑浊的胶体溶液。一般用其 2%～8% 的水溶液或乙醇溶液做黏合剂，用于吸湿性较强的中药颗粒，有抗潮作用。制备羟丙基甲纤维素水溶液时，先将其加至总体积 20%～30% 的热水（80～90℃）中，充分分散和水化，然后降温，不断搅拌使溶解，加冷水至总体积。

（3）羟丙基纤维素（HPC） 本品在低于 38℃ 水中可形成透明的胶体溶液，加热至 50℃ 时形成高度溶胀的絮状沉淀。可溶于甲醇、乙醇、丙二醇和异丙醇。本品溶液可用于湿法制粒，干品用作粉末直接压片的干黏合剂。

（4）羧甲纤维素钠（CMC-Na） 本品为纤维素在碱性条件下与一氯醋酸钠作用生成的羧甲纤维素钠盐。本品为白色至微黄色纤维状或颗粒状粉末；无臭；有引湿性。本品在水中溶胀成胶状溶液，在乙醇、乙醚或三氯甲烷中不溶。可加热至 60～70℃ 加快溶解，常用浓度 1%～2%，适于可压性较差的药物压片。含本品的片剂在高湿条件下可吸收大量水，在贮存过程中会改变片剂的硬度及崩解性。

6. 糖浆、炼蜜、饴糖、液状葡萄糖

这 4 种黏合剂性质相似，黏性很强，适用于纤维性强、质地疏松或弹性较大的药物。

（1）糖浆 常用浓度为 50%～70%（质量分数），黏性很强，不宜用于酸性或碱性较强的药物，以免产生转化糖，增加颗粒的引湿性，不利于压片和片剂的稳定。

（2）炼蜜 系指经过加热熬炼的蜂蜜，常根据物料黏性特点或处方要求配制成不同浓度进行制粒，常用于含有中药饮片细粉的片剂。

（3）饴糖 俗称麦芽糖，常用浓度 25%～75%。本品呈浅棕色稠厚液体，不宜用于白色片剂，制成的颗粒不易干燥，压成的片剂易吸潮。

（4）液状葡萄糖 系淀粉不完全水解产物，含糊精、麦芽糖等。常用浓度有 25% 或 50% 两种。本品对易氧化的药物如亚铁盐有稳定作用。有引湿性，制成的颗粒不易干燥，压成的片剂亦易吸潮。

7. 阿拉伯胶浆、明胶浆

二者的黏合力均大，适用于易松散物料或要求硬度大的片剂，如口含片，常用浓度为 10%～20%。本品使用时必须注意浓度与用量，若浓度太大，用量过多，会影响片剂的崩解度。

8. 其他

海藻酸钠、聚乙二醇及硅酸铝镁等。

此外，中药稠膏常具有一定黏性，既能起治疗作用，又可起黏合剂的作用。

三、崩解剂

崩解剂系指促使片剂在胃肠液中迅速崩解成细小颗粒的辅料。片剂是在高压下压制而成的，孔隙率小，结合力强，在水中崩解需要一定的时间。崩解剂的作用是消除因黏合剂或者高度压缩而产生的结合力，从而使片剂在水中瓦解。为使片剂能迅速发挥药效，除了缓控释片、口含片、咀嚼片外，一般的片剂均需加入崩解剂。中药全粉末片和半浸膏片中因含有药材细粉，遇水后能缓慢崩解，一般不需另加崩解剂。

（一）常用的崩解剂

1. 干淀粉

用前需在 $100 \sim 105℃$ 下干燥 1h，使含水量在 8% 以下。干淀粉吸水性较强且有一定的膨胀性，适用于水不溶性或微溶性药物的片剂，但对易溶性药物的崩解作用较差，主要原因是易溶性药物遇水溶解产生浓度差，使片剂外面的水不易通过溶液层而透入到片剂的内部，阻碍了片剂内部淀粉的吸水膨胀。淀粉的可压性、流动性不好，用量多时可影响片剂的硬度及流动性，常用量为处方总量的 $5\% \sim 20\%$。

2. 羧甲基淀粉钠（CMS-Na）

本品为淀粉在碱性条件下与氯乙酸作用生成的淀粉羧甲基醚的钠盐。为白色或类白色粉末，无臭；有引湿性。本品在水中分散成黏稠状胶体溶液，在乙醇或乙醚中不溶。是一种性能优良的崩解剂，可用作不溶性药物及可溶性药物片剂的崩解剂。此外，其流动性好，可直接压片，常用量为 $2\% \sim 6\%$。

3. 低取代羟丙基纤维素（L-HPC）

本品为低取代 2-羟丙基醚纤维素。为纤维素碱化后与环氧丙烷在高温条件下发生醚化反应，然后经中和、重结晶、洗涤、干燥、粉碎和筛分制得。本品为白色或类白色粉末，无臭，无味。在乙醇、丙酮或乙醚中不溶，在水中不易溶解，具有很好的吸水速度和吸水量，吸水后体积膨胀，吸水膨胀率为 $500\% \sim 700\%$，是一种优良的片剂崩解剂。此外，它的毛糙结构使其与药粉和颗粒之间有较大的嵌合作用，使黏性强度增加，有利于提高片剂的硬度和光洁度。故 L-HPC 具有崩解与黏合双重作用，常用量为 $2\% \sim 5\%$。

4. 交联聚维酮（PVPP）

本品为 N-乙烯-2-吡咯烷酮合成交联的不溶于水的均聚物。分子式为 $(C_6H_9NO)_n$，其中 n 代表 1-乙烯基-2-吡咯烷酮链节的平均数。本品为白色或类白色粉末，几乎无臭；有引湿性。在水、乙醇、三氯甲烷或乙醚中不溶。流动性好，在水中迅速溶胀，无黏性，崩解性能优越。

5. 交联羧甲基纤维素钠（CCNa）

本品为交联的、部分羧甲化的纤维素钠盐。本品为白色或类白色粉末，有引湿性。在水中溶胀并形成混悬液，在无水乙醇、乙醚、丙酮或甲苯中不溶。本品有良好的崩解作用，能吸收数倍于本身重量的水而膨胀至原体积的 $4 \sim 8$ 倍。与羧甲基淀粉钠合用，崩解效果更好，但与干淀粉合用时崩解作用会降低。可用作填充剂和崩解剂。

6. 泡腾崩解剂

由碳酸盐和有机酸组成。常用碳酸氢钠和枸橼酸、酒石酸组成的混合物，是专用于泡腾片的特殊崩解剂。泡腾片遇水时产生大量二氧化碳气体而使片剂崩解。含有泡腾崩解剂的片剂，应密闭包装，避免受潮造成崩解剂失效。

7. 表面活性剂

表面活性剂为崩解辅助剂。常用的表面活性剂有聚山梨酯 80、溴化十六烷基三甲铵、十二烷基硫酸钠、硬脂醇磺酸钠等。其能增加药物的润湿性，促进水分向片内渗透，加速片剂崩解。可用于疏水性或不溶性药物。用量一般为 0.2%。

（二）崩解剂的加入方法

1. 内加法

崩解剂与处方粉料混合在一起制颗粒。崩解作用起自颗粒的内部，使颗粒全部崩解。由于崩解剂包于颗粒内,与水接触较迟缓,且淀粉等在制粒过程中接触了湿和热,已形成较强的内聚力,故崩解作用较弱。

2. 外加法

崩解剂加于压片前的干颗粒中。片剂的崩解发生在颗粒之间,崩解速度较快,但崩解后往往呈颗粒状态而不呈细粉状。

3. 内外加法

部分崩解剂在制粒前加入,其余崩解剂加于压片前的干颗粒中。此种方法可使片剂的崩解既发生在颗粒内部又发生在颗粒之间,效果较好。崩解剂用量应视具体品种而定,一般加入比例为内加 3 份,外加 1 份。

4. 表面活性剂的使用方法

表面活性剂使用时,可以:①溶解于润湿剂或黏合剂中;②与崩解剂混合后加于干颗粒中;③制成醇溶液喷在干颗粒上。单独使用表面活性剂崩解效果不好,须与干淀粉等崩解剂混合使用。

(三)片剂的崩解机理

(1)毛细管作用 崩解剂在片剂中形成大量易被水润湿的毛细管孔道,片剂接触水后,水随毛细管迅速渗入片剂内部,促使片剂崩解,如淀粉及其衍生物,纤维素类衍生物。

(2)膨胀作用 崩解剂吸水后体积膨胀,破坏片剂的结合力,促使其崩解,如羧甲基淀粉钠、低取代羟丙基纤维素。

(3)产气作用 泡腾崩解剂遇水能产生气体,借助气体的推动作用使片剂崩解。

(4)其他作用 表面活性剂通过改善颗粒的润湿性而促进片剂崩解;可溶性原、辅料遇水溶解使片剂崩解;辅料中加入相应的酶,因酶解作用利于崩解,常用的黏合剂及其相应作用的酶有淀粉与淀粉酶、纤维素类与纤维素酶、树胶与半纤维素酶、明胶与蛋白酶、蔗糖与转化酶、海藻酸盐类与角叉菜胶酶等。

四、润滑剂

润滑剂的作用为减小颗粒间、颗粒和固体制剂制造设备如片剂冲头和冲模的金属接触面之间的摩擦力,利于将片剂推出模孔,使片剂的剂量准确,片面光洁美观。按作用不同,润滑剂可分为 3 类:①界面润滑剂;②流体薄膜润滑剂;③液体润滑剂。界面润滑剂为两亲性的长链脂肪酸盐(如硬脂酸镁)或脂肪酸酯(如硬脂酰醇富马酸钠),可附着于固体表面(颗粒和机器零件),减小颗粒间或颗粒、金属间摩擦力而产生作用。表面附着受底物表面的性质影响,为了有最佳附着效果,界面润滑剂颗粒往往为小的片状晶体;流体薄膜润滑剂是固体脂肪(如氢化植物油,1 型)、甘油酯(甘油二十二烷酸酯和二硬脂酸甘油酯),或者脂肪酸(如硬脂酸),在压力作用下会熔化并在颗粒和压片机的冲头周围形成薄膜,这将有利于减小摩擦力,在压力移除后流体薄膜润滑剂重新固化;液体润滑剂是在压紧之前可以被颗粒吸收,而在压力下自颗粒中释放的液体物质,也可用于减小制造设备的金属间摩擦力。

常用润滑剂包括硬脂酸镁、微粉硅胶、滑石粉、氢化植物油、聚乙二醇类、月桂醇硫酸钠。

1. 疏水性及水不溶性润滑剂

(1)硬脂酸镁 本品是镁与硬脂酸化合而成,系以硬脂酸镁与棕榈酸镁为主要成分的混合物。为白色轻松无沙性的细粉;微有特臭;与皮肤接触有滑腻感。在水、乙醇或乙醚中不溶。细腻粉末,润滑性好,有良好的附着性,易与颗粒混匀,是常用的润滑剂。用量一般为 0.3%~1%,由于其具疏水性,用量过大,会造成片剂的崩解迟缓。此外,硬脂酸镁呈碱性，遇碱不稳定的药物不宜使用。

（2）滑石粉　本品系滑石经精选净制、粉碎、浮选、干燥制成。本品主要成分为 $Mg_3Si_4O_{10}(OH)_2$，含镁应为 $17.0\%\sim19.5\%$，为白色或类白色、无沙性的微细粉末，有滑腻感。本品在水、稀盐酸或 8.5% 氢氧化钠溶液中均不溶。本品抗黏附性良好，助流性好，用后可以分布均匀，减低颗粒表面的粗糙性，增加颗粒的润滑性和流动性。常用量一般为 $0.1\%\sim3\%$。本品因密度大，附着力较差，在压片中可因振动易与颗粒分离并沉在颗粒底部，造成粘冲、片面色泽不均匀等问题，使用时应予注意。

（3）氢化植物油　本品为白色至淡黄色块状物或粉末，由精制植物油经催化氢化制得。润滑性能好，常与滑石粉合用，常用量 $1\%\sim6\%$。应用时将本品溶于轻质液体石蜡或己烷中，然后喷于颗粒上，以利于分布均匀，己烷可在减压条件下除去。

2. 水溶性润滑剂

（1）聚乙二醇（PEG）　本品为水溶性，溶解后可得到澄明溶液，常用 PEG4000 和 PEG6000。$50\mu m$ 以下的 PEG 颗粒压片时具有良好的润滑效果，也可用于可溶性片剂以提高主药的水溶性。

（2）十二烷基硫酸镁　本品为水溶性表面活性剂，具有良好的润滑作用。能增强片剂的机械强度，并促进片剂的崩解、药物的溶出。十二烷基硫酸钠具有相同作用。

五、助流剂和抗结块剂

助流剂（glidant）和抗结块剂（anticaking agent）的作用是提高粉末流速和减少粉末聚集。助流剂和抗结块剂通常是无机物质细粉。它们不溶于水但是不疏水。其中有些物质是复杂的水合物。常用助流剂和抗结块剂包括滑石粉、微粉硅胶等无机物质细粉。

助流剂可吸附在较大颗粒的表面，减小颗粒间黏着力和内聚力，使颗粒流动性好。此外，助流剂可分散于大颗粒之间，减小摩擦力。抗结块剂可吸收水分以阻止结块现象中颗粒桥的形成。

1. 微粉硅胶

本品为白色的轻质粉末，无臭无味，化学性质稳定，为优良的助流剂，可用于粉末直接压片，常用量为 $0.1\%\sim0.3\%$。本品流动性好，亲水性强，用量在 1% 以上时可加速片剂的崩解，有利于药物的吸收。其比表面积大，特别适宜于油类和浸膏类等药物，与 $1\sim2$ 倍的油混合仍呈粉状。

2. 氢氧化铝凝胶

本品为极轻的凝胶粉末，在显微镜下观察其形状为极细小的球状聚合体，表面积大，有良好的可压性，常作为粉末直接压片的助流剂和干燥黏合剂。

此外，氧化镁也可用作某些片剂的助流剂，用量 $1\%\sim2\%$。滑石粉具有良好的润滑性和流动性，与硬脂酸镁合用兼具助流抗黏作用。

六、矫味剂、芳香剂与着色剂

不少中药片剂都具有一定苦、涩等不良的味道，而且外观上常出现不光洁、花斑、麻面等现象，降低了服药的顺应性。为了改善其口感和外观，在生产上常根据需要加入一定量的矫味剂、芳香剂和着色剂等辅料，所用级别都必须为药用级，且所用浓度有严格要求，如色素一般不能超过 0.05%。加入香精时，首先将其溶解于一定量乙醇中，再通过雾化器均匀喷洒于干燥好的颗粒上，但已微囊化的固体香精可直接与干颗粒混合压片。

此外，需要注意的是不少片剂辅料的作用并不是单一的，往往同时兼具几种作用，例如淀粉可同时具有稀释剂、吸收剂和崩解剂的作用，而其用冲浆法或煮浆法制成淀粉浆后又可用作黏合剂；糊精在药剂中常用作稀释剂，但同时也可作为干黏合剂。中药片剂中很多的原料药，其本身除了具有显著的治疗作用外，也可兼作制剂的多种辅料，如富含淀粉的药材细粉常可用来充当稀释剂和崩解剂；药材提取得到的稠膏常用作黏合剂。因此，在制剂的研究中应首先熟悉各种原料药和辅料的特点，根据实际情况进行处方设计，从而达到节约成本，提高片剂质量的目的。

第三节　片剂的制备

片剂的制备系将物料粉末或颗粒压制成具有一定形状和大小的坚实聚集体的过程。待压物料的流动性、压缩特性和润滑性是片剂成形的关键。

片剂的制备方法可分为制粒压片法和直接压片法。其中，制粒压片法又分为湿法制粒压片法和干法制粒压片法；直接压片法又分为粉末直接压片法和半干式颗粒（空白颗粒）压片法，见图 14-1。应根据药物的性质和设备条件，选择不同的制备方法。

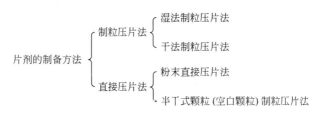

图 14-1　片剂制备方法的分类

一、湿法制粒压片法

（一）制备工艺流程

目前本法应用最为普及，但由于湿法制粒需要在高湿、高热条件下完成，因此对湿、热敏感药物的应用具有局限性。一般制备工艺流程如图 14-2 所示。

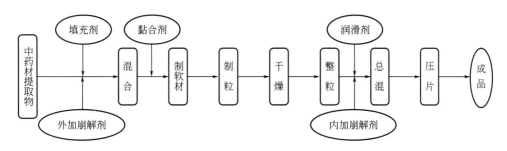

图 14-2　湿法制粒压片法制备片剂的工艺流程

（二）中药材前处理

中药材成分复杂，除有效成分外，还含有大量的无效成分如纤维素、淀粉、树胶等，因此，中药材需经处理方可投入生产。

1. 中药材前处理的目的

① 去除无效杂质，保留有效成分，减少服用量。

② 选用部分处方药料用作赋形剂。

③ 方便操作，便于生产。

2.中药材前处理的一般原则

① 按处方选用合格的药材，进行洁净、灭菌、炮制和干燥处理，制成净药材。

② 含淀粉较多的饮片、贵重药、毒剧药、树脂类药及受热有效成分易破坏的饮片等，一般粉碎成细粉作辅料加入稠膏中，如葛根、桔梗、牛黄、半夏、雄黄、麝香等。

③ 含挥发性成分的饮片可用水蒸气蒸馏法提取，其残渣再加水煎煮或将蒸馏后的药液浓缩成稠膏或干浸膏，并与挥发性成分混合备用，如薄荷、陈皮等。

④ 含纤维较多、黏性较大、质地松软或过于坚硬的药材，可用水煎煮后浓缩成稠膏。必要时采用高速离心或加乙醇等纯化方法去除杂质，再制成稠膏或干浸膏，如茅根、桂圆、大枣及磁石等。

⑤ 含醇溶性成分如生物碱、苷类等，可用适宜浓度的乙醇以回流、渗漉、浸渍等方法提取，回收乙醇后再浓缩成稠膏，如刺五加、丹参等。

⑥ 有效成分明确的药材采用特定的方法和溶剂提取后制片。

中药片剂中的提取液，一般可浓缩至相对密度 1.2～1.3，有时可达 1.4，根据处方中药粉的量而定。或将稠膏浓缩至 1.1 左右，经喷雾干燥或减压干燥制成干浸膏。

（三）制粒

1.制粒的目的

中药制剂的原料大部分为细粉，片剂制备过程中常需借助制粒以改善物料的流动性与可压性，以便充填、分剂量和压片。

（1）改善物料流动性　细粉流动性差，不能顺利充填至模孔，易导致片剂重量差异或松片问题。

（2）减少细粉吸附和容存的空气以减少片剂松裂　细粉比表面积较大，吸附和容存空气多。当冲头加压时，粉末中部分空气不能及时逸出而被压在片剂内；当压力移去后，片剂内部空气膨胀，导致产生松片、顶裂等现象。

（3）避免粉末分层　处方中存在数种原、辅料粉末，粒径不一、密度不均。在压片过程中，由于压片机振动，使重者下沉，轻者上浮，产生分层现象，以致含量不准。

（4）避免粉尘飞扬　防止操作过程中粉尘飞扬及器壁上的黏附，避免环境污染和原料损失。

2.制粒的方法

（1）不同原料的制粒方法　根据对中药原料处理方法的不同，中药片剂的制粒类型可分为药材全粉制粒法、药材细粉与稠浸膏混合制粒法、全浸膏制粒法及提纯物制粒法等。

① 药材全粉制粒法：系将处方中全部药材细粉混匀，加适量的润湿剂或黏合剂制成软材，挤出过筛制粒的方法。本法具有简便、快速、经济的优点，适用于剂量小的贵重细料药、毒性药及非纤维性药材细粉制片，但须注意药材全粉的灭菌，使片剂符合卫生标准。

② 部分药材细粉与稠浸膏混合制粒法：系将处方中部分药材提取制成稠浸膏，加入预先留出的部分细粉混合均匀后制粒。打粉药材量根据药材出膏率及片剂崩解情况而定，如浸膏量多而片剂不易崩解时所加细粉量宜多些，一般为处方量的 10%～30%。与药材全粉制粒法及全浸膏制粒法相比，该法节省辅料，操作简便并可减少服用量。因此，此法在中药片剂制备中应用最广，适用于大多数片剂的制备，如牛黄解毒片等。

③ 全浸膏制粒法：系将处方中全部药材提取制成浸膏再制粒的方法。本法适用于处方量大，不含贵重、细料药的品种，如石淋通片、白蒲黄片等。制备干浸膏的方法常用减压干燥和喷雾干燥。浸膏粉制粒法所得颗粒质量较好，压出的药片外观光滑，色泽均匀，硬度易控制。但工序复杂，费工时。全浸膏片不含药材细粉，服用量少，易达到卫生标准。

④ 提纯物制粒法：将提纯物细粉（有效成分或有效部位）与适量稀释剂、崩解剂等辅料混匀后，加入润湿剂或黏合剂，制软材、制颗粒，如北豆根片、正青风痛宁片等。

（2）常用的湿法制粒方法　挤出制粒法、流化床制粒法、快速搅拌制粒法、流化喷雾制粒法、喷雾干燥制粒法等，具体详见第十二章颗粒剂中关于制粒方法的相关内容。

3. 湿颗粒的干燥

除了流化床或喷雾干燥制粒法制得的颗粒已被干燥外，其他方法制得的颗粒均需采用适宜方法及时干燥，以除去水分，防止结块或受压变形。常用的干燥方法有箱式干燥法和流化床干燥法。湿粒干燥温度一般为 60～80℃，以免颗粒软化结块。含挥发性等其他不稳定成分颗粒的干燥应控制在 60℃ 以下，避免有效成分散失或破坏。

4. 干颗粒压片前的处理

（1）整粒　系使干颗粒中的团块状物、条状物过筛，分散成均匀颗粒的操作。常用整粒机或挤压式制粒机。

（2）总混　系将处方中挥发性成分（或其他液体成分）、崩解剂及润滑剂等加入颗粒中混匀的操作。

液体成分的混合：从干颗粒中用五号筛筛出部分细粉或细粒吸收挥发油或液体药物，再以等量递增法与颗粒混匀。近年也有将挥发油制成 β-环糊精包合物或微囊加于颗粒中，便于制粒压片，且可减少挥发油在贮存过程中的挥发损失。

崩解剂及润滑剂的混合：外加的崩解剂应先将崩解剂干燥、过筛，在整粒后与润滑剂同时加入干颗粒中，允分混合。混匀后移至容器内密闭，抽样检验合格后压片。

5. 干颗粒的质量要求

颗粒除必须具有适宜的流动性和可压性外，尚需符合以下要求。

（1）主药含量　干颗粒在压片前应进行含量测定，应符合各品种的要求。

（2）含水量　干颗粒含水量对片剂成形及质量影响很大，一般控制在 3%～5% 为宜，含水量过高易产生粘冲，过低则易出现顶裂现象。目前多使用红外线快速水分测定仪或隧道式水分测定仪测定，可快速得到测量结果，以便及时进入下一工序。

（3）颗粒大小、松紧及粒度　颗粒大小应根据片重及药片直径选用，大片一般用较大颗粒或小颗粒压片，以达到一定的硬度，但小片必须用较小颗粒，否则会造成较大的片重差异。干颗粒的松紧与片剂的物理外观有关，干颗粒以手指轻捻能碎成有粗糙感的细粉为宜。颗粒过硬、过紧，压片易产生麻点，崩解时间延长；颗粒太松易碎成细粉，压片时易产生松片。干颗粒应由粗细不同的颗粒组成，一般干颗粒中 20～30 目的粉粒以 20%～40% 为宜，且不含通过六号筛的细粉。若粗粒过多，压成的片剂重量差异大；而细粉过多，则可能产生松片、裂片、边角毛缺及粘冲等现象。

（四）压片

压片机按其结构可分为单冲式压片机和多冲旋转式压片机两类。

1. 单冲式压片机

图 14-3 为单冲式压片机结构示意图，其主要组成如下：①加料器，即加料斗、饲粒器；②压缩部件，即上、下两个冲头和一个模圈；③三个调节器，即压力调节器、片重调节器和出片调节器。压力调节器连接上冲，调节上冲在模圈内的位置，下降的位置越低，压力越大，所得的片剂越硬和越薄；片重调节器连接下冲，用来调节下冲下降的位置，实际是通过调节颗粒在模孔中的填充量而调节片重。下冲在模圈内位置越低，颗粒填充量越大，片子越重，反之片子则越轻；出片调节器连接下冲，用于调节下冲上升的高度，使恰与模圈上缘相平，将压成的片剂由模孔中顶出。

单冲式压片机的压片过程（图 14-4）为：①上冲抬起，饲粒器移动到模孔之上；②下冲下降到适宜的深度（根据片重调节，使容纳的颗粒重恰等于片重），饲粒器在模孔上面摆动，颗粒填满模孔；③饲粒器由模孔上移开，使模孔中的颗粒与模孔的上缘相平；④上冲下降并将颗粒压缩成片；⑤上冲抬起，下冲随之上升到与模孔上缘相平，饲粒器再次移到模孔之上，将压成之药片推开。单冲式压片机有多种型号，其基本结构相似，仅压力调节及片重调节等具体结构有差异。

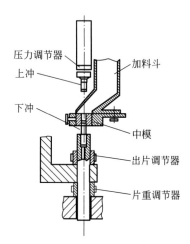

图 14-3　单冲式压片机结构

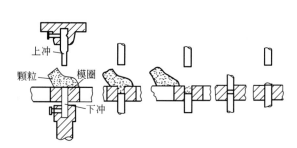

图 14-4　单冲式压片机的压片过程

片剂的形状和大小取决于冲头和模圈的形状和直径。冲模通常为圆形。圆形冲头有不同的弧度，深弧度冲头一般用于包糖衣的双凸片的压制。冲头上可刻有药品的名称、规格或通过直径的线条，使片剂易于识别或折断。冲模的直径随片重而定，常用者在 6.5～12.5mm。另外还有压制异形片的冲模如三角形、椭圆形等。压片时由单侧加压（由上冲加压），所以压力分布不够均匀，易出现裂片，噪声较大。

2. 旋转式压片机

旋转式压片机是目前生产中广泛使用的压片机，可由上下冲同时加压，具有片重差异小、压力分布均匀、生产效率高等优点。如 55 冲的双流程压片机的生产能力高达每小时 50 万片。其主要构造由机台、压轮、片重调节器、加料斗、饲粉器、吸尘器、保护装置等组成。旋转式压片机的结构如图 14-5 所示，机台分为 3 层，机台的上层装有若干上冲，在中层对应位置上装有模圈，在下层对应位置装有下冲。上冲与下冲各自随机台转动并沿着固定轨道有规律地上下运动，当上冲与下冲随机台转动，分别经过上下压轮时，上冲向下、下冲向上运动，并对膜孔中的物料加压；机台中层的固定位置上装有刮粉器，片重调节器装于下冲轨道的刮粉器所对应的位置，用以调节下冲经过刮粉器时的高度，以调节膜孔的容积；用上下压轮的上下移动位置调节压缩压力。

旋转式压片机有多种型号，按冲头数有 16、19、27、33、55 冲等。按流程有单流程（上、下压轮各一个）和双流程（两套上、下压轮）之分。双流程压片机有两套压力盘，每一副冲头旋转一周，可压制两片。双流程压片机加料方式合理，片重差异较小；由上、下两侧加压，压力分布均匀；生产效率较高。中药片剂生产常用的有双 19、双 33 和双 35 型压片机。

二、干法制粒压片法

干法制粒压片法系指将药物与辅料粉末混匀、压成大片后，破碎成所需大小颗粒再进行

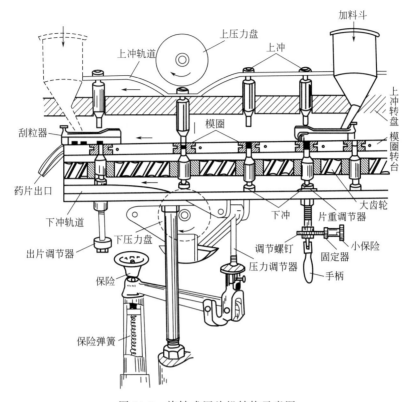

图 14-5　旋转式压片机结构示意图

压片的方法，不用润湿剂或任何液态黏合剂。常用的干法制粒主要有滚压法和重压法。

1. 滚压法

将药物粉末和辅料混合均匀后，通过转速相同的两个滚动圆筒的缝隙压成所需硬度的薄片，再通过制粒机破碎成所需大小的颗粒，加润滑剂即可压片。该法能大面积而缓慢地加料，压成的薄片厚度较易控制，硬度较均匀，压成的片剂无松片现象。新型干轧制粒机集滚压、碾碎、整粒于一体，简化了工艺，提高了颗粒的质量。但由于滚筒间的摩擦能使温度上升，有时制成的颗粒过硬，影响片剂崩解。

2. 重压法

将药物与辅料混合均匀，经特殊压片机压成大片，再经摇摆式制粒机，破碎成一定大小的颗粒。颗粒中加入润滑剂，即可压片。制粒机上应选用筛线较粗、能耐较大压力的筛网。

重压法的大片不易制好，大片破碎时细粉多，需反复重压、击碎、耗时、费料，且需有重型压片机，故目前应用较少。

三、粉末直接压片法

粉末直接压片法系指不经制颗粒而直接将药物粉末与适宜的辅料混匀后压片的方法。粉末直接压片省去了制粒、干燥等工序，工艺简便，适用于湿、热不稳定的药物。此外，片剂崩解后为药物的原始粒子，比表面积大，有利于药物的溶出，提高药效。目前国外应用较广泛，有些国家粉末直接压片的品种可达 40% 以上，国内也有一些厂家在研究应用。

进行直接压片的药物粉末应具有良好的流动性、可压性和润滑性。但多数药物并不具备这些条件，目前常通过采用以下措施加以解决。

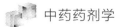

1. 改善压片物料的性能

若粉末流动性差，粉末直接压片中会出现片重差异大、裂片、松片等问题。通常采用的方法是加入优良的药用辅料，以改善压片原料的性能。可用于粉末直接压片的辅料有微晶纤维素、预胶化淀粉、喷雾干燥乳糖、微粉硅胶、氢氧化铝凝胶及磷酸氢钙二水合物等。

2. 改进压片机械的性能

粉末直接压片时，加料斗内粉末常出现空洞或流动时快时慢的现象，以致片重差异较大。生产上一般采用振荡器或电磁振荡器予以克服，即利用上冲转动时产生的动能来撞击物料，使粉末均匀流入模孔。对于粉末中存在空气多、压片时易产生顶裂的问题，可以适当加大压力、改进设备、增加预压过程（分次加压的压片机）、减慢车速、使受压时间延长等方法来克服。漏粉现象可安装吸粉器加以回收，亦可安装自动密闭加料设备以克服药粉飞扬。

四、压片的常见问题与解决方法

在压片过程中有时会出现松片、粘冲、崩解迟缓、裂片、叠片、片重差异超限、变色或表面有斑点及微生物污染等问题，其产生原因主要有以下 3 方面：①颗粒的质量，是否过硬、过松、过湿、过干、大小悬殊、细粉过多等；②空气湿度，是否太高；③压片机是否正常，如压力大小，车速是否过快，冲模是否磨损等。实际工作中应根据具体情况具体分析，及时解决。

1. 松片

片剂硬度不够，稍加触动即碎散的现象称为松片，主要原因和解决办法如下。

（1）颗粒松散，黏性不足　润湿剂或黏合剂选择不当或用量不足，致使压片物料细粉过多；或药料含纤维多、动物角质类药量大，缺乏黏性又具弹性，致使颗粒松散不易压片；或黏性差的矿物类药量多；或颗粒质地疏松，流动性差，致填充量不足而产生松片。以上情况可将原料粉碎成通过六号筛的细粉，再加适量润湿剂或选用黏性较强的黏合剂如明胶、饴糖、糖浆等重新制粒予以克服。

（2）颗粒含水量不当　颗粒过干，弹性变形较大，压成的片子硬度较差。如含水量过多，不但压片时易粘冲，片剂硬度亦减低。可采用相应方法，调节颗粒最适宜的含水量。

（3）物料中含挥发油、脂肪油等成分较多　若油为有效成分，可加适当的吸收剂如碳酸钙、磷酸氢钙和氢氧化铝凝胶粉等吸油，也可制成微囊或包合物等。若油为无效成分，可用压榨法或脱脂法去除。

（4）制剂工艺不当　如制粒时乙醇浓度过高；润滑剂、黏合剂不适；药液浓缩时温度过高，使部分浸膏炭化，黏性降低；或浸膏粉碎不细，黏性减小等。针对以上原因采用相应解决方法，也可采用新技术改进制剂工艺。

（5）冲头长短不齐　颗粒所受压力不同，或下冲下降不灵活致模孔中颗粒填充不足也会产生松片，应更换冲头。压力过小或车速过快，受压时间过短，常引起松片，可适当增大压力，减慢车速。用小的冲模压较厚的药片比压大而薄的药片硬度更易达到要求，凸片硬度好。

（6）片剂露置过久，吸湿膨胀　片剂应在干燥、密闭条件下贮藏、保管。

2. 粘冲

压片时因冲头和模圈上粘有细粉，使片剂表面不光、不平或有凹痕的现象称为粘冲。冲头上刻有文字或模线者尤易发生粘冲现象，产生原因及解决办法如下。

① 颗粒太潮，浸膏易吸湿，室内温度、湿度过高等均易产生粘冲。应将颗粒重新干燥，室内保持干燥。

② 润滑剂用量不足或选用不当，应增加润滑剂用量或选用合适润滑剂，与颗粒充分混合。

③ 冲模表面粗糙或冲头刻字（线）太深，应更换冲模，或将冲头表面擦净使光滑。

3. 裂片

片剂发生裂开的现象称裂片，产生原因及解决办法如下。

① 制粒时润湿剂或黏合剂选择不当或用量不足致细粉过多，或颗粒过粗过细，可采用与松片相同的处理方法，选择合适的黏合剂或加入干黏合剂予以解决。

② 颗粒中油类成分较多或药物含纤维成分较多时易引起裂片，可分别加吸收剂或糖粉予以克服。

③ 颗粒过分干燥引起的裂片，可喷洒适量稀乙醇湿润，或与含水量较大的颗粒掺和，或在地上洒水使颗粒从空气中吸收适当水分后压片。

④ 冲模不合要求，如模圈使用日久因摩擦而造成中间孔径大于口部直径，片剂顶出时易裂片；冲头磨损向内卷边，上冲与模圈不吻合，压力不均匀，使片剂部分受压过大而造成顶裂，可更换冲模予以解决。

⑤ 压力过大或车速过快，颗粒中空气来不及逸出造成裂片，可调节压力或减慢车速克服。

4. 片重差异超限

片剂重量差异超过药典规定的限度称为片重差异超限，产生原因及解决办法如下。

① 颗粒粗细相差悬殊，或黏性、引湿性强的药物颗粒流动性差，致使压片时模孔中颗粒填入量忽多忽少，使片重差异增大。解决办法：宜重新制粒，或筛去过多的细粉，调节颗粒至合适的含水量。

② 润滑剂用量不足或混合不均匀，可使颗粒的流速不一，致片重差异变大，应适量增加润滑剂，并充分混匀。

③ 加料器不平衡，如双轨压片机的前后两只加料器高度不同，颗粒的流速不一；或加料器堵塞；或下冲塞模时下冲不灵活，致颗粒填充量不一，应停止检查，调整机器正常后再压片。

5. 崩解超限

片剂崩解时间超过药典规定的时限称为崩解超限，产生原因及解决办法如下。

① 崩解剂的品种及加入方法不当，用量不足，或干燥不够均可影响片剂的崩解。应调整崩解剂的品种或用量，改进加入方法，如采用崩解剂内外加入法，有利于崩解。

② 黏合剂黏性太强或用量过多，或疏水性润滑剂用量太多等，应选用适宜的黏合剂或润滑剂，并调整用量，或适当增加崩解剂用量。

③ 颗粒粗硬或压力过大，致使片剂坚硬，崩解迟缓，溶出变慢，应将颗粒适当破碎，或适当降低压力。

④ 含胶质、糖或浸膏的片子贮存温度较高或引湿后，崩解时间会延长，应注意贮放条件。

6. 变色或表面斑点

片剂表面出现花斑或色差使片剂外观不符合要求，产生原因及解决办法如下。

① 中药浸膏制成的颗粒过硬；有色颗粒松紧不匀；或润滑剂未经过筛混匀等，均易造成花斑。解决办法为将颗粒重新粉碎，用合适的黏合剂重新制粒，润滑剂经过细筛后加入，与颗粒充分混匀。

② 上冲润滑油过多而落入颗粒中产生油斑，可在上冲头装一橡皮圈防止油垢滴入颗粒，并经常擦拭机械。

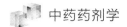

第四节　片剂的包衣

一、概述

包衣是在片剂（常称片心或素片）表面包裹一定厚度衣膜的操作，它是制剂工艺中的一种单元操作，有时也用于颗粒或细丸的包衣。被包裹的素片称为片心，包成的片剂称为包衣片。

1. 片剂包衣的目的

包衣主要为达到美观、保护和功能性等目的，包括：①避光，防潮，隔离空气，提高药物的稳定性；②掩盖药物不良气味，提高患者的顺应性；③为降低药物对胃的刺激作用，避免被胃液或胃酶破坏，或使药物到达小肠释放，可将药物包肠溶衣；④实现药物分别在胃内和肠内发挥疗效，将需在肠内起作用的成分制成片心，在胃内起作用的成分作为衣层压包于片心外层制成多层片，口服后，外层先在胃内崩解，而片心则到达肠内后崩解；⑤增强片剂美观度，便于识别片剂的种类。

2. 片剂包衣的种类

根据包衣材料，不同片剂的包衣主要分为糖衣和薄膜衣。其中薄膜衣又包括胃溶型、肠溶型和水不溶型3种，有些多层片也起到包衣作用。中药片剂过去以糖衣为主，但糖衣具有包衣时间长、所需辅料多、防吸潮性差、片面上不能刻字等缺点，近年来逐渐被薄膜包衣取代。

3. 片剂包衣的要求

对于包衣片剂，除应符合一般片剂质量要求外，为确保包衣质量，片心必须具有适宜的弧度，棱角小，以保证衣料能够全部覆盖于片心表面。此外，硬度应比一般片剂要大些，脆性应小些，以免因片心硬度不够，在多次滚转时破碎而造成废片。同时在包衣前需将破碎片或片粉筛去。衣层应均匀牢固，与片心无相互作用，崩解度应符合有关要求，在较长的贮藏时间内保持光亮美观、色泽一致、无裂纹等。

二、包衣的方法与设备

（一）滚转包衣法

滚转包衣法又称锅包衣法，是常用的包衣方法，采用的设备有普通包衣机、埋管包衣机和高效包衣机等。

1. 普通包衣机

普通包衣机目前在国内应用广泛，其构造主要由包衣锅、动力部分、加热器、除尘设备及鼓风系统组成（图14-6）。包衣锅的中轴与水平面一般呈 $30°\sim45°$，有利于锅内片剂在转动时既能随锅的转动方向滚动又能沿轴方向滚动。包衣锅的转速应根据锅的大小与片剂的硬度和形状作适当调整，调节转速的目的在于使片剂在锅内能随锅转动带至高处，成弧线运动而落下，作均匀而有效的翻转。

采用普通包衣机包衣的基本过程如下：包衣锅以适宜速度旋转，锅内药片随之滚动，人工间歇地喷洒包衣，热空气连续吹入包衣锅中，衣层不断增厚。当衣层达到规定的重量要求时，即可停止包衣，出料。

2. 埋管包衣机

在普通包衣锅的底部加装埋管装置（图14-7），埋管内配有气流式喷头，插入包衣锅中翻动的片床内，包衣液受压缩空气作用由喷头直接喷洒在药片上，同时热空气从埋管吹出穿透整个片床，提高干燥速率。

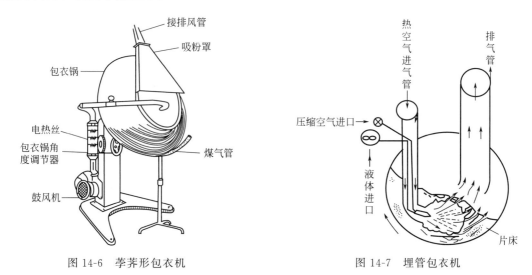

图 14-6　荸荠形包衣机　　　　　　　图 14-7　埋管包衣机

3.高效包衣机

高效包衣机为改善传统包衣锅干燥能力差的缺点而开发的新型包衣锅，目前已成为包衣设备的主流，特别适于薄膜包衣，其优点为：①粒子运动不依赖空气流的运动，适合于片剂和较大颗粒的包衣；②运行过程中可随意停止送入空气；③粒子运动稳定，适合易磨损的脆弱粒子包衣；④装置密闭、安全、卫生。根据锅型结构，可分为网孔式、间歇网孔式和无孔式 3 种。以网孔式高效包衣机为例（图 14-8），包衣时，片心在有网孔的滚筒内随滚筒旋转而做连续复杂的轨迹运动，蠕动泵将包衣液经喷雾装置喷洒在片心表面。排风系统在负压下经滚筒上部供给热风，热风穿过片心，从滚筒底部排出，从而加快包衣液干燥速率。

（二）流化包衣法

流化包衣法也称沸腾包衣法或悬浮包衣法，如图 14-9 所示。其原理与流化喷雾制粒设备基本相似，具有包衣速率快、工序少、自动化程度高、包衣容器密闭、无粉尘、用料少等优点。

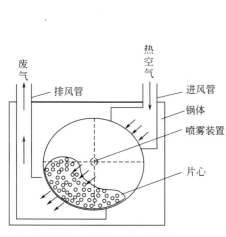

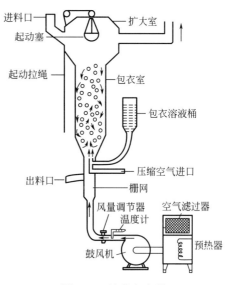

图 14-8　网孔式高效包衣机工作原理　　　　　图 14-9　流化包衣机

（三）压制包衣法

压制包衣法也称干法包衣或干压包衣法，适用于包糖衣、肠溶衣或含有药物的衣层。该法可以避免水分和温度对药物的影响；包衣物料亦可为各种药物成分，适用于有配伍禁忌的药物，或需延效的药物压制成多层片；该法包衣生产流程短，劳动条件好，能量损耗低。但该法对设备的精度要求较高，设备价格较昂贵，须根据实际情况合理选用。压制包衣设备有两种类型：一种为压片与包衣在不同机器中进行；另一种为二者在同一机器上进行（联合式包衣机），由一台压片机与一台包衣机联合组成，压片机压出的片心自模孔抛出时立即送至包衣机包衣。

三、包衣的材料与工艺

（一）糖衣

糖衣系指以蔗糖为主要包衣材料的衣层，是历史最悠久的包衣方法。糖衣具有一定防潮、隔绝空气的作用；可掩盖不良气味；改善外观并易于吞服。但包衣过程的影响因素较多，操作人员之间的差异、批间差异经常发生。

1. 糖衣的包衣材料

糖衣的包衣材料由糖浆、胶浆、滑石粉、白蜡等组成。

（1）糖浆　采用干燥粒状蔗糖制成，浓度为 65%～75%（质量分数），用作黏结粉衣层与糖衣层。本品宜新鲜配制，保温使用，可根据需要加入适量的食用色素，配成有色糖浆。

（2）胶浆　常用作黏合剂，可增加黏性和可塑性，提高衣层的牢固性，多用于包隔离层，保护含有酸性、易溶或吸潮成分的片心，但防潮性能较差。常选用 12% 明胶浆、35% 阿拉伯胶浆、1% 西黄芪胶浆、4% 白及胶浆及 35% 桃胶浆等。

（3）滑石粉　用于包衣的滑石粉为过 100 目筛的白色或微黄色细粉。为增加片剂的洁白度和吸收油状物，可加入 10%～20% 碳酸钙、碳酸镁（不适用于酸性药物）或适量淀粉。

（4）白蜡　用于包衣打光时增加衣层光泽，提高防潮性能。常选用虫蜡、蜂蜡、巴西棕榈蜡等，临用时粉碎。蜡粉的用量一般每 1 万片不超过 3～5g。白蜡用于包衣前应进行预处理，即以 80～100℃ 加热，通过六号筛以除去悬浮杂质，并加入约 2% 的二甲基硅油，冷却后备用。

2. 糖衣包衣过程

糖衣的包衣过程一般为：隔离层→粉衣层→糖衣层→有色糖衣层→打光。根据各品种的要求不同，有的工序可以省略或合并。

（1）隔离层　系指在片心上包不透水的隔离层，以防止糖浆中的水分浸入片心。常用的隔离层材料有：10% 玉米朊乙醇溶液、12%～20% 虫胶乙醇溶液等。采用低温干燥（30～50℃），一般需包 4～5 层。

（2）粉衣层　在隔离层外面包上一层较厚的粉衣层，以消除片心原有棱角，主要材料是糖浆和滑石粉。一般包 12～18 层。操作时应注意：①层层干燥。②干燥温度控制在 35～50℃。③糖浆和滑石粉的用量应适宜，开始几层滑石粉量随糖浆量逐步增加，到基本包平时糖浆量相对固定，而滑石粉大幅减少，以便过渡到糖衣层。中药片剂表面不平整，因此在开始几层糖浆与滑石粉量均应相对增加。④一般在粉衣层的第 1～4 层，加入糖浆搅拌均匀后，立即加入滑石粉，否则易使水分渗入片心，增加干燥困难。包完 4 层后包衣速度可适当放缓。

（3）糖衣层　包糖衣层的目的是利用糖浆在片剂表面缓缓干燥，蔗糖晶体连接而成坚实、细腻的薄膜，增加衣层的牢固性和美观度。除包衣物料仅用糖浆而不用滑石粉之外，包糖衣层与包粉衣层的方法基本相同。操作时每次加入糖浆后先停止吹风，待片剂表面略干后再加热吹风，一般干燥温度约为40℃，包10～12层。

（4）有色糖衣层　亦称色衣层，包衣物料是带颜色的糖浆。其目的是使衣层美观便于识别，同时避免药物见光分解破坏。具体操作方法与上述包糖衣层类似，一般包8～12层。操作时应注意：①待包色衣的片面应光滑细腻；②使用有色糖浆时，色素浓度应由浅到深，以免产生花斑；③含挥发油类或片心本身颜色较深的片剂，均应包深色衣。

（5）打光　是指在衣层表面擦上一层极薄虫蜡，其目的是增加片剂光泽和表面疏水性。打光前应先停止包衣锅转动，使片面微量的水分在室温下慢慢散失，然后开启包衣锅把所需蜡粉的2/3量撒入片中，随包衣锅转动即产生光滑表面，再慢慢加入剩余的蜡粉，直至衣面极为光亮，将片剂取出，移至石灰干燥橱内放置12～24h或硅胶干燥器内放置10h吸湿干燥，以除去残余水分，即可。

（二）薄膜衣

薄膜衣系指在片心外包裹比较稳定的高分子聚合物衣膜，固膜层较薄而得名。有关薄膜包衣片的文献最早发表在1930年，但直到1954年才由美国雅培公司生产出第一批市售薄膜包衣片。此后，随着生产设备和工艺的不断改进和完善，特别是近年来高分子分散体乳胶包衣技术的迅速发展，目前薄膜衣已基本取代了糖衣。其优点为：片心增重少（薄膜衣片重仅增加2%～4%，而糖衣可使片重增加（50%～100%），工时短而成本低，片面美观并可以印字，包衣操作可以自动化等。

常用薄膜包衣工艺有有机溶剂包衣法和水分散体乳胶包衣法。采用有机溶剂包衣时包衣材料用量较少，表面光滑、均匀但必须严格控制有机溶剂残留量。水分散体乳胶包衣法不使用有机溶剂，安全，但与有机溶剂包衣法相比增重较多。

1.薄膜衣材料

薄膜衣处方组成通常包括成膜材料、增塑剂、着色剂和掩蔽剂、溶剂以及其他辅助材料等。薄膜衣材料必须具备以下性能：①能充分溶解或均匀分散于适宜的介质中，易于包衣操作；②在规定的pH值条件下溶解或崩解；③能形成坚韧连续的薄膜，且美观光洁，对光线、热、湿度均稳定；④无毒，无不良的臭味；⑤能与色素及其他材料混合使用等。

（1）成膜材料　薄膜衣成膜材料按衣层作用的性质可分为胃溶型、肠溶型及水不溶型3种，见表14-1。

表14-1　常用薄膜衣成膜材料

类型	包衣材料
胃溶型	HPMC、HPC、PVP、Eudragit E、国产丙烯酸树脂Ⅳ号
肠溶型	CAP、HPMCP、PVAP、Eudragit L、Eudragit S、国产丙烯酸树脂（Ⅱ号、Ⅲ号）
水不溶型	乙基纤维素、Eudragit RL、Eudragit RS

① 胃溶型成膜材料。该类材料可在水或胃液中溶解。

a.羟丙基甲基纤维素（HPMC）。该类材料是广泛应用的薄膜包衣材料。本品在无水乙醇、乙醚或丙酮中几乎不溶，能溶解于任何pH值的胃肠液内，在冷水中能溶胀成澄清或微浑浊的胶体溶液；具有极优良的成膜性能，膜透明坚韧，包衣时无黏结。

b.羟丙基纤维素（HPC）。其溶解性能与HPMC相似，常用2%水溶液包薄膜衣，但在干燥过程中易产生较大的黏性，不易控制，且具有一定吸湿性，为此，可加入少量滑石粉改善或与其他薄膜衣材料混合使用。

c.Ⅳ号丙烯酸树脂。该类材料是目前常用的胃溶型薄膜衣材料，具有成膜性能较好、形成的包衣膜光滑、平整，在胃中溶解迅速，且具有一定防潮性能等优点。丙烯酸树脂类聚合物国外商品名为Eudragit，其中Ⅳ号丙烯酸树脂与Eudragit E性状类似，可溶于乙醇等有机溶剂，不溶于水。

d. 聚维酮（PVP）。本品易溶于水及多种溶剂，形成的衣膜坚固，有一定的吸湿性。

② 肠溶型成膜材料。此类材料系指具有耐酸性，在胃液中不溶解，但在肠液或pH较高的水溶液中可以溶解的成膜材料。片剂是否包肠溶衣取决于药物性质和使用目的。凡属遇胃液性质不稳定的药物，如胰酶片；对胃刺激性太强的药物，如口服锑剂；作用于肠道的驱虫药、肠道杀菌药，或需要其在肠道延长作用时间的药物，如痢速宁片等，均需包肠溶衣。

a. 丙烯酸树脂类。此类材料系甲基丙烯酸与甲基丙烯酸甲酯的共聚物，根据聚合组成比例不同有不同种规格。常用于肠溶型薄膜衣材料的丙烯酸树脂类聚合物为丙烯酸树脂Ⅱ号和Ⅲ号（相应于国外Eudragit L型和Eudragit S型树脂），可溶于乙醇、甲醇或异丙醇与二氯甲烷（1:1）或异丙醇与丙酮（1:1）的混合溶剂中。成膜性良好，其中Ⅱ号树脂包衣时不易粘连，但外观较差；Ⅲ号树脂成膜性能较好，外观细腻，光泽优于Ⅱ号树脂，但包衣时易粘连。因此，为获得较好包衣效果，常将二者配比使用。

b. 邻苯二甲酸醋酸纤维素（CAP）。本品不溶于水和乙醇，但能溶于丙酮或乙醇与丙酮的混合溶剂。包衣时一般用8%～12%的乙醇丙酮混合液，成膜性能好，操作方便，包衣后的片剂不溶于胃酸，但能溶于pH5.8～6.0的缓冲液中。同时，胰酶可促进CAP消化，因此在小肠上端（微酸性及消化酶的环境下）能使CAP衣溶化。但CAP具有吸湿性，若发生水解则产生游离酸和醋酸纤维素，导致其在肠液中不溶解。因此，本品常与增塑剂或疏水性辅料配合应用，增加衣膜韧性及增强包衣层的抗透湿性。

其他高分子材料如羟丙甲纤维素酞酸酯（HPMCP）、醋酸羟丙甲纤维素琥珀酸酯（HPMCAS）等也可作为肠溶型薄膜衣材料。

③ 水不溶型成膜衣材料。该类材料是指在水中不溶解的薄膜衣材料，如乙基纤维素（EC）和醋酸纤维素等。该类材料可溶解于丙酮等有机溶剂，成膜性能良好。为改善衣膜通透性，控制衣膜释放速率，常加入适量释放速度调节剂。

（2）增塑剂　凡能使聚合物材料增强塑性的物质称为增塑剂。在薄膜包衣处方组成中，增塑剂是非常重要的组分之一，具有增强聚合物成膜性和可塑性的作用。在适宜用量时还可改善衣膜对基底的黏附状态。增塑剂通常是沸点高、较难挥发的液体或低熔点的固体。根据增塑剂的溶解性质，可分为水溶性增塑剂（如甘油、PEG、丙二醇等）和脂溶性（如蓖麻油、邻苯二甲酸酯、枸橼酸酯、甘油三醋酸酯等）增塑剂。

在选择增塑剂时，持久性和相容性是两个关键因素。持久性是增塑剂作用的持续时间，增塑剂可存在于成膜聚合物中维持其作用，因此需要具有较低蒸气压和扩散速率；相容性是指增塑剂应能够与聚合物相混溶。

（3）释放速度调节剂　又称致孔剂，主要为一类易溶于水的物质，如氯化钠、PEG、表面活性剂。含这类调节剂的薄膜衣，一旦遇到水，水溶性调节剂迅速溶解，留下一个多孔膜作为扩散屏障。薄膜衣材料不同调节剂选择不一样，如吐温、HPMC等常作为乙基纤维素致孔剂。常用于缓释片、控释片及脉冲片的包衣。

（4）分散剂与着色剂　在包衣过程中为防止片剂粘连，常加入适宜的固体粉末起分散作用。如丙烯酸树脂中常加入滑石粉、硬脂酸镁，乙基纤维素中常加入胶态二氧化硅等。加入着色剂的目的是为了易于识别片剂类型及改善产品外观，掩盖有色斑的片心等。但加入着色剂后，可能会出现薄膜拉伸强度和韧性下降的现象。

2. 薄膜衣的包衣方法

薄膜包衣的方法是将包衣液直接雾化喷洒在片心表面，并同时进行干燥的过程。常选用埋管包衣机、流化床包衣机和高效包衣机，其一般包衣工艺流程如图 14-10 所示。

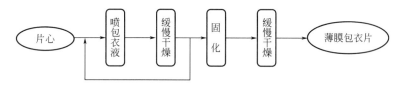

图 14-10　薄膜包衣的工艺流程

操作过程如下：①将片心置入预热的包衣锅内，锅内有适宜形状的挡板；②喷入适量的包衣液，使片心表面均匀润湿；③吹入缓和热风使溶剂蒸发（温度最好不高于 40℃，以免干燥过快，出现"皱皮"和"起泡"现象，也不能干燥过慢，以免出现"粘连"和"剥落"现象）；④重复操作第②与③步使片心增重至符合要求；⑤多数薄膜衣需要在室温或略高于室温下放置 6~8h，使薄膜衣固化；⑥若使用有机溶剂，应在 50℃ 下继续缓慢干燥 12~24h，以除尽残余有机溶剂。

四、片剂包衣的常见问题与解决方法

1. 片剂包糖衣过程中出现的问题与解决方法

（1）糖浆粘锅　由于糖浆量过多，黏性过大，且搅拌不均匀所致。应保持糖浆的含糖量恒定，用量适宜，锅温不宜过低。

（2）脱壳或掉皮　片心未能及时干燥会产生掉皮现象。在包衣时应注意层层干燥。

（3）片面裂纹　产生片面裂纹可能有以下几方面的原因：①糖浆与滑石粉比例不当，干燥温度过高，速率过快，粗糖晶析出而产生片面裂纹。为此，应注意糖浆与滑石粉的用量，控制干燥温度与速率。②衣层过脆，缺乏韧性，此时可适量加入塑性较强的材料或使用增塑剂。③在北方严寒地区可能由于片心和衣层的膨胀系数差异较大，低温时衣层脆性过强所致，应注意贮藏温度。

（4）花斑或色泽不均匀　产生该现象的原因较多：若由于片面粗糙不平，粉衣层和糖衣层未包匀，或粉衣层过薄，片面着色不均，则可适当增加粉衣层厚度；若有色糖浆用量过少，未搅拌均匀，则选用浅色糖浆，分散均匀；若衣层未干就打光，则洗去蜡料，重新包衣；若因中药片剂受潮稳定性下降，则调整处方或改善工艺。

2. 片剂包薄膜衣过程中出现的问题与解决方法

（1）碎片粘连和剥落　由于包衣液加入的速度过快，未能及时干燥，而导致片剂相互粘连，重新分离时从一个片面上剥下衣膜碎片粘在另一片面上。出现该情况时，应适当降低包衣液的加入速率，提高干燥速率。

（2）起皱和橘皮膜　主要因衣膜尚未铺展均匀，已被干燥导致。有波纹出现，即有起皱现象，喷雾时高低不平如橘皮样粗糙面。出现该情况时，应立即调整蒸发速率，且在前一层衣层未完全干燥前添加适量包衣液。

（3）起泡和桥接　薄膜衣下表面有气泡或刻字片衣膜使标志模糊，表明膜材料与片心表面之间黏着力不足，前者称为起泡，后者称为桥接。此时需改进包衣液组成、增加片心表面粗糙度，或在片心内添加能与衣膜内某些成分形成氢键的物质如微晶纤维素等，以提高衣膜与片心表面的附着力。另外，在包衣材料中使用增塑剂可提高衣膜的塑性。操作时降低干燥温度，延长干燥时间，也利于克服上述现象。

（4）色斑和起霜　色斑系指可溶性着色剂在干燥过程中迁移至表面而分布不均匀所产生的斑纹。起霜系指有些增塑剂或组成中有色物质在干燥过程中迁移到包衣表面，呈灰暗色且色泽不均匀的现象。有色物料在包衣液中分布不均匀，也会出现色斑现象。在配制包衣液时，须注意着色剂或增塑剂与成膜材料间的亲和性及与溶剂的相溶性，充分搅拌，并延长包衣时间，缓慢干燥。

（5）出汗　衣膜表面有液滴或呈油状薄膜。原因主要是包衣溶液的配方组成不当，组成间有配伍禁忌。须调整包衣液的处方予以解决。

（6）崩边　由于包衣液喷量少、包衣锅转速过快而导致片心边缘附着包衣液量少造成。出现该情况时，应适当提高包衣液的加入速率，降低包衣锅的转速，提高衣膜强度和附着力。

五、举例

例 14-1：穿心莲片（全浸膏片）

【处方】穿心莲 1000g。

【制法】取穿心莲，用 85％乙醇热浸提取 2 次，每次 2h，合并提取液，滤过，滤液回收乙醇，浓缩至适量，加糊精糖粉适量，制成颗粒，干燥，压制成 1000 片（小片）或 500 片（大片），包糖衣或薄膜衣，即得。

【性状】本品为糖衣片或薄膜衣片，除去包衣后显灰褐色至棕褐色；味苦。

【功能与主治】清热解毒，凉血消肿。用于邪毒内盛、感冒发热、咽喉肿痛、口舌生疮、顿咳劳嗽、泄泻痢疾、热淋涩痛、痈肿疮疡、毒蛇咬伤等。

【用法与用量】口服。一次 2～3 片（小片），一日 3～4 次；或一次 1～2 片（大片），一日 3 次。

例 14-2：牛黄解毒片（半浸膏片）

【处方】人工牛黄 5g，雄黄 50g，石膏 200g，大黄 200g，黄芩 150g，桔梗 100g，冰片 25g，甘草 50g。

【制法】以上 8 味，雄黄水飞成极细粉；大黄粉碎成细粉；人工牛黄、冰片研细；其余黄芩等四味加水煎煮 2 次，每次 2h，滤过，合并滤液，滤液浓缩成稠膏或干燥成干浸膏，加入大黄、雄黄粉末，制粒，干燥，再加入人工牛黄、冰片粉末，混匀，压制成 1000 片（大片）或 1500 片（小片）或包糖衣或薄膜衣，即得。

【性状】本品为素片、糖衣片或薄膜衣片，素片或包衣片除去包衣后显棕黄色；有冰片香气，味微苦、辛。

【功能与主治】清热解毒。用于火热内盛、咽喉肿痛、牙龈肿痛、口舌生疮、目赤肿痛。

【用法与用量】口服。小片一次 3 片，大片一次 2 片，一日 2～3 次。

例 14-3：安胃片（全粉末片）

【处方】醋延胡索 63g，枯矾 250g，海螵蛸（去壳）187g。

【制法】以上 3 味，粉碎成细粉，过筛，混匀，加蜂蜜 125g 与适量的淀粉制成颗粒，干燥，压制成 1000 片，或包薄膜衣，即得。

【性状】本品为类白色至浅黄棕色的片；或为薄膜衣片，除去包衣后显浅黄棕色；气微，味涩、微苦。

【功能与主治】行气活血，制酸止痛。用于气滞血瘀所致的胃脘刺痛、吞酸嗳气、脘闷不舒；胃及十二指肠溃疡、慢性胃炎见上述证候者。

【用法与用量】口服。一次 5～7 片，一日 3～4 次。

例 14-4：黄藤素片（提纯片）

【处方】黄藤素 300g。

【制法】取黄藤素，加适量辅料制成软材，制颗粒，干燥，压成 3000 片（小片），即得；或压成 1000 片（大片）或 3000 片（小片），包薄膜衣，即得。

【性状】本品为素片或薄膜衣片，素片或薄膜衣片除去包衣后显黄色；味苦。

【功能与主治】清热解毒。用于妇科炎症、菌痢、肠炎、呼吸道及泌尿道感染、外科感染、眼结膜炎。

【用法与用量】口服。大片一次 1 片，小片 2～4 片，一日 3 次。

第五节　片剂的质量检查

一、重量差异

检查法：取供试品 20 片，精密称定总重量，求得平均片重后，再分别精密称定每片的重量，每片重量与平均片重比较（凡无含量测定的片剂或有标示片重的中药片剂，每片重量应与标示片重比较），按表中的规定，超出重量差异限度的不得多于 2 片，并不得有 1 片超出限度 1 倍，如表 14-2 所示。

表 14-2　片剂重量差异限度

平均片重或标示片重	重量差异限度
0.30g 以下	±7.5%
0.30g 及 0.30g 以上	+5%

糖衣片的片心应检查重量差异并符合规定，包糖衣后不再检查重量差异。薄膜衣片应在包薄膜衣后检查重量差异并符合规定。

凡规定检查含量均匀度的片剂，一般不再进行重量差异检查。

二、崩解时限

崩解时限系指片剂在规定条件下全部崩解溶散或成碎粒，除不溶性包衣材料外，应全部通过筛网。如有少量不能通过筛网，但已软化或轻质上漂且无硬心者，可作符合规定论。除另有规定外，凡规定检查溶出度、释放度或分散均匀性的片剂，不再进行崩解时限检查。

检查法：将吊篮通过上端的不锈钢轴悬挂于支架上，浸入 1000mL 烧杯中，并调节吊篮位置使其下降至低点时筛网距烧杯底部 25mm，烧杯内盛有温度为 37℃±1℃ 的水，调节水位高度使吊篮上升至高点时筛网在水面下 15mm 处，吊篮顶部不可浸没于溶液中。

除另有规定外，中药浸膏片、半浸膏片和全粉片，取供试品 6 片，分别置上述吊篮的玻璃管中，每管加挡板 1 块，启动崩解仪进行检查，全粉片各片均应在 30min 内全部崩解；浸膏（半浸膏）片各片均应在 1h 内全部崩解。如果供试品黏附挡板，应另取 6 片，不加挡板按上述方法检查，应符合规定。如有 1 片不能完全崩解，应另取 6 片复试，均应符合规定。

中药薄膜衣片，按上述装置与方法检查，并可改在盐酸溶液（9→1000）中进行检查，每管加挡板 1 块，各片均应在 1h 内全部崩解。如果供试品黏附挡板，应另取 6 片，不加挡板按上述方法检查，应符合规定。如有 1 片不能完全崩解，应另取 6 片复试，均应符合规定。

中药糖衣片，按上述装置与方法检查，每管加挡板 1 块，各片均应在 1h 内全部崩解，如果供试品黏附挡板，应另取 6 片，不加挡板按上述方法检查，应符合规定。如有 1 片不能完全崩解，应另取 6 片复试，均应符合规定。

肠溶衣片按上述装置与方法，先在盐酸溶液（9→1000）中检查 2h，每片均不得有裂缝、崩解或软化现象；然后将吊篮取出，用少量水洗涤后，每管加挡板 1 块，再按上述方法在磷酸盐缓冲液（pH6.8）中进行检查，1h 内应全部崩解。如有 1 片不能完全崩解，应另取 6 片复试，均应符合规定。

泡腾片取 1 片，置 250mL 烧杯中（烧杯内盛有 200mL 水，水温为 20℃±5℃），有许多气泡放出，当片剂或碎片周围的气体停止逸出时，片剂应溶解或分散在水中，无聚集的颗粒剩留，除另有规定外，同法检查 6 片，各片均应在 5min 内崩解。如有 1 片不能完全崩解，应另取 6 片复试，均应符合规定。

三、硬度与脆碎度

片剂的生产、运输等过程中由于受到震动或摩擦，可能造成片剂的破损，影响应用。片剂应有足够的硬度，以保证剂量准确。其次，片剂的硬度过大会在一定程度上影响片剂的崩解度和释放度。因此，在片剂的生产过程中要加以控制。药典虽未作统一规定，但各生产单位都有各自的内控标准。

1. 硬度

测定硬度常用的仪器有国产片剂四用仪（有径向加压测定强度的装置）和孟山都硬度测定器。一般认为，用孟山都硬度测定器测定片剂的硬度应不低于 4kg；用国产片剂四用仪，中药压制片硬度在 2～3kg，化学药物压制片小片在 2～3kg，大片在 3～10kg 为佳。

2. 脆碎度

片剂脆碎度是反映片剂抗震耐磨能力的指标。《中国药典》现行版四部通则"特殊检查法"中规定，采用片剂脆碎度检查仪测定。测定方法如下：片重为 0.65g 或以下者取若干片，使其总重约为 6.5g，片重大于 0.65g 者取 10 片。用吹风机吹去片剂脱落的粉末，精密称重，置圆筒中，转动 100 次。取出，同法除去粉末，精密称重，减失重量不得过 1%，且不得检出断裂、龟裂及粉碎的片。本试验一般仅作 1 次。如减失重量超过 1%，应复测 2 次，3 次的平均减失重量不得过 1%，并不得检出断裂、龟裂及粉碎的片。

四、溶出度

溶出度系指活性药物从片剂、胶囊剂或颗粒剂等普通制剂在规定条件下溶出的速率和程度，在缓释制剂、控释制剂、肠溶制剂及透皮贴剂等制剂中也称释放度。片剂服用后，在胃肠道中要先经过崩解和溶出两个过程，然后才能透过生物膜吸收发挥药效。为了有效地控制固体制剂质量，可以采用血药浓度法或尿药浓度法等体内测定法推测吸收速度，但以此作为产品的质量控制是有实际困难的，而体外溶出度测定法则为一种简便的质量控制方法。一般片剂需测定崩解时限，但崩解度合格并不保证药物可以快速且完全地从崩解形成的细粒中溶出，也就不保证疗效。

因此，在片剂中对以下情况除规定崩解时限外，还要进行溶出度的测定以控制或评定其质量：①含有在消化液中难溶的药物；②与其他成分容易相互作用的药物；③在久贮后溶解度降低的药物；④剂量小、药效强、副作用大的药物。凡检查溶出度的片剂，不再进行崩解时限的检查。

五、含量均匀度

含量均匀度系指单剂量的固体制剂、半固体制剂和非均相液体制剂的每片（个）含量符合标示量的程度。除另有规定外，片剂每一个单剂标示量小于 25mg 或主药含量小于每一个单剂重量 25% 者均应检查含量均匀度。凡检查含量均匀度的片剂，一般不再检查重量差异。

六、微生物限度

以动物、植物、矿物来源的非单体成分制成的片剂、生物制品片剂，以及黏膜或皮肤炎症或腔道等局部用片剂（如口腔贴片、外用可溶片、阴道片、阴道泡腾片等），照《中国药典》现行版四部通则"非无菌产品微生物限度检查法"检查，应符合规定。规定检查杂菌的生物制品片剂，可不进行微生物限度检查。

思考题

1. 软材、湿颗粒、干颗粒分别应符合哪些要求？湿颗粒干燥时应注意什么？
2. 压片前为什么要整粒？压片前处理有哪些内容？
3. 什么是挤出制粒、流化制粒、喷雾制粒、快速搅拌制粒？各自的特点是什么？
4. 片剂的质量检查项目有哪些？片剂在什么情况下需要检查溶出度？

第十五章　气体动力剂型

【学习目的】
　　1.掌握：气体动力剂型的含义与特点；气雾剂、喷雾剂与粉雾剂的含义与特点；气雾剂的组成、处方设计与制备方法；
　　2.熟悉：药物肺部吸收的生理基础；影响药物肺部吸收的因素。
　　3.了解：喷雾剂与粉雾剂的制备；气雾剂、喷雾剂与粉雾剂的质量检查。

第一节　概　　述

一、气体动力剂型的含义与特点

　　气体动力剂型（gas dynamics formulation）系将药物以雾化方式通过皮肤、黏膜等途径给药，起局部或全身治疗作用的一类剂型。其可分为气雾剂、喷雾剂与粉雾剂。

　　不同剂型的气体动力来源与雾化机制不同。气雾剂是借助于抛射剂急剧气化所产生的压力将药物从容器中喷出，喷雾剂是借助于压缩气体及手动机械泵将药物喷出，粉雾剂则由患者主动吸入。

　　气体动力制剂尤以气雾剂在临床应用最为广泛。目前中药气雾剂品种较少，原因在于气雾剂本身固有的特性，为了达到理想的雾化压力，使药物在肺部吸收充分，抛射剂需在处方中占较大比例，这就要求药物的药理作用要强、剂量要小等。而中药复方通常药味较多、剂量较大、活性成分理化性质各异，纯化工艺、质量控制难度均较高，加上气雾剂单次有限的给药量、抛射剂品种较少等原因制约了中药气雾剂的发展壮大。

　　近年来，具有高效、速效优势的气体动力剂型，在呼吸系统、心血管系统、外科和皮肤科等的疾病治疗上发挥了重要作用。其中，气体动力剂型经肺吸入是其主要和常用给药途径，肺部特殊的生理构造决定了气体动力剂型肺部吸收具有特殊优势。

二、药物肺部吸收的生理基础

　　人体呼吸系统的特殊结构是气体动力剂型中药物吸收的生理基础，决定了药物吸收的速度和程度。肺部吸入给药具有较快的吸收速度，接近于静脉注射，是哮喘急性发作等肺部疾病治疗与急救的首选剂型之一。呼吸系统由口、鼻、咽喉、气管、支气管、细支气管、肺泡管及肺泡组成，肺泡是人体气-血交换的场所，也是气体动力剂型中药物吸收的主要部位。研究发现人体肺泡数量众多，约有 3 亿～4 亿个，总有效吸收表面积高达 $200m^2$。肺泡壁厚度仅 $0.1～0.5\mu m$，由单层上皮细胞所构成，伴随着丰富的毛细血管网，与肺泡接触的毛细血管总面积约 $100m^2$。药物到达肺泡即可迅速吸收显效，不亚于静脉注射。巨大的吸收面积、丰富的毛细血管、极短的转运距离、充沛的血流量，构成气体动力剂型药物肺部良好吸收的生理基础。

三、影响药物肺部吸收的因素

1. 药物粒径

呼吸道从上到下分支增多，直径降低，对药物微粒的截留能力增加；纤毛运动下降，对微粒的排除能力降低。粒径是药物呼吸系统分布的决定性因素。超过 $10\mu m$ 的微粒大部分沉积在上呼吸道黏膜上，粒径 $3\sim10\mu m$ 者多沉积于支气管，$2\mu m$ 以下的雾化粒子才能到达肺泡，小于 $0.5\mu m$ 的微粒进入肺泡后大部分可随气流而被呼出，导致肺部沉积率很低。故吸入气雾剂的微粒大小以 $0.5\sim5\mu m$ 为宜（图 15-1）。

2. 药物性质

由于呼吸道对异物的特殊敏感性，气体动力剂型中的药物最好能溶解于呼吸道分泌液中，否则将对呼吸道产生机械刺激性。呼吸道上皮细胞膜为类脂膜，气体动力剂型药物主要以被动转运方式完成肺部吸收。药物分子量、脂溶性、吸湿性等性质影响吸收速率。分子量较小的药物易于被吸收。小分子化合物易于穿越肺泡壁而吸收较快，高分子化合物则难以被肺泡吸收。脂溶性药物经肺泡壁脂质双分子膜以被动扩散方式吸收，少部分由微孔吸收，故油/水分配系数较大的药物吸收速度较快；吸湿性大的药物在通过湿度很高的呼吸道时极易聚集而滞留，影响药物微粒的沉积并进入肺泡，从而妨碍药物吸收。

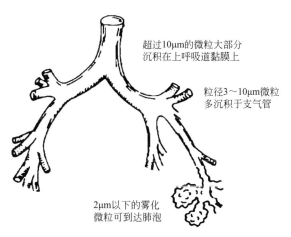

超过10µm的微粒大部分沉积在上呼吸道黏膜上

粒径3～10µm微粒多沉积于支气管

2µm以下的雾化微粒可到达肺泡

图 15-1　气体动力剂型药物肺吸收途径

3. 呼吸气流

进入呼吸道的药物微粒沉积受重力沉降、惯性嵌入、布朗运动三种作用的影响。空气到达支气管以下部位时，由于肺部的特殊生理结构，气流速度逐渐减慢，多为层流状态，药物微粒容易沉积。气体动力剂型呼吸系统沉积率与人体呼吸量成正比，而与呼吸频率成反比。深而长的呼吸可获得较大的肺泡沉积率而有利于药物肺部吸收。

4. 其他因素

气体动力剂型制剂处方组成、给药装置结构等直接影响药物微粒的大小和性质、粒子喷出速度，进而影响药物吸收。粒子喷出的初速度大，则被咽喉部拦截的越多，可使药物的肺泡沉积率下降，选择适宜的抛射剂和附加剂种类及用量、设计合理的给药装置均有助于改善药物吸收。新型药物载体，如脂质体等，能够有效延长药物的肺部滞留时间或延缓药物释放，将在气体动力剂型研发中扮演重要角色。

第二节　气雾剂

一、概述

（一）气雾剂的含义

气雾剂（aerosol）系指原料药物或原料药物和附加剂与适宜的抛射剂共同装封于具有特制阀门系统的耐压容器中，使用时借助抛射剂的动力将内容物呈雾状物喷出，用于肺部吸入或直接喷至腔道黏膜、皮肤的制剂。内容物喷出后呈泡沫状或半固体状的气雾剂便可称为泡沫剂。

古代用莨菪加热水置于瓶中,以其气雾治疗牙虫;用胡荽加水煮沸,取其香气治疗痘疹等,均为气雾剂的雏形。近年来,气雾剂已在诸多领域发挥重要作用,例如心血管系统用于心绞痛急性发作的宽心气雾剂;呼吸系统用于止咳平喘的华山参气雾剂和治疗上呼吸道感染的双黄连气雾剂;外科和皮肤黏膜用药的云南白药气雾剂,治疗急性湿疹的湿疡气雾剂;用于腔道给药治疗疾病的鼻炎气雾剂、耳用气雾剂等。

(二)气雾剂的特点

1.气雾剂的优点

气雾剂具有以下优点:①气雾剂喷出物为雾粒或雾滴,可直达吸收或作用部位,具有速效作用;②药物封闭于密闭容器中,避免与外界接触,不易被微生物污染,保持清洁,提高了药物稳定性;③通过阀门控制剂量,喷出的雾粒微小且分布均匀,使用方便,用药剂量较为准确;④吸入给药可避免胃肠道破坏、副作用和肝脏首过效应,并减少局部给药的疼痛与刺激;⑤使用方便,提高患者的顺应性,通过控制内容物不同的喷出形态可获得不同的治疗效果。

2.气雾剂的缺点

气雾剂具有以下缺点:①可因罐体封装不严密、抛射剂泄漏而使抛射剂所产生的蒸气压下降或失效;②抛射剂会在容器内部产生一定的内压,遇热或受撞击易发生爆炸,具有一定安全隐患;③制备气雾剂需要耐压容器、阀门系统、冷却和灌装的特殊机械设备,生产成本较高,操作繁琐;④气雾剂的抛射剂具有高度挥发性,且抛射剂气化产生的制冷效应易引起受伤皮肤的不适与刺激;⑤因肺部吸收干扰因素较多,吸入用气雾剂往往吸收不完全;⑥氟氯烷烃类抛射剂会对心脏产生不利影响。

(三)气雾剂的质量要求

溶液型气雾剂的药液应保持澄清;乳状液型气雾剂的液滴在液体介质中应分散均匀;混悬型气雾剂应将药物和附加剂充分混匀制成稳定的混悬液;吸入用气雾剂的药粉粒径应控制在 $10\mu m$ 以下,其中大多数应在 $5\mu m$ 以下,一般不使用饮片细粉。定量阀门气雾剂应喷射剂量准确,非定量阀门气雾剂喷射时应能持续喷出均匀的剂量。

(四)气雾剂的分类

1.按分散系统分类

按分散系统分类可分为溶液型、乳剂型、混悬型。

2.按给药途径分类

按给药途径分类可分为吸入气雾剂和非吸入气雾剂。吸入气雾剂系指经口吸入沉积于肺部的制剂,通常也被称为压力定量吸入剂,揿压阀门可定量释放药物。鼻用气雾剂系指经鼻吸入沉积于鼻腔的制剂,揿压阀门亦可定量释放药物。

3.按相的组成分类

按相的组成分类可分为二相气雾剂和三相气雾剂。

(1)二相气雾剂　由抛射剂的气相和药物与抛射剂混溶的液相组成,即气-液二相。

(2)三相气雾剂　可细分为以下三类。

① 药物水溶液与抛射剂不相混溶而分层,抛射剂密度大沉在容器底部,内容物包括部分气化抛射剂形成的气相、液化抛射剂相和固相,即气-液-固三相。

② 药物微粒和附加剂等微粉混悬在抛射剂中,内容物包括气相、液化抛射剂和固相,

即气-液-固三相，喷出物呈细粉状，又称为粉末气雾剂。

③ 药物的水溶液与液化抛射剂（相当于油相）制成乳状液，内容物包括气相、乳状液的内相和外相，又可分为 O/W 型气雾剂（抛射剂为内相）、W/O 型气雾剂（抛射剂为外相），目前应用较多的为 O/W 型。

二、气雾剂的组成

气雾剂由药物、附加剂、抛射剂、耐压容器和阀门系统组成。

（一）药物与附加剂

1. 药物

应采用适宜的浸提、分离、纯化、浓缩方法，以总提取物、有效部位（群）、有效成分等对中药进行预处理，以制备成中药气雾剂。

2. 附加剂

应根据气雾剂的类型、药物的理化性质，选择适宜的附加剂。各种附加剂应对呼吸道、皮肤或黏膜无刺激性。常用附加剂种类及品种有：①潜溶剂，如乙醇、丙二醇等；②乳化剂，如吐温、司盘等；③助悬剂，用于增加分散介质黏度的高分子物质（助悬剂）等；④其他，如增溶剂、润湿剂、抗氧剂、防腐剂、矫味剂等。

（二）抛射剂

抛射剂系抛射药物的动力，亦可兼做药物的溶剂和稀释剂。理想的抛射剂为适宜的低沸点液态气体，常压下沸点低于室温，常温下蒸气压大于大气压，当阀门打开时，压力突然降低，抛射剂急剧气化带动药物以雾状微粒喷出。抛射剂应无毒、无致敏性、无刺激性及无易燃易爆性，不与药物及容器发生反应，且价格低廉。

氟氯烷烃（又称氟利昂）为气雾剂性质优良的抛射剂，但由于其可破坏大气层，产生温室效应，国际社会全面停止生产和使用含有氟氯烷烃的气雾剂，并已研制出代用品。

1. 抛射剂的分类

（1）氢氟烷烃（HFA）类　不含氯元素，对大气臭氧层不造成破坏，温室效应被认为是氟氯烷烃的最佳代用品。其在人体内残留少，毒性低，化学性质稳定，应用前景非常广阔。主要品种有四氟乙烷（HFA-134a）、七氟丙烷（HFA-227a）及二氟乙烷（HFA-152a）等。四氟乙烷的主要缺点是温室效应潜能高，且我国生产能力较低；七氟丙烷安全，但价格昂贵，且温室效应潜能高。两者的性状均与低沸点的氟利昂类似，通常二者合用。至今全球已有 14 家公司获准上市数十个含 HFA 的定量吸入气雾剂（MDI）；二氟乙烷温室效应潜能低，因不产生光化学反应，不属于挥发性有机物，可用作局部用气雾剂的抛射剂。

（2）二甲醚（DME）　又称甲醚，为无色气体，沸点 $-24.9\,^{\circ}\!C$，室温下蒸气压约为 0.5MPa，有诸多优良性质：①常温下性质稳定，不易自氧化；②安全性高，毒性低，无致癌性；③良好的水溶性，尤其适合于水溶性气雾剂；④对极性物质和非极性物质具有良好溶解性，兼有抛射剂和溶剂的双重功能；⑤压力适宜，易于液化；⑥具有易燃性，美国 FDA 并未批准用于吸入气雾剂。

（3）压缩气体　常用的有二氧化碳（CO_2）、氮气（N_2）、一氧化二氮（N_2O）等，此类抛射剂化学性质稳定，但其液化气体常温下蒸气压过高，对容器耐压性要求高，目前较少用于气雾剂，多用于喷雾剂。

（4）碳氢化合物　常用丙烷、正丁烷、异丁烷等。其化学性质稳定，密度、沸点低，不含卤素，无环境保护问题，无水解，可用于含水的气雾剂，但易燃、易爆，不宜单独使用，常与其他类别抛射剂混合使用，获得适当的蒸气压和密度，降低其易燃性。异丁烷在国外已广泛用作外用气雾剂的抛射剂，但由于缺乏足够的吸入毒理数据，在吸入气雾剂中应用缓慢。

2. 抛射剂的用量

气雾剂喷射能力的强弱取决于抛射剂的用量及蒸气压，抛射剂的用量大，蒸气压高，喷射能力强，喷出的雾粒则细，反之则喷射能力弱、雾粒粗。抛射剂用量与气雾剂种类、用途有关。不同分散状态的气雾剂所需的抛射剂比例亦不一样。单一抛射剂往往难以达到要求，混合抛射剂可获得较理想的性能（喷射能力、蒸气压、密度、稳定性、溶解性和阻燃性等），可通过调整剂量、比例来达到调整喷射能力的目的。不同抛射剂混合后的总蒸气压由各自的蒸气压和摩尔数所决定。根据道尔顿气体分压定律，系统的总蒸气压等于系统中不同组分蒸气分压之和，由此可计算出混合抛射剂的蒸气压，见式（15-1）。

$$P_a = N_a P_a^0 = \frac{n_a}{n_a + n_b} P_a^0$$

$$P_b = N_b P_b^0 = \frac{n_b}{n_a + n_b} P_b^0 \tag{15-1}$$

$$P = P_a + P_b$$

式中，P 为混合抛射剂的总蒸气压；P_a 和 P_b 分别为抛射剂 A 和 B 的蒸气分压，P_a^0 和 P_b^0 分别为纯抛射剂 A 和 B 的蒸气压；N 和 n 分别为摩尔分数和摩尔数。

（三）耐压容器

耐压容器用于盛装药物、抛射剂和附加剂，要求容器具有稳定、耐压、耐腐蚀、价廉等特点，且不和药物及抛射剂发生反应。目前耐压容器主要有金属材质容器、塑料材质容器和玻璃材质容器等。

（1）金属容器　耐压性好，便于携带、运输，但其化学稳定性较差，对药液不稳定，通常在容器内壁涂以聚乙烯、环氧树脂等保护层以增强耐腐蚀性。

（2）玻璃容器　化学稳定性好，但耐压性和抗撞击性差，常在玻璃容器外壁覆以塑料防护层，一般用于压力和容积不大的气雾剂。

（3）塑料容器　质轻，耐压，有良好的抗腐蚀性及抗撞击性，但有较高的渗透性。

（四）阀门系统

阀门系统是控制药物和抛射剂从容器以雾状形式喷出的主要部件，其中定量阀门可精确控制给药剂量，其组成主要可分为以下几部分（图 15-2）。

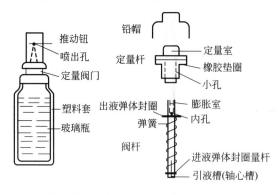

(a) 气雾剂装置外观　　(b) 气雾剂定量阀门部件

图 15-2　气雾剂定量阀门系统装置

（1）封帽　通常为铝制品，将阀门固封在容器上，必要时涂上环氧树脂。

（2）阀门杆　阀门的轴芯，常用尼龙或不锈钢制成，顶端与推动钮相接，其上端有内孔和膨胀室，其下端还有一段细槽以供药液进入定量室。

① 内孔，是阀门沟通容器内外的极细小孔，其大小关系到气雾剂喷射雾滴的粗细。内孔位于阀杆之内，平常被弹性封圈封在定量室之外，使容器内外不沟通。当按下推动钮时内孔进入定量室与药液相通，药液即通过它进入膨胀室，然后从喷嘴喷出。

② 膨胀室，在阀门杆内，位于内孔之上。药液由内孔进入膨胀室时，抛射剂因减压气化而骤然膨胀，以致使药液雾化、喷出，形成微细雾滴。

（3）橡胶封圈　通常由弹性良好的丁腈橡胶制成，分进液封圈和出液封圈两种。进液封圈紧套于弹簧之下的阀杆下端，托住弹簧，同时随着阀杆的上下移动而使进液槽打开或关闭，且封住定量室下端，阻止室内药液倒流。出液封圈紧套于弹簧之上、内孔之下的阀杆上端，随着阀杆的上下移动而使内孔打开或关闭，同时封住定量室的上端，使室内药液不致溢出。

（4）弹簧　由不锈钢制成，套于阀杆上，提供推动钮上升的弹力。

（5）定量室　由塑料或不锈钢制成，由上、下封圈控制药液不外逸，使喷出剂量准确。其容量为气雾剂每揿次的剂量，一般为 0.05～0.2mL。

（6）浸入管　由聚氯乙烯或聚丙烯制成，连接在阀门杆下端，为容器内药液向上输送到阀门系统的通道，其动力是抛射剂所产生的内压（图 15-3）。

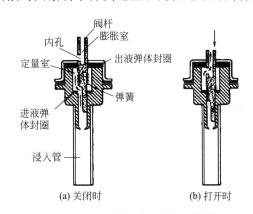

图 15-3　有浸入管的定量阀门系统装置

三、气雾剂的处方设计

气雾剂的药物形态可以是液体、半固体或固体粉末，其分散形式可以是溶解、乳化或混悬。

（一）溶液型气雾剂

溶液型气雾剂系药物直接或借助于潜溶剂溶解于抛射剂中或在潜溶剂的作用下与抛射剂混溶而成的均相分散体系，为二相气雾剂（气相与液相）。喷射后气化，药物分散为极细的雾滴而形成气雾，是气雾剂中应用最广泛的类型。

溶液型气雾剂应根据药物的性质选择适宜的附加剂。药物为醇溶性成分（如冰片）时，可直接溶于乙醇或抛射剂中；当有效成分不明确时，可加入甘油、丙二醇、乙醇等潜溶剂或聚山梨酯 80 等增溶剂，使药物和抛射剂混溶形成均相溶液。需考虑的因素有：①潜溶剂、增溶剂对药物溶解度与稳定性的影响；②喷出液滴的大小与表面张力对药物吸收的影响；③附加剂对用药部位的刺激性；④附加剂的肺部代谢或滞留特性对疗效和安全性的影响。

（二）乳状液型气雾剂

乳状液型气雾剂是指药物、抛射剂在乳化剂作用下，经乳化制成的乳状液气雾剂，为三相气雾剂。当抛射剂作为乳化液的内相时，喷出物为泡沫状，当抛射剂作为乳状液的外相时，喷出物为雾状。乳状液型气雾剂较常用，喷射的面积容易控制，喷射于皮肤表面后快速破裂的泡沫可较快地形成液膜。

制备乳状液型气雾剂需考虑的因素有：①合理选择抛射剂。当抛射剂蒸气压高且用量多时，形成黏稠、有弹性的泡沫，射程较远；当抛射剂的蒸气压低且用量少时，则形成柔软、平坦的湿泡沫。根据需要采用适宜的混合抛射剂，可使泡沫稳定持久，并快速崩裂而成药物薄膜。抛射剂用量一般为 8%～10%。②合理选择乳化剂。应根据药物性质和治疗需要，选择合适的乳化剂，其乳化性能好坏的指标为：产品在振摇时，应能完全乳化成很细的微粒，外观白色、均匀、细腻、柔软，具有适宜的稳定性，至少 1～2min 内部不分离，并能保证药液和抛射剂同时喷出。③药物的溶解性。药物可溶解在水相或油相中，形成 W/O 或 O/W 型乳剂。

（三）混悬液型气雾剂

混悬液型气雾剂系药物微粉化后分散于抛射剂中，形成的气-液-固相的非均相分散体系。当药物不溶于抛射剂或抛射剂与潜溶剂的混合液时，或潜溶剂不符合临床用药要求时，可制成混悬液型气雾剂。吸入气雾剂一般不使用药材细粉。由于分散体系的特殊性，可借鉴混悬型液体制剂的相关理论，采取稳定化措施以提高分散系统的稳定性，如添加助悬剂、润湿剂等。

制备混悬液型气雾剂需考虑的因素有：①水分含量。容器及所有组分需经干燥处理，否则药物易相互凝聚及粘壁，影响喷射剂量的准确性。②药物粒径。药物粒径过大，易沉降结块、堵塞阀门系统，影响给药剂量的准确性，且不利于吸收。③使用润湿剂。可增加体系的物理稳定性，在高度分散的药物细粉表面形成一层单分子膜，防止药物凝聚和重结晶化，且增加阀门系统的润滑和封闭性能。④使用助悬剂。减小混悬固体微粒与抛射剂的密度差，使其尽量相等，以减少药物粒子沉降。⑤采用蒸气压较高的抛射剂，促使药物微粒在喷出过程中尽可能地分散。

四、气雾剂的制备

（一）制备工艺流程

气雾剂的生产环境、用具和整个操作过程应避免微生物污染，其一般制备工艺流程如图 15-4 所示。

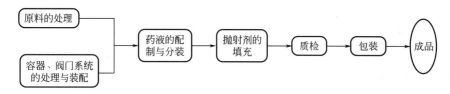

图 15-4　气雾剂的制备工艺流程

（二）气雾剂的制法

1. 原料的处理

根据处方中药材的性质，采用适宜的方法进行提取、分离、纯化，可减少气雾剂在贮存过程中杂质的析出，有利于增强稳定性，并可有效避免沉淀物堵塞喷嘴而影响药液喷出。

难溶性药物可制备成混悬液型气雾剂，需控制药物粒径在 $5\mu m$ 以下。

2. 容器、阀门系统的处理与装配

将容器洗净烘干，预热至 120～130℃，趁热浸入搪塑液中，使瓶颈以下黏附一层浆液，倒置，在 150～170℃烘干，备用。要求搪塑层能均匀地包裹容器内壁，使外表平整美观。

阀门零部件分别处理：①橡胶制品在 75% 乙醇中浸泡 24h，干燥备用；②塑料、尼龙零件洗净再浸入 95％乙醇中备用；③不锈钢弹簧在 1％～3％碱液中煮沸 10～30min，蒸馏水洗涤数次 pH 值中性，浸泡在 95％乙醇中备用。

3. 药液的配制与分装

按处方组成及所要求的气雾剂类型进行配制。将上述配制好的药液，定量分装在已准备好的容器内，安装阀门，轧紧封帽。

4. 抛射剂的填充

（1）压灌法　将配好的药物的乙醇溶液或水溶液室温下灌入容器内，再将阀门装上并轧紧，抽去内部空气，然后压入经滤过的定量液化抛射剂。

目前我国多用压灌法生产，设备简单，不需低温操作，抛射剂损耗较少，适于对水不稳定的药物。但因抛射剂需经阀门进入容器而生产速度较慢，且在使用过程中压力变化幅度较大。国外气雾剂生产主要采用高速旋转压装抛射剂的工艺，将容器输入、分装药液、驱赶空气、加轧阀门、压装抛射剂、产品包装输出为一体，生产设备系用真空抽除容器内空气，可定量压入抛射剂，产品质量稳定，生产效率高。

（2）冷灌法　药液冷却至 -20℃左右，抛射剂冷却至沸点以下至少 5℃。先将冷却的药液灌入容器中，随后灌入已冷却的抛射剂（也可两者同时灌入）。立即将阀门装上并轧紧。操作过程必须迅速完成，以减少抛射剂挥发造成的损失。

冷灌法操作简单、速度快，对阀门无影响；抛射剂在敞开情况下进入容器，空气易于排出，成品压力较稳定。但需制冷设备和低温操作，能耗较高，抛射剂损失较多。由于低温下水会结冰，故不适于乳剂或其他含水的处方。

五、气雾剂的质量检查

除另有规定外，气雾剂应按照《中国药典》现行版四部通则进行相关质量检查。吸入气雾剂除符合气雾剂项下要求外，还应符合吸入制剂项下的相关要求；鼻用气雾剂除符合气雾剂项下的要求外，还应符合鼻用制剂项下的相关要求。

（一）容器和阀门检查

气雾剂容器和阀门各部件尺寸精度和溶胀性应符合要求，不与内容物发生理化变化，能耐压。

（二）破损与漏气检查

（1）破损检查　将气雾剂放入有盖的铁丝篓内，浸没于 40℃±1℃的水浴中 1h（或 55℃、30min），取出冷至室温，拣去破裂及塑料保护不紧密的废品。

（2）漏气检查　将气雾剂称重，于室温直立 72h 以上，再称重，然后计算每瓶漏气的重量。

（三）喷射试验和装量检查

1. 非定量阀门气雾剂

（1）喷射速率　非定量气雾剂照下述方法检查，喷射速率应符合规定。

取供试品 4 瓶，除去帽盖，分别喷射数秒后，擦净，精密称定，将其浸入恒温水浴（25℃±1℃）中 30min，取出，擦干，除另有规定外，连续喷射 5s，擦净，分别精密称重，然后放入恒温水浴（25℃±1℃）中，按上法重复操作 3 次，计算每瓶的平均喷射速率（g/s），均应符合各品种项下的规定。

（2）喷出总量　非定量气雾剂照下述方法检查，喷出总量应符合规定。

取供试品 4 瓶，除去帽盖，精密称定，在通风橱内，分别连续喷射于已加入适量吸收液的容器中，直至喷尽为止，擦净，分别精密称定，每瓶喷出量均不得少于标示装量的 85％。

（3）装量　非定量气雾剂照最低装量检查法检查，应符合规定。

2.定量阀门气雾剂

（1）每瓶总揿次　定量气雾剂照吸入制剂相关项下方法检查，每瓶总揿次应符合规定。

（2）递送剂量均一性　定量气雾剂照吸入制剂相关项下方法检查，递送剂量均一性应符合规定。

（3）每揿主药含量　定量气雾剂照下述方法检查，每揿主药含量应符合规定。

取供试品 1 瓶，充分振摇，除去帽盖，试喷 5 次，用溶剂洗净套口，充分干燥后，倒置于已加入一定量吸收液的适宜烧杯中，将套口浸入吸收液液面下（至少 25mm），喷射 10 次或 20 次（注意每次喷射间隔 5s 并缓缓振摇），取出供试品，用吸收液洗净套口内外，合并吸收液，转移至适宜量瓶中并稀释至刻度后，按各品种含量测定项下的方法测定，所得结果除以取样喷射次数，即为平均每揿主药含量。每揿主药含量应为每揿主药含量标示量的 80％～120％。

（4）每揿喷量　定量气雾剂照下述方法检查，应符合规定。

取供试品 4 瓶，除去帽盖，分别揿压阀门试喷数次后，擦净，精密称定，揿压阀门喷射 1 次，擦净，再精密称定。前后两次重量之差为 1 个喷量。按上法连续测定 3 个喷量；揿压阀门连续喷射，每次间隔 5s，弃去，至 $n/2$ 次；再按上法连续测定 4 个喷量；继续揿压阀门连续喷射，弃去，再按上法测定最后 3 个喷量。计算每瓶 10 个喷量的平均值。除另有规定外，应为标示喷量的 80％～120％。

凡进行每揿递送剂量均一性检查的气雾剂，不再进行每揿喷量检查。

（四）粒度

除另有规定外，中药吸入用混悬型气雾剂若不进行微细粒子剂量测定，应作粒度检查。

取供试品 1 瓶，充分振摇，除去帽盖，试喷数次，擦干，取清洁干燥的载玻片一块，置距喷嘴垂直方向 5cm 处喷射 1 次，用约 2mL 四氯化碳小心冲洗载玻片上的喷射物，吸干多余的四氯化碳，待干燥，盖上盖玻片，移置具有测微尺的 400 倍显微镜下检视，上下左右移动，检查 25 个视野，计数，平均原料药物粒径应在 5μm 以下，粒径大于 10μm 的粒子不得过 10 粒。

除另有规定外，非定量气雾剂进行最低装量检查。

（五）无菌

除另有规定外，用于烧伤［除程度较轻的烧伤（Ⅰ°或浅Ⅱ°）外］、严重创伤或临床必需无菌的气雾剂，照无菌检查法检查，应符合规定。

（六）微生物限度

除另有规定外，照非无菌产品微生物限度检查：微生物计数法、控制菌检查法及非无菌药品微生物限度标准检查，应符合规定。

六、举例

例 15-1：复方丹参气雾剂（吸入气雾剂）

【处方】丹参 464g，三七 145.4g，冰片 8.25g。

【制法】以上三味，丹参加乙醇回流提取 1.5h，滤过，滤液回收乙醇并浓缩至适量，备用；药渣加 50％乙醇回流提取 1.5h，滤过，滤液回收乙醇并浓缩至适量，备用；药渣加水煎煮 2h，煎液滤过，滤液合并，浓缩至适量，与上述各浓缩液合并，减压干燥，粉碎成细粉，备用。三七用 70％乙醇回流提取 3 次，每次 1.5h，滤过，滤液合并，回收乙醇，减压干燥，粉碎成细粉，与丹参提取物细粉合并，用乙醇 625mL 分 3 次回流提取，每次 1.5h，提取液放冷后滤过，合并滤液，加入冰片使溶解，加乙醇至 650mL，加丙二醇 325mL、香蕉香精 6.25mL，加乙醇调整总量至 1000mL，混匀，放置，滤过，分装，即得。

【功能与主治】活血化瘀，理气止痛。用于气滞血瘀所致的胸痹，症见胸闷、心前区刺痛；冠心病心绞痛见上述证候者。

【用法与用量】口腔喷射，吸入。一次喷 1～2 下，一日 3 次；或遵医嘱。

例 15-2：麝香祛痛气雾剂（外用气雾剂）

【处方】人工麝香 0.33g，红花 1g，樟脑 30g，独活 1g，冰片 20g，龙血竭 0.33g，薄荷脑 10g，地黄 20g，三七 0.33g。

【制法】以上 9 味，取人工麝香、三七、红花分别用 50％乙醇 10mL 分 3 次浸渍，每次 7 天，合并浸渍液，滤过，滤液备用；地黄用 50％乙醇 100mL 分 3 次浸渍，每次 7 天，合并浸渍液，滤过，滤液备用；龙血竭、独活分别用乙醇 10mL 分 3 次浸渍，每次 7 天，合并浸渍液，滤过，滤液备用；冰片、樟脑加乙醇 100mL 搅拌使溶解，再加入 50％乙醇 700mL，混匀，加入上述各浸渍液，混匀；将薄荷脑用适量 50％乙醇溶解，加入上述药液中，加 50％乙醇至总量为 1000mL，混匀，静置，滤过，灌装，封口，充入抛射剂适量，即得。

【功能与主治】活血祛瘀，舒经活络，消肿止痛。用于各种跌打损伤、瘀血肿痛等。

【用法与用量】外用。喷涂患处，按摩 5～10min 至患处发热，一日 2～3 次；软组织扭伤严重或有出血者，将药液喷湿的棉垫敷于患处。

第三节　喷雾剂

一、概述

1. 喷雾剂的含义

喷雾剂（spray）系指原料药物或与适宜辅料填充于特制的装置中，使用时借助手动泵的压力、高压气体、超声振动或其他方法将内容物呈雾状物释出，用于肺部吸入或直接喷至腔道黏膜及皮肤等的制剂。目前喷雾剂以局部应用为主，随着喷雾装置的不断改进，发挥全身作用的喷雾剂品种不断增多。

2. 喷雾剂的特点

喷雾剂无需抛射剂，对大气环境无影响。处方、生产设备简单，成本较低。由于喷雾剂雾滴粒径较大（20～60μm），不适合于肺部给药，目前多局部用于治疗皮肤、黏膜等部位疾病。吸入及鼻用喷雾剂也可以发挥全身治疗作用。压缩气体在使用过程中不断损耗而使容器内部压力随之下降，不能维持恒定的喷射雾滴粒径、喷射量，限制了其应用。

3. 喷雾剂的分类

（1）按分散系统　可分为溶液型、乳剂型或混悬型。

（2）按用药途径　可分为呼吸道吸入、鼻用及用于皮肤、黏膜的非吸入喷雾剂。

（3）按给药定量与否　可分为定量喷雾剂和非定量喷雾剂。定量吸入喷雾剂系指通过定量雾化器产生供吸入用气溶胶的溶液、混悬液或乳液。

（4）按雾化原理分类　可分为喷射喷雾剂、超临界 CO_2 辅助喷雾剂和超声波喷雾剂。喷射喷雾剂又分为手动泵为动力和压缩气体为动力两种。

4. 喷雾剂质量要求

溶液型喷雾剂的药液应澄清；乳剂型喷雾剂的液滴在液体介质中应分散均匀；混悬型喷

雾剂应将药物细粉和附加剂充分混匀，形成稳定的混悬液，一般不使用饮片细粉。经雾化器雾化后供吸入用的雾滴（粒）大小应控制在 $10\mu m$ 以下，其中大多数应在 $5\mu m$ 以下。

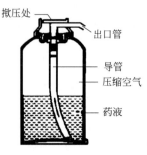

图 15-5　喷雾剂装置

二、喷雾剂的装置

以压缩气体为动力的传统喷雾剂给药装置通常由两部分构成，一部分是起喷射药物作用的喷雾装置，另一部分为盛装药物溶液的容器，如图 15-5 所示。

一般选择金属容器，如不锈钢容器或马口铁制的容器，内壁涂以聚乙烯树脂为底层、环氧树脂为外层复合防护膜，可大大提高其耐腐蚀性。灌装前应逐一检查容器耐压性，确保用药安全。其阀门系统与气雾剂类似，但阀门杆内孔一般有 3 个，且比较大，便于物质流动。

目前出现了智能型喷射雾化器、超声波雾化器等新型喷雾装置，大大提高了雾化传递效率，较干粉吸入剂更易于应用，可避免患者吸气与喷射给药不协调的问题。

三、喷雾剂的制备

（一）制备工艺流程

喷雾剂的制备工艺流程如图 15-6 所示。

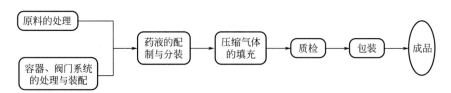

图 15-6　喷雾剂的制备工艺流程

（二）喷雾剂的制法

1. 原料的处理及容器、阀门系统的处理与装配

原料的处理及容器、阀门系统的处理与装配同气雾剂的要求。

2. 药液的配制与分装

喷雾剂内容物根据药物性质、制备要求及临床需要，可配成溶液、乳剂、混悬液等不同类型。根据需要可加入增溶剂、助溶剂、抗氧剂、防腐剂、助悬剂、乳化剂、pH 值调节剂等附加剂。除另有规定外，在制剂确定处方时，该处方的抑菌效力应符合抑菌效力检查法的规定。所加附加剂对皮肤或黏膜应无刺激性。经皮给药的喷雾剂可加入适宜的透皮促渗剂。所使用的应符合相关质量要求，对呼吸道、皮肤、黏膜无刺激性、毒性和致敏性。

药液应在相关品种要求的洁净环境下配制并及时灌封于灭菌的干燥容器中。普通喷雾剂应在避菌环境下配制，各种用具、容器等须用适宜方法清洁、消毒，在制备过程中应注意防止微生物污染。用于烧伤、创伤或溃疡用喷雾剂应在无菌环境下配制，各种用具、容器等须用适宜方法清洁、灭菌。

3. 压缩气体的填充

制备喷雾剂时，需要施加较压缩气体高的压力，以保证内容物能全部用完，因此要求喷雾剂容器必须具有较高的牢固性，能承受较高的内压。喷雾剂大多采用氮气、二氧化碳或一氧化二氮等压缩气体为喷射药液的动力，使用前应经过净化处理，供呼吸道吸入的喷雾剂大多采用氮气或二氧化碳。氮气溶解度较小，化学性质稳定，无异臭，不改变药液 pH 值。二氧化碳水溶性较高，但可降低改变药液 pH 值，不利于药物的稳定性，因此制约了其应用。

药液灌封后随即装上阀门系统（雾化装置），轧紧帽盖，压入压缩气体，即可。

四、喷雾剂的质量检查

按照《中国药典》现行版四部通则进行喷雾剂相关质量检查。吸入喷雾剂除符合喷雾剂项下要求外，还应符合吸入制剂相关项下要求；鼻用喷雾剂除符合喷雾剂项下要求外，还应符合鼻用制剂相关项下要求。

1. 每瓶总喷次

多剂量定量喷雾剂照下述方法检查，应符合规定。

取供试品 4 瓶，除去帽盖，充分振摇，照使用说明书操作，释放内容物至收集容器内，按压喷雾泵（注意每次喷射间隔 5s 并缓缓振摇），直至喷尽为止，分别计算喷射次数，每瓶总喷次均不得少于其标示总喷次。

2. 每喷喷量

除另有规定外，定量喷雾剂照下述方法检查，应符合规定。

取供试品 4 瓶，照使用说明书操作，分别试喷数次后，擦净，精密称定，再连续喷射 3 次，每次喷射后均擦净，精密称定，计算每次喷量，连续喷射 10 次，擦净，精密称定，再按上述方法测定 3 次喷量，继续连续喷射 10 次后，按上述方法再测定 4 次喷量，计算每瓶 10 次喷量的平均值。除另有规定外，均应为标示喷量的 80%～120%。凡规定测定每喷主药含量或递送剂量均一性的喷雾剂，不再进行每喷喷量的测定。

3. 每喷主药含量

除另有规定外，定量喷雾剂照下述方法检查，每喷主药含量应符合规定。

取供试品 1 瓶，照使用说明书操作，试喷 5 次，用溶剂洗净喷口，充分干燥后，喷射 10 次或 20 次（注意喷射每次间隔 5s 并缓缓振摇），收集于一定量的吸收溶剂中，转移至适宜量瓶中并稀释至刻度，摇匀，测定。所得结果除以 10 或 20，即为平均每喷主药含量，每喷主药含量应为标示含量的 80%～120%。凡规定测定递送剂量均一性的喷雾剂，一般不再进行每喷主药含量的测定。

4. 递送剂量均一性

除另有规定外，定量吸入喷雾剂、混悬型和乳液型定量鼻用喷雾剂应检查递送剂量均一性，照吸入制剂或鼻用制剂相关项下方法检查，应符合规定。

5. 微细粒子剂量

除另有规定外，定量吸入喷雾剂应检查微细粒子剂量，照吸入制剂微细粒子空气动力学特性测定法检查，照各品种项下规定方法测定，计算微细粒子剂量，应符合规定。

6. 装量差异

除另有规定外，单剂量喷雾剂照下述方法检查，应符合规定。

取供试品 20 个，照各品种项下规定的方法，求出每个内容物的装量与平均装量。每个的装量与平均装量相比较，超出装量差异限度的不得多于 2 个，并不得有 1 个超出限度 1 倍。凡规定检查递送剂量均一性的单剂量喷雾剂，一般不再进行装量差异的检查。

7. 装量

非定量喷雾剂照最低装量检查法检查，应符合规定。

8. 无菌

除另有规定外，用于烧伤〔除程度较轻的烧伤（Ⅰ°或浅Ⅱ°）外〕、严重创伤或临床必需无菌的喷雾剂，照无菌检查法检查，应符合规定。

9. 微生物限度

除另有规定外，照非无菌产品微生物限度检查：微生物计数法、控制菌检查法及非无菌药品微生物限度标准检查，应符合规定。

第四节　粉雾剂

一、概述

1. 粉雾剂的含义

粉雾剂（powder aerosol）系指借特制的给药装置将微粉化的药物喷出，由患者主动吸入或喷至腔道黏膜，发挥全身或局部作用的一种给药系统。粉雾剂是在传承气雾剂优点的基础上，综合粉体学知识而发展起来的新剂型，由于其使用方便，不含抛射剂，药物呈粉状，干扰因素少，而日益受到患者的欢迎。随着制药技术的发展，粉雾剂有望成为肺部给药极具潜力的剂型之一。

2. 粉雾剂的特点

吸入粉雾剂具有诸多优点：①药物到达肺部后吸收迅速，起效快，无肝脏首过效应，直接进入血液循环，有利于发挥全身作用；②无胃肠道刺激或降解作用，保持药物稳定性、提高机体顺应性；③可用于胃肠道难以吸收的水溶性大的药物；④起局部作用的药物，可明显降低给药剂量，毒副作用小；⑤患者主动吸入药粉，克服了药物释放与吸入不协调的问题，降低了药物副作用发生率；⑥无抛射剂，避免了抛射剂快速蒸发产生的冷却效应；⑦药物剂量准确，无超剂量给药的危险。

非吸入粉雾剂系指药物或与载体以胶囊或泡囊形式，采用特制的干粉给药装置，将雾化药物喷至腔道黏膜的制剂，常用于咽喉炎的治疗。

外用粉雾剂系指药物与适宜的附加剂灌装于特制的干粉给药器具中，使用时借助外力将药物喷至皮肤或黏膜的制剂。

3. 粉雾剂的分类

粉雾剂按照用途可以分为吸入粉雾剂、非吸入粉雾剂和外用粉雾剂。

吸入粉雾剂是粉雾剂中最受关注的一类，系指固体微粉化原料药物单独或与合适载体混合后，以胶囊、泡囊或多剂量贮库形式，采用特制的干粉吸入装置，由患者吸入雾化药物至肺部的制剂，主要用于治疗哮喘和慢性气管炎等呼吸系统疾病。根据吸入部位的不同，可分为经鼻吸入粉雾剂和经口吸入粉雾剂。

二、粉雾剂的组成

1. 药物与附加剂

（1）药物　药物微粉化是成功制备吸入粉雾剂的关键。应严格控制粒径在 $10\mu m$ 以下，其中大多数应在 $5\mu m$ 以下。

（2）附加剂　药物经微粉化后，粉粒容易发生聚集，粉末的荷电性和吸湿性会影响分散性。配制粉雾剂时，可加入适宜的附加剂，如稀释剂、润滑剂等，以改善粉末的流动性和分散性，使填充的剂量更加准确。如药物本身即可形成松散聚集的颗粒，有较好的流动性，吸入时又可分散成微小粒子时，可不加附加剂。

附加剂的要求：①与药物有适当的亲和力，混合不分离，在吸入时可随药物迅速分散于气流中；②附加剂的粒径一般在 $70\sim100\mu m$；③无毒、无刺激性。

目前粉雾剂常用的稀释剂有乳糖、葡聚糖、木糖醇、甘露醇、木糖醇等，常用的润滑剂有硬脂酸镁和胶体二氧化硅等。

2. 给药装置

吸入粉雾剂由粉末吸入装置和供吸入的干粉组成，在避菌环境下配制。合适的吸入装置是肺部给药系统的关键部件。根据干粉的计量形式，将吸入装置分为胶囊型、泡囊型与多剂量贮库型。

（1）胶囊型　药物干粉装于硬胶囊中，使用时刺破载药胶囊，患者用力吸入，药粉便于从胶囊中吸进给药室中，并在气流作用下进入呼吸道。

（2）泡囊型　药物分剂量装于铝箔的水泡眼中，装入相应的吸入装置。刺破泡罩铝箔后释放药粉，由吸嘴吸入药物。

（3）贮库型　将多剂量药物贮存于装置中，用时旋转，单剂量药物释出、吸入。患者无须自行装药，使用方便。

三、粉雾剂的制备工艺流程

粉雾剂的制备工艺流程如图 15-7 所示。

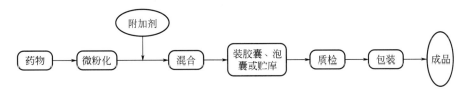

图 15-7　粉雾剂的制备工艺流程

四、粉雾剂的质量检查

照《中国药典》现行版四部通则吸入制剂项下方法检查，吸入粉雾剂含量均匀度、装量差异、排空率、每瓶总吸次、每吸主药含量、微生物限度等均应符合要求。

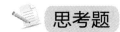 思考题

1. 气雾剂由几个部分组成？
2. 气雾剂与喷雾剂的区别是什么？
3. 影响全身作用的气雾剂吸收的因素有哪些？

第十六章　其他剂型

【学习目的】
　　1.掌握：胶剂、膜剂、涂膜剂、涂剂、锭剂的含义与特点。
　　2.熟悉：以上各剂型所用的辅料及制备工艺。
　　3.了解：以上各剂型的质量检查。

第一节　胶　　剂

一、胶剂的含义与特点

1. 含义

胶剂（gelatin）系指将动物皮、骨、甲或角等，用水煎取胶质，浓缩成稠胶状，经干燥后制成的固体块状内服制剂，一般呈长方块或小方块。制备时加入酒、糖、油等辅料，其主要成分为动物胶原蛋白及其水解产物，尚含多种微量元素。根据所用原料的不同可以分为皮胶、骨胶、甲胶、其他胶类等。胶剂多供内服，具有补血、止血及妇科调经等功效，可用于治疗虚劳、羸瘦、吐血、衄血、崩漏、腰腿酸软等症。胶剂常见的有阿胶、黄明胶、鹿角胶、鳖甲胶、霞天胶等，以阿胶应用最多，多单用或配伍其他药味组方使用，用前需烊化。

胶剂为我国特产，临床应用历史悠久。早在西汉《五十二病方》中就有以葵种汁煮胶治疗疾病之记载。汉代《神农本草经》中已有"白胶"（即鹿角胶）和"阿胶"（即傅致胶）的应用，并论及了阿胶的产地和原料。书中记载，阿胶"生东平郡，煮牛皮作之，出东阿"。可见阿胶最初是用牛皮熬制的。至唐代，人们发现用驴皮熬的阿胶，药用功效更好，便将牛皮改为驴皮，并沿用至今。李时珍《本草纲目》中将阿胶与人参、鹿茸并称"中药三宝"。

2. 特点

胶剂是中药传统剂型，质量稳定性好，产品易于贮藏和运输，但其制备工艺复杂，很多工艺参数不易掌握，难以实现自动化。

二、胶剂的原辅料

1. 原料的选择

优质的胶剂原料是出胶率和产品质量的保证，需严格挑选。胶剂原料均应取自健康强壮的动物。

（1）皮类　剥取皮张的季节影响原料的质量。以"冬板"质量最好，"春秋板"质量次之，"伏板"质量最差。阿胶所用驴皮以毛色灰黑、张大、质厚、伤少无病者为佳，黄明胶所用的黄牛皮则以毛色灰黄的北方黄牛为佳。

（2）角类 有"砍角"与"脱角"之分。"砍角"质重，质地坚硬有光泽，角中含有血质，角尖对光照视呈粉红色，质佳；"脱角"为养殖自然脱落，质轻，表面无光泽，质次；"霜脱角"为野外自然脱落，经受风霜侵蚀，质白有裂纹，其质最差，不堪采用。

（3）龟甲与鳖甲 以个大、质厚、未经水煮者为佳。龟甲为乌龟的背甲及腹甲，其腹甲习称"龟板"，板大质厚，颜色鲜明者称"血板"，其质佳。以产于洞庭湖一带者最为著名，俗称"汉板"，对光照之微呈透明，色粉红，又称"血片"。鳖甲为鳖科动物鳖的背甲，活杀未煮者为优。作为食材煮过的鳖甲不能使用。

（4）豹骨与狗骨 以骨骼粗大、质地坚实之新品为佳。

2. 辅料的选择

胶剂所用辅料有糖、油、酒、明矾等。辅料的质量也直接影响胶剂的成型和质量。

（1）冰糖 以色白洁净无杂质者为佳。加冰糖可提高胶剂的透明度和硬度，并矫味。如无冰糖，也可用白糖替代。

（2）油类 以新鲜纯净无杂质的植物油为佳，如花生油、豆油、麻油等，酸败者禁用。加植物油可降低胶的黏度，便于切胶，在浓缩收胶时，锅内气泡也容易逸散。

（3）酒类 首选黄酒，白酒次之。加酒的目的是矫味、矫臭；出胶前加入黄酒还有利于气泡逸散。

（4）明矾 以色白洁净者为佳。加明矾可沉淀胶液中的泥沙等杂质，提高成品胶的洁净度和透明度。

（5）阿胶 某些胶剂在浓缩收胶时，常加入少量阿胶，目的是增加黏度，易于凝固成型，在药理上也可发挥协同作用。

三、胶剂的制备

（一）制备工艺流程

胶剂的制备工艺流程如图 16-1 所示。

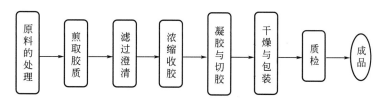

图 16-1 胶剂的制备工艺流程

（二）胶剂的制法

1. 原料的处理

原料上附着的毛、脂肪、筋、膜、血等杂质者必须去除，才适于煎胶。处理方法随原料种类的变化而稍有不同。胶剂所用原料应用水漂洗或浸漂，除去非药用部分，切成小块或锯成小段，再次漂净。

（1）皮类

① 浸泡：为了便于保存，一般将采收的皮类干燥。使用之前需浸泡数日（夏季 3 日，冬季 6 日，春秋季 4～5 日），每日需换水 1 次，以防止浸泡的皮类发酵变臭，挥发性碱性物质含量增加，进而影响胶剂的质量。

② 刮削：待皮质柔软后，用刀刮去腐肉、脂肪、筋膜及毛。大量生产时可用蛋白分解酶除毛。

③ 洗皮：将刮好的皮切成 20cm×20cm 左右的小方块，置滚筒式洗皮机中，加水旋转洗涤适当时间，用清水冲洗去泥沙，再置蒸球中，加投皮量 3 倍左右 2% 的碳酸钠或 2% 的皂角水，加热至皮皱缩卷起，用水洗至中性，以除去脂肪及可能存在的驴皮腐败产物，如三甲胺、尸胺、酪胺、色胺、甲基吲哚、吲哚等小分子含氮物质，同时可降低挥发性盐基氮的含量，消除腥臭气味。

（2）骨角类　可用水浸洗，除去腐肉筋膜（夏季 20 日，冬季 45 日，春秋季 30 日），每日换水 1 次，取出后亦可用碱水或皂角水洗除油脂，再以水反复冲洗净。

2. 煎取胶汁

（1）直火煎煮法　加水应浸没过原料，锅中应有一层多孔的假底或竹帘，以免原料因锅底温度过高而焦化。煎胶所用火力，不宜太大，一般以保持锅内煎液微沸即可。需及时补充挥发的水分，以免水分减少影响胶质的煎出。直火加热生产工具简单，但劳动强度大，卫生条件差，且生产周期长。

（2）蒸球加压煎煮法　加压煎煮，可提高工效约 30 倍，降低能耗约 40%，提高出胶率约 15%。其操作关键是控制适宜的压力、煎煮时间和加水量，并定时排气。

蒸汽压力：以 0.08MPa（表压）为佳。若压力过大，温度过高，氨基酸可部分发生分解反应，挥发性盐基氮的含量增高，使臭味增加。若温度过低，水解时间短，胶原蛋白水解不充分，平均分子量偏高，胶液黏度大，凝胶切胶时易发生粘刀现象；同时，由于胶液中混有较多的大质点颗粒，使胶质的网状结构失去平衡，干燥后易碎裂成不规则的小胶块。

煎煮时间：8～48h，反复 3～7 次，至煎出液中清淡、胶质甚少为止，最后一次可将原料残渣进行压榨，收集全部煎液。

加水量：一般加水量应浸没原料。加水量过多增加能耗，且会使金属离子含量增加。

排气：在加压煎煮过程中，还应定时减压排气，以减少挥发性盐基氮的含量。如用蒸球加压煎煮驴皮，以 0.08MPa 蒸汽压力，每隔 60min 排气一次为佳。

3. 滤过澄清

煎出的胶液，应趁热用六号筛滤过后再进行沉淀处理。由于胶汁黏度较大，杂质不易沉降，一般加入 0.05%～0.1% 的明矾（先用水将其溶解后加入），搅拌，静置数小时，待杂质沉降完全后，取上层澄清胶汁，用板框压滤机滤过。

4. 浓缩收胶

取所得澄清胶汁，先用薄膜蒸发去除大部分水分，再移至蒸汽夹层锅中，继续浓缩，不断搅拌并除去表面浮沫。随着胶液浓度增大，应防止焦煳。浓缩至胶液不透纸（将胶液滴于桑皮纸上，四周无水迹）、含水量约 26%～30%、相对密度为 1.25 左右时，加入豆油，搅匀，再加入冰糖，搅拌使全部溶解，继续浓缩至胶液"挂旗"时，在强力搅拌下加入黄酒，此时锅底产生大量气泡，俗称"发锅"，待胶液无水蒸气逸出时出锅。

浓缩时应注意以下问题：①浓缩是使胶原蛋白进一步水解及除去杂质和水分的过程。随着胶原蛋白水解，颗粒质点变小，分子量变小，疏水性成分与亲水性成分也逐步分离，混悬于胶液中。由于水分不断减少，胶液中金属离子浓度增大，离子的电性可中和混悬粒子的微量电荷，使其聚结成疏松的粒子团，相对密度较小而上浮。浓缩过程不断打沫，可除去此类水不溶性杂质。②浓缩的胶液在常温下应能凝固，浓缩程度不够，含水分过多，成品胶块在干燥后常出现四周高、中间低的"塌顶"现象。③各种胶剂的浓缩程度不同，如鹿角胶应防止"过老"，否则成品色泽不够光亮，且易碎裂；龟甲胶浓缩稠度应大于驴皮胶、鹿角胶等，否则不宜凝成胶块。

5. 凝胶与切胶

将浓缩到合适浓度的胶液，趁热倾入均匀涂布少量麻油的凝胶盘内，在 8～12℃环境下放置 12～24h，即凝成胶块，此过程称为胶凝，得到的固体胶状物称为凝胶，俗称胶坨。然后将凝胶切成一定规格的小片，俗称"开片"。要求刀口平整，一刀切过，不得留有刀口痕迹。

6. 干燥与包装

将胶片摊放在晾胶床或竹帘上，置于有空调防尘设备的晾胶室内，使其在阴凉并有微风的条件下干燥。一般每隔 2～5 日将胶片翻动 1 次，使两面水分均匀散发，以免胶片发生弯曲现象。数日后，待胶片干燥至一定程度时装入木箱，密闭，使内部水分向胶片表面扩散，此过程称为"闷胶"，亦称"伏胶"。约 2～3 日后，再将胶片取出摊晾。数日后，又将胶片置木箱中闷胶 2～3 日，如此反复操作 2～3 次，即可达到所需干燥程度。

晾胶车间采用空调制冷技术，解决了传统工艺在高温季节不能生产的问题，而且可使胶片的干燥时间缩短至原来的一半左右，胶剂的外观改善，洁净度也有很大程度的提高。

胶片充分干燥后，在紫外线灭菌车间包装。包装前，用酒精或 60℃左右水微湿的粗棉布擦拭胶片表面，使之六面光亮，布纹清晰，再晾至表面干燥，经紫外线消毒后，用朱砂或金箔印上品名后装盒。

胶剂成品应置阴凉干燥处密闭贮藏，防止受潮、受热、发霉变质等；但也不可过分干燥，以免胶片碎裂。

四、胶剂的质量检查

（1）水分　取供试品 1g，置扁形称量瓶中，精密称定，加水 2mL，置水浴上加热使溶解后再干燥，使厚度不超过 2mm，照《中国药典》现行版四部通则"水分测定法"测定，不得过 15.0%。

（2）总灰分　照《中国药典》现行版四部通则"灰分测定法"测定，应符合规定。

（3）重金属　照《中国药典》现行版四部通则"重金属检查法"检查，应符合规定。

（4）砷盐　照《中国药典》现行版四部通则"砷盐检测法"检查，应符合规定。

（5）微生物限度　照《中国药典》现行版四部通则"非无菌产品微生物限度检查法"检查，应符合规定。

五、举例

例 16-1：阿胶

【处方】驴皮 100kg，冰糖 6.6kg，豆油 3.4kg，黄酒 2kg。

【制法】将驴皮浸泡去毛，切块洗净，分次水煎，滤过，合并滤液，浓缩（可分别加入适量的黄酒、冰糖及豆油）至稠膏状，冷凝，切块，晾干，即得。

【性状】本品呈长方形、方形块或丁状。棕色至黑褐色，有光泽。质硬而脆，断面光亮，碎片对光照视呈棕色半透明状。气微，味微甘。

【功能与主治】补血滋阴，润燥，止血。用于血虚萎黄、眩晕心悸、肌痿无力、心烦不眠、虚风内动、肺燥咳嗽、劳嗽咯血、吐血尿血、便血崩漏、妊娠胎漏。

【用法与用量】3～9g。烊化兑服。

第二节 膜　　剂

一、膜剂的含义与特点

1. 含义

膜剂（membrane）系指原料药物与适宜的成膜材料经加工制成的膜状制剂，供口服或黏膜用。膜剂较薄，一般不超过 1mm；面积大小依据临床需要而定。膜剂可分为单剂量膜剂和多剂量膜剂，多剂量膜剂应有分格压痕，便于临床用药。

2. 特点

膜剂制备方法简单，工艺参数易于掌握，不需要大型设备，适于小规模制备和大生产；生产过程无粉尘，利于劳动保护；药物含量准确，质量稳定，使用方便，能满足多种给药途径，根据成膜材料的性质和制备工艺，可以制备不同释药速度的膜剂及多层膜剂；质量轻，体积小，便于携带、贮藏和运输。但膜剂载药量小，不适于剂量较大的药物。

二、膜剂的组成

1. 药物

原料质量规格应符合药典规定，应能溶解或混悬在成膜体系中。量少的贵重药应粉碎成极细粉，一般中药材应经过提取纯化浓缩成稠膏备用。

2. 成膜材料

理想的成膜材料应具备：①性质稳定、无毒无刺激；②不妨碍组织愈合，对机体生理功能无影响；③与原料药物兼容性好，不影响药效；④成膜、脱膜性能好；⑤来源广泛，价格低廉。

常用的成膜材料有天然和合成的高分子化合物。天然的高分子材料如明胶、胶原、虫胶、琼脂、海藻酸、玉米朊、白及胶等。合成的高分子材料如聚乙烯醇（PVA）、丙烯酸树脂、纤维素衍生物（羧甲基纤维素、乙基纤维素、甲基纤维素等）、乙烯-醋酸乙烯共聚物、PVP 等，其中聚乙烯醇的成膜性能及膜的抗拉强度、柔韧性、吸湿性、水溶性最理想。

天然的高分子材料中以白及胶最为常用。白及胶是中药白及中提取的黏液质，本身具有消炎、止血、收敛的作用，用于口腔、鼻腔等溃疡创面较为理想，遇水能迅速膨胀，在患处形成一层保护层。白及与水 1∶8 比例制得的浆液黏度大，制成的膜剂具有较好的柔韧性和抗拉性。

合成的高分子材料中以聚乙烯醇（PVA）最为常用。PVA 为白色片状、絮状或粉末状固体，无臭无味。易溶于水，不溶于大多数有机溶剂。PVA 是由醋酸乙烯酯聚合后经 KOH 醇溶液降解（降解的程度称为醇解度）而得，降解的实质为聚醋酸乙烯酯的水解，按水解取代基的个数计醇解度，以醇解度 88% 最好。

PVA 的物理性质受化学结构、醇解度、聚合度的影响。聚乙烯醇的聚合度越大，分子量越大，水溶液黏度增大，成膜后的强度提高，但水中溶解性、成膜后伸长率均下降。PVA 的型号常取平均聚合度的千、百位数放在前面，将醇解度的百分数放在后面，如 17-88 即表示聚合度为 1700，醇解度为 88%。制备膜剂常用 05-88 和 17-88 两种型号。两种材料以适当的比例混合使用可制得综合性能良好的膜剂。

PVA 的毒性、刺激性很小，在消化道大部分不吸收，作为药物载体、释放药物后，80%PVA 在应用 48h 内由肠道排出。

3. 附加剂

（1）增塑剂　增塑剂为膜剂中最主要的附加剂。增塑剂可增加膜剂的柔韧性和抗拉强度。常用的增塑剂有甘油、乙二醇、山梨醇、三醋酸甘油酯等。

（2）其他辅料　可根据需要，在膜剂制备时添加着色剂、遮光剂、矫味剂、填充剂、润湿剂等。着色剂如食用色素；遮光剂如二氧化钛；矫味剂如蔗糖、甜叶菊糖等；填充剂如淀粉、碳酸钙、二氧化硅等；润湿剂如聚山梨酯80、十二烷基硫酸钠、豆磷脂等。质量均应符合药用辅料标准。

三、膜剂的制备

膜剂制备时应根据给药途径的不同，对环境及设备器具进行适当的洁净和灭菌处理。膜剂的制备方法有涂膜法和热塑法，以涂膜法为常用。

1. 涂膜法制备膜剂的工艺流程

涂膜法制备膜剂的工艺流程如图16-2所示。

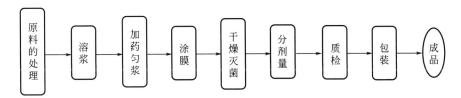

图16-2　涂膜法制备膜剂的工艺流程

2. 制法

（1）溶浆　取成膜材料用水或适宜的溶剂浸泡，使溶胀或溶解（必要时加热），滤过。

（2）加药匀浆　可溶性药物及附加剂可直接加至浆液中，搅拌溶解，形成具有一定黏度的浆液；难溶性药物需制成极细粉或微晶，先与甘油或聚山梨酯研匀，再与浆液混合均匀，静置去除气泡。

（3）涂膜　将含药浆液均匀涂布在载体上，形成规定厚度和宽度的涂层。少量制备可用玻璃板手工涂布，大生产一般用涂膜机，如图16-3所示。

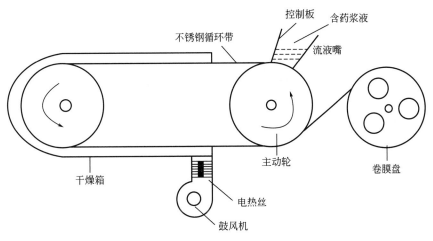

图16-3　涂膜机示意图

（4）干燥灭菌　涂层经热风（80～100℃）干燥成膜并灭菌。

（5）分剂量　干燥后的药膜经含量测定，根据临床需要剂量计算药膜面积，按单剂量进行切割或分格，包装即得。

（6）包装　除另有规定外，膜剂应密封贮存，防止受潮、发霉和变质。膜剂所用的包装材料应无毒性、能够防止污染、方便使用，并不能与原料药物或成膜材料发生理化作用。

四、膜剂的质量检查

1.重量差异

照下列方法检查应符合规定。检查法：除另有规定外，取供试品 20 片，精密称定总重量，求得平均重量，再分别精密称定各片的重量。每片重量与平均重量相比较，按表 16-1 的规定，超出重量差异限度的不得多于 2 片，并不得有 1 片超出限度的 1 倍。凡进行含量均匀度检查的膜剂，一般不再进行重量差异检查。

表 16-1　膜剂重量差异限度

平均重	重量差异限度
0.02g 及 0.02g 以下	±15%
0.02g 以上至 0.20g	±10%
0.20g 以上	±7.5%

2.微生物限度

照《中国药典》现行版四部通则"非无菌产品微生物限度检查法"检查，应符合规定。

五、举例

例 16-2：溃疡药膜

【处方】硫酸新霉素 1g，克霉唑 1g，盐酸达克罗宁 0.5g，冰片 10g，山梨醇 5g，醋酸氢化可的松 125mg，羧甲基纤维素钠 6g，山梨醇 5g，水适量。

【制法】取山梨醇与羧甲基纤维素钠，溶于 180～185mL 热水中制成浆液，另取硫酸新霉素、克霉唑、盐酸达克罗宁、冰片、醋酸氢化可的松研细过筛，加至胶液中充分研磨混匀，倾于涂有少量液体石蜡的玻璃板上，制成厚度约为 1mm 的薄膜，于 80℃烘干后切成 2cm×2cm 的规格，密封包装即得。

【性状】本品为白色至微黄色半透明薄膜。

【功能主治】抗口腔黏膜溃疡。

【用法与用量】贴敷。每次 1 片，贴于患处。

第三节　涂膜剂

一、涂膜剂的含义与特点

涂膜剂（plastics）系指原料药物溶解或分散于含成膜材料的溶剂中，涂搽患处后形成薄膜的外用液体制剂。涂膜剂使用时涂布于患处，有机溶剂迅速挥发，形成薄膜保护患处，并缓慢释放药物起治疗作用。涂膜剂一般用于无渗出液的损害性皮肤病等。

涂膜剂制备工艺简单，无需特殊设备，不用裱褙材料，使用方便。对某些皮肤病有较好的治疗作用，如过敏性皮炎、神经性皮炎、牛皮癣等。

二、涂膜剂的组成

1.成膜材料

涂膜剂常用的成膜材料有：聚乙烯醇缩甲乙醛、聚乙烯醇缩丁醛、聚乙烯吡咯烷酮、丙烯酸树脂、火棉胶、聚乙烯醇-124 等。

2.附加剂

（1）增塑剂　常用有甘油、丙二醇、邻苯二甲酸二丁酯等。

（2）溶剂　常用丙酮、乙醇等有机溶剂，可单独或混合使用。涂膜剂应稳定，根据需要可加入抑菌剂或抗氧剂。除另有规定外，在制剂确定处方时，该处方抑菌效力应符合《中国药典》现行版四部通则"抑菌效力检查法"的规定。必要时可加其他附加剂，所加附加剂对皮肤或黏膜应无刺激性。

三、涂膜剂的制备

涂膜剂的一般制备方法：先将成膜材料溶解，如果药物溶于溶剂，可以将药物及附加剂直接溶解在成膜材料液中，混匀皆可。如以中药为原料，应先用适宜的方法提取，制成乙醇液或丙酮液，再混入成膜材料液中。

四、涂膜剂质量检查

（1）装量　除另有规定外，照《中国药典》现行版四部通则"最低装量检查法"检查，应符合规定。

（2）无菌　除另有规定外，用于烧伤［除程度较轻的烧伤（Ⅰ°或浅Ⅱ°）外］或严重创伤的涂膜剂，照《中国药典》现行版四部通则"无菌检查法"检查，应符合规定。

（3）微生物限度　照《中国药典》现行版四部通则"非无菌产品微生物限度检查法"检查，应符合规定。

五、举例

例 16-3：伤湿涂膜剂

【处方】雪上一枝蒿 60g，白芷 90g，生莪术 60g，金果榄 60g，桂枝 40g，徐长卿 90g，薄荷脑 50g，合成樟脑 50g，颠茄浸膏 0.6g，邻苯二甲酸二丁酯 30g，聚乙烯醇缩甲乙醛 13g，丙酮 100mL，70%乙醇加至 1000g。

【制法】将雪上一枝蒿等前 6 味药粉碎成粗粉，用 85%～90%的乙醇浸渍 36～48h 后渗漉，收集渗漉液，减压浓缩至总量约为 500g，加入薄荷脑、樟脑、颠茄浸膏、邻苯二甲酸二丁酯及丙酮，待溶解后，再加入聚乙烯醇缩甲乙醛，边加边搅拌，至全部溶解，再加 70%乙醇至 1000g，分装，即得。

【性状】本品为棕黄色黏稠液体。

【功能与主治】主治风湿疼痛、扭伤、挫伤。

【用法与用量】外用。取适量涂于患处。

第四节　涂　　剂

一、涂剂的含义与特点

涂剂（pigmentum）系指含原料药物的水性或油性溶液、乳状液、混悬液，供临用前用消毒纱布或棉球等柔软物料蘸取涂于皮肤或口腔与喉部黏膜的液体制剂。也可为临用前用无菌溶剂制成溶液的无菌冻干制剂，供创伤面涂抹治疗用。

涂剂制备工艺简单，根据药物性质可制成多种分散体系，且直接涂于创面，起效快。

二、涂剂的制备

中药涂剂一般要经过提取、纯化、配液、灌装、灭菌等过程。

三、涂剂的质量检查

（1）装量　除另有规定外，照《中国药典》现行版四部通则"最低装量检查法"检查，应符合规定。

（2）无菌　除另有规定外，用于烧伤［除程度较轻的烧伤外Ⅰ°或浅Ⅱ°］或严重创伤的涂剂，照《中国药典》现行版四部通则"无菌检查法"检查，应符合规定。

（3）微生物限度　照《中国药典》现行版四部通则"非无菌产品微生物限度检查法"检查，应符合规定。

四、举例

例 16-4：复方黄柏液涂剂

【处方】连翘 80g，黄柏 40g，金银花 40g，蒲公英 40g，蜈蚣 2.4g。

【制法】以上 5 味，加水煎煮 3 次，第一次 1h，第二次 45min，第三次 30min，合并煎液，滤过，滤液浓缩至相对密度为 1.10～1.15（50℃）的清膏，加乙醇使含醇量达 70%，静置 24h，滤过，滤液减压浓缩至无醇味，加水至 100mL，搅匀，静置，冷藏 24h，滤过，灌装，灭菌，即得。

【性状】本品为红棕色液体。

【功能与主治】清热解毒，消肿祛腐。用于疮疡溃后、伤口感染、属阳证者。

【用法与用量】外用。浸泡纱布条外敷于感染伤口内，或溃破的脓肿内，若溃疡较深，可用直径 0.5～1.0cm 的无菌胶管插入溃疡深部，以注射剂抽取本品进行冲洗。用量一般 10～20mL，每日 1 次。或遵医嘱。

第五节　锭　　剂

一、锭剂的含义与特点

锭剂（pastille）系饮片细粉与适宜的黏合剂（或利用饮片细粉本身的黏性）制成不同形状的固体制剂。锭剂的形状有长方形、纺锤形、圆柱形、圆锥形等。应用时以液体研磨或粉碎后与液体混匀供外用或内服，也有整粒吞服者，如万应锭。

锭剂为中药传统剂型之一，最早在晋代葛洪《肘后备急方》中就有用青木香、白芷作"梃"（意指棍棒）的记载。唐代《千金要方》七窍病下有用鹰屎白、白芷等 15 味药，末之和以鸡子白，作梃阴干。宋代《太平惠民和剂局方》有紫金锭、明代王肯堂《证治准绳》有万应锭等多种锭剂的记载。

二、锭剂的制备

锭剂制备方法有泛制法、压制法和塑制法。

（1）泛制法　将饮片粉碎成细粉，采用处方中的液体成分或黏合剂，层层泛制而制成近球形锭剂，阴干即得。

（2）塑制法与压制法　取粉碎好的药物细粉，加入适宜的黏合剂，揉制成团块，再按照塑制法或压制法制成一定形状的锭剂，阴干即得。

三、锭剂的质量检查

（1）重量差异　除另有规定外，照丸剂重量差异项下方法检查，应符合规定。

（2）微生物限度检查　照《中国药典》现行版四部通则"非无菌产品微生物限度检查法"检查，应符合规定。

四、举例

例 16-5：紫金锭

【处方】山慈菇 200g，红大戟 150g，千金子霜 100g，五倍子 100g，人工麝香 30g，朱砂 40g，雄黄 20g。

【制法】以上 7 味，朱砂、雄黄分别水飞成极细粉；山慈菇、五倍子、红大戟成细粉，与上述粉末及千金子霜配研，过筛，混匀。另取糯米粉 320g，加水做成团块，蒸熟，与上述粉末混匀，压制成锭，低温干燥，即得。

【性状】本品为暗棕色至褐色的长方形或棍状的块体。气特异，味辛而苦。

【功能与主治】辟瘟解毒，消肿止痛。用于中暑、脘腹胀痛、恶心呕吐、痢疾泄泻、小儿痰厥；外治疔疮疖肿、痄腮、丹毒、喉风。

【用法与用量】口服，一次 0.6～1.5g，一日 2 次。外用，醋磨调敷患处。

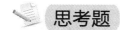 **思考题**

1.按原料不同胶剂可分为哪几类？制备胶剂时可加入冰糖、麻油、酒类、明矾的目的是什么？

2.膜剂的给药途径有哪些？其作用特点是什么？

3.简述涂膜剂与涂剂的异同点。

4.请描述锭剂常用的制备工艺。

第十七章　中药制剂新技术

【学习目的】

    1.掌握：包合物制备技术、固体分散技术、微粒制剂技术与缓控释制剂技术的含义与特点；包合物、固体分散体的制备方法。

    2.熟悉：微囊与微球、脂质体、亚微乳与纳米乳、纳米粒的制备方法。

    3.了解：缓控释制剂的释药原理、辅料、制备方法与质量评价。

第一节　包合物制备技术

一、概述

1.包合物制备技术含义

包合物制备技术系指将一种分子包嵌于另一种分子的空穴结构内，形成包合物的技术。包合物由主分子和客分子两部分组成。主分子即包合材料，具有较适宜的空穴结构，能够将客分子（药物）容纳于内，形成分子囊。包合作用主要是一种物理过程，包合物的形成主要取决于主分子和客分子的立体结构以及两者之间的极性。包合时主分子与客分子之间不发生化学反应，不存在离子键、共价键或配位键等化学键的作用。

2.包合物的特点

近年来，包合技术在中药制剂中主要用于提高难溶性成分的溶解度、增加挥发性成分的稳定性、掩盖药物不良臭味等。然而传统包合材料水溶性低，包合对象成分复杂，生产连续性差，包合效果影响因素多等，影响了该技术的广泛应用。包合物具有如下特点。

（1）增加药物的溶解度，提高生物利用度　很多中药活性成分难溶于水，经亲水性包合材料包合后，可以显著提高此类成分的表观溶解度，改善溶出度。如桉叶油、薄荷油、齐墩果酸制成 β-CD 包合物后溶解度大大增加，其体外溶出度也得到显著改善。环糊精包合导致的溶解度和溶出改善本身既可以提高药物的生物利用度，环糊精也可以通过与胃肠道相互作用促进药物的吸收，提高生物利用度。环糊精含有多个亲水醇羟基，可以协助药物分子透过黏膜层进入吸收上皮，并利用其空穴结构对细胞膜脂质的提取作用影响细胞膜通透性而促进药物吸收。

（2）提高药物的稳定性　药物的不稳定性常表现为降解、转化或挥发，经包合后可隔绝或屏蔽环境对药物的影响。如冰片、丹皮酚，制成包合物后可减少挥发，便于长期贮存。

（3）掩盖药物的不良气味和减少刺激性　中药成分大多具有苦味、辛辣味和刺激性，患者顺应性差。由于药物对嗅觉、味觉和胃肠道的刺激来自于其特定结构对感觉神经和肠道黏膜的激动作用，当药物分子被包合后抑制了激动效应，从而起到掩味、减少刺激的作用。如大蒜油制成包合物后不但掩盖了臭味，也降低了对胃肠道的刺激性。

（4）使液体药物固体化　一些处方比例较大的中药挥发油或油性活性成分如丁香油、莪术油、薏苡仁油等，不能直接制备成片剂、胶囊、颗粒剂等固体制剂，可将其先制备成包合物粉末，以便于制剂加工。

（5）调节药物的释药速度　包合物既可以提高难溶性药物的溶解度，也可以降低水溶性药物的溶解度，尤其是使用疏水性环糊精衍生物时，可通过表观溶解度的变化调节药物的释放速度。同样，环糊精包合也可以双向调节不同溶解性质的药物的释放速率，对中药多成分的同步释放具有现实意义。

二、包合材料

可用于制备包合物的材料有环糊精、胆酸、纤维素、多肽、核酸等，其中以环糊精及其衍生物最为常用。

（一）环糊精

1.环糊精的结构

环糊精（cyclodextrin，CD）系直链淀粉在由芽孢杆菌产生的环糊精葡萄糖转位酶作用下产生的一系列环状低聚糖的总称，通常由 6～12 个 D-葡萄糖分子以 1，4-糖苷键连接而成。环糊精呈中空筒形环状物，外部亲水，内部疏水，其结构如图 17-1 所示。常见有 α-CD、β-CD 和 γ-CD 三种，分子量分别为 973、1135、1297，空穴内径分别为 0.45～0.6nm、0.7～0.8nm、0.85～1.0nm，三种 CD 的物理性质上存在较大差别。经 X 射线衍射、红外光谱和核磁共振研究证实，环糊精外侧开口上端由 C_2 和 C_3 的仲羟基构成，下端由与 C_6 相连的伯羟基构成，呈亲水性；内侧空腔由 C_3、C_4 和 C_5 构成，由于受到 C—H 键的屏蔽作用而形成疏水区。

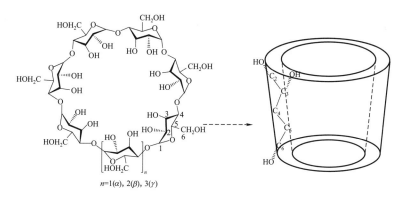

$n=1(\alpha),\ 2(\beta),\ 3(\gamma)$

图 17-1　环糊精结构

2.环糊精的性质

环糊精为非还原性白色结晶性粉末，以 β-CD 的结晶性能最好。环糊精与客分子包合后，其水溶性会进一步下降，更容易从溶液中析出结晶。环糊精在水中的溶解度随温度的升高而增加。同等温度下，β-CD 的溶解度最小，γ-CD 的溶解度最大，但 γ-CD 生产成本较高。目前，医药工业使用的环糊精多为 β-CD，但 β-CD 在水中溶解度较小，使其应用受到很大限制。环糊精葡萄糖单元上的羟基容易形成分子内氢键，这是导致环糊精溶解度不大的原因。

环糊精在绝大多数有机溶剂中不能溶解，只在吡啶、二甲基酰胺、二甲基亚砜和乙二醇中微溶。环糊精稳定性较好，对碱、热和机械作用稳定；但对酸较不稳定，易发生酸解反应生成线性低聚糖，从而破坏圆筒形结构。在体内，环糊精可被 α-淀粉酶降解，也可被结肠微生物代谢，但不能被葡萄糖淀粉酶降解。环糊精毒性较低，口服安全性良好，可作为糖类来源参与机体能量代谢，无体内蓄积作用，多以原形随粪便排出。但是，环糊精用于血管内注射使用时，在肾脏有所蓄积，有一定的肾毒性，因此作为注射用辅料需谨慎。

（二）环糊精衍生物

对环糊精的结构改造，主要是在环糊精的羟基上引入功能基团，破坏环糊精分子内氢键使其溶解度增加或引入疏水基团降低其溶解度。环糊精衍生物多是基于 β-CD 的改造物，大致可分为三大类。

（1）水溶性环糊精　将甲基、羟丙基、羟乙基等基团通过烷基化反应与 β-CD 上的羟基结合，破坏环糊精分子内氢键的形成，从而改善其溶解性，如甲基-β-环糊精（ME-β-CD）、羟丙基-β-环糊精（HP-β-CD）。

（2）疏水性环糊精　将疏水性基团引入到环糊精的羟基上，使其不能与水形成分子间氢键，从而降低环糊精的溶解度。如 β-CD 的乙基化衍生物（ET-β-CD），该衍生物在水中几乎不溶，可作为水溶性药物缓释的包合材料。

（3）离子型环糊精　将可离子化的基团引入到环糊精的羟基上，可形成离子型环糊精。如羧甲基-β-环糊精（CM-β-CD）、磺丁基醚-β-环糊精（SBE-β-CD）。

环糊精及主要的环糊精衍生物在室温（25℃）水中的溶解度见表 17-1。

表 17-1　环糊精及各种 β-CD 衍生物在水中的溶解度（25℃）

名称	溶解度/(g/L)	名称	溶解度/(g/L)
α-CD	145	HP-β-CD	＞2000
β-CD	18.5	ET-β-CD	＜0.1
γ-CD	232	CM-β-CD	任意溶解
ME-β-CD	570	SBE-β-CD	＞500

三、包合物的制备

（一）饱和水溶液法

1.制备工艺流程

饱和水溶液法制备环糊精包合物的工艺流程如图 17-2 所示。

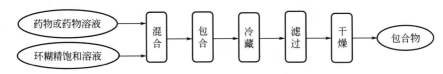

图 17-2　饱和水溶液法制备环糊精包合物的工艺流程

2.制法

饱和水溶液法又称重结晶法或共沉淀法，系将环糊精和水加热至一定温度下制成饱和水溶液，加入药物或药物溶液（或用少量有机溶剂溶解），搅拌或超声一定时间，使药物与环糊精充分接触而形成包合物的方法。加入药物方式：①可溶性药物，直接加入环糊精饱和溶液，一般摩尔比为 1:1，搅拌 30min 以上，直至形成包合物为止。若药物在水中溶解度较大，其包合物仍可部分溶解于溶液中，此时可加入某些不利于包合物溶解的有机溶剂，再冷藏促使包合物析出，滤过，根据药物的理化性质，选用适当的溶剂洗涤、干燥即得；②难溶性药物，可先溶于少量有机溶剂，再注入环糊精饱和水溶液，搅拌，直至形成包合物为止；

③难溶性液体药物（如挥发油），可直接加入环糊精饱和水溶液中，经搅拌得到包合物。

饱和水溶液法原理是利用药物、环糊精及其包合物溶解度的差异制备包合物。该法包合效率低、包合时间长，常用于实验室少量制备。影响包合物形成的主要因素有主客分子投料比、包合温度和包合时间，可通过实验进行制备工艺的优化。常以包合率［式（17-1）］、包合物收率式［式（17-2）］、包合物载药率［式（17-3）］为评价指标，优选最佳处方组成和包合条件。

$$包合率 = \frac{包合物中含药量}{投药量 \times 空白回收率} \times 100\% \tag{17-1}$$

$$包合物收率 = \frac{包合物质量}{环糊精 + 投药量} \times 100\% \tag{17-2}$$

$$包合载药率 = \frac{包合物中含药量}{包合物质量} \times 100\% \tag{17-3}$$

（二）研磨法

1. 制备工艺流程

研磨法制备环糊精包合物的工艺流程如图 17-3 所示。

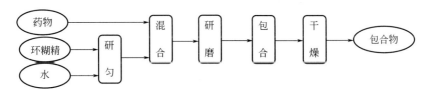

图 17-3　研磨法制备环糊精包合物的工艺流程

2. 制法

研磨法系将环糊精与 2～5 倍量的水混合、研匀，加入药物（难溶性药物可先溶于有机溶剂中），充分研磨成糊状物，低温干燥后，获得包合物的制法。

研磨法的原理是利用外部机械力、固液界面间药物浓度差将药物包合于环糊精空穴结构内而形成包合物。该法工艺简单、成本低廉，较适合于工业化生产。小批量产品的试制，可在实验室内手工研磨完成；工业化生产可采用胶体磨、球磨机等设备制备。影响包合物形成的因素主要有主客分子比、溶剂用量、研磨时间，可通过单因素实验进行优化。

（三）喷雾/冷冻干燥法

1. 制备工艺流程

喷雾/冷冻干燥法制备环糊精包合物的工艺流程如图 17-4 所示。

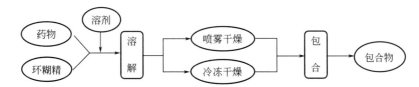

图 17-4　喷雾/冷冻干燥法制备环糊精包合物的工艺流程

2. 制法

喷雾/冷冻干燥法系将药物和环糊精共同溶于合适的溶剂中，通过喷雾或冷冻干燥除去溶剂（水）制备包合物的方法。喷雾干燥法可使用有机溶剂如乙醇，在具有防爆装置的喷雾干燥器中进行操作。冷冻干燥则不可大量使用有机溶剂，但可使用少量溶剂促进药物溶解。

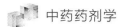

喷雾/冷冻干燥法较适合可溶性环糊精对药物的包合，溶剂的蒸发去除可使药物和环糊精自然络合。喷雾/冷冻干燥法均适合于工业化生产，但冷冻干燥法相对成本较高。

四、包合物的表征

包合物的表征内容主要包括：药物和环糊精是否形成包合物，包合物是否稳定，包合物的溶解性能、包合率、收得率等。环糊精是否将药物成功包合，可根据包合物的性质和结构状态，采用下列表征方法进行验证，必要时同时采用几种方法。

（一）体外溶出法

包合物形成的一个显著特征是客分子溶解性的改变，因此可以通过体外溶出度测定对包合物进行表征。使用相同溶出介质，分别对不同化学计量比的包合物、物理混合物和原料药进行溶出试验，比较其溶出度的差异，以判断包合物的形成与否，并可筛选主客分子的最佳包合比例。

（二）差热分析法

差热分析法包括差示热分析法（DTA）和差示扫描量热法（DSC）。DTA是在程序控温下测定样品物理参数随温度变化的热分析方法。以参比物与样品间温度差为纵坐标，以温度为横坐标所得的曲线，称为DTA曲线。DSC是在程序控温下测量输入到样品和参比物的功率差与温度的关系。以样品吸热或放热的速率，即热流率 dH/dt（单位：mJ/s）为纵坐标，以温度 T 为横坐标获得的曲线，称为DSC曲线。例如，当肉桂挥发油与β-CD形成包合物后，其DSC曲线与β-CD的DSC曲线呈现出相似性，肉桂挥发油的特征曲线完全消失，表明作为客分子的药物被包合形成了新相。

（三）红外光谱法

红外光谱是由分子不停地作振动和转动而产生的，而分子的振动和转动又与分子所处的微环境相关。每种纯物质都有其特有的红外光谱，但当物质分子所处的微环境发生变化时（如与其他分子形成氢键、产生范德华力）等，其特征吸收峰会发生微小改变。客分子经CD包合，其分子中的化学键和极性基团受到CD的影响，导致客分子红外光谱发生变化，如特征吸收峰产生红移、蓝移或消失。因此，可利用红外光谱分析判断包合物的形成情况。例如，含多羟基和羧基的药物，经CD包合后，其特征吸收峰的位置和强度均会发生明显改变。

（四）X射线粉末衍射法

晶体药物在用X射线衍射时将显示该药物的特征结晶衍射峰，而其包合物多为无定形粉末，不出现特征结晶衍射峰。利用这一原理，可通过X射线衍射表征药物及其包合物的物相变化，以判断包合物是否形成。例如，X射线衍射结果表明，桑色素与HP-β-CD形成包合物后，其X射线结晶衍射峰完全消失，而表现出与HP-β-CD同样的衍射峰，说明桑色素晶体结构消失，已融入HP-β-CD的晶相中。

（五）核磁共振法

核磁共振是解析包合物主客分子包合关系的常用技术手段，^{1}H和^{13}C谱均可用于包合物研究。例如，对青藤碱、β-CD及其包合物进行^{1}H-NMR分析，客体青藤碱分子和主体β-CD分子经包合后，化学位移值发生较大的变化，可以确定青藤碱与β-CD包合物的形成。

（六）显微成像法

主客分子形成包合物后物相会发生变化，故可通过包合前后原辅料的晶格和相态变化判断包合形成与否。多数情况下，包合会导致主分子药物晶体结构消失，在电子显微镜下（扫描或透射电镜）可观察到一个均相系统。例如，采用电子扫描显微镜（SEM）法对干姜挥发油/β-CD 包合物进行观察，发现含油包合物为板状晶块，而 β-CD 本身为粉状不规则粉末，由此可判断包合物已形成。

第二节　固体分散技术

一、概述

1.固体分散体的含义

固体分散体（solid dispersion）系指将药物高度分散于固体载体中形成的一种以固体形式存在的分散系统。用于制备固体分散体的各种技术手段则称为固体分散技术。固体分散体的概念最早由 Sekiguchi 等于 1961 年提出，他们以尿素为载体材料，用熔融法制备磺胺噻唑固体分散体，口服给药后其体内吸收和排泄均比磺胺噻唑原形药物明显加快。

药物通常是以分子、胶态、微晶或无定形态分散在固体分散体的载体材料中。狭义的固体分散体通常是指将难溶性药物分散于一种或多种水溶性载体材料中形成的速释型分散体。高度的分散性可显著改善药物的溶出速率，进而提高其口服生物利用度。随着固体分散技术和载体辅料的发展，固体分散体已不仅限于提高难溶性药物溶出度和速释的目的，以肠溶性和难溶性载体材料制备的缓控释型固体分散体也逐渐发展起来。同环糊精包合物一样，固体分散体也是一种制剂中间体，可根据需要制成胶囊、片剂、栓剂、颗粒剂等。

2.固体分散体的特点

将药物制成固体分散体的主要目的是利用载体的特性改善药物的理化性质，提高其生物利用度和临床疗效。固体分散技术对药物的选择性要求不高，水溶性、难溶性药物均可分散于载体材料中，也可将多成分药物同时分散于载体材料中制备固体分散体。因此，固体分散技术也是一种较适合于中药制剂开发的制剂技术。固体分散体具有如下特点。

（1）改善药物溶出，提高生物利用度　药物的溶出除与药物本身的溶解度有关外，还与药物的颗粒大小和分散度有关。固体分散体的一个显著特点即能够提高药物的分散性，继而增加药物的溶出面积，提高药物的溶出度。例如，将白藜芦醇、大黄素、姜黄素制成固体分散体后，显著提高了其体外溶出度。固体分散体不仅可以通过改善溶出或调节释放提高药物的生物利用度，所使用的载体材料也可通过增加药物与胃肠道的黏附性、改善上皮细胞的通透性来提高药物的生物利用度。难溶性药物和低渗透性药物均可采用固体分散技术提高其口服生物利用度，如大豆异黄酮、水飞蓟素、丹参酮等。

（2）提高药物的稳定性　将易挥发、降解和氧化的药物制成固体分散体，可以利用固体分散体的包埋、遮蔽作用提高药物的稳定性。

（3）使液体药物固体化　固体分散体为固态分散系统，使用的载体材料为固体物质，且在固体分散体中，辅料比例远大于活性成分。因而，可通过制备固体分散体将液体药物固体化，便于制剂加工。

（4）调节药物的释放速度　可利用不同性质的载体达到速释、缓释或控释的目的，如选用水溶性载体材料，使药物形成分子分散状态，可改善药物的溶解性能，提高溶出速率，增加药物的生物利用度；也可选用难溶性高分子载体材料制成缓释固体分散体；或采用肠溶性高分子载体材料控制药物在小肠释放。

固体分散体的缺点主要是贮存过程中载体材料易老化，导致溶出速度变慢。

3.固体分散体的分类

固体分散体按药物释放类型分为速释型、缓控释型和肠溶型三种。

（1）速释型固体分散体　系指用亲水性载体材料制成的固体分散体，它可改善难溶性药物的分散性、润湿性，从而加快药物的溶解和溶出，提高其生物利用度。

（2）缓控释型固体分散体　系指用水不溶性或脂溶性载体材料制成的固体分散体，它可延缓或控制药物的释放速度，从而延长药物的释放和吸收时间，实现不同的用药目的。

（3）肠溶型固体分散体　系指用肠溶性载体材料制成的固体分散体，它在胃内低 pH 环境下不溶解、不释放药物，在肠道内高 pH（>6.0）环境下溶解和释放药物。对酸敏感或胃刺激性大的药物可制备成肠溶型固体分散体。

二、固体分散体的载体材料

（一）水溶性载体材料

1. 高分子聚合物类

（1）聚乙二醇类（PEG）　PEG 具有良好的水溶性，可与水以任意比例互溶，PEG 亦可溶于大多数极性有机溶剂。PEG 具有较强的溶解力，可使许多药物完全溶解以分子状态分散，并能阻止药物的聚集和重结晶。常用的是 PEG 4000 和 PEG 6000，可单独使用，也可混合使用以调节药物的溶出速度。它们的熔点低（50～63℃），化学性质稳定（分解温度达180℃以上），能与多种药物配伍。PEG 生物相容性良好，胃肠道刺激性小，不仅能促进药物的润湿，也可改善药物与肠黏膜上皮不流动水层间的相互作用，利于药物的跨膜吸收。当 PEG 分子量高于 2000 时，经口摄入几乎不吸收，少量吸收的 PEG 也可通过肾脏顺利消除。

（2）聚维酮类（PVP）　PVP 是一种白色到乳白色、无臭或几乎无臭的吸湿性细粉状辅料，为无定形高分子聚合物，熔点较高、对热稳定（150℃软化变色），易溶于水和多种极性有机溶剂。在水中，PVP 溶解受限于溶液黏度，溶液浓度越高，黏度越大，加热可显著提高 PVP 的溶解度并减小溶液的黏度。根据黏度不同，PVP 可分为不同规格，常用的规格有 PVP K15（平均分子量 M_w 约 8000）、PVP K30（M_w 约 50000）及 PVP K90（M_w 约 1000000）等。低分子量的 PVP 用于速释型固体分散体的制备，高分子量的 PVP 多用于缓释型固体分散体的制备。PVP 经口摄入后不被胃肠道和黏膜吸收，无毒性。

2. 表面活性剂类

作为固体分散体载体材料的表面活性剂大多含聚氧乙烯基，其特点是既能溶于水又能溶于多种有机溶剂，具有表面活性，可增溶并促进药物吸收。常用的表面活性剂类载体材料有泊洛沙姆类、聚乙二醇脂肪酸甘油酯类、聚氧乙烯硬脂酸酯类等。

泊洛沙姆是环氧乙烷与环氧丙烷的嵌段共聚物，为非离子型表面活性剂，聚氧乙烯链段具亲水性而聚氧丙烯链段具疏水性，常用泊洛沙姆 188（Poloxamer 188，商品名 Pluronic F_{68}）。泊洛沙姆可被用于经口、注射和局部给药制剂。泊洛沙姆在体内不代谢，通常认为无毒、无刺激性，是固体分散体中常用的载体材料。

3. 纤维素衍生物

水溶性纤维素衍生物，如羟丙基纤维素（HPC）、羟丙甲纤维素（HPMC）等也是常用的固体分散体载体材料。但它们形成的溶液一般黏度较大，与药物制成的固体分散体难以研磨粉碎，需加入乳糖、微晶纤维素等稀释剂加以改善。此外，纤维素衍生物对药物的抑晶作用较弱，需通过实验研究其对具体药物的适用性。

4. 有机酸类

有机酸类载体材料的分子量较小，如枸橼酸、酒石酸、琥珀酸、胆酸及脱氧胆酸等，易溶于水而不溶于有机溶剂。此类载体不适于对酸敏感的药物，但可用于弱酸类药物固体分散体的制备。由于其分子量小、增溶能力弱，现已较少用于固体分散体的制备。

5. 糖醇类

常用作载体材料的糖类有壳聚糖、右旋糖、半乳糖和蔗糖等，醇类有甘露醇、山梨醇、木糖醇等。它们的特点是水溶性强，毒性小，因分子中含多个羟基，可与药物以氢键结合生成固体分散体，适用于剂量小、熔点高的药物，尤以甘露醇为佳。但值得注意的是，对于速释型固体分散体，糖醇类载体材料则不宜使用，因为糖醇类小分子与药物形成的多个氢键会延缓释药速度，从而影响药物的经口吸收。

（二）水不溶性载体材料

1. 纤维素衍生物

常用乙基纤维素（EC），系由碱化的纤维素与氯乙烷反应制得的纤维素衍生物，是一种无毒、无药理活性的不溶性载体材料。EC 性质稳定，用其制备的固体分散体稳定性好，不易老化变质，多用于缓控释型固体分散体的制备。

2. 聚丙烯酸树脂类

聚丙烯酸树脂类系甲基丙烯酸或丙烯酸酯与甲基丙烯酸酯按不同比例聚合得到的阴离子型共聚物。含季铵基团的聚丙烯酸树脂在胃液中可溶胀、不溶解，在肠液中不溶。此类载体材料口服后不吸收，对人体无害。因此，可被用于缓控释型固体分散体的制备。

3. 脂质类

常用的脂质类载体材料有胆固醇、β-谷甾醇、脂肪酸甘油酯、棕榈蜡、虫蜡等，可作为缓释型固体分散体的制备。但这类材料质轻、对器具吸附性强，不利于制剂的加工成型。脂质类材料还存在贮存期间易变质、稳定性差等问题。

（三）肠溶性载体材料

肠溶性载体材料主要包括纤维素衍生物和聚丙烯酸树脂两类。

1. 纤维素衍生物

常用的有醋酸纤维素酞酸酯（CAP）、羟丙基甲基纤维素邻苯二甲酸酯（HPMCP）和羧甲乙纤维素（CMEC），它们均可溶于 pH6.0 以上的肠液中。对于酸中不稳定的药物，可用这类载体材料制备固体分散体，实现药物的肠道释放和吸收，提高其生物利用度。

2. 聚丙烯酸树脂类

丙烯酸酸（酯）的种类和比例不同，其具有不同的水溶性。它们在酸性介质中不溶，在 pH6.0 以上的介质中溶解。可根据药物释放的要求，采用不同型号的丙烯酸树脂，或选用不同的树脂组合，以实现在肠道的不同区域释放的目的。

三、固体分散体的制备

（一）熔融法

1. 制备工艺流程

熔融法制备固体分散体的工艺流程如图 17-5 所示。

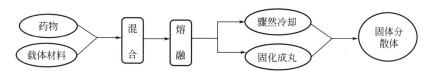

图 17-5　熔融法制备固体分散体的工艺流程

2. 制法

熔融法系将药物与载体材料混匀，加热至熔融，然后将熔融物倾倒于不锈钢板上形成薄层，用冷空气或干冰使之骤然冷却固化而制成固体分散体的方法。熔融法制备的固体分散体需粉碎加工，以便进一步制备适宜的制剂。也可将熔融物滴入冷却液中使之迅速收缩、凝固成丸，制成固体分散体滴丸。本法制备的关键是对高温熔融物迅速冷却，这样能促使药物处于高度过饱和状态，减少胶态晶核的形成而得到高度分散的无定形物。为了缩短药物的受热时间，可将载体材料先加热熔融后，再加入已粉碎的药物（过 60～80 目筛）。采用滴制法时，冷却液的密度、黏度以及滴制速度对成丸有较大影响。

本法工艺简单、经济，但要求药物对热稳定，且使用的载体材料熔点要低，一般在100℃以下应能够熔融。常用的载体材料有 PEG 类、聚乙二醇脂肪酸甘油酯类、聚氧乙烯硬脂酸酯等。

（二）溶剂法

1. 制备工艺流程

溶剂法制备固体分散体的工艺流程如图 17-6 所示。

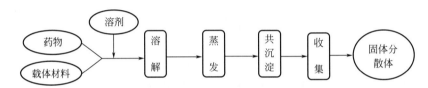

图 17-6　溶剂法制备固体分散体的工艺流程

2. 制法

溶剂法又称共沉淀法，系将药物与载体材料共同溶解于有机溶剂中，蒸发除去有机溶剂后使药物与载体材料同时析出而形成固体分散体的方法。常用的有机溶剂有无水乙醇、水/醇混合液、氯仿、丙酮等，要求使用的有机溶剂既能溶解药物，又能溶解载体材料。

本法的优点：①可避免高热，适用于对热不稳定或易挥发的药物；②熔点高或对热不稳定的载体材料也可选用，如 PVP 类、纤维素衍生物类、低分子糖醇和脂肪酸类等。溶剂法的缺点：①有机溶剂用量大，形成的共沉淀物黏度高，且有时有机溶剂难以完全除尽，溶剂难以除尽和制得的固体分散体后续加工困难，较难从器壁上取出，限制了该法的工业化应用；②溶剂残留除能引起药物重结晶而降低药物的溶出度外，对人体也具有一定的危害性。

（三）溶剂-熔融法

1. 制备工艺流程

溶剂-熔融法制备固体分散体的工艺流程如图 17-7 所示。

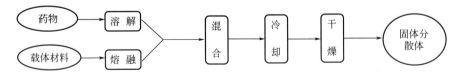

图 17-7　溶剂-熔融法制备固体分散体的工艺流程

2. 制法

溶剂-熔融法是对熔融法的改进，系将药物先溶于适当溶剂中，再将此溶液直接加入熔融状态的载体材料中混匀，然后按熔融法冷却处理，最后干燥除去残留的溶剂，即得固体分散体。药物溶液在固体分散体中所占的比例一般不超过 10%（质量分数），否则难以形成脆而易碎的固体。将药物溶液与熔融载体材料混合时，必须不断搅拌分散，以防止固相析出。溶解药物的溶剂体积也不宜过大，否则难以固化。本法亦适用于热敏性及液态药物，液态药物如薏苡仁油、桉叶油等可不用有机溶剂溶解，直接与载体材料混匀即可。凡适用于熔融法的载体材料本法均可采用。制备过程中若使用的溶剂毒性大，必须除尽。

溶剂-熔融法可缩短药物的受热时间，但也容易产生与载体材料混合不均匀、批间差异大等问题。

（四）喷雾干燥法

1. 制备工艺流程

喷雾干燥法制备固体分散体的工艺流程如图 17-8 所示。

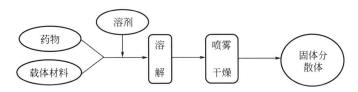

图 17-8　喷雾干燥法制备固体分散体的工艺流程

2. 制法

喷雾干燥法是对溶剂法的改进，有利于固体分散体的收集和后续加工。系将药物和载体材料共同溶于适宜溶剂中，再将此溶液通过喷雾干燥机喷雾除去溶剂，直接获得粉末状的固体分散体。喷雾干燥法可连续生产，溶剂常用 $C_1 \sim C_4$ 的低级醇或水醇混合液。要求溶剂能同时溶解药物和载体材料，并且能够满足安全生产的要求。

喷雾干燥法适合于工业化生产，可使用有机溶剂，但喷雾干燥机需安装防爆和除尘装置。可以将药物和载体溶液直接喷于雾化室的空腔中，干燥后固体分散体富集于捕集袋上；也可将溶液喷雾沉积于空白丸心上，直接制得固体分散体微丸。

（五）热熔挤出法

热熔挤出法（HME）又称熔融挤出技术，是近年来制药领域受到广泛关注的一种制剂新技术，主要用于提高难溶性药物的溶出度，制备缓控释制剂及局部给药制剂。HME 是将两种或两种以上的物料加至程序控温的料筒中，料筒内设有螺杆元件，从加料部位到机头顺次执行不同的单元操作。物料在螺杆的推进下前移，在一定的区段熔融或软化，熔融混合物在剪切元件和混合元件的作用下均匀混合，最后以一定的压力、速度和形状从机头料口挤出。

HME 可简化熔融法或溶剂法的后续单元操作，利用单或双螺杆挤出设备从出料口一步获得固体分散体产品。HME 较适合于工业化生产，但对药物和载体有特定的要求，药物必须能够耐受一定的高温，载体材料熔点或软化温度不宜太高。

（六）超临界流体法

超临界流体技术是近年来发展起来的一种制备固体分散体的新方法。因 CO_2 价廉易得、无毒、超临界条件较易达到，常作为制备固体分散体的流体介质。目前，利用超临界流体制备固体分散体的技术主要有两类：超临界流体快速膨胀法和超临界流体抗溶剂法。前者是将药物和载体先溶解在超临界流体中，然后快速通过一个喷嘴进行减压，使其快速膨胀，形成极高的过饱和度，使溶质在瞬间形成大量晶核，并在短时间内完成晶核的生长，从而最终形成粒径和形态均一的超细微粒。后者是将不溶于超临界流体的药物和载体溶解在一种有机溶剂中，再通入超临界流体中，由于超临界流体的抗溶剂效应而发生共结晶，使药物均匀分散在载体中得到固体分散体。

超临界 CO_2 适中的临界温度和惰性气体性质可以避免热敏性和易氧化活性成分的破坏。采用超临界 CO_2 法制备的固体分散体粒径均匀可控、纯度高，几乎无溶剂残留。但超临界设备构造复杂，造价昂贵，推广应用尚需时日。

四、固体分散体的表征

（一）体外溶出法

将药物制成固体分散体后，药物的表观溶解度和溶出速率会发生改变。因此，可采用体外溶出法对固体分散体进行质量评价。根据药物的理化性质和主要吸收部位不同，溶出介质可选择水、人工胃液或人工肠液。同时进行原料药、药物与载体的物理混合物、固体分散体的体外溶出试验，通过比较药物不同物理状态下的溶出差异性，判断固体分散体形成与否。如对齐墩果酸固体分散体进行体外溶出试验时发现，齐墩果酸原料药在 2h 内的累积溶出率仅为 4.5%，物理混合物为 21.9%，而固体分散体则可达到 35.7%，溶出度的明显提高表明固体分散体已经形成。

（二）差热分析法

同环糊精包合物一样，固体分散体也可采用差示热分析法（DTA）和差示扫描量热法（DSC）进行表征，以 DSC 较为常用。药物在固体分散体中多以分子态、无定形态、胶态或微晶态存在，与原形药在分散度上存在显著差异，导致药物在程序升温过程中表现出不同的热变化。固体分散体载体材料通常为无定形物，其热曲线呈现为一条直线，而原料药物大多为晶态物质，具有特征熔点和熔程。DSC 测量可观察到固体分散后的药物在熔点、吸放热上与原形药的区别，据此判断固体分散体是否形成。

（三）红外光谱法

红外光谱是推测药物与载体材料间相互作用和晶化程度的一种分析技术，常采用傅里叶变换红外光谱（FTIR）。固体分散体不仅使药物高度分散，其载体材料还能与药物形成氢键产生范德华力等，从而抑制药物的聚集和结晶。红外光谱是一种根据分子内部原子间的相对振动和分子转动等信息来确定物质分子结构信息的分析方法。药物和载体材料间的相互作用可影响药物分子的化学键或官能团的振动频率，导致药物或载体的红外吸收光谱发生改变，如特征峰的消失、迁移等。因此，可根据药物形成固体分散体前后在 FTIR 谱图上的变化，来判断固体分散体是否形成。

（四）X 射线衍射法

X 射线衍射法（XRD）广泛应用于晶体材料的定性分析。在固体分散体中，由于载体材料的大量使用，使药物处于高度分散的分子态、无定形态或胶态，导致药物晶体结构消失。载体材料多为高分子聚合物，无确定晶态，因而在 XRD 检测中不发生 X 射线衍射现象。而药物为小分子化合物，具有特定的晶体结构，其 XRD 图具有显著的晶体特征。利用药物固体分散前后 XRD 图谱上的差异性，可以准确地判断晶相的变化。如药物特征性的 X 射线衍射峰消失，则表明固体分散体已经形成。

（五）显微成像法

固体分散体和原辅料在物态上存在明显不同，电子显微镜不仅可观察到药物、载体和固体分散体之间外观和形态上的差异，也可观察到固体分散体是否形成均相体系，从而评价固体分散体的质量。通常用扫描电镜对固体分散体进行物相鉴别，若固体分散体的扫描切面为非透明状，但无明显相界面，说明药物被载体分散形成了无定形物；若切面光滑、呈透明状，药物和载体之间可能形成了玻璃溶液；若切面粗糙，存在明显相界面，则说明药物与载体间互溶性较差。除了 SEM，还可以用热台偏振光显微镜对固体分散体进行动态物相观察。

第三节　微粒制剂技术

一、微囊与微球制备技术

（一）概述

1. 微囊与微球的含义

微囊（microcapsule）系指利用天然或合成的高分子材料作为囊材，将固态药物或液态药物（称为囊心物）包裹而成的微型药库型胶囊。通常粒径在 $1\sim250\mu m$ 之间的为微囊，粒径在 $0.1\sim1\mu m$ 之间的为亚微囊，粒径在 100nm 以下的为纳米囊。

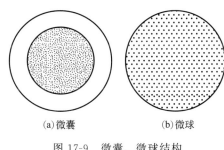

(a)微囊　　　(b)微球

图 17-9　微囊、微球结构

微球（microsphere）系指药物溶解或分散于高分子材料中形成的微小球状实体，一般为球形或类球形。通常粒径在 $1\sim250\mu m$ 之间的称为微球，而粒径在 $0.1\sim1\mu m$ 之间的为亚微球，粒径在 100nm 以下的为纳米球。

微囊与微球的结构不同（图 17-9），微囊是囊材包裹含药物的囊心而成，药物包裹在载体材料中，是包裹结构；而在微球中，药物是均匀分散在载体材料中，是内外相同的骨架结构。

微囊技术最早出现于 20 世纪 40 年代，美国威斯康星大学的沃斯特教授首次采用空气悬浮法制备微囊，用于药物的包衣。目前，微囊技术已广泛应用于医药、食品、化工、纺织、化妆品等诸多领域。微囊技术已逐渐用于中药制剂的制备，多以单味药材的挥发油为囊心物，如藿香挥发油、陈皮挥发油等，其制剂目的一般为矫味、矫臭、液态药物固态化等。微球技术在化学药领域已得到广泛研究和发展，目前有些微球制剂已经在临床上应用，如法国益普生的达菲林（曲普瑞林微球）、西安杨森的恒德（利培酮微球）等，但在中药领域，微球技术的研究还处于探索阶段。

2. 微囊与微球的特点

微囊与微球有类似的性质，主要优点如下。

① 掩盖药物的不良气味。如黄连解毒汤口味极苦，制备黄连解毒汤肠溶微囊后可以达到去除异味的效果。

② 提高药物的稳定性，防止药物在胃内失活或减少对胃的刺激性。如酶、多肽等易在胃内失活，三七总皂苷等皂苷类成分易被胃酸水解，吲哚美辛等对胃有刺激性，制备成微囊或微球可克服这些缺点。

③ 使液体药物固体化，便于应用与贮存。尤其适用于挥发油类，可防止药物挥发，便于制剂的制备和贮存。

④ 可用于制备缓释或控释制剂。如汉防己甲素缓释微囊、黄芩苷缓释微囊等。

⑤ 使药物浓集于靶区，提高疗效，降低毒副作用。如秋水仙碱磁性微球，可提高靶向效果，降低毒副作用。

微囊化技术的缺点主要是在操作方法上不利于联动化生产，造成产业化、规模化推进的困难，并且常常会出现包封率不稳定的状况。微球化技术的缺点是载药率和包封率低，突释现象严重，常常无法达到缓释效果，有机溶剂残留，生产成本高，制备繁琐，载体材料在体内不易完全降解等。因此，将微囊与微球用于中药产品的开发，仍需要克服较多困难。

（二）微囊与微球的载体材料

1. 囊心物

微囊的囊心物除主药外还可加入能提高微囊化质量的附加剂，如稳定剂、稀释剂以及控制释放速率的阻滞剂、促进剂和改善囊膜可塑性的增塑剂等。囊心物可以是固体，也可以是液体，液体一般为溶液、乳状液或混悬液。通常将主药与附加剂混匀后微囊化，亦可先将主药单独微囊化，再加入附加剂。若为复方制剂，有多种主药，可将其混匀再微囊化，或分别微囊化后再混合，这取决于药物、囊材和附加剂的性质以及工艺条件等。另外要注意囊心物与囊材的比例需适当，如囊心物过少，将形成较多无囊心物的空微囊。

2. 囊材

用于包裹药物所需的材料称为囊材，囊材的一般要求是：①性质稳定；②有适宜的释药速率；③无毒、无刺激性；④能与药物配伍，不影响药物的药理作用及含量测定；⑤有一定的机械强度和可塑性，能完整包封囊心物；⑥具有适当的黏度、穿透性、亲水性、溶解性、降解性等特性。

（1）天然高分子材料　为最常用的囊材，其性质稳定、无毒、成膜性好。

① 明胶。明胶是蛋白质的水解产物，是由18种氨基酸交联而形成的直链聚合物。因制备时的水解方法不同，可分为A型和B型（两者的成囊性无明显差别，溶液黏度均在$0.2\sim0.75$cPa·s之间）。酸法明胶（A型）：等电点为$7\sim9$；碱法明胶（B型）：等电点为$4.7\sim5$。明胶作为囊材时的用量为$20\sim100$g/L。加入$10\%\sim20\%$甘油或丙二醇可改善明胶囊壁的可塑性，加入低黏度的乙基纤维素可减少膜壁的细孔。

② 阿拉伯胶。系由糖苷酸及阿拉伯胶的钾盐、钙盐、镁盐所组成，一般常与明胶等量配合使用，也可与白蛋白配合作复合囊材。作为囊材时的用量为$20\sim100$g/L。

③ 海藻酸盐。系多糖类化合物，海藻酸钠可溶于不同温度的水中，不溶于乙醇、乙醚及其他有机溶剂；可与甲壳素或聚赖氨酸配合作复合囊材。因海藻酸钙不溶于水，故海藻酸钠可以加入$CaCl_2$而固化成囊。

④ 壳聚糖。壳聚糖是甲壳素（chitin）脱乙酰化后制得的一种天然聚阳离子型多糖，可溶于酸性水溶液，无毒、无抗原性，在体内能被溶菌酶等酶解，具有优良的生物降解性和成膜性，在体内可溶胀成水凝胶。壳聚糖具有活泼的羟基和氨基基团，易于修饰改性，对于增强细胞黏附有一定的作用，是目前研究较多的载体材料之一。

⑤ 蛋白类。此类载体材料无毒性，性质稳定，具有良好的生物降解性和生物相容性。如血清白蛋白、玉米蛋白等。白蛋白是血浆中主要的载体，许多水溶性差的物质可以通过与白蛋白的结合而被递送。

（2）半合成高分子材料　作囊材的半合成高分子材料多为纤维素衍生物，其特点是成盐后溶解度增大、毒性小、黏度大。

① 羧甲基纤维素钠（CMC-Na）。常与明胶配合作复合囊材，在酸性条件下不溶。本品为白色纤维状或颗粒状粉末，无臭，无味，有吸湿性，在碱性溶液中很稳定，遇酸则易水解，pH值为$2\sim3$时会出现沉淀，遇多价金属盐也会反应出现沉淀。CMC-Na遇水溶胀，体积可增大约10倍，水溶液黏度大，有抗盐能力和一定的热稳定性。

② 甲基纤维素（MC）。本品在水中溶胀成澄清或微浑浊的胶体溶液，在无水乙醇、氯仿或乙醚中不溶。用作囊材的用量为$10\sim30$g/L，亦可与明胶、CMC-Na、聚维酮（PVP）

等配合作复合囊材。

③ 羟丙甲纤维素（HPMC）。属于非离子型纤维素混合醚中的一个品种，于冷水中能溶胀成澄清或微浑浊的胶体溶液，pH 值 4.0～8.0，在无水乙醇、乙醚或丙酮中几乎不溶。市售品有不同黏度、不同取代度的各种规格产品。不同规格的产品凝胶温度不同，溶解度随黏度而变化，黏度愈低，溶解度愈大，不同规格 HPMC 其性能有一定差异，HPMC 在水中的溶解不受 pH 值影响。

④ 乙基纤维素（EC）。本品化学稳定性高，适用于多种药物的微囊化，不溶于水、甘油、丙二醇，可溶于乙醇，易溶于乙醚；但 EC 遇强酸易水解，故对强酸性药物不适用。乙基纤维素可与阿拉伯胶等复配使用，形成 W/O/W 型微囊（图 17-10）。

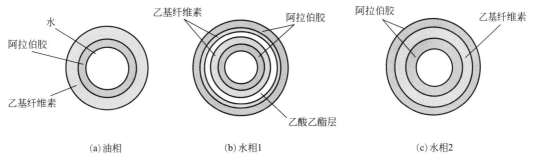

图 17-10　乙基纤维素 W/O/W 型微囊示意图

⑤ 醋酸纤维酞酸酯（CAP）。本品为肠溶材料，略有醋酸味；不溶于酸性水溶液、乙醇中，但可溶于 pH＞6 的水溶液，可溶于丙酮、二氯甲烷；用作囊材时可单独使用，也可与明胶配合使用。

⑥ 羟丙甲纤维素邻苯二甲酸酯（HPMCP）。本品有两种不同溶解性的型号，HP-55 和 HP-50。HP-50 在较低 pH 时溶解，可应用于在小肠上端进行分解的制剂。HP-55 是常规的肠溶制剂材料。

（3）合成高分子材料　作囊材用的合成高分子材料，有生物不降解型和生物可降解型两大类。生物可降解型材料近年来得到广泛的应用，常用的有聚酯类和聚乙二醇类。

① 聚酯类。是迄今研究最多、应用最广的合成高分子，它们基本上都是羟基酸或其内酯的聚合物。如聚碳酸酯、聚氨基酸、聚乳酸、己内酯与丙交酯共聚物、聚氰基丙烯酸烷酯类等。常用乳酸与羟基乙酸缩合而成的聚酯，用 PLGA 表示，可在体内降解为乳酸和乙醇酸，两者最终均以二氧化碳和水的形式排出体外，毒性低，安全性高，稳定性好，可包载药物使其具有缓释和被动靶向作用。PLGA 是少数取得美国 FDA 的批准的载体材料之一，作为注射用微球、微囊以及组织埋植剂的载体材料。

② 聚乙二醇类（PEG）。PEG 作为微球材料一般不单独使用，常与 PLA 等其他载体材料联用，以改善 PLA 等其他载体材料的性质。

（三）微囊的制备

微囊的制法可归纳为物理化学法、物理机械法和化学法。根据药物、囊材的性质和微囊的粒径、释放要求以及靶向性要求，可选择不同的制法。

1. 物理化学法

物理化学法在液相中进行，在一定条件下，囊材包裹着囊心物后形成一个新相从液相中析出，故又称为相分离法。本法的微囊化步骤大体可分为 4 步：囊心物的分散、囊材的加入、囊材的凝聚沉积、囊材的固化，如图 17-11 所示。

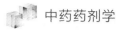

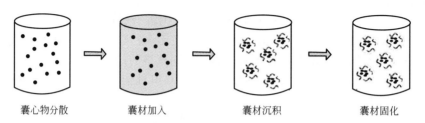

| 囊心物分散 | 囊材加入 | 囊材沉积 | 囊材固化 |

图 17-11　相分离法制备微囊

·囊心物（药物）；～囊材

根据形成新相方法的不同，物理化学法又可分为单凝聚法、复凝聚法、溶剂-非溶剂法、改变温度法和液中干燥法。

（1）单凝聚法　系在高分子囊材（如明胶）的溶液中，加入强亲水性的凝聚剂，以降低囊材的溶解度而凝聚成囊的方法，也是最早应用的一种微囊化方法。

① 基本原理：在微囊化过程中只用一种高分子材料作囊材（如明胶），将药物分散在囊材溶液中后加入凝聚剂。由于囊材多为高分子物质，溶解时与水分子形成水化膜，而加入凝聚剂后，大量水分子与凝聚剂结合，使囊材的溶解度下降，从而凝聚形成微囊。但这种凝聚是可逆的，一旦解除凝聚条件（如加水稀释），就可发生解凝聚，使微囊很快消失。这种可逆性在微囊制备过程中可反复利用，直到微囊形态满意为止。最后需采取措施使其交联固化，成为不可逆的球形微囊。

② 制备工艺流程：见图 17-12。

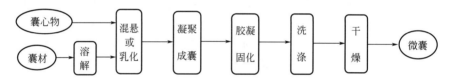

图 17-12　单凝聚法制备微囊的工艺流程

③ 制法

a.囊材与凝聚剂的选择：囊材有明胶、醋酸纤维素酞酸酯（CAP）、甲基纤维素（MC）、聚乙烯醇（PVA）等。凝聚剂有两类：一类是强亲水性非电解质，如乙醇、异丙醇、叔醇、丙酮等；另一类是强亲水性电解质，如 Na_2SO_4、$(NH_4)_2SO_4$ 等，其中阴离子起主要作用，强弱次序为枸橼酸＞酒石酸＞硫酸＞醋酸＞氯化物＞硝酸＞溴化物＞碘化物，阳离子也有胶凝作用，其电荷数越高胶凝作用越强。

b.配制囊材溶液：根据成囊系统各组分的比例范围，配制产生凝聚制适宜浓度的囊材溶液。成囊系统的 100％ 比例范围，可用三元相图来确定。

c.药物混悬或乳化：单凝聚法在水中成囊，要求作为囊心物的药物难溶于水。若药物为固体，则将其微粉化，均匀分散于囊材溶液中制成混悬液；若为液体，则将其加入囊材溶液中通过乳化制成乳浊液。

d.凝聚成囊：调节温度与 pH 值，于药物的混悬液（或乳浊液）中加入适宜的凝聚剂，使囊材凝聚包封于药物表面而形成微囊。成囊效果的好坏与成囊的温度、pH 及凝聚囊与水相间的界面张力等有关。如以 CAP 为囊材，用 Na_2SO_4 作凝聚剂，形成的凝聚囊与水相的界面张力较大囊形不好，需适当升高温度并加入一定量的水以降低界面张力，才能改善囊形。再如用明胶（A 型）制备微囊时，滴加少许醋酸溶液，将 pH 值在控制 3.2～3.8 之间，可使明胶分子中带有较多的-NH$_3^+$，吸附较多的水分子，降低凝聚囊与水间的界面张力，得到体积更小的、流动性好的球形囊；若调节溶液的 pH 值至碱性，因接近等电点（pH8.5），有大量黏稠块状物析出，则不能成囊。明胶（B 型）不调 pH 值也能成囊。

　　e. 胶凝固化：为保持微囊形态不发生改变，待凝聚囊形成后，需将其移至低温处（温度愈低愈易胶凝，常控制在 15℃ 以下）使囊材发生胶凝，并加入交联剂进一步固化。如以 CAP 为囊材，可利用 CAP 在强酸性介质中不溶的特性，在凝聚囊形成后，立即倾入强酸性介质中进行固化。以明胶为囊材时，可加入甲醛作交联剂，通过胺醛缩合反应使明胶分子互相交联而固化。其交联反应式如下：

$$R—NH_2+HCHO+NH_2—R \longrightarrow R—NH—CH_2—NH—R+H_2O$$

　　交联程度与甲醛的浓度、反应时间、介质 pH 值等因素有关，最佳 pH 值为 8～9。若交联不足则微囊易粘连；若交联过度，则明胶微囊脆性太大。若囊心物在碱性环境中不稳定，可改用戊二醛替代甲醛，在中性介质中完成明胶的交联固化。戊二醛对明胶的交联固化作用，可用席夫反应（Schiff's reaction）表示如下：

$$R—NH_2+OHC(CH_2)_3CHO+NH_2—R \longrightarrow R—N=CH(CH_2)_3CH=NR+2H_2O$$

　　f. 洗涤与干燥：微囊经固化处理后，滤过并用水洗去微囊表面的交联剂及碱性溶液，然后在 60℃ 左右干燥，即得。

　　（2）复凝聚法　系指使用两种带相反电荷的高分子材料作为复合囊材，在一定条件下交联且与囊心物凝聚成囊的方法。复凝聚法操作简便，容易掌握，适合于难溶性药物的微囊化，是经典的微囊化方法。可作为复合材料的有明胶与阿拉伯胶、海藻酸盐与聚赖氨酸、海藻酸盐与壳聚糖、海藻酸与白蛋白、白蛋白与阿拉伯胶等。

　　① 基本原理：两种带相反电荷的囊材，通过改变体系的 pH 值、温度或水溶液浓度，形成复合物溶解度下降而凝聚成囊。例如使用明胶和阿拉伯胶作为囊材，将明胶溶液 pH 调至等电点以下（pH 值为 4 左右），明胶带正电，阿拉伯胶带负电，由于相反电荷相互吸引交联形成正、负离子络合物，溶解度降低而凝聚成囊。

　　② 制备工艺流程：见图 17-13。

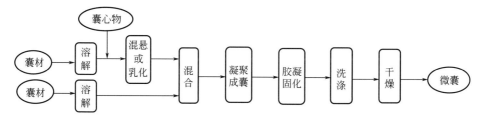

图 17-13　复凝聚法制备微囊的工艺流程

　　③ 制法

　　a. 配制囊材溶液：囊材溶液仅在一定的浓度范围内才可以成囊，常根据成囊系统（如明胶-阿拉伯胶-水）的三元相图来确定囊材溶液的浓度。

　　b. 药物混悬或乳化：难溶性液体药物（如挥发油）或固体药物，常通过乳化或混悬先分散于上述的一种囊材溶液（如阿拉伯胶溶液）中。

　　c. 混合：将明胶溶液与含药的阿拉伯胶溶液，在搅拌下混合均匀，并使混合液温度保持在 50℃ 左右。

　　d. 凝聚成囊：常用稀醋酸将溶液 pH 值调至明胶的等电点（pH=4.5）以下使之带正电（pH 值为 4.0～4.5 时 50% 明胶 50% 阿拉伯胶明胶带的正电荷多），而阿拉伯胶带负电，由于电荷互相吸引交联形成正离子、负离子的络合物，溶解度降低而凝聚成囊。加适量温水稀释，有助于微囊充盈并避免黏结。

e.胶凝固化：将微囊溶液在搅拌下先放冷至30℃左右，然后在不断搅拌下急速降温至10℃以下（5～6℃），使凝聚囊发生胶凝，再加入适量甲醛液搅拌一定时间进行交联固化，最后用氢氧化钠液将pH值调至8～9，搅拌一定时间使交联固化完全。

f.洗涤与干燥：同单凝聚法。

单凝聚法及复凝聚法对固态或液态的难溶性药物均能得到满意的微囊。但药物表面须能被囊材凝聚相所润湿，从而使药物混悬或乳化于该凝聚相中，才能随凝聚相分散而成囊。因此可根据药物性质适当加入润湿剂。此外还应使凝聚相保持一定的流动性，如控制温度或加水稀释等，这是保证囊形良好的必要条件。

（3）溶剂-非溶剂法　系在囊材溶液中加入一种对囊材不溶的溶剂，引起相分离，而将药物包裹成囊的方法。药物可以是固体或液体，但必须对溶剂和非溶剂均不溶解，也不起反应。使用疏水囊材，要用有机溶剂溶解，疏水的药物可与囊材混合溶解；如药物是亲水的，不溶于有机溶剂，可混悬或乳化在囊材溶液中。再加入争夺有机溶剂的非溶剂，使囊材溶解度降低，从溶液中分离，包裹药物，经滤过后，除去有机溶剂即得微囊。

（4）改变温度法　本法无需加入凝聚剂，通过控制温度成囊。如以乙基纤维素（EC）作囊材时，可先在高温溶解，后降温成囊。如需改善粘连可使用聚异丁烯（PIB）作分散剂。用PIB（平均分子量$M_w=3.8\times10^5$）与EC、环己烷组成的三元系统，在80℃溶解成均匀溶液，缓慢冷至45℃，再迅速冷至25℃，EC可凝聚成囊。

（5）液中干燥法　系从乳状液中除去分散相中挥发性溶剂以制备微囊的方法，亦称乳化溶剂挥发法。乳状液的类型可以是O/W型或W/O型，用复乳法还可形成W/O/W型或O/W/O型。根据连续相的介质不同，液中干燥法可分为水中干燥法和油中干燥法，其中水中干燥法比较常用，即通过O/W型或W/O/W型初乳制备微囊。制备时可先将囊材溶解在与连续相不互溶的溶剂中，并将其分散在连续相中，形成乳状液，然后除去乳滴中的溶剂而固化成囊，以丙烯酸树脂RL100和邻苯二甲酸二乙酯溶解于丙酮中形成分散相，在搅拌下加入盐酸小檗碱药树脂复合物至分散相中，再与司盘-85和液体石蜡组成的连续相混合形成乳状液，于30℃水浴中搅拌，滤过，以石油醚洗去残留的外相溶剂，干燥即得微囊。

2.物理机械法

物理机械法系将固态或液态药物在气相中进行微囊化的方法，需要一定设备条件。该法均可用于水溶性和脂溶性、固态或液态药物的微囊化，其中以喷雾干燥法最常用。

（1）喷雾干燥法　亦称液滴喷雾干燥法，可用于固态或液态药物的微囊化。该法是先将囊心物分散在囊材的溶液中，再将此混合物喷入惰性热气流使液滴收缩成球形，进而干燥，可制得微囊或微球。影响因素包括混合液的黏度、均匀性，药物与囊材的浓度，喷雾方式及干燥速率等。干燥速率由混合液的浓度与进出口温度决定。囊心物比例应以能被囊膜包裹为宜。如囊心物为液态，通常载药量不超过30%。

（2）喷雾冷凝　亦称为喷雾冷凝法，系将囊心物分散于熔融的囊材中，再喷于冷气流中凝聚而成囊的方法。常用的囊材有蜡类、脂肪酸和脂肪醇等，它们均是在室温为固体，而在较高温度能熔融的囊材。

（3）流化床包衣法　亦称空气悬浮法，系利用垂直强气流使囊心物悬浮在包衣室中，囊材溶液通过喷嘴喷撒于囊心物表面，利用热气流将溶剂挥干形成微囊的方法。

（4）多孔离心法　系利用离心力使囊心物高速穿过囊材的液态膜，再进入固化液固化制备微囊的方法。

3.化学法

化学法系利用在溶液中单体或高分子通过聚合反应或缩合反应，产生囊膜而制成微囊或微球，这种方法称为化学法。本法的特点是不加凝聚剂，通常先制成 W/O 型乳状液，再利用化学反应交联固化。主要分为界面缩聚法和辐射交联法两种。

（1）界面缩聚法　亦称界面聚合法。本法是在分散相（水相）与连续相（有机相）的界面上发生单体的缩聚反应。界面聚合发生在两种不同的聚合物溶液之间，将两种活性单体分别溶解在不同的溶剂中，当一种溶液被分散在另一种溶液中时，相互间可发生聚合反应。该反应是在两种溶液界面间进行的，界面缩聚反应法已成为一种较新型的微胶囊化方法。利用界面聚合法可以使疏水材料的溶液或分散液微胶囊化，也可以使亲水材料的水溶液或分散液微胶囊化。

（2）辐射交联法　利用 ^{60}Co 产生 γ 射线的能量，使聚合物（如明胶或 PVA）交联固化，形成微囊。该法工艺简单，但一般仅适用于水溶性药物，并且由于辐射条件所限，不易推广。

（四）微球的制备

微球的制备原理与微囊基本相同，根据材料和药物的性质不同可以采用不同的制法，几种常见的微球制法如下。

1. 明胶微球

通常以乳化交联法制备，即将药物溶解或分散在囊材的水溶液中，与含乳化剂的油混合，搅拌乳化，形成稳定的 W/O 型或 O/W 型乳化剂，加入化学交联剂甲醛或戊二醛，可得粉末状微球。现已成功制备盐酸川芎嗪、莪术油等明胶微球。

亦可用两步法制备微球，即先采用本法（或其他方法）制备空白微球，再选择既能溶解药物又能浸入空白明胶微球的适当溶剂系统，用药物溶液浸泡空白微球后干燥即得。两步法适用于对水相和油相都有一定溶解度的药物。

2. 白蛋白微球

可用液中干燥法和喷雾干燥法制备。采用液中干燥法制备时，以加热交联代替化学交联，使用的加热交联温度不同（100～180℃），微球平均粒径不同，在中间温度（125～145℃）时粒径较小。

3. 淀粉微球

淀粉微球商品系由淀粉水解再经乳化聚合制得。淀粉微球制备中，可用甲苯、氯仿、液状石蜡为油相，以脂肪酸山梨坦 60 为乳化剂，将 20％的碱性淀粉分散在油相中，形成 W/O 型乳化液，升温至 50～55℃，加入交联剂环氧丙烷适量，反应数小时后，去除油相，分别用乙醇、丙酮多次洗涤干燥，即得白色粉末状微球。

4. 聚酯类微球

常用液中干燥法制备，即以药物与聚酯材料组成挥发性有机相，加至含乳化剂的水相中搅拌乳化，形成稳定的 O/W 型乳状液，加水萃取（亦可同时加热），挥发出去有机相，即得微球。

5. 磁性微球

磁性微球需同时包裹药物与磁流体，成型方法可依据囊材与药物性质不同加以选择，其制法的特殊之处在于磁流体的制备，一般通过共沉淀反应制得。

（五）微囊与微球的质量评价

1. 形态、粒径及其分布

（1）形态观察　可采用光学显微镜、扫描电镜或透射电镜观察，应提供照片。

（2）粒径及其分布　以微囊为原料制备的各种制剂，都应符合该剂型的有关规定。如注射剂，微球或微囊的大小应符合《中国药典》中混悬型注射剂的规定。微球或微囊的粒径大小，可用带目镜测微仪的光学显微镜，或库尔特计数器测定，激光粒径仪可提供粒径的平均值及其分布的数据或图形。

2. 包封率与载药量

包封率和载药量是微粒给药系统的重要评价指标，药物性质不同，制备工艺不同，包封率和载药量差异较大，包封率和载药量反映了载体材料对药物的负载能力，一般要求，产品的包封率应在 80% 以上。若得到的是分散在液体介质中的微囊、微球，应通过适当方法进行分离后测定，如葡聚糖凝胶柱色谱法、离心法或透析法，将未被包封的游离药物，与包封在载体中的药物分开。可通过测定系统中总药量及未被包封的游离药物量，计算系统中包封的药物量，由式（17-4）求得包封率。系统中总药量测定可采用溶剂提取法，将体系中的药物提取测定。由式（17-5）可求得载药量：

$$包封率 = \frac{微囊或微球中包封的药量}{微囊或微球中包封与未包封的总药量} \times 100\% \qquad (17\text{-}4)$$

$$载药量 = \frac{微囊或微球中包封的药物量}{微囊或微球中包封的药物量 + 载体质量} \times 100\% \qquad (17\text{-}5)$$

3. 药物的释放速率

可根据《中国药典》现行版四部通则"溶出度与释放度测定法"，测定体外释放度，绘制药物累积释放量-时间曲线，考察微囊或微球的体外释药特征。药物在微囊或微球中的分布主要有 3 种情况：吸附、包覆、嵌入。表面吸附的药物，在体外实验中会快速释放，称为突释效应。一般要求，开始 0.5h 内的释放量低于 40%。

4. 渗漏率的检查

微球产品分散在液体介质中贮藏，应检查渗漏率。

$$渗漏率 = \frac{产品在贮藏一定时间后渗漏到介质中的药量}{产品在贮藏前包封的药量} \times 100\% \qquad (17\text{-}6)$$

5. 稳定性考察

通过加速试验和长期试验，对微囊、微球的外观、形态、粒径分布等进行考察。

6. 有机溶剂残留

凡工艺中涉及使用有机溶剂，须按《中国药典》相关规定，测定有机溶剂残留量，应符合规定的限度。

二、脂质体制备技术

（一）概述

1. 脂质体的含义

脂质体（liposome）系指将药物包封于类脂质双分子层形成的超微型泡囊体，亦称类脂小球、液晶微囊等。脂质体一般以磷脂、胆固醇等类脂质为膜材，具有类细胞膜结构。20 世纪 60 年代，英国科学家 Bangham 等将磷脂分散在水溶液中，观察到类似洋葱结构的多层封闭囊泡，首次命名了脂质体。1971 年英国科学家 Rymen 等开始将脂质体用于药物载体的研究。

脂质体是一种具有类似于生物膜结构的双分子层小囊泡，它对水溶性和脂溶性药物皆有一定的包封率。目前国内外对脂质体的研究主要集中在其靶向、缓释、对药物的保护性、细胞亲和性、组织相容性等方面。第一个上市的脂质体产品是用于皮肤病治疗的益康唑脂质体凝胶，目前已有两性霉素 B 脂质体注射液、阿霉素脂质体、柔红霉素脂质体注射液等多个品种上市。脂质体制剂技术与传统中医药的结合早在 1980 年以来就已经开始起步，用于肿瘤治疗的注射用紫杉醇脂质体已在临床上取得广泛应用，有关中药脂质体的探索已然成为中药新剂型的研发热点。

脂质体的结构与由表面活性剂构成的胶束不同，胶束是由单分子层组成，而脂质体具有

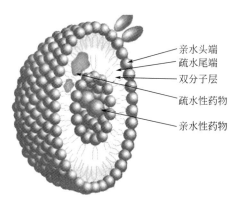

图 17-14　脂质体结构

类脂双分子层结构，脂溶性药物存在于类脂双分子层之间，而水溶性药物则被包封于双分子层的内水相中，如图 17-14 所示。

2. 脂质体的分类

（1）根据脂质体的结构分类

① 单层脂质体。系由单层类脂双分子层构成的囊泡，单室脂质体又分为小单室脂质体和大单室脂质体，前者粒径在 $0.02\sim0.1\mu m$（亦称纳米脂质体），后者粒径在 $0.1\sim1\mu m$ 之间。

②多层脂质体。系由双分子层脂质膜与水相交替相隔形成的多层同心层结构的囊泡，粒径一般在 $1\sim5\mu m$，多层脂质双分子层将包含水溶性药物的水膜隔开，形成不均匀的聚合体，脂溶性药物则分散于多层双分子层之间。

③ 多囊脂质体。系采用贮库泡沫技术制备的一种新型脂质体，有别于单层和多层脂质体，系由许多非同心腔室形成的囊泡结构。多囊脂质体是一种药物贮库型脂质体递药系统，具有更大的粒径（$5\sim50\mu m$）和包封容积，主要用于运载亲水性药物，弥补了普通脂质体对亲水性药物包封率低不足的缺点，可用于鞘内、皮下、眼内、肌内等部位注射给药，具有缓释作用。制备多囊脂质体，除了磷脂和胆固醇外，还需加入三油酸甘油酯以增加脂质体结构的稳定性。

（2）根据脂质体的性能分类

① 一般脂质体。由普通磷脂制备而成，易被网状内皮系统吞噬，因此包载的药物易在肝、脾、肺和骨髓等富含巨噬细胞的组织或器官内蓄积。

② 长循环脂质体。又称隐形脂质体，系通过在脂质中加入聚乙二醇修饰的磷脂或神经节苷脂等材料制备而成。聚乙二醇覆盖在脂质体表面，形成致密的构象云，起到形成空间位阻和亲水保护层的作用，可减少血液中调理素的吸附，降低网状内皮系统对脂质体的识别和摄取，从而延长脂质体的体内循环时间，相应延长药物的作用时间。

③ 热敏脂质体。此类脂质体具有稍高于体温的相变温度，药物的释放对热具有敏感性。其原理是利用在相变温度时，脂质体的类脂质双分子层膜从胶态过渡到液晶态，脂质膜的通透性增加，从而使药物释放速度加快。例如将二棕榈酸磷脂（DPPC）和二硬脂酸磷脂（DSPC）按一定比例混合，制成的 ^{3}H-氨甲蝶呤热敏脂质体，通过尾静脉注入荷瘤小鼠体内，用微波加热肿瘤部位至 $42℃$，病灶部位的放射性强度明显高于非热敏脂质体对照组。

④ pH 敏感脂质体。系指对 pH 值（特别是低 pH 值）敏感的脂质体。例如肿瘤间质的 pH 比周围正常组织细胞低，通常选用对 pH 值敏感性的类脂材料，如二棕榈酸磷脂或十七烷酸磷脂为膜材制备成载药脂质体。当脂质体进入肿瘤部位时，由于 pH 值降低导致脂肪酸羧基脂质形成六方晶相的非相层结构，从而使膜融合，加速释药。

⑤ 免疫脂质体。系类脂膜表面被抗体修饰而具有免疫活性的脂质体，可通过在脂质体表面连接特定抗体，加强对靶细胞特异性识别，从而改变了脂质体微粒在体内的自然分布，到达特定的靶部位。

此外，还有多糖被覆脂质体、超声波敏感脂质体、光敏感脂质体和磁性脂质体等。

3. 脂质体的理化特性

（1）相变温度　当温度升高至一定程度时，脂质双分子层中的酰基侧链会从有序排列变为无序排列，使脂质膜由"胶晶"态变为"液晶"态，膜的横切面增大，流动性增加，双分子层变薄。发生相转变时的温度称为相变温度（T_c）。膜的流动性直接影响脂质体的释放及其（渗漏）稳定性。在相变温度时，被包裹在脂质体内的药物将达到最大释放速率。每种磷脂都具有各自特定的 T_c，T_c 主要取决于酰基链的长度、不饱和度以及极性基团的性质。脂质膜的 T_c 可采用差示扫描量热法、电子自旋共振光谱等方法测定。

（2）荷电性 脂质体的表面电性对其包封率、稳定性、靶器官分布以及对靶细胞的作用影响较大。磷脂酸（PA）、磷脂酰丝氨酸（PS）亲酸性脂质的脂质体带负电荷，含十八胺等碱性脂质的脂质体带正电荷，由中性磷脂制备的脂质体显电中性。

（3）膜流动性 脂质体膜的流动性主要受温度的影响，当体系温度达到相变温度时，膜的流动性增加。胆固醇具有调节膜流动性的作用，被称为脂质体的"流动缓冲剂"。

（4）粒径和粒度分布 脂质体粒径大小和分布均匀程度与其包封率和稳定性有关，直接影响脂质体在机体的处置过程。

4.脂质体的作用机制

脂质体在体内细胞水平上的作用机制有吸附、脂交换、内吞、融合等。

（1）吸附 系脂质体与细胞作用的开始，脂质体通过静电疏水作用非特异性地吸附在细胞表面，或通过受体配体作用、抗原抗体结合等特异性地吸附在细胞表面，受粒子大小和表面电荷等因素影响。

（2）脂交换 系脂质体的脂类与细胞膜上的脂类发生交换，发生在吸附之后。

（3）内吞 是脂质体作用的主要机制，脂质体被细胞吞噬进入吞噬体，随后吞噬体与溶酶体融合形成刺激溶酶体，脂质体被溶解，释放药物，通过内吞，脂质体能特异地将药物浓集于起作用的细胞内。

（4）融合 系指脂质体的膜与细胞膜结合，将内容物释放进入细胞内。

（二）脂质体的材料

磷脂与胆固醇是形成脂质体双分子层的基础物质，本身也具有极为重要的生理功能，由它们所形成的"人工生物膜"易被机体消化分解，具有良好的生物相容性。

1.磷脂

磷脂类包括卵磷脂、脑磷脂、大豆磷脂以及合成磷脂等。磷脂为两亲性物质。其结构式中含有一个磷酸基团和一个含氮的碱基（季铵盐），均为亲水性基团，还有两个较长的烃链为亲油基团，见图 17-15。

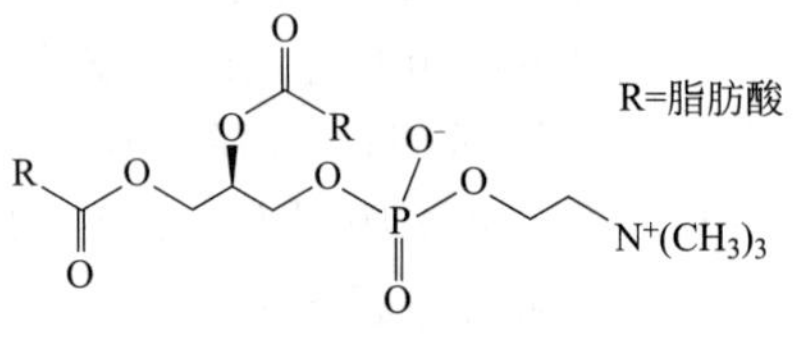

常用的磷脂及脂质材料如下。

（1）中性磷脂 有天然和合成两种来源。天然磷脂是一种由不同长度、不同饱和度的脂肪酸链磷脂组成的混合物，主要有蛋黄卵磷脂和大豆卵磷脂。合成磷脂主要有二棕榈酰磷脂酰胆碱、二硬脂酰磷脂酰胆碱、二肉豆蔻酰磷脂酰乙醇胺和磷脂酰乙醇胺等。

图 17-15 磷脂结构式

R=脂肪酸

（2）负电荷磷脂 又称酸性磷脂，主要有磷脂酸、磷脂酰甘油、磷脂酰肌醇和磷脂酰丝氨酸等。

（3）正电荷脂质 均为合成品，主要有硬脂酰胺、油酰基脂肪胺衍生物、胆固醇衍生物等。正电荷脂质制备的脂质体主要用于基因药物的递送。

2.胆固醇

胆固醇是生物膜的另一类重要的组成成分。它是一种中性脂质，亦属于两亲性分子，但是亲油性大于亲水性，其分子式为 $C_{27}H_{46}O$，分子量为 386.66，结构如图 17-16 所示。胆固醇可嵌入到磷脂双分子层中，亲水的羟基朝向内水相或外水相的亲水面，疏水的脂肪链平行排列在磷脂的烃基侧链中心，如图 17-17 所示。胆固醇被称为"膜流动缓冲剂"，具有调节脂质体膜流动性的作用，当体系的温度低于相变温度时，可降低膜的有序排列，增加膜的流动性；而当体系的温度高于相变温度时，可增加膜的有序排列，减少膜的流动性。当在脂质体膜中加入质量分数为 50％的胆固醇时，可使脂质体膜相变消失。

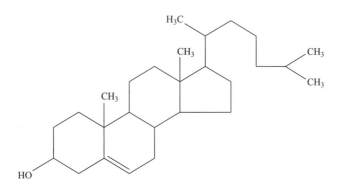

图 17-16　胆固醇结构式

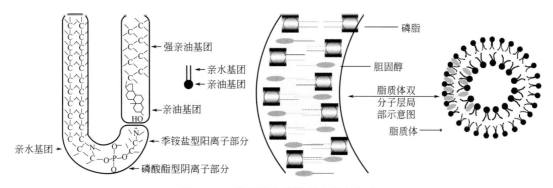

图 17-17　胆固醇在磷脂层中排列方式

（三）脂质体的制备

脂质体的制法根据载药机制不同分为主动载药法和被动载药法。

1. 被动载药法

被动载药法系指脂质体的形成和药物的装载同步完成，即先将药物溶于水相（水溶性药物）或有机相（脂溶性药物）中，然后按所选择的脂质体制法制备含药脂质体。

（1）薄膜分散法　最初由 Bangham 等报道，是应用最为广泛的脂质体制法之一。将磷脂、胆固醇等类脂质材料及脂溶性药物溶于氯仿或其他有机溶剂中，减压蒸发除去有机溶剂，在容器壁上形成一层脂质薄膜，加入含水溶性药物的缓冲液，振荡水化，可得到大单层脂质体，粒径多在 1μm 以上。如继续通过超声、高压均质、微射流、挤出等方式处理，可进一步减小粒径。该法对脂溶性药物的包封率较高，而对水溶性药物的包封率较低。

（2）逆相蒸发法　将磷脂等膜材溶于氯仿、乙醚等有机溶剂中，加入待包封药物的水溶液（水溶液：有机溶剂＝1∶3～1∶6）进行短时超声，直至形成稳定的 W/O 型乳状液，减压蒸发除去有机溶剂至形成胶态，继续减压蒸发至凝胶脱落，可得到水性的脂质体混悬液。用逆相蒸发法制备的脂质体一般为大单层脂质体，可通过高压均质、微射流、挤出等并匀化减小粒径，但需注意防止均质过程中造成药物的泄漏。本法适合于包封水溶性药物及大分子生物活性物质，如各种抗生素、胰岛素、免疫球蛋白、碱性磷脂酶、核酸等。

（3）溶剂注入法　先将磷脂等膜材成分溶解于有机溶剂中，然后注入含待包封药物的水溶液中（温度应保持稍高于有机溶剂的沸点），搅拌除去有机溶剂，匀化或超声得到脂质体混悬液。该法制备的脂质体多为单层脂质体，脂溶性药物包封率较高。注入法根据溶解脂质材料的溶剂不同又可分为乙醇注入法和乙醚注入法。

（4）冷冻干燥法　该法系指将磷脂等脂质、胆固醇与药物溶于有机溶剂后，利用薄膜分散法、逆向蒸发法或溶剂注入法方法制成脂质体溶液后，加入冻结保护剂（如甘露醇、葡萄糖、海藻酸等）冷冻干燥，即得。冷冻干燥的温度、速度及时间等因素均对所形成脂质体的包封率和稳定性产生影响。冷冻干燥法可用于制备前体脂质体，有利于改善脂质体制剂的长期稳定性。

（5）冻融法　通过反复冻融，使药物在脂质膜融合的过程中进入脂质体。首先制备未包封药物的小单层脂质体混悬，在冻干前将待包封的药物加入，快速冷冻，此过程会形成冰晶，使形成的脂质体膜破裂，破损的脂质膜在冰晶片层的融化过程中，互相重新融合，形成脂质体，药物在反复冻融过程中被包裹进入脂质体囊泡内部。该方法中被包封的药物不与有机溶剂接触、没有经过超声波处理和加热等，对蛋白质等分子的影响，适用于对热不稳定的药物和水溶性蛋白类药物。

（6）复乳法　将少量的水相与含脂质的有机溶剂进行第一次乳化，得到 W/O 型初乳，再将初乳加至较大量的水相中混合，进行第二次乳化，得到 W/O/W 复乳，减压蒸发除去有机溶剂，即得脂质体。如在处方中加入稳定剂三油酸甘油酯，控制乳化条件，可得到多囊脂质体，尤其适合包封水溶性药物，可获得较高的包封率。

（7）超临界流体法　是制备脂质体的新技术，超临界流体是处于临界温度和临界压力以上，介于气体和液体之间的流体，超临界流体溶解性强，扩散性能好。常用超临界 CO_2 制备脂质体，将脂溶性药物、磷脂等脂质成分溶解于乙醇等有机溶剂中，与水性药物溶液一起加入到高压反应釜中，通入 CO_2，在其超临界状态下混合，即得脂质体。超临界流体法制得的脂质体包封率高、粒径小，稳定性好。

2. 主动载药法

主动载药法系指先制备空白脂质体，再借助特定的装载动力实现药物的跨膜装载，对于弱碱的药物可采用 pH 梯度法、硫酸铵梯度法等，对于弱酸性的药物可采用醋酸钙梯度法等。主动载药法一般较被动载药法制备的脂质体包封率高。但主动载药法对药物性质有特殊要求，不适合所有药物。

（1）pH 梯度法　系根据弱酸、弱碱药物在不同 pH 介质中解离度不同，通过控制脂质体膜内外 pH 梯度，使药物以离子形式包封于脂质体的水相中。该法包封率特别高，且适合于工业化生产。采用 pH 梯度法制备盐酸去氢骆驼蓬碱脂质体，包封率可达 80% 以上；以 pH 梯度法制备硫酸长春新碱脂质体，包封率可达 85% 以上，而被动载药法制备的硫酸长春新碱脂质体包封率仅为 14.4%。

（2）硫酸铵梯度法　该法制备过程与 pH 梯度法非常类似。首先使用硫酸铵缓冲液制备空白脂质体，然后采用交叉流透析等手段除去脂质体外水相的硫酸铵形成脂质体膜内外的硫酸铵梯度，再与药物溶液一起孵育，达到载药目的。相对于 pH 梯度法，硫酸铵梯度法在制备脂质体时使用接近中性的硫酸铵水溶液，条件更温和，不易引起磷脂分子的水解。采用硫酸铵梯度法制备马钱子碱脂质体，包封率可达 90% 以上。

（四）脂质体的质量评价

（1）粒径与形态　可用高倍光学显微镜观察脂质体的粒径大小与形态，小于 $2\mu m$ 时须用扫描电镜或透射电镜。也可用库尔特法激光散射法、离心沉降法等测定脂质体的粒径大小及其分布。

（2）包封率　测定脂质体中的总药量后，采用适当的方法（如葡聚糖凝胶滤过法、超速离心法、透析法、超滤膜滤过法等）分离脂质体，分别测定脂质体中包封的药量和介质中未包封的药量，按式（17-7）计算包封率（作为产品开发时，包封率不得低于80%）。

$$包封率 = \frac{脂质体中包封的药量}{脂质体包封与未包封的总药量} \times 100\% \tag{17-7}$$

（3）渗漏率　表示脂质体产品在贮存期包封率的变化情况，是反映脂质体稳定性的主要指标。可根据给药途径的不同，将脂质体分散贮存在一定的介质中，保持一定的温度，于不同时间进行分离处理，测定介质中的药量，与贮藏前包封的药物量比较，按式（17-8）计算渗漏率。

$$渗漏率 = \frac{贮存后渗漏到介质中的药量}{贮存前包封地药量} \times 100\% \tag{17-8}$$

（4）主药含量　可采用适当的方法通过提取、分离处理后测定脂质体中主药的含量。

（5）释放度　体外释放度是脂质体制剂的一项重要质量指标。通过测其体外释药速率可初步了解其通透性的大小，以便适当调整释药速率，达到预期要求。

（6）药物体内分布的测定　将脂质体静注给药，测定动物不同时间的血药浓度，并定时将动物处死，取脏器组织，匀浆分离取样，以同剂量药物作对照，比较各组织的滞留量，并进行药动学统计处理，评价脂质体在动物体内的分布情况。

（7）磷脂的氧化程度　磷脂易被氧化，这是影响脂质体稳定性的突出问题。在含有不饱和脂肪酸的脂质混合物中，磷脂的氧化分3个阶段：单个双键的偶合、氧化产物的形成、乙醛的形成及键断裂。因为各阶段产物不同，氧化程度很难用一种试验方法评价。《中国药典》现行版采用氧化指数为指标。

氧化指数的测定：氧化指数是检测双键偶合的指标。因氧化偶合后的磷脂在波长230nm左右具有紫外吸收峰而有别于未氧化的磷脂。测定以磷脂为膜材的脂质体时，《中国药典》现行版规定其氧化指数应控制在0.2以下。方法是：将磷脂溶于无水乙醇配成一定浓度的澄明溶液，分别测定在波长233nm及215nm的吸光度，由式（17-9）计算氧化指数。

$$氧化指数 = A_{233nm} / A_{215nm} \tag{17-9}$$

可在脂质处方中加入维生素E、叔丁基对羟基茴香醚、抗坏血酸棕榈酸酯等脂溶性抗氧剂，降低磷脂的氧化程度。

三、亚微乳与纳米乳制备技术

（一）概述

1. 亚微乳

（1）亚微乳的含义　亚微乳（submicroemulsion）系指将药物溶于脂肪油/植物油中经磷脂等乳化分散于水相中形成100～500nm粒径的O/W型微粒载药分散体系，通常由油相、水相、乳化剂和稳定剂组成。其外观不透明，呈浑浊或乳状，稳定性不如纳米乳，可热压灭菌，但加热时间太长或数次加热，会分层。早期的亚微乳中不加入药物，仅作为脂肪乳剂用于高能量的胃肠外营养。近年来，亚微乳作为一种载药体系，已有一些产品上市。

（2）亚微乳的特点　亚微乳作为载药体系，其主要的特点包括：①提高药物的稳定性；②增加难溶性药物的溶解度；③使药物具有靶向性；④降低药物毒副作用和刺激性；⑤提高药物体内及经皮吸收率等。

2. 纳米乳

（1）纳米乳的含义 纳米乳（nanoemulsion）系指粒径为 50～100nm 的液滴分散在另一种液体中形成的胶体溶液。纳米乳与普通乳剂的区别见表 17-2。近年来，纳米乳技术得到了飞速发展，并出现了自乳化药物传递系统，即药物制剂口服后，遇体液，在体温和胃肠蠕动的条件下，可自发分散为 O/W 型纳米乳。另外，用聚乙二醇修饰的纳米乳，因增加了表面的亲水性，减少了被巨噬细胞的吞噬，从而明显延长在血液循环系统中滞留的时间，称为长循环纳米乳。

表 17-2 纳米乳与普通乳剂的区别

项目	纳米乳	普通乳剂
乳滴形状、大小	球形,大小比较均匀,粒径在 50～100nm 之间	球状,大小分布不均匀,粒径一般大于 100nm
分散性质	具有各向同性、低黏性(与水相近)、透明或半透明的液体	不透明的液体,黏度远大于水
组成	乳化剂用量大,为 10%～30%,且一般需要加入助乳化剂	乳化剂用量一般低于 10%,无需加入助乳化剂
热力学稳定性	热力学稳定体系,可热压灭菌,离心后无分层	热力学不稳定体系,热压灭菌或离心后易分层
溶解性能	在一定范围内既能与油混溶又能与水混溶	只能与外相溶剂混溶

（2）纳米乳的特点 纳米乳作为极具潜力的新型药物载体，其主要特点如下：①可提高难溶性药物的溶解度与生物利用度，并可经口、注射或皮肤用药等多种途径给药。②根据需要达到缓释或靶向的目的，且毒性小，安全性高。如油包水型纳米乳可延长水溶性药物的释放时间，起到缓释作用。③纳米乳可改变某些药物的体内分布，具有一定的靶向性，能降低药物对其他组织、器官的毒副作用，且黏度低，注射时不会引起疼痛，不会引起变态反应和脂肪栓塞。④稳定性好，易于制备和保存。对于易水解的药物制成油包水型纳米乳，对药物可起到很好的保护作用。

（3）纳米乳的结构 纳米乳可分为油包水（W/O）型、水包油（O/W）型和双连续相型三种。W/O 型纳米乳由连续相、水相及表面活性剂及助乳化剂组成。O/W 型纳米乳则由水连续相、油相及乳化剂与助乳化剂组成。双连续相具有 W/O 型和 O/W 型两种乳剂的特性，是 W/O 型与 O/W 型之间的过渡状态，但其间水相和油相均不是球状，而是类似于海绵缠绕的网状分布。除单相微乳液之外，微乳液还能以多种平衡的相态存在，如 Winsor Ⅰ型（两相，O/W 型微乳液与过量的油共存）、Winsor Ⅱ型（两相，W/O 型微乳液与过量的水共存）以及 Winsor Ⅲ型（三相，中心态的双连续相微乳液与过量的水、油共存），如图 17-18 所示。

影响纳米乳结构的因素很多，如表面活性剂分子的亲水性、疏水性、温度、pH 值、电解质浓度、油相的化学特性等。纳米乳的结构类型是由处方中各组分的结构、性质与比例决定的。无论何种类型，纳米乳各相间的界面张力均较低，并且纳米乳始终是一动态结构，表面活性物质分子构成的界面始终在自发地波动。

（二）亚微乳与纳米乳的常用辅料

亚微乳与纳米乳作为药用载体对处方要求严格，不仅要求能在大范围内形成纳米乳和亚

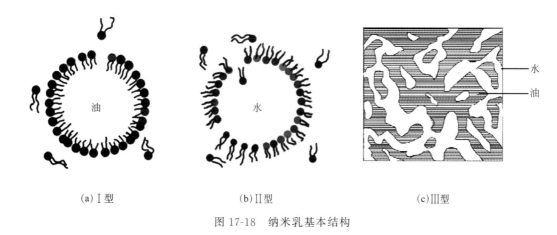

(a) I 型 (b) II 型 (c) III 型

图 17-18 纳米乳基本结构

微乳，还要求所用材料无毒、无刺激、无不良药理作用，并具有生物相容性，并对主药具有较大的增溶性能，同时不影响主药的药效和稳定性。

1. 油相

要求油相化学性质稳定，纯度高，对药物有一定的溶解能力，形成的乳剂毒副作用小，并能与乳化剂分子之间具有较好的相容性，以确保所制备的乳剂能完全包封药物。以往多采用植物来源的长链甘油三酯，如麻油、棉籽油、豆油等，但油相分子链过长不易形成粒径小的乳剂，现多采用中链（$C_8 \sim C_{10}$）甘油三酯（Captex 355、Miglyol 812 等）和长链甘油三酯合用作为油相。

2. 乳化剂

（1）天然乳化剂 降低界面张力的能力不强，但易形成高分子膜而使乳滴稳定。其优点是无毒、价廉，缺点是质量不稳定，易造成产品质量的批间差异。常用阿拉伯胶、西黄芪胶、明胶、白蛋白、酪蛋白等。明胶、白蛋白、酪蛋白等蛋白质类乳化剂的带电状况受溶液pH 值的影响，在等电点时稳定性差。

（2）合成乳化剂 合成乳化剂品种较多，分为离子型和非离子型两大类。非离子型乳化剂毒性较小，较为常用，如脂肪酸山梨坦（Span）、聚山梨酯（Tween）、聚氧乙烯脂肪酸酯类（Myrj）、聚氧乙烯脂肪醇醚类（Brij）、聚氧乙烯聚氧丙烯共聚物类（Poloxamer 或 Pluronic）等。非离子型乳化剂经口给药一般认为没有毒性，而静脉给药有一定的毒性，其中Pluronic F_{68} 毒性最小，与天然乳化剂磷脂已被批准用于注射给药。

3. 助乳化剂

助乳化剂一般为药用短链醇或具有适宜 HLB 值的非离子表面活性剂，可用于调节乳化剂的 HLB 值。常用的有低级醇、有机胺、烷基酸及单、双烷基酸甘油酯及聚氧乙烯脂肪酸酯等，例如正丁醇、乙二醇、乙醇、丙二醇、甘油、聚甘油酯等。

助乳化剂的作用有：①使乳化剂具有超低表面张力，有利于微乳液的形成和热力学稳定；②改变油水界面的曲率，曲率反映乳剂界面膜的弯曲程度；③增加界面膜的流动性，降低膜的刚性，有利于微乳液的形成。

4. 稳定剂

乳剂的界面膜常因加入脂溶性药物而改变，需要加入半亲油、半亲水、表面活性不高、能定位在界面膜内的稳定剂，以增大膜的强度，使乳剂的 ζ 电位绝对值升高，增加乳剂的稳定性。常用的稳定剂有油酸、油酸钠、胆酸、脱氧胆酸及其钠盐等。

（三）亚微乳的制备

1. 制备工艺流程（图 17-19）

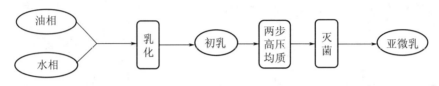

图 17-19　亚微乳的制备工艺流程

2. 制法

一般采用两步高压均质法制备亚微乳，即将药物与其他油溶性成分溶于油相中，将水溶性成分溶于水中，然后将油相和水相分别加热至一定温度，置于组织捣碎机或高剪切分散乳化机中混合，在一定温度下制成初乳。初乳迅速冷却，用高压均质机进一步乳化两次，滤去粗乳滴及不溶性微粒，调节 pH 值，高压灭菌，即得。

（四）纳米乳的制备

1. 纳米乳的处方筛选

确定纳米乳的处方组成及其配比的过程，是制备纳米乳的关键环节。通常纳米乳形成所需的外加功小，主要依靠体系中各组分的匹配，寻找这种匹配关系的主要办法有 PT（相转换温度）法、HLB 值法（亲水-亲油平衡值法）和盐度扫描等方法。在制剂学中，研究纳米乳的常用方法是 HLB 值法。HLB 值是纳米乳处方设计的一个初步指标。一般而言，体系 HLB 值在 4～7 间易形成 W/O 型纳米乳，在 8～18 间易形成 O/W 型纳米乳。

纳米乳多由油、水、乳化剂和助乳化剂 4 个组分组成。处方筛选主要是选择适当的油相、乳化剂及助乳化剂的种类，并确定各组分的最佳比例，一般可通过实验对比并结合相图绘制来进行。绘制相图时，一般可将乳化剂及其用量固定，水、油、助乳化剂三个组分占正三角形的三个顶点，滴定法恒温制作相图（图 17-20），即将一定组成的油、乳化剂、助乳化剂混合溶液用水滴定，每次加水 O/W 型纳米乳后达到平衡时，用肉眼观察是透明的还是浑浊的 W/O 型纳米粉乳，或是半固态凝胶。在图 17-20 中，有两个纳米乳区，一个为 O/W 型纳米乳区，范围较小；另一个为 W/O 型助乳化剂油纳米乳区，范围较大，形成纳米乳较为容易。

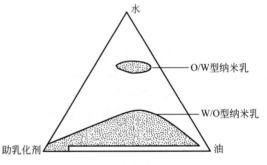

图 17-20　纳米乳形成三元相图

对于四组分和四组分以上的体系，也可采用变量合并法，如固定两组分的配比，使实际变量不超过 3 个，从而仍可用三元相图来表示，这样所得的相图称为伪三元相图或拟三元相图。当研究如何制备含乳化剂量较少，且稳定的 O/W 型纳米乳时，常以乳化剂/助乳化剂、水、油为三组分绘制经典的三元相图，但必须先确定乳化剂/助乳化剂比例的最佳值。

2. 制法

常规制备纳米乳有两种方法：①把有机溶剂、水、乳化剂混合均匀，然后向该乳液中滴加醇，在某一时刻体系会突然间变为透明而形成纳米乳；②把有机溶剂、醇、乳化剂混合为乳化体系，向该乳化液中加入水，体系也会在瞬间变为透明，而形成纳米乳。但只要纳米乳处方选择适当，微乳的制备与各成分的加入顺序无关。

（五）亚微乳与纳米乳的质量评价

1. 乳滴粒径及其分布

粒径及分布直接影响亚微乳与纳米乳制剂的质量，是此类乳剂最重要的特征之一。粒径及其分布可采用激光粒径仪测定，可得到体积径、密度径、数量径、平均粒径，多分散系数，Zeta 电位等参数。形态学可采用透射电镜法（TEM）、扫描电镜法（SEM）等进行观察。测定乳滴粒径及分布可用带计算机软件的粒度分析测定仪等。

2. 稳定性

亚微乳为热力学不稳定体系，在制备过程及贮存中乳滴有增大的倾向。目前还没有评价亚微乳与纳米乳稳定性完善的方法，实验中可以参照我国新药评审乳剂（普通乳剂）的指导原则，对制备的亚微乳与纳米乳进行稳定性考察，通过离心实验考察其动力学稳定性，通过加速实验和常温留样实验对其物理稳定性和化学稳定性进行考察。

3. 理化性质

（1）黏度　黏度的要求因给药途径而异。

（2）折光度　亚微乳与纳米乳的折光度可使用阿贝折光仪，恒温 20℃ 条件下测定。

（3）电导率　电导率是鉴别微乳结构类型的重要方法，可通过电导率仪测定微乳或亚微乳的电导率，电导率-含水量曲线法还可用于确定微乳成型的临界点。

四、纳米粒制备技术

（一）纳米粒的含义

纳米粒（nanoparticles）系指药物或与载体辅料经纳米化技术分散形成的粒径小于 500nm 的固体粒子，又可分为骨架实体型的纳米球（nanosphere）和膜壳药库型的纳米囊（nanocapsule）。纳米粒既可作为理想的静脉注射的药物载体，亦可供经口或其他途径给药。

（二）纳米粒的特点

纳米粒作为药物的载体，其主要特点包括：①可缓释药物，从而延长药物的作用时间，如一般滴眼液半衰期仅 1～3min，而纳米粒滴眼剂由于能黏附于结膜和角膜，可大大延长药物的作用时间；②可达到靶向给药的目的，纳米粒经静脉注射，一般被巨噬细胞摄取，主要分布于肝（60%～90%）、脾（2%～10%）和肺（3%～10%），少量进入骨髓；③可提高药物的生物利用度，减少给药剂量，从而减轻或避免毒副作用；④保护药物，提高药物的稳定性，可避免多肽等药物在消化道的失活。

（三）纳米粒的制法

纳米粒可采用单体或高分子材料制备。由单体制备，主要通过乳化聚合法制备。采用天然或合成高分子材料为载体材料制备时，所用材料与微囊、微球的制备材料基本相同，可通过天然高分子固化法、液中干燥法和自动乳化法等进行制备。制备得到的纳米粒混悬液，经过洗涤和分离（离心、冻干等），即得固态纳米粒。

1. 乳化聚合法

本法系将单体分散于含乳化剂中的胶束或乳滴中，遇 OH^- 或其他引发剂分子发生聚合，胶束及乳滴作为提供单体的仓库，乳化剂对相分离的纳米粒同时可起防止聚集的稳定作用。聚合反应终止后，经分离呈固态，即得。

制备过程中，应注意介质 pH 值对载药量的影响，如对于聚氰基丙烯酸烷酯类纳米粒，

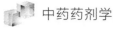

聚合时介质 pH 值的影响很大，因为以 OH^- 为催化剂，pH 值太低时聚合难以进行，pH 值太高时反应太快形成凝块，而在 pH2～5 范围可得到较好的纳米粒。另外，制备过程中的搅拌速度、温度等对纳米粒的粒径有影响，也可进一步影响到载药量。

2. 天然高分子凝聚法

本法系由高分子材料通过化学交联、加热变性或盐析脱水等方法使其凝聚制得纳米粒。如制备白蛋白纳米粒时，白蛋白与药物作为内水相，可以经加热变性固化，也可通过甲醛或戊二醛作为交联剂固化。制备明胶纳米粒时，将乳状液中的明胶乳滴冷却至胶凝点以下，再用甲醛交联固化。制备壳聚糖纳米粒时，由于壳聚糖分子中含—NH_2，在酸性条件下带正电荷，可用带有负电荷丰富的离子交联剂（如三聚磷酸钠）使其凝聚成的纳米粒。

3. 液中干燥法

本法又称溶剂蒸发/挥发法，也称溶剂挥发法，是制备载药纳米粒的常用方法。通常情况下，将载体材料溶于含有药物、可挥发且在水中可适当溶解的有机溶剂中，制成 O/W 型乳浊液，再挥发除去有机溶剂而得载药纳米粒。纳米粒的粒径主要取决于溶剂蒸发之前形成的乳滴的粒径，可通过调节搅拌速率、分散剂的种类和用量、有机相及水相的量和黏度、容器及搅拌器的形状以及温度等因素，来控制纳米粒的粒径，也与有机溶剂中载体材料的含量有关。该法既可包裹水溶性药物，也可包裹水不溶性药物。

（四）纳米粒的质量评价

一般根据纳米粒粒径较小及贮存和应用的特点，采用以下几项内容对其进行质量评价。

（1）形态　采用电镜观察其形态，应为球形或类球形，无粘连。

（2）粒径及其分布　可采用激光散射粒度分析仪测定，应符合各品种项下的规定。

（3）再分散性　冻干品的外观应为细腻疏松块状物，色泽均匀；加一定量液体介质振摇，应立即分散成均匀胶体溶液。再分散性可用分散有不同量纳米粒的介质的浊度变化表示，如浊度与一定量介质中分散的纳米粒的量基本上呈直线关系，表示能再分散，直线回归的相关系数愈接近 1，表示再分散性愈好。

（4）包封率与渗漏率　冻干品应分散在液体介质后再测定。测定时，可采用透析、凝胶柱、低温超速离心等方法分离液体介质中的纳米粒，然后分别测定系统中的总药量和游离的药量，从而计算出包封率。纳米粒贮存一定时间后再测定包封率，计算贮存后的渗漏率。

（5）突释效应　纳米粒在开始 0.5h 内的释药量应低于 40％。

（6）有害有机溶剂残留量　在制备纳米粒过程中，如果使用了有害有机溶剂，则须按《中国药典》现行版四部通则"残留溶剂测定法"测定，应符合规定。

第四节　缓控释制剂技术

一、概述

普通制剂需频繁给药，使用不便，且血药浓度峰谷波动大，因此毒副作用较大，缓控释递药系统正是为克服普通制剂存在的问题而逐步发展起来的。我国古代医学典籍中记载了丸剂的用药特征，"欲速用汤，稍缓用散，甚缓者用丸"，"丸者缓也，不能速去之，其用药之舒缓而治之意也"，可以看作是中药缓控释制剂的雏形。现代中药缓控释制剂的研究是基于化学药物缓控释理论发展起来的，起步于 20 世纪 90 年代，理论与技术体系正日趋完善。在《中国药典》现行版中对缓释、控释、迟释制剂制定了详细的指导原则，广义的缓控释制剂，除口服缓控释制剂外，还包括如透皮贴剂、注射缓释微球、植入剂、靶向制剂、脉冲释放剂以及择时释放制剂等。本节主要介绍口服缓控释制剂。

（一）缓释制剂

1. 定义

缓释制剂（sustained-release preparation）系指在规定的释放介质中，按要求缓慢非恒速释放药物，与相应的普通制剂相比，给药频率有所减少，能显著增加患者依从性的制剂，其释放符合一级速度方程。其本质在于不但能够在体外释放介质中缓慢释放，更能够在体内保持缓慢释放，达到缓释、长效的目的。

2. 特点

① 减少给药次数，降低用药总剂量。缓释制剂可在体内缓慢释放药物，在较长时间内维持一定的血药浓度，可以实现一日 1 次或数日 1 次给药，大大减少了给药次数；如药物吸收过程存在饱和现象，则可降低用药的总剂量。

② 保持血药浓度平稳，避免峰谷现象，降低毒性。普通制剂需要多次给药以维持体内有效血药浓度，首次给药后，体内血药浓度上升，达到有效血药浓度后，随着药物在体内不断被代谢、排泄，血药浓度逐渐下降，当低于有效浓度后，进行第二次给药，给药后浓度再次出现先升后降，所以在多次给药过程中，血药浓度起伏很大，导致出现明显的峰谷现象，而缓释制剂则可以克服这种现象，使血药浓度保持在平稳持久范围内，同时提高了药物使用的安全性。

（二）控释制剂

1. 定义

控释制剂（controlled-release preparation）系指在规定的释放介质中，按要求缓慢地恒速释放药物，与相应的普通制剂比较，给药频率比普通制剂减少一半或更多，血药浓度比缓释制剂更加平稳，且能显著增加患者依从性的制剂，其药物释放符合零级或接近零级速度方程。

2. 特点

控释制剂释药速度平稳，接近零级速度过程，能显著克服血药浓度峰谷现象，同时减少了服药次数，如图 17-21 所示。对于治疗指数小、消除半衰期短的药物，控释制剂可以很好地避免因频繁用药而引起中毒的危险。

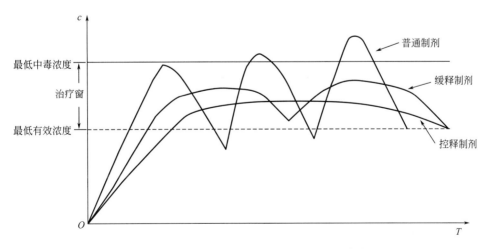

图 17-21　普通制剂、缓释制剂和控释制剂血药浓度

缓控释制剂除了上述优点外，也存在一定的局限性，具体表现在：①剂量调节灵活性

低，如遇到突释造成的严重副作用，往往不能立即停止治疗，所以缓控释制剂通常具有多个剂量规格。②缓控释制剂一般是基于健康人群的群体药动学参数而设计，当药动学受疾病状态的影响而有所改变时，往往难以灵活调节给药方案。③缓控释制剂生产工艺复杂，成本较高。

二、缓控释制剂的释药原理

缓控释制剂的释药原理与其构造及所用聚合物的性质有关，主要包括溶出、扩散、溶蚀、渗透压以及离子交换等。根据不同的释药原理可以设计不同的缓控释制剂。这些释药原理不仅适用于口服缓控释制剂，也同样适用于植入、微球等给药体系。

（一）溶出原理

溶出速度较慢的药物本身即具备出缓释的性质，溶出原理即通过改变药物本身的性质而改变其溶出速度，从而表现出缓释特性。根据溶出速度方程（Noyes-Whitney）可得出药物性质与溶出速度的关系：

$$\frac{\mathrm{d}C}{\mathrm{d}t} = k_{\mathrm{D}} A (C_{\mathrm{s}} - C) = \frac{D}{h} A (C_{\mathrm{s}} - C) \tag{17-10}$$

式中，$\mathrm{d}C/\mathrm{d}t$ 为溶出速度；k_{D} 为溶出速度常数；D 为扩散系数；A 为比表面积；h 为扩散层厚度；C_{s} 为药物地饱和溶解度；C 为在溶出介质中药物的浓度。

由式（17-10）可知，溶出速度与比表面积 A、扩散系数 D、扩散层厚度 h、浓度差（$C_{\mathrm{s}} - C$）成正比，因而可以通过改变药物自身的溶解度或比表面积控制药物的释放，具体可采取以下几种方法。

1. 将药物制成溶解度小的盐或酯

本法一般适用于一些弱酸或弱碱性的化学药物或中药单体，通过化学反应使药物生成溶解度小的盐或酯，达到缓慢释放的目的。如青霉素普鲁卡因盐比青霉素钾或钠盐能维持更长时间的药效；非诺贝酸通过酯化生成非诺贝特而延长药效。

2. 与高分子化合物复合生成难溶性盐

本法是通过高分子化合物与药物分子生成难溶性的盐，从而实现控制药物的释放。如海藻酸与毛果芸香碱结合生成的盐在眼用膜剂中的药效比毛果芸香碱盐酸盐显著延长；胰岛素与鱼精蛋白和锌盐结合生成溶解度小的鱼精蛋白锌胰岛素，即为目前临床上常用的长效胰岛素。

3. 改变固体颗粒大小

颗粒大小与其比表面积直接相关，对于难溶性药物来说，当粒径减小，比表面积增加，溶出加快。相反，增加粒径则可实现缓释效果。本法常被用来制备缓控释注射剂，如超慢型胰岛素中所含胰岛素锌晶粒较大（大部分超过 $10\mu m$），故其作用可长达 30h；而含晶粒较小（不超过 $2\mu m$）的半慢型胰岛素锌，作用时间只有 $12 \sim 14h$。

（二）扩散原理

1. 贮库型

贮库型主要是依赖于包衣膜的控释作用，药物首先溶解成溶液后，再从制剂中扩散出来进入体液。其制剂形式可以是包衣片剂或包衣微丸，根据包衣膜的特性又分为水不溶性包衣膜和含水性孔道包衣膜两种，药物的释放主要受控于包衣膜的性质。

（1）水不溶性包衣膜　药物压片或制成小丸后，利用乙基纤维素包衣，即形成水不溶性包衣膜贮库，药物需要穿透包衣膜而释放，其释放速率符合 Fick's 第一定律：

$$\frac{\mathrm{d}Q}{\mathrm{d}t} = \frac{ADK\Delta C}{d} \tag{17-11}$$

式中，$\mathrm{d}Q/\mathrm{d}t$ 为释放速度；A 为表面积；D 为扩散系数；K 为药物在膜与囊心之间的分配系数；d 为包衣层厚度；ΔC 为膜内外药物的浓度差。

若 A、d、D、K 与 ΔC 保持恒定，则释放速度就是常数，为零级释放过程。若其中一个或多个参数改变，就是非零级过程。

（2）含水性孔道包衣膜　由于药物从不溶性包衣膜贮库中释放出的速度非常慢，通常在包衣液中掺入致孔剂（如可溶性盐类、糖类、可溶性高分子聚合物如 PEG 等），当包衣制剂进入胃肠液中，由于致孔剂的迅速溶解，会在包衣膜表面形成大量的细小亲水性孔道，其释放速率可用式（17-12）表示。与式（17-11）比较，少了 K，其释放接近零级释放过程。

$$\frac{\mathrm{d}Q}{\mathrm{d}t} = \frac{AD\Delta C}{d} \tag{17-12}$$

2. 骨架型

骨架型缓控释制剂系药物与一种或多种骨架材料制成的固体制剂，是目前临床上使用较多的口服缓控释制剂。按其所采用的骨架材料不同，可分为亲水凝胶、溶蚀性和不溶性 3 种类型。骨架呈多孔型或无孔型，孔型骨架片药物通过微孔扩散而释放。影响释放的主要因素是药物的溶解度、骨架的孔隙率、孔径等。难溶性药物不宜制成这类骨架型缓控释制剂。无孔型骨架型缓控释制剂的释药过程是外层表面的溶蚀—分散—溶出。

（1）亲水凝胶骨架　系用遇水膨胀而形成凝胶屏障控制药物溶出的物质制成的骨架型缓控释制剂。这类骨架型缓控释制剂的主要材料为羟丙甲纤维素（HPMC），此外还有天然胶类（如海藻酸钠、琼脂等）、非纤维素多糖类（如壳多糖、半乳糖等）、乙烯聚合物和丙烯酸树脂（如聚乙烯醇、聚羧乙烯等）。

（2）溶蚀性骨架　系用不溶解但可溶蚀的蜡质、脂肪酸及其酯类等物质作材料制成的骨架型缓控释制剂。药物随着这些材料的逐渐溶蚀而释放出来。该类片剂的制备，可将药物、辅料或者是它们的溶液加入熔融的蜡质中，经处理后制成颗粒再压片。该类制剂药物的释放会受到多种因素的制约，通常是多种机制相结合。在骨架体系中，药物的释放受骨架的溶蚀速度与药物的扩散速度控制，释药机制一般可以用 Peppas 方程来描述：

$$\frac{Q_t}{Q_\infty} = kt^n \tag{17-13}$$

式中，Q_t、Q_∞ 分别为 t 和 ∞ 时间累积释放量；k 为药物特定溶出速度常数；n 为释放指数，用以表示药物释放机制。当 $n=1$ 时，释药速率与时间无关，即符合零级动力学，对于片状系统，零级释放又被称为 II 相转运。当 n 取极端值 0.5 和 1.0 时，是 Peppas 方程应用的两个特例，分别表示扩散控制和溶蚀控制的释放规律。n 值介于 0.5～1.0 之间时，表示释放规律是扩散和溶蚀综合作用的结果，为不规则转运。此外，极端值 0.5 和 1.0 仅适用于片状骨架。

（3）不溶性骨架　系用不溶于水或水溶性很小的高分子聚合物或无毒塑料与药物混合制成的骨架型缓控释制剂。常用的材料有乙基纤维素、聚乙烯、聚丙烯、聚甲基丙烯酸甲酯等。该类制剂的制备，可将材料的粉末与药物混匀直接压片，有的也可用乙醇溶解（如乙基纤维素），然后按湿法制粒压片。该类制剂与胃肠液接触时，胃肠液向骨架中心渗透，最外层的药物直接暴露在胃肠液中，会首先溶解，继而扩散到骨架外面，而骨架内的药物溶解后逐渐向外扩散，这个过程持续进行，直至药物释放完毕。药物的释放速率与扩散路径有关，随着扩散路径的不断增大，药物的释放速率呈递减趋势。该类型制剂的累积释放量与时间的关系，可用 Higuchi 方程来描述：

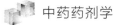

$$Q = k_H t^{1/2} \tag{17-14}$$

式中，Q 为药物累积释放量；k_H 为常数；t 为释放时间。通常可以通过改变下列参数来控制骨架中药物的释放：①骨架中药物的初始浓度；②骨架对的孔隙率；③骨架中的弯曲因子；④形成骨架的聚合物系统组成；⑤药物的溶解度。

（三）渗透压原理

通过渗透压原理控制药物释放，可实现均匀恒速地释放药物，达到零级速率过程。此类制剂多以片剂或胶囊的形式存在，称为渗透泵系统。一般渗透泵系统包括片心和包衣膜两部分，其中片心由水溶性药物、电解质、水溶性聚合物等组成，外层采用水不溶性聚合物包衣，形成半透膜，最后在半透膜上利用激光打一小孔。当渗透泵片进入到胃肠道后，胃肠液中的水可通过半透膜渗入片心，使药物溶解形成饱和溶液，片心内部会产生较高的渗透压（4053～5066kPa），而体液渗透压仅约为 76kPa，膜内外的渗透压差促使药物溶液从小孔流出，流出量与渗入膜内的水量相等，直到片心内的药物完全溶解为止。

药物从渗透泵中释放的速度取决于半透膜吸水的速度，而后者与膜两侧渗透压相关，可用式（17-15）表示。

$$\frac{dV}{dt} = \frac{kA}{h}(\Delta\pi - \Delta P) \tag{17-15}$$

式中，dV/dt 为半透膜吸水速度；k 为膜的渗透系数；A 为膜的面积；h 为膜的厚度；$\Delta\pi$ 为渗透压差；ΔP 为流体静压差。

当小孔的孔径足够大，$\Delta\pi \gg \Delta P$，则流体静压差可以忽略，式（17-15）可简化为：

$$\frac{dV}{dt} = \frac{kA}{h}\Delta\pi \tag{17-16}$$

如以 dQ/dt 表示药物通过小孔的释放速率，C_s 为膜内药物饱和溶液的浓度，则：

$$\frac{dQ}{dt} = \frac{dV}{dt}C_s = \frac{kA}{h}\Delta\pi C_s \tag{17-17}$$

当 k、A、h 和 $\Delta\pi$ 保持恒定，只要膜内药物维持饱和状态（即 C_s 保持不变），释药速率即可恒定，即以零级速率释放药物。当片心中的药物逐渐低于饱和浓度，释药速率将以抛物线形式缓慢下降。由于渗透泵片的释药速率仅与片心的饱和渗透压（或吸水速度）有关，因此其释药不受胃肠道生理节律的影响。而片心的处方组成、包衣膜的厚度与渗透性，以及释药小孔的大小是影响渗透泵片释药的主要因素。

根据上述渗透压原理，可制成单室渗透泵片、液体渗透泵胶囊以及推拉型渗透泵片，如图 17-22 所示。单室渗透泵片的片心由固体药物和电解质组成，遇水溶解后形成高渗透压差，控制药物释放；液体渗透泵胶囊是一种可用于控制液体药物或药物溶液释放的系统，药物以溶液形式存在于不含药渗透心的弹性囊中，此囊膜外周围为电解质，溶解后形成高渗透压差，使内膜产生压力而将药物溶液挤压排出；推拉型渗透泵片的上层片心由药物、具渗透压活性的亲水聚合物和其他辅料组成，下层由亲水膨胀聚合物、其他渗透压活性物质和片剂辅料组成，在外层包衣并打孔，它的释放是由上层的渗透压推动力和下层聚合物吸水膨胀后产生的推动力同时作用的结果。

（四）离子交换原理

离子型药物可与离子交换树脂通过离子键形成复合物，即为药树脂，当药树脂与体液接触时，体液中的离子与药物发生交换，药物即从树脂中扩散而释放出来，此扩散速度即为药物的释放速度，如下式所示：

$$树脂^+\text{-}药物^- + X^- \longrightarrow 树脂^+\text{-}X^- + 药物^-$$

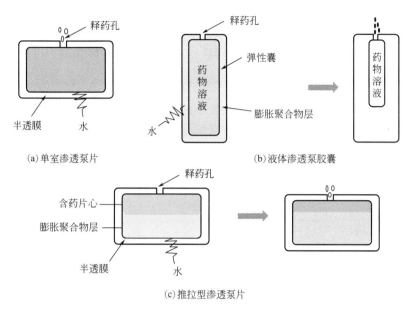

图 17-22 三种渗透泵制剂的释药原理示意图

$$树脂^- \text{-} 药物^+ + Y^+ \longrightarrow 树脂^- \text{-} Y^+ + 药物^+$$

药树脂的释放速度与扩散面积、扩散路径和树脂的刚性有关，也受释药环境中离子种类、强度和温度的影响。阳离子交换树脂与碱性药物的盐交换，或阴离子交换树脂与酸性药物的盐交换。离子交换树脂的容量较小，故该类缓释体系仅适合于小剂量药物。

三、缓控释制剂的辅料

缓控释制剂的辅料主要由一些可阻滞药物释放的高分子材料组成，根据缓控释制剂的类型，辅料大致可分为骨架类、包衣类、渗透泵类、生物黏附类、胃漂浮类及增稠类等。

（一）骨架类辅料

骨架类缓控释材料根据溶解性能的不同，可分为亲水凝胶骨架材料、溶蚀性骨架材料和不溶性骨架材料三类。

1. 亲水凝胶骨架材料

亲水凝胶骨架材料系指遇水或消化液后骨架膨胀，形成凝胶屏障并能控制药物释放的物质，可通过不同性能的材料及其与药物的不同比例来调节制剂的释药速率。目前常用的有四大类：天然植物或动物胶，如海藻酸钠、琼脂、西黄芪胶、黄原胶、果胶、瓜尔胶等；纤维素衍生物类，如甲基纤维素（MC）、羟丙甲纤维素（HPMC）、羧甲基纤维素钠（CMC-Na）等；非纤维素多糖类；如壳聚糖、半乳糖甘露聚糖等；乙烯聚合物和丙烯酸树脂类制剂，如聚乙烯醇（PVA）以及可溶性的Ⅰ号～Ⅲ号丙烯酸树脂。

其中 HPMC 是缓控释骨架片中最为常用的辅料，为白色至乳白色，无臭，无味，纤维状或颗粒状流动性粉末，在水中溶解形成澄明或具有黏性的胶体溶液，在一定浓度下可因温度变化而出现溶胶-凝胶互变现象。

2. 溶蚀性骨架材料

溶蚀性骨架材料系指本身不溶解，但是在胃肠液环境下可以逐渐溶蚀的惰性物质，药物可以通过孔道扩散、骨架溶蚀，或二者相结合的机制而释放。常用的材料主要有两大类：蜡类，如蜂蜡、巴西棕榈蜡、蓖麻蜡等；脂肪酸及其酯类，如硬脂酸、氢化植物油、单硬脂酸

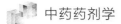

甘油酯、油酸甘油酯等。

以溶蚀机制释放的骨架可实现中药多组分同步释放的目的，并且可通过加入一定量的表面活性剂如泊洛沙姆（pluronic）调节释药速度，这对于中药缓控释制剂的研究开发具有重要意义。

3. 不溶性骨架材料

不溶性骨架材料系指不溶于水或水溶性极小的高分子聚合物。胃肠液渗入到骨架材料的空隙中，药物溶解并通过骨架中错综复杂的极细孔道，缓慢向外扩散出来，而骨架在整个释放过程中几乎不变，最后随粪便排出体外，是一种典型的扩散控制型制剂。这类材料主要有三大类：纤维素类，如乙基纤维素、醋酸纤维素等；聚烯烃类，如聚苯乙烯、聚乙烯、聚丙烯等；聚丙烯酸树脂类，如聚甲基丙烯酸甲酯以及不溶性的丙烯酸树脂类（如 Eudragit RL 和 RS）。

（二）包衣类辅料

包衣类材料是一类通过对片剂、微丸或小丸表面进行包衣处理，以控制药物的释放速率、释放时间或释放部位的高分子材料。具体可分为不溶性包衣材料和肠溶性包衣材料两大类。

1. 不溶性包衣材料

这类聚合物材料大多难溶于水，但水汽可穿透，加入致孔剂后遇水可在膜表面形成小孔，胃肠液通过小孔渗入贮库内，药物溶解后通过小孔缓慢释放出来，药物的释放速度与材料的性质、膜的厚度、致孔剂的含量等有关。常用乙基纤维素、醋酸纤维素及丙烯酸树脂类。

2. 肠溶性包衣材料

肠溶性包衣材料系指在低 pH 环境下不溶解，而进入偏碱性的肠道环境中可溶解的高分子材料。可单独使用或与其他包衣材料混合使用，制成具有缓释、控释或定位释放的包衣制剂。除了常用的天然材料虫胶外，还有两大类肠溶性包衣材料：纤维素酯类，如醋酸纤维素酞酸酯（CAP，pH5.8～6.0）、邻苯醋酸乙烯苯二甲酸酯（PVAP，pH5.0）、羟丙甲纤维素酞酸酯（HPMCP，pH5～6）以及羟丙甲纤维素琥珀酸酯（HPMCAS，三种规格 L、M、H，分别在 pH5.0、pH5.5、pH7.0 溶解）等；丙烯酸树脂类，如 Eudragit L100（pH＞6）和 Eudragit S100（pH7.0）。

（三）渗透泵类辅料

渗透泵制剂所需辅料包括半透膜材料、致孔剂、渗透压活性物质和推动剂等。

1. 半透膜材料

半透膜材料是一类本身无活性、在胃肠液中不溶解的成高分子聚合物，所成的膜能自由透过水分，不能透过离子或药物。多数不溶性包衣材料均可作为半透膜材料，而在渗透泵中最常用的是醋酸纤维素，其他还包括乙基纤维素、丙酸纤维素、醋酸丁酸纤维素、聚乙烯、聚碳酯等。

2. 致孔剂

致孔剂又称为通透性调节剂，一般采用亲水性物质加入到成膜材料中调节。渗透泵片包衣膜中常加入 PEG、丙二醇、山梨醇等水溶性物质，遇水溶解后可在膜表面形成微孔，通过水渗入速度的调节来控制药物的释放速度。

3. 渗透压活性物质

渗透压活性物质又称为渗透促进剂，起调节药室内渗透压的作用，其性质与用量关系到释放维持时间的长短，常用的渗透压活性物质为盐类和糖类，可将多种渗透压活性物质混合使用，以调节适当的渗透压。常用的渗透压活性物质所产生的饱和渗透压见表 17-3。

表 17-3 常用的渗透压活性物质及其产生的饱和渗透压（37℃）

渗透压活性物质	饱和水溶液的渗透压/kPa	渗透压活性物质	饱和水溶液的渗透压/kPa
氯化钠	36071.7	果糖＋乳糖	50662.5
蔗糖	15198.8	乳糖＋葡萄糖	22798.1
葡萄糖	8308.7	乳糖＋蔗糖	25331.3
甘露醇	3850.4	甘露醇＋乳糖	13172.3
氯化钾	24824.6		

4. 推动剂

推动剂是一类可吸水膨胀而产生巨大推动力，从而把药物推出释药小孔的高分子物质，一般用作难溶性药物单层或双层渗透泵片心的主要材料。常用的有分子量 3 万～500 万的聚羟甲基丙烯酸烷基酯；分子量 1 万～36 万的 PVP；分子量 10 万～500 万的聚环氧乙烷等。

（四）生物黏附类辅料

生物黏附类辅料系利用自身与生物膜的黏附作用，实现定位释放或延长体内滞留时间的一类高分子材料。黏附机制有如下 3 种：①机械嵌合，遇水后黏性增加而直接黏附于上皮细胞表面，以串联和缠绕等物理作用为主；②与黏蛋白结合，主要通过静电引力、氢键、疏水键等方式结合，常用的附材料主要有卡波姆类、维素衍生物类、糖类和化学修饰特异性黏附材料等。③与细胞表面结合，主要是以化学键的方式结合，结合力强，被称为受体介导的生物黏附制剂如用一些植物凝集素达到肠细胞表面靶向。

（五）胃漂浮类辅料

胃漂浮材料是一类密度比胃液密度低，内服后能长时间漂浮于胃部，延长药物在消化道内的释放时间，增加药物的吸收，有利于提高药物生物利用度的片剂。其主要目的有：①促进弱酸性药物和十二指肠段有主动转运药物的吸收；②提高在肠道环境中不稳定的药物在胃部的吸收；③提高药物对胃部和十二指肠疾病的疗效；④延长胃肠道滞留时间，使药物得到充分的吸收。

胃漂浮制剂常为片剂，通常以亲水凝胶材料为骨架，加入适量疏水性的低密度漂浮材料制成，常用蜡类或油脂，大多为生物溶蚀性材料，如蜂蜡、巴西棕榈蜡、十八醇、硬脂酸、单硬脂酸甘油酯等。

（六）增稠类辅料

增稠类辅料为一类水溶性高分子材料，溶于水后，溶液黏度随浓度增大而增加，从而减慢药物分子的扩散速率，延缓吸收，以达到延长药效的目的，大多数亲水凝胶骨架材料均可达到此目的，主要用于液体缓控释制剂，如滴眼液、长效注射剂等。常用的有明胶、PVP、CMC-Na、PVA、右旋糖酐、HPMC 等。

四、缓控释制剂的制备

（一）骨架型制剂制备技术

骨架型制剂是缓释制剂的主要形式，根据所用材料的性质和用途，可采用不同的制法。根据制剂的形状不同，目前主要有片状骨架、粒状骨架以及模铸骨架三类。

1. 片状骨架型制剂的制备

片状骨架制备技术适用于亲水凝胶骨架片、生物黏附片、胃漂浮片、不溶性骨架片以及部分生物溶蚀性骨架片等的制备。该类制剂的制备可采用传统片剂的生产工艺和设备，成本较低，工艺简单，易于放大生产，常用的制法同样是湿法制粒压片，湿法制粒压片制备缓释骨架片工艺可参考湿法制粒压片。

对于亲水凝胶骨架片，由于凝胶材料吸水后迅速膨胀，黏度增大，易造成物料结块，难以过筛。在湿法制粒中，一般常采用浓度为75％～90％的乙醇溶液作为润湿剂。

为克服湿法制粒中凝胶易于结块的问题，目前较常采用干法制粒压片和粉末直接压片工艺。尤其是近年来，随着辅料技术的发展，药典已收载多种流动性和可压性均较理想的辅料，与药物粉末混合后，可满足全粉末直接压片的要求，有利于片剂生产的连续化和自动化。具体工艺流程可参考第十四章片剂的相关内容。

2. 粒状骨架型制剂的制备

小丸与滴丸均属于粒状骨架类缓控释制剂，而这两类在制剂技术上有较大的区别。骨架型小丸的主要制备方法有滚动成丸法、挤出-滚圆成丸法、离心-流化造丸法等。

缓释滴丸一般以溶蚀性骨架为主，骨架材料熔融后，将药物溶解或混悬于其中，采用滴制法制备，冷凝液一般为水或不同浓度的乙醇溶液。

3. 模铸骨架型制剂的制备

对于一些具有特殊形状的骨架制剂，如棒状或细粒状长效植入剂和宫内给药系统等，难以采用常规的压制技术制备，常预先制成一定形状的模具，将熔融或用溶剂溶解的骨架材料和药物混合，注入模具中，经冷凝或除去溶剂，从模具中取出，即得。也可采用热熔挤出法制备长条状的骨架制剂。

（二）膜控型制剂制备技术

膜控型缓控释制剂通过在片剂或小丸表面包裹缓释或控释衣膜，从而达到控制释放的目的。片剂一般采用锅包衣法，丸剂可以用包衣锅滚转包衣法、空气悬浮包衣法和压制包衣法等进行，而小丸或颗粒多采用空气悬浮包衣法。对于一些对热极为敏感的药物，压制包衣法是较为理想的选择。

通过调整包衣工艺及参数，可实现不同的缓控释目的。在包衣液中加入致孔剂，可得到微孔膜包衣片，通过调节致孔剂的用量，可获得不同的释药速度；另外也可在包衣液中加入水溶性药物，衣膜中的水溶性药物可作为速释剂量，而片心中的药物作为缓释剂量。另外通过包裹不同厚度及不同性质的包衣材料，还可达到脉冲释放或定位释放的目的。肠溶片、结肠定位片以及脉冲释放片均可通过膜控型制剂技术制备。

（三）渗透泵片制备技术

渗透泵片在制备工艺上主要分为3个过程，分别是制备片心、包衣和打孔，具体工艺流程如图17-23所示。

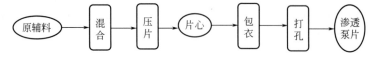

图17-23　渗透泵片的制备工艺流程

单室渗透泵片的制法与普通包衣片类似，首先通过制粒压片或直接压片工艺制备片心，然后通过锅包衣法在表面包裹一层控释衣膜，最后在表面打孔而成。而推拉型或多室渗透泵片得片心通常由双层或多层组成，所以压片时需要采用多层片的压制方法制备，一层为含药片心，另外一层为推动多聚物层，压片后包衣、打孔，即得。

渗透泵片的释药孔可以通过机械打孔、激光打孔或膜致孔法形成，其中以激光打孔法最为常用。由于激光具有高能量、高聚焦等特性，可以轻而易举地将光斑缩小到微米级，并且可精准控制小孔的大小，重现性好。

五、缓控释制剂的质量评价

（一）体外释放度试验

释放度系指在规定释放介质中，药物从缓释、控释制剂，迟释制剂及透皮贴剂等制剂中释放的速度和程度。释放度是筛选缓释、控释制剂处方和控制其质量的重要指标。

1. 释放度试验方法

缓释制剂的体外释放度测定方法是模拟缓控释制剂在胃肠道内的运转状态及胃肠道环境制定的。根据《中国药典》现行版缓控释制剂指导原则的规定，释放度试验可采用溶出度仪进行测定，药典收载的方法有转篮法、桨法、小杯法、桨碟法、转筒法，以简便、质量可控、符合体内情况为原则。

释放度测定时，一般除去空气的新鲜水为释放介质，或根据药物的溶解特性、处方要求、吸收部位，使用盐酸（$0.001 \sim 0.1 \mathrm{mol/L}$）或 $pH 3 \sim 8$ 的磷酸盐缓冲液，对难溶性药物可加入少量表面活性剂（如十二烷基硫酸钠等），使其达到漏槽条件，一般要求释放介质的体积不少于达到药物饱和的溶液量，释放介质临用前应脱气。

2. 取样点的设计

取样点应根据缓控释制剂类型及释药时间的长短而确定，原则是能反应受试制剂释药速率的变化特征，释药全过程的测定时间不应短于给药的时间间隔，且累计释放率要求达到 90% 以上。除另有规定外，至少从释药速率曲线图中选出 3 个取样时间点作为质量控制标准，取点原则如表 17-4 所示。

表 17-4　缓控释制剂释放度考察取样时间点设计

取样时间点	累积释放率	作用
$0.5 \sim 2h$	约 30%	考察是否有突释
中间取样时间点	约 50%	确定释药特性
最后取样时间点	$>75\%$	考察释药是否完全

（二）体内生物利用度和生物等效性试验

生物利用度是指剂型中的药物被吸收进入血液的速率与程度。生物等效性是指一种药物的不同制剂在相同的试验条件下，给以相同的剂量，反映其吸收速率和程度的主要动力学参数没有明显的统计学差异。生物利用度是保证药品内在质量的重要指标，而生物等效性则是保证含同一药物不同制剂质量一致性的主要依据。《中国药典》现行版规定，缓释、控释制剂的生物利用度与生物等效性试验，应在单次给药与多次给药两种条件下进行。单次给药试验的目的在于，比较受试者于空腹状态下服用受试制剂与参比制剂的吸收速度和程度的生物等效性。多次给药是比较受试制剂与参比制剂多次连续用药达稳态时，药物的吸收程度、稳态血药浓度及其波动情况。

（三）体内外相关性评价

体内体外相关性反映了整个体外释放曲线与整个血药浓度-时间曲线之间的关系，由制剂产生的生物学性质或由生物学性质衍生的参数（如 t_{max}、C_{max}、AUC 等），与同一制剂的理化性质（如体外释放行为）之间建立了定量关系。只有当体内、体外具有相关性，才能通过体外释放曲线预测体内情况。

《中国药典》现行版将体内外相关性归纳为 3 种：①体外释放曲线与体内吸收曲线上对应的各个时间点应分别相关，这种相关简称为点对点相关，表明两条曲线可以重合。②应用统计矩分析原理建立体外释放的平均时间与体内平均滞留时间之间的相关。由于不同的体内血药浓度-时间曲线能产生相似的平均滞留时间，因此平均滞留时间不能代表体内完整的血药浓度-时间曲线。③将一个释放时间点（$t_{0.5}$、$t_{0.9}$ 等）与一个药动学参数（如 AUC、C_{max} 或 t_{max}）之间单点相关，但它只说明部分相关。

中药口服缓控释给药系统的 IVIVC 研究同样面临中药化学成分复杂、药效物质基础不明确、指标成分选择难的问题，仅靠某一个或几个指标成分并不能建立全面、客观的体内外相关性模型。目前正在探索使用现代分析测试技术，结合中药血清药物化学、中药体内外指纹图谱技术等研究方法，建立具有中医药特色的中药口服缓控释制剂体内外评价的新方法。

思考题

1. 脂质体的不稳定性主要表现在哪些方面？如何增加脂质体稳定性？

2. 对于中药制剂，哪些情况下会应用环糊精包合技术、固体分散技术、微囊/球制备技术及脂质体制备技术？说明应用的依据。

3. 相对于常规给药体系，微粒给药体系有什么优势？

4. 微囊与微球在形态与制法上有何不同？

5. 缓释制剂与控释制剂的异同点是什么？

第十八章 中药制剂的稳定性

> 【学习目的】
> 　　1.掌握：中药制剂稳定性研究的意义与内容；中药制剂稳定性的考察方法；中药制剂稳定性考察应注意的问题。
> 　　2.熟悉：制剂中药物的化学降解途径；影响中药制剂稳定性的因素与稳定化方法。
> 　　3.了解：中药固体制剂稳定性的特点。

第一节　概　　述

一、中药制剂稳定性研究的意义

　　中药制剂的稳定性系指中药制剂从生产到使用过程中化学、物理及生物学特征发生变化的速度与程度。通过稳定性试验，考察中药制剂在不同环境条件（如温度、湿度、光照、包装材料等）下制剂特性随时间变化的规律，为中药制剂有效期的建立以及中成药的生产、包装、贮存、运输和临床应用提供科学依据。

　　有效、安全、稳定和经济是对药品的基本要求，而稳定性则是保证有效性和安全性的基础条件。稳定性作为评价药品质量的主要内容之一，对于避免药品变质、减少药效损失、合理组方、优化工艺以及推动中药制剂整体品质的提高具有重要意义。稳定性研究根据不同目的具有阶段性特点，始于临床前研究，贯穿于制剂研究、开发、上市后的全过程。

二、中药制剂稳定性研究的内容

　　根据制剂稳定性变化的实质，中药制剂稳定性变化一般包括物理学、化学和生物学三个方面。物理学稳定性变化是指中药制剂的物理状态或性质发生某些变化，如中药片剂表面吸湿变色，胶囊剂内容物黏结为柱状物，混悬剂药物颗粒或结晶生长、结块、沉淀，乳剂分层、破乳等。化学稳定性变化是指中药成分由于水解、氧化等化学降解反应，使其含量降低，如苷类、内酯类成分的水解，不饱和键、氧桥的氧化，多酚类成分的聚合等。生物学稳定性变化主要指中药制剂由于含有或外染微生物，导致长霉、腐败变质等。中药制剂稳定性的各种变化可以单独发生，也可同时发生，一种变化往往可能成为另一种变化的诱因。

第二节　影响中药制剂稳定性的因素与稳定化方法

一、制剂中药物的化学降解途径

　　药物降解反应的结果是使结构发生变化。药物的结构不同，其降解反应也不一样。水解和氧化是药物降解的两个主要途径，根据药物结构的特异性，也可发生光降解、异构化、聚合、脱羧、脱水等反应，有时一种药物可能同时发生两种以上降解反应。

1. 水解反应

发生水解反应的药物较常见，属于这类降解的药物主要有酯类（包括内酯）、酰胺类（包括内酰胺）、酰脲类和苷类等。

（1）酯类药物　含有酯键药物的水溶液，可在 H^+ 或 OH^- 或广义酸碱催化下发生水解反应，特别在碱性溶液中更易水解。乙酰水杨酸是这类水解反应的代表，水解后可产生醋酸的臭味。常见的含有内酯类结构的中药成分，如银杏内酯、穿心莲内酯、毛果芸香碱等也易发生水解反应。

（2）酰胺类药物　酰胺及内酰胺类药物水解以后生成酸与胺。这类药物包括利多卡因、对乙酰氨基酚、氯霉素、青霉素等。

含有苷键及类似结构的药物也容易水解，如黄酮苷、蒽醌苷等。对于易水解的药物，如需注射给药可采用无菌冻干粉末形式。

2. 氧化反应

氧化也是药物降解的主要途径之一。药物氧化过程与化学结构有关，如酚类、烯醇类、芳胺类、多烯类等成分。药物氧化后，除有效成分含量或效价降低之外，有些还可能产生变色、沉淀、不良气味，甚至有毒物质，严重影响药品的质量。

（1）酚类药物　酚类药物的种类很多，其分子中所含的酚羟基，极易被氧化，如水杨酸钠、吗啡、肾上腺素、丹酚酸 B 等。肾上腺素氧化后先生成肾上腺素红，最后变成棕红色或黑色聚合物。

（2）烯醇类药物　维生素 C 是这类药物的代表，分子中含有烯醇基，极易氧化，维生素 C 氧化后色泽变黄。

易发生氧化降解的药物还有芳胺类，如磺胺嘧啶钠；含有共轭双键的药物如维生素 A 或维生素 D 等。对于易氧化的药物要特别注意光线、氧气、金属离子的影响，以保证药品质量。

二、影响中药制剂稳定性的因素

影响中药制剂稳定性的因素包括处方因素和外界因素。处方因素包括中药成分化学结构、溶液 pH 值、广义的酸碱催化、溶剂、离子强度、药物间相互影响、赋形剂与附加剂等；外界因素包括温度、空气（氧）、湿度、水分、金属离子、光线、制备工艺、包装材料等。这些因素对于中药制剂处方的设计、剂型的选择、生产工艺和贮存条件的确定以及包装设计等都是十分重要的。

1. 温度的影响

（1）经验规则　一般说来，温度升高，反应速度加快。根据 Van't Hoff 经验规则，温度每升高 10℃，反应速度增加 2～4 倍。

（2）Arrhenius 指数定律　Arrhenius 指数定律是预测药物稳定性及有效期的主要理论依据，如式（18-1）所示。

$$K = Ae^{-E/(RT)} \tag{18-1}$$

式中，K 为反应速率常数；R 为摩尔气体常量；T 为热力学温度；E 为表观活化能；A 为频率因子。

Arrhenius 指数定律定量地描述了温度与反应速度之间的数学关系，即随着温度升高，反应速度常数增大。

中药制剂在制备过程中，提取、浓缩、干燥、灭菌等操作对热敏性中药有效成分的稳定性影响较大，因此采取降低受热温度、减少受热时间、低温贮藏等措施，对于提高中药制剂的稳定性有着重要的意义。

2. 湿度和水分的影响

水是许多化学反应的媒介，微量的水分可加速多种药物成分的水解、氧化等降解反应。中药制剂的吸湿性取决于其临界相对湿度（CRH）的大小，CRH 越小，制剂越易吸湿。为了防止制剂吸湿，可通过控制生产环境的相对湿度，控制原料和制剂的水分含量，采取包衣、防湿包装和在干燥环境下贮藏药品等方法。

3. 溶剂的影响

溶剂对稳定性的影响比较复杂。含有酯类（包括内酯）、酰胺类（包括内酰胺）、苷类结构有效成分的制剂，当以水为提取溶剂或配制溶液时，有效成分易水解。如饮片中含有苷类有效成分时，不适宜用酸碱性较强的水溶液长时间提取，水提液也应调整至最适 pH，以减少水解程度。

4. pH 值的影响

中药制剂中酯类、酰胺类、苷类等有效成分的水解可被 H^+ 或 OH^- 催化，使反应加速，这种催化作用称为专属酸碱催化或特殊酸碱催化，其水解速度主要由 pH 值决定。pH 值对反应速度常数 K 的影响可用下式表示。

$$K = K_0 + K_{H^+} [H^+] + K_{OH^-} [OH^-] \tag{18-2}$$

式中，K_0 表示参与反应的水分子的催化速度常数；K_{H^+} 和 K_{OH^-} 分别表示 H^+ 和 OH^- 的离子催化速度常数。当 pH 较低时，主要是酸催化，则式（18-2）可近似表示为：

$$\lg K = \lg K_{H^+} - pH \tag{18-3}$$

以 $\lg K$ 对 pH 值作图得到一条直线，斜率为 -1。设 K_w 为水的离子积，即 $K_w = [H^+][OH^-]$，则在较高 pH 值时：

$$\lg K = \lg K_{OH^-} + \lg K_w + pH \tag{18-4}$$

以 $\lg K$ 对 pH 作图可得一直线，斜率为 1，在此范围内主要由 OH^- 催化。

根据上述动力学方程可以得到反应速度常数与 pH 值关系的图形，即 pH-速度图。pH-速度图有各种形状，常见的 V 形特征如图 18-1 所示。pH-速度图的最低点所对应的横坐标，即为最稳定 pH，以 pH_m 表示。

除了 H^+ 和 OH^- 的催化药物的水解反应之外，一些广义酸碱对药物的水解反应也具有催化作用。为了使一些药物的 pH 值稳定，常使用一些缓冲剂，如醋酸盐、磷酸盐、枸橼酸盐、硼酸盐缓冲液等。调节 pH 除考虑对稳定性的影响外，还应关注药物的溶解度和人体的耐受性。

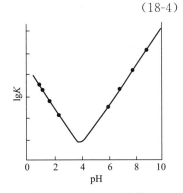

图 18-1　pH-速度曲线

5. 空气（氧)的影响

空气中的氧是引起中药制剂氧化变质的重要因素。氧引入制剂主要有两条途径：一是由水带入，氧在水中有一定的溶解度，在平衡状态下，0℃时溶解度为 10.19mL/L，25℃ 为 5.75mL/L，50℃为 3.85mL/L，100℃几乎为 0；二是制剂的包装容器内留存空气中的氧。对于易氧化的品种，除去氧气是防止氧化的根本措施。

6. 光线的影响

光是一种辐射能，其能量的大小与波长成反比，光线波长愈短，能量愈大，因此紫外线更易激发化学反应。药物由于受到光线的辐射作用，分子活化而产生分解的反应称为光化降解。中药制剂成分的降解反应均可因光线照射提供反应分子所需的活化能而引发光化降解，光化降解一般伴随着氧化、分解、聚合等反应。例如白芷中含有欧前胡内酯，为一种光敏性物质，在阳光中紫外线的照射下会引起皮肤产生光毒性或光敏性皮炎。另外，中药材中提取得到的挥发油可因光照而引发自氧化反应。因此，含光敏性成分的中药制剂，制备过程中要避光操作。胶囊剂、片剂包衣中加入遮光剂等可减少药物的光化降解，采用棕色玻璃瓶包装或在容器外包裹黑纸以及避光贮藏也是重要措施。

7. 制剂工艺的影响

中药制剂的制备过程包括提取、分离、浓缩、干燥和成型等阶段，多数需经水、醇和热的处理，各阶段都可能发生一些物理、化学变化，导致制剂中有效成分的降解和损失。

在提取分离阶段，当采用水煎煮提取时，在湿热的作用下，常可导致某些有效成分的降解和损失，许多中药有效成分的降解在提取时已经开始，并延续至浓缩干燥过程。某些中药成分，特别是中药中的挥发性成分在经过提取、浓缩、干燥等一系列过程后损失殆尽。此外干燥过程还可能发生药物分子的脱水、晶型转变等变化。药物的不同剂型具有不同的稳定性，同种药物即使制成相同的剂型，其稳定性也受制备工艺的影响，中药提取物或药材原粉若接触湿热，同样可以引起上述物理、化学变化。

8. 包装材料的影响

包装材料与中药制剂稳定性的关系也十分密切，特别是直接接触药品的包装材料。包装设计既要考虑外界环境因素，也要考虑包装材料与制剂成分的相互作用对制剂稳定性的影响。

三、中药制剂稳定化的方法

1. 延缓水解的方法

（1）调节适宜 pH 值　药物的水解反应可受 H^+ 和 OH^- 的催化，一般药物在适宜 pH 值时较稳定。对于易氧化分解的药物可采用酸碱或适当的缓冲剂调节，使药液保持在稳定的 pH 值范围。

（2）降低温度　降低温度可使水解反应减慢。对热敏感的药物，在热处理工艺如提取、浓缩、干燥、灭菌等过程中，应尽量降低受热温度，减少受热时间。

（3）改变溶剂　在水中不稳定的药物，可采用乙醇、丙二醇、丙三醇等溶剂，或在水溶液中加入适量与水混溶的非水溶剂，也可有效延缓药物的水解。

（4）制成干燥固体　对于极易水解的药物，无法制成稳定的可以长期贮存的水性液体制剂时，可将其制成固体制剂以增加稳定性，但应注意固体化工艺过程中有效成分的稳定性，尽可能采用低温或快速干燥的方法。

2. 防止氧化的方法

（1）降低温度　在提取、浓缩、干燥、灭菌等工艺过程中尽量降低受热温度和减少受热时间。含热敏性成分的制剂，应根据情况选用不经高温过程的前处理和灭菌工艺，成品应低温贮存。

（2）避免光线照射　对光敏感的药物制剂，制备过程中要避光操作，可制成胶囊剂或包衣，采用棕色玻璃瓶包装或在容器外包裹黑纸，避光贮存。

（3）避免与氧气反应　驱逐氧气是防止药物氧化的根本措施，可采用排氧、添加抗氧剂和金属离子络合剂等方法。排氧的措施主要包括以下几项。

① 煮沸排氧：氧气在水中溶解随温度升高而减少，将蒸馏水剧烈煮沸 5min，立即使

用，或贮存于密闭容器，防止氧气再溶解。

② 通入惰性气体如二氧化碳或氮气以驱除药液中和容器空间的氧。

③ 采用真空包装以排出容器空间内留存的氧。

另外，制剂中残存的微量金属离子对氧化反应有显著的催化作用，这些微量金属离子主要来源于制剂工艺中的水、制药设备、包装容器以及中药材本身，为了消除这种催化作用，可加入适量依地酸二钠或枸橼酸、酒石酸等金属离子络合剂。

3. 稳定化的其他方法

除上述方法外，还可将药物制备成稳定的衍生物、固体分散体、微囊或包合物，或改进制剂工艺条件等增加制剂的稳定性。

第三节　中药制剂稳定性的考察方法

稳定性试验的目的是考察原料药物或制剂在温度、湿度、光线的影响下随时间变化的规律，为药品的生产、包装、贮存、运输条件提供科学依据，同时建立药品的有效期。中药制剂中易发生变化的药物成分是稳定性考察的重点对象。由于中药制剂的成分较复杂，所发生的稳定性变化也复杂多样，有些中药制剂的有效成分尚不明确，因此，制定科学的稳定性评价指标体系，建立灵敏、专一的含量分析方法是中药制剂稳定性研究的首要任务。

一、稳定性试验基本要求与考察项目

1. 稳定性试验的基本要求

① 稳定性试验包括影响因素试验、加速试验与长期试验。影响因素试验用 1 批原料药或 1 批药物制剂进行。加速试验与长期试验要求用 3 批供试品进行。

② 原料药和供试品应是按一定规模生产的，供试品量相当于制剂稳定性试验所要求的批量，原料药物合成工艺路线、方法、步骤应与大生产一致。药物制剂供试品应是放大试验的产品，其处方与工艺应与大生产一致。药物制剂如片剂、胶囊剂，每批放大试验的规模，片剂至少应为 1 万片，胶囊剂至少应为 1 万粒。大体积包装的制剂如静脉输液等，每批放大规模的数量至少应为各项试验所需总量的 10 倍。特殊品种、特殊剂型所需数量，根据情况另定。

③ 供试品的质量标准应与临床前研究及临床试验和规模生产所使用的供试品质量标准一致；加速试验与长期试验所用供试品的包装应与上市产品一致。

④ 研究药物稳定性，要采用专属性强、准确、精密、灵敏的药物分析方法，并对方法进行验证，以保证药物稳定性试验结果的可靠性。在稳定性试验中，应重视降解产物的检查。

另外，由于放大试验比规模生产的数量要小，故新药在获得批准后，从放大试验转入规模生产时，对最初通过生产验证的 3 批规模生产的产品仍需进行加速试验与长期稳定性试验。

2. 中药制剂稳定性考察项目

中药制剂稳定性考察项目因剂型不同而异，常见剂型的重点考察项目见表 18-1，表中未列入的考察项目及剂型，可根据剂型及品种的特点制订。

表 18-1　制剂稳定性考察项目参考表

剂型	稳定性重点考察项目
片剂	性状、鉴别、含量、崩解时限或溶出度或释放度
胶囊剂	性状、鉴别、含量、水分、崩解时限或溶出度或释放度，软胶囊要检查内容物有无沉淀

剂型	稳定性重点考察项目
注射剂	性状、鉴别、含量、pH 值、可见异物、不溶性微粒,应考察无菌
栓剂	性状、鉴别、含量、融变时限
软膏剂	性状、鉴别、含量、均匀性、粒度
乳膏剂	性状、鉴别、含量、均匀性、粒度、分层现象
糊剂	性状、鉴别、含量、均匀性、粒度
凝胶剂	性状、鉴别、含量、均匀性、粒度,乳胶剂应检查分层现象
眼用制剂	如为溶液,应考察性状、可见异物、含量、pH 值;如为混悬液,还应考察粒度、再分散性;洗眼剂还应考察无菌;眼丸剂应考察粒度与无菌
丸剂	性状、鉴别、含量、溶散时限
糖浆剂	性状、鉴别、含量、澄清度、相对密度、pH 值
口服溶液剂	性状、鉴别、含量、澄清度
口服乳剂	性状、鉴别、含量、分层现象
口服混悬剂	性状、鉴别、含量、沉降体积比、再分散性
散剂	性状、鉴别、含量、粒度、外观均匀度
气雾剂	递送剂量均一性、微粒子剂量、每瓶总揿次、喷出总量、喷射速率
吸入制剂	递送剂型均一性、微细粒子剂量
喷雾剂	每瓶总吸次、每喷喷量、每喷主药含量、递送速率和递送总量、微细粒子剂量
颗粒剂	性状、鉴别、含量、粒度、溶化性或溶出度或释放度
贴剂(透皮贴剂)	性状、鉴别、含量、释放度、黏附力
冲洗剂、洗剂、灌肠剂	性状、鉴别、含量、分层现象(乳状型)、分散性(混悬型),冲洗剂应考察无菌
搽剂、涂剂、涂膜剂	性状、鉴别、含量、分层现象(乳状型)、分散性(混悬型),涂膜剂还应考察成膜性
耳用制剂	性状、鉴别、含量,耳用散剂、喷雾剂与半固体制剂分别按相关剂型要求检查
鼻用制剂	性状、鉴别、含量、pH 值,鼻用散剂、喷雾剂与半固体制剂分别按相关剂型要求检查

二、中药制剂稳定性考察方法

　　中药制剂的稳定性考察方法通常包括影响因素试验、长期试验和加速试验。考察对象应该针对那些易于发生物理或化学变化而引起制剂临床有效性和安全性改变的成分。多数中药制剂的成分较为复杂,所发生的降解反应也较为复杂,且某些有效成分尚不明确,中药制剂稳定性的考察须处理好一些关键技术问题,如考察内容、试验指标、测试方法、所用加速试验方法的适用范围等。这些问题往往是保证研究结果能否符合实际情况的先决条件。

(一)化学动力学简介

　　根据质量作用定律,反应速度与反应物浓度之间有如下关系:

$$-\frac{dC}{dt} = kC^{n} \tag{18-5}$$

　　式中, $-dC/dt$ 称为反应瞬时速度,对反应物来说,其浓度始终是减少的,因此前面以负号表示; k 为反应速率常数; C 为反应物浓度; t 为反应时间; n 为反应级数。

　　k 值与反应物的浓度无关,而与温度、溶剂、反应物的性质等有关。不同的化学反应具有不同的反应速度,同一反应也因温度不同而有不同的反应速度常数, k 值愈大,其反应速度就愈快。

反应级数 n 可以用来阐明药物浓度对反应速度的影响。当 n 等于 0、1、2 时，该化学反应的级数分别为零级、一级、二级。药物分解反应以一级反应多见，也有零级、伪一级、二级或其他级数的。反应速度方程式（18-5）的零级、一级、二级反应的积分式分别为：

$$C = -kt + C_0 \qquad （零级反应） \qquad (18\text{-}6)$$

$$\lg C = -\frac{kt}{2.303} + \lg C_0 \qquad （一级反应） \qquad (18\text{-}7)$$

$$\frac{1}{C} = kt + \frac{1}{C_0} \qquad （二级反应） \qquad (18\text{-}8)$$

式中，C_0 为 $t = 0$ 时反应物初始浓度；C 为 t 时反应物的浓度。

将药物在室温下降解 10% 所需的时间作为有效期（$t_{0.9}$），降解 50% 所需时间为半衰期（$t_{1/2}$），其计算公式分别为：

零级反应

$$t_{0.9} = \frac{0.1C_0}{k} \qquad\qquad (18\text{-}9)$$

$$t_{1/2} = \frac{C_0}{2k} \qquad\qquad (18\text{-}10)$$

一级反应

$$t_{0.9} = \frac{0.105}{k} \qquad\qquad (18\text{-}11)$$

由式（18-11）可知，一级反应的有效期与药物的初始浓度无关，而与速度常数 k 值成反比，即 k 值越大，$t_{0.9}$ 越小，制剂的稳定性越差。

（二）稳定性试验

1. 影响因素试验

影响因素试验是在剧烈条件下进行的稳定性研究，目的是探讨影响中药制剂稳定性的因素及所含成分的变化情况，为制剂处方设计、工艺筛选、包装材料和储存条件的确定提供依据，并为制剂的加速试验和长期试验研究条件提供参考。主要包括高温、高湿、强光照射试验或根据制剂特性确定的其他特殊条件下的稳定性研究。

（1）高温试验　主要用于评价药物对温度的敏感性。将供试品置适宜的洁净容器中，60℃下放置 10 天，分别于第 5 天、第 10 天取样，按照稳定性重点考察项目要求检测，如主要指标低于规定限度，则降低温度至 40℃ 进行试验。

（2）高湿试验　用于评价药物对湿度的敏感性。将供试品置恒温密闭容器中，在 25℃ 分别于相对湿度 90%±5% 条件下放置 10 天，于第 5 天、第 10 天取样，按照稳定性重点考察项目要求检测，同时准确称量实验前后供试品的重量，以考察供试品的吸湿潮解性能。若吸湿增重 5% 以上，则在相对湿度 75%±5% 条件下，同法进行试验。

（3）强光照射试验　考察药物对光线的敏感性，为制剂包装和贮运条件提供依据。将供试品开口置于装有日光灯的光照箱或其他适宜的光照装置中，于照度为 4500lx±500lx 的条件下放置 10 天，于第 5 天、第 10 天取样，按照稳定性重点考察项目要求检测。

另外，还可根据药物性质设计必要的其他试验，如探讨 pH 值、氧、冷冻等条件下的稳定性。

2. 长期试验

长期试验是在接近制剂的实验贮存条件下进行的稳定性试验，其目的是为制订制剂的有效期提供依据。取供试制剂 3 批，市售包装，在温度 25℃±2℃、相对湿度 60%±10% 的条件下放置 12 个月，或在温度 30℃±2℃、相对湿度 65%±5% 的条件下放置 12 个月（可根据我国南北方气候差异选择），每 3 个月取样一次，分别于 0 个月、3 个月、6 个月、9 个月、12 个月取样，按稳定性重点考察项目检测。12 个月以后，仍需继续考察，分别于 18 个月、24 个月、36 个月取样进行检测。将结果与 0 个月比较以确定制剂的有效期。对温度特别敏感的药物，长期试验可在温度 6℃±2℃ 的条件下放置 12 个月，按上述时间要求进行检测，12 个月以后，仍需按规定继续考察，依考察结果制订在低温贮存条件下的有效期。

3. 加速试验

长期试验研究条件与实际贮藏条件一致，结果能反应实际情况，但实验耗时较长，不能及时掌握制剂质量变化的速度和规律，不利于产品开发，也不易及时发现影响中药制剂质量稳定性的条件和因素。为了在较短时间预测产品在常温条件下的质量稳定情况，可考虑采用加速试验法。但应注意，加速实验测定的有效期为预测值，应与长期试验的结果相互对照，才能确定药品的实际有效期。

(1) 常规试验法　取市售包装的制剂 3 批，在温度 40℃±2℃、相对湿度 75%±5% 的条件下放置 6 个月。在试验期间第 1 个月、2 个月、3 个月、6 个月末分别取样一次，按照稳定性重点考察项目检测。在上述条件下，如 6 个月内供试品经检测不符合质量标准相关规定，则应在中间条件 30℃±2℃、相对湿度 65%±5% 条件下进行加速试验，时间仍为 6 个月。

溶液剂、注射剂等含有水性介质的制剂可不要求相对湿度，其他条件同上。对温度特别敏感的药物制剂，预计只能在冰箱（4～8℃）内保存使用，此类制剂可在温度 25℃±2℃、相对湿度 60%±10% 的条件下进行，时间为 6 个月。乳剂、混悬剂、软膏剂、乳膏剂、糊剂、凝胶剂、眼膏剂、栓剂、气雾剂、泡腾片剂及泡腾颗粒宜直接采用温度 30℃±2℃、相对湿度 65%±5% 的条件试验，其他要求与上述相同。对于包装在半透明容器中的制剂，如低密度聚乙烯制备的输液袋、塑料安瓿、眼用制剂容器等，则应在温度 40℃±2℃、相对湿度 25%±5% 的条件下进行试验。

(2) 经典恒温法　本法理论依据是 Arrhenius 指数定律，其对数式为：

$$\lg K = -\frac{E}{2.303R} \times \frac{1}{T} + \lg A \tag{18-12}$$

以反应速度常数的对数 $\lg K$ 对绝对温度 T 的倒数 $1/T$ 作图成一直线，直线斜率为 $-E/(2.303R)$，由此可计算出活化能 E。若将直线外推至室温，就可以求出室温时的速度常数 $K_{25℃}$，再由 $K_{25℃}$ 及反应级数可求出有效期 $t_{0.9}$ 或室温贮藏若干时间后的剩余药物浓度。

经典恒温法测定药物有效期的基本实验步骤如下：

① 确定含量测定方法后预试验，以初步了解供试品的稳定性。

② 设计合理的试验温度和取样时间。

③ 将样品置不同温度的恒温水浴中，定时取样测定，求出各温度下不同时间药物的浓度变化。

④ 反应级数的判断：以药物浓度 C 或浓度的其他变量对时间作图，以判断反应级数。若以 $\lg C$ 对 t 作图得一直线，则为一级反应。

⑤ 速率常数的求算：由直线斜率求出各温度的速率常数 K。

⑥ 根据 Arrhenius 方程，以不同温度的 $\lg K$ 对 $1/T$ 作图得一直线，直线斜率为 $-E/(2.303R)$，截距为 $\lg A$，由此可计算出活化能 E 及频率因子 A。将直线外推至室温 (298K)，可求出室温时的反应速率常数 $K_{25℃}$，由 $K_{25℃}$ 求出有效期 $t_{0.9}$、半衰期 $t_{1/2}$ 及若干时间后的残余浓度。

在使用经典恒温法测定药物有效期时应注意：

① Arrhenius 指数定律只适用于均相系统，活化能在 41.84～125.52kJ/mol 的热分解反应。

② 常规试验时间内，加温后药物降解反应明显，降解量应不低于 15%，以便正确确定反应级数。

③ 试验温度一般不少于 4 个，每个温度需要进行 4 个以上时间间隔的取样测定，以减少误差。

④ 试验温度应尽量靠近 25℃，如外推温度范围过大，会造成误差。

⑤ 药品加热时间不宜过长，避免反应机制的改变。

⑥ 加速试验预测的有效期，应与留样观察的结果做对照。

例 18-1： 某中药口服液在 40℃、50℃、60℃、70℃ 4 个温度下进行加速试验，测得加速温度下不同时间的指标成分黄芩苷的浓度，确定为一级反应，用线性回归法求出反应速度常数，结果如表 18-2 所示。

表 18-2　温度与速率常数表

$t/℃$	$1/T$	K/h^{-1}	$\lg K$
40	3.193×10^{-3}	2.66×10^{-3}	-4.575
50	3.904×10^{-3}	7.94×10^{-3}	-4.100
60	3.001×10^{-3}	22.38×10^{-3}	-3.650
70	2.911×10^{-3}	56.50×10^{-3}	-3.248

将上述数据的 $\lg K$ 对 $1/T$ 进行一元线性回归，得回归方程：

$\lg K = -4765.81/T + 10.643$

$E = -(-4765.81) \times 2.303 \times 8.319 = 91302.69 \,(\text{J/mol}) = 91.30 \,(\text{kJ/mol})$

$K_{25℃} = 4.6 \times 10^{-6} \,(\text{h}^{-1})$

$t_{0.9} = 0.105/K_{25℃} = 22913 \,(\text{h}) = 2.62 \,(\text{年})$

以上是按统计学方法，预测中药制剂的有效期。在实际工作中回归方程可以用于预测，但回归预测不能用于任意外推。另外，在实际问题中仅知道预测值是不够的，还需要知道预测值的变动范围，用统计分析的方法做出一个区间估计，在核定有效期时更有参考价值。为了判定测定结果的精确度，应该在一定的置信水平上，算出预测结果的置信区间。在一元线性回归中，一般用剩余标准差 S 来描述回归直线的精度，并由此算出有效期的置信区间。

（3）$t_{0.9}$ 法　经典恒温试验所得数据，也可以用 $t_{0.9}$ 法处理。由于不同温度下的 K 值与 $t_{0.9}$ 成反比关系，根据 Arrhenius 指数定律，若测得各温度下药物分解 10% 所需时间，用 $\lg t_{0.9}$ 代替 $\lg K$ 对 $1/T$ 作图或进行线性回归，也应得到一条直线，直线外推至室温，即可以求出室温下的 $t_{0.9}$。

例 18-2： 某中药注射液在 60℃、75℃、85℃、95℃ 4 个温度下进行稳定性加速试验，求出各温度下指标成分雷公藤甲素降解的 K 值与 $t_{0.9}$，见表 18-3。

表 18-3　热力学温度与 $t_{0.9}$ 之间的关系

T	$1/T$	K/h^{-1}	$t_{0.9}/h$	$\lg t_{0.9}$
338	2.958×10^{-3}	1.723×10^{-3}	61.17	1.79
348	2.873×10^{-3}	4.077×10^{-3}	25.85	1.41
358	2.793×10^{-3}	8.714×10^{-3}	12.10	1.08
368	2.717×10^{-3}	1.879×10^{-3}	5.61	0.75

以 $\lg t_{0.9}$ 对 $1/T$ 作线性回归，得回归方程：

$\lg t_{0.9} = 4297.25/T - 10.93$

将 $T=298$ 代入上述直线方程，得：

$t_{0.9}=3050.4\mathrm{h}=127$ （天）

三、中药制剂稳定性考察应注意的问题

（1）科学选择稳定性考察指标　中药制剂稳定性考察应选择能反映一定活性的，尤其是制剂中不稳定的成分作为考核指标，如金银花制剂中的绿原酸、丹参制剂中的丹酚酸 B 等。如果复方制剂中测定两种或两种以上成分的，应选择其中较不稳定的成分作为制定有效期的依据。

（2）选择专属、灵敏的测定方法　若质量标准中规定的含量测定方法，由于降解产物的干扰不能准确测定有效成分的含量变化时，应考虑选择其他灵敏度高、专属性强的分析方法。

（3）注意适用范围　基于 Arrhenius 指数定律的加速试验法只适用于活化能在 41.84～125.52kJ/mol 的热分解反应，由于光化反应的活化能只有 8.37～12.55kJ/mol，温度对反应速度的影响不大，不宜用热加速反应。某些多羟基药物，活化能高至 209～292.6kJ/mol，温度升高反应速度急剧增加，用热加速试验预测室温的稳定性没有实际意义。

稳定性加速试验要求加速过程中反应级数和反应机制均不改变，而 Arrhenius 指数定律是基于活化能不随温度变化而提出的，实验中只考虑温度对反应速度的影响，因此其他条件应保持恒定。同时，加速试验预测只能用于所研究的制剂，不能任意推广到同一药物的其他制剂。

经典恒温法应用于均相系统效果较好，对非均相系统（如混悬液、乳浊液等）通常不适用。另外，在加速试验过程中，如反应级数或反应机制发生改变，也不能采用经典恒温法。

（4）有效期的确定　加速试验预测的有效期与长期试验的结果对照，才能确定产品的实际有效期。

值得注意的是，中药复方制剂稳定性评价中所测定的成分有时并不一定是在临床治疗中起主要作用的有效成分，仅仅是在原料、工艺等质量控制中起着质量指标的作用，不能全面反映出制剂质量稳定性的真实情况，在制定有效期时仅可作为参考。同时，也有用加速试验考察制剂的药效学指标的变化来判断中药制剂稳定性。

第四节　中药固体制剂的稳定性

前述影响制剂稳定性的各因素、稳定化方法及稳定性试验方法，主要是对于液态均相系统的药物制剂的稳定性总结出的一些基本规律，其中虽然有些同样适用于固体制剂，但由于固体制剂属于多相系统，其稳定性问题远比溶液剂复杂，并且又具有一定特殊性。

一、固体制剂稳定性的特点

① 固体制剂一般均属多相体系，其化学变化可能包括气相、液相和固相参加的反应，且在反应的同时还可能有相变发生。

② 由于药物分子在固体制剂中相对固定，化学反应一般始于固体表面，内部分子可受到已变质的外部分子的保护，使反应速度逐步减慢，因此需要较长的观察时间和较精确的分析方法。

③ 药物分子在固体制剂中不能像在溶液中那样可以任意移动，在固体制剂中的均匀性远差于液体制剂，制剂内外的试验条件难以保持严格一致，试验测定结果重现性较差。

④ 由于固体制剂中常加入赋形剂，反应可能发生在药物本身，也可能发生在药物与赋

形剂之间，影响反应速度的因素较复杂。

由此可见，中药固体制剂的稳定性缺乏系统性规律，可能受温度、湿度、光线及配伍的多方面影响，其复杂程度远高于液体制剂。

二、固体制剂稳定性试验的特殊要求

对固体制剂进行稳定性试验时，应注意：①水分对固体药物的稳定性影响较大，因此对水分的测定是固体制剂稳定性试验的重要内容；②样品须置于密封容器中，但为了考察包装材料的影响，也可用开口容器和密封容器同时进行，以便于比较；③对于需要测定药物含量和水分的药品都要单独包装；④固体制剂中的药物含量应尽量均匀，避免测定结果的分散性；⑤药物粒径常对试验结果有显著影响，因此样品要用一定规格的药筛筛分，确保粒径分布一致；⑥试验温度不宜过高。

吸湿和光化降解是中药固体制剂经常存在的突出质量问题，吸湿不但引起固体制剂的物理变化，而且常是引发化学变化的前提条件，中药固体制剂的湿度加速试验法和光加速试验法可按下述方法分别进行考察。

1. 湿度加速试验

为了考察中药固体制剂与包装材料的抗湿性能，应进行湿度加速试验，即在各种湿度条件下，测定其吸湿速度和平衡吸湿量，通常有以下三种情况。

(1) 带包装湿度加速试验　取带包装供试品置于相对湿度90%或100%的密闭容器中，在25℃条件下放置3个月，观察包装变化情况，并按表18-1中规定的项目进行考察。本实验主要考察湿度对包装材料及制剂的影响。

(2) 去包装湿度加速试验　将供试品包装除去，取一定量，置于开口的玻璃器皿内，准确称重，放置在高于药品临界相对湿度（CRH）的条件下，温度为25℃，暴露时间视供试品性质而定，然后精密称重，并观察外观，再测定表18-1规定的考核项目。本实验主要考察制剂本身对湿度的敏感性。

(3) 平衡吸湿量与临界相对湿度（CRH）的测定　精密称取供试品于2～3个敞口的、已称重编号的量瓶中，然后放入盛有一定相对湿度盐的饱和溶液的干燥器中，于25℃放置7天，即达到平衡状态，再精密称量供试品重量，即得该相对湿度下的平衡吸湿量。同法将供试品分别置于7～9个不同相对湿度的密闭干燥器中，相对湿度范围取10%～100%，即得各相对湿度下的平衡吸湿量 f，以吸湿率为纵坐标，相对湿度为横坐标作图，得吸湿曲线，将吸湿曲线陡直部分反向延长与横坐标相交，即得样品的CRH。这项实验可以定量地研究湿度对药物制剂的影响，为制定产品的处方及工艺条件提供依据，产品的生产环境和贮藏环境必须控制在CRH以下。

2. 光加速试验

光线不但会使一些制剂产生变色，还能激发氧化反应，加速药物的分解。对于在制备、贮藏过程中见光分解、变色的固体制剂，应进行光加速试验，考察其降解速度。

将供试品开口放置在光照仪器内，于照度为（4500±500）lx的条件下放置10天，按表18-1稳定性考察项目进行检测。关于光照装置，可选择可调光照箱，也可选择使用光橱，在橱中安装数支40W的日光灯管，便可获得一定日光照度，一般要求2000～4000lx。橱中供试品台高度可以调节，橱上方安装排风设备以排除可能产生的热量，橱上配有照度计，通过传感器可随时监测橱内照度变化。光橱应不受自然光的干扰，并保持照度恒定。

三、稳定性试验结果评价

制剂稳定性的评价是对加速试验、长期试验的结果进行的系统分析和判断，相关检测结

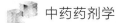

果不应有明显变化。

1. 生产条件的确定

主要是制剂车间温度和湿度对制剂，尤其是对固体制剂的影响，一般温度控制在 20～30℃，生产过程中控制车间相对湿度低于临界相对湿度，湿度可通过带包装或去包装湿度加速试验，确定制剂临界相对湿度。

2. 贮存条件的确定

新药研发应综合加速试验和长期试验的结果，结合药品在流通过程中可能遇到的情况进行综合分析。选定的贮存条件应按照规范术语表述，已有国家标准药品的贮存条件，应根据所进行的稳定性研究结果，并参考已上市同品种的国家标准来确定。

3. 有效期的确定

药品的有效期应根据长期试验和加速试验的结果分析确定，一般情况下，以长期试验的结果为依据，取长期试验中与 0 月数据相比无明显改变的最长时间点为有效期。

思考题

1. 比较各类中药制剂的稳定性考察项目，有何差别？
2. 影响因素试验、长期试验和加速试验分别应用于什么情况？
3. 固体制剂的稳定性试验有哪些特殊要求？和液体制剂稳定性考察项目有何区别？

第十九章　生物药剂学与药物动力学

【学习目的】
1. 掌握：生物药剂学与药物动力学的含义；影响药物吸收、分布、代谢、排泄的因素；药物动力学参数的含义和意义。
2. 熟悉：剂型因素与生物因素的含义；药物的膜转运种类与特点。
3. 了解：药物转运的速度过程；药物动力学模型。

第一节　生物药剂学概述

一、生物药剂学的含义

每种药物都以一定形式存在，被赋予一定的剂型，由特定的给药途径，到达作用部位后又以特定方式和靶点作用，最终达到医疗或预防应用的目的。随着药剂学科的发展和长期的医疗实践，医药工作者普遍意识到，药物作用效应的发挥与药物的体内过程密切相关，只有深入研究影响制剂疗效的各种因素、药物在体内的各种变化过程，才能为制剂处方、工艺设计、剂型改进以及安全合理用药提供全面和客观的依据。基于此，自 1961 年 Wagner 提出生物药剂学这一名词之后，生物药剂学逐渐衍变为药剂学的分支学科，并迅速发展起来。

生物药剂学（biopharmaceutics）系研究药物及其剂型在体内的吸收、分布、代谢与排泄过程，阐明药物的剂型因素、生物因素和药物疗效之间相互关系的科学。生物药剂学的研究重点在于阐明药物的理化性质、剂型、给药途径与药物的吸收速度和程度之间的关系，研究目的是正确评价药物制剂的质量，设计合理的剂型、处方及生产工艺，为临床合理用药提供科学依据，使药物发挥最佳的治疗作用。

二、剂型因素与生物因素

生物药剂学中的剂型因素不单是指药剂学中的剂型概念，而是包含与剂型有关的各种因素，主要包括：①药物的某些化学性质，如药物的不同盐、酯、络合物或前体药物，即药物的化学形式，以及药物的化学稳定性等；②药物的某些物理性质，如粒子大小、晶型、溶解度、溶出速率等；③药物的剂型及用法、给药途径；④制剂处方中所用辅料的性质与用量；⑤处方中药物的配伍及相互作用；⑥制剂的工艺过程、操作条件及贮存条件等。

生物药剂学中的生物因素主要包括：①种族差异，是指不同种的生物体，如小鼠、大鼠、兔、狗、猴、人之间的差异，以及同一种生物在不同地理区域和生活条件下形成的差异，如人种差异；②性别差异，是指动物的雌雄和人的性别差异；③年龄差异，人从年龄上可分为新生儿期、婴幼儿期、青年期、壮年期和老年期，机体在不同时期对药物的吸收、分布、代谢和排泄有较大差异；④生理和病理条件的差异，生理因素如妊娠及各种疾病引起的病理因素能引起药物体内过程的差异；⑤遗传因素，人体内参与药物代谢的各种酶的活性可能存在着很大个体差异，这些差异可能由遗传因素引起。

第二节 药物的体内过程

一、药物的膜转运

生物中除某些病毒外，都具有生物膜。真核细胞中除分隔细胞的质膜（细胞膜）外，还有分隔各种细胞器的内膜系统，包括核膜、线粒体膜、内质网膜、溶酶体膜、高尔基器膜、叶绿体膜、过氧化酶体膜等。物质通过生物膜的现象称为物质的膜转运。膜转运对于药物体内吸收、分布、代谢和排泄过程至关重要，药物的跨膜转运尤其是跨细胞膜转运是目前研究得最为透彻，也是对药物的体内转运过程最为重要的进程。

（一）生物膜的结构

生物膜是镶嵌有蛋白质和糖类（统称糖蛋白）的磷脂双分子层，具有大量的酶结合位点；形态上呈现双分子层的片层结构，厚度5～10nm；其组成成分主要有膜脂、膜蛋白和少量糖类，其中膜脂包括磷脂、糖脂和胆固醇等。

自1935年细胞膜经典模型提出以来，先后有许多模型用于阐述膜的结构，迄今为止能较好地解释有关膜的各种测定数据的是1972年由S.J.Singer和G.Nicolson提出的生物膜流动镶嵌模型，如图19-1所示。该模型认为流动的脂质双分子层构成细胞膜的连续主体，两个脂质分子尾尾相连形成对称的膜结构，中间为疏水区，脂质分子亲水头部分别分布在膜的内外侧；蛋白质或者靠静电相互作用结合在脂质的极性头部（外周膜蛋白），或者镶嵌在双分子层的疏水性区域（内在膜蛋白）。

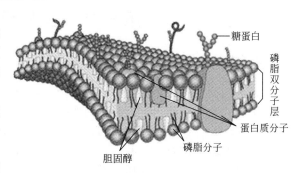

图19-1 生物膜流动镶嵌模型

（二）生物膜的性质

目前普遍认为生物膜具有流动性、不对称性和选择透过性。

1. 流动性

流动性系指在相变温度以上时，膜脂质处于流动状态，膜蛋白也处于运动状态。脂质分子的运动方式包括旋转、翻转、摆动的侧向扩散等，膜蛋白的运动方式主要是整个分子的旋转和侧向扩散。膜的组成、遗传因素、环境因素（温度、pH值、离子强度、药物作用等）都会影响膜的流动性。

2. 不对称性

不对称性系指细胞膜两侧的组分和功能均有明显差异。因膜脂、膜蛋白在生物膜内、外两侧的不对称分布，导致细胞膜功能的不对称性，如物质的转运、信号的接受和传递等功能均具方向性。

3. 选择透过性

选择透过性系指细胞膜能让水分子自由通过，主动吸收的离子和小分子也可自由透过，而其他的离子、小分子和大分子均不能自由透过。选择透过性是细胞膜在功能方面的重要性质，保证细胞生命活动的需要，主动地选择吸收所需要的营养物质，排出新陈代谢产生的废物和对细胞有害的物质。如人的红细胞具有不断积累 K^+ 和运出 Na^+ 的能力，小肠绒毛上皮细胞能够从消化了的食物中吸收葡萄糖、氨基酸、无机盐离子等，却很难吸收分子量比葡萄糖小的木糖。

（三）药物的跨膜转运机制

1. 被动转运

被动转运系指物质顺浓度梯度从膜高浓度侧向低浓度侧转运的过程。被动转运不需消耗机体能量，包括无需载体的单纯扩散和需要载体的促进扩散。

（1）单纯扩散　系指药物受浓度梯度驱动，从高浓度侧向低浓度侧转运的过程，包括跨细胞膜脂质途径、细胞间膜孔途径和通道介导的亲水通道途径等。单纯扩散的转运速度与膜两侧的药物浓度差成正比，对通过的物质无特殊选择性，无饱和现象和竞争抑制现象，一般也无部位特异性。跨细胞膜脂质途径是单纯扩散的主要途径，属于一级速度过程，可用 Fick's 扩散定律描述，大多数有机弱酸或有机弱碱药物在消化道的吸收均属此种方式。膜孔转运是指物质通过细胞间微孔的单纯扩散机制转运，如在胃肠道上皮上有 $0.4 \sim 0.8nm$ 的水性微孔，亲水性小分子如水、乙醇、尿素等可通过此途径跨膜转运吸收。通道介导转运是指物质借助细胞膜上通道蛋白所形成的亲水通道进行转运，通道蛋白包括水通道蛋白和离子通道蛋白，以离子通道蛋白居多。离子通道蛋白对离子通过具有高度选择性，无机离子 Na^+、K^+、Ca^{2+} 或 Cl^- 等在通道门开放时按电化学梯度可进行每秒百万级离子的高速扩散过程。

（2）促进扩散　又称易化扩散、中介转运，系指某些物质在细胞膜上载体的帮助下，由膜的高浓度侧向低浓度侧跨膜转运的过程。当药物与细胞膜外侧载体结合后，会发生载体的自动旋转或变构，从而将药物转运至细胞膜内侧，扩散速率可用米氏方程描述。载体又名膜转运体，是一类特殊的镶嵌型膜蛋白，能识别并转运其生理学底物或内源性底物如糖、氨基酸、寡肽、核苷酸和维生素等。药物转运体是指能够转运药物的转运体。许多药物已被证明是转运体的底物或抑制剂，如多种抗肿瘤药、抗生素类药、强心苷类、钙拮抗剂、HIV 蛋白酶抑制剂、免疫抑制剂等，其体内转运均涉及特异性或非特异性的转运体。

促进扩散与单纯扩散都是顺浓度梯度的转运且不消耗机体能量，但其速度远快于单纯扩散，且对转运物质有结构特异性要求，可被结构类似物竞争性抑制并具饱和性和部位特异性。

2. 主动转运

主动转运系指物质借助载体蛋白、逆浓度梯度从膜低浓度侧向高浓度侧转运的过程，需消耗能量，其转运速率亦可用米氏方程描述。主动转运是人体重要物质如葡萄糖、氨基酸等的转运方式，有如下特点：①逆浓度梯度转运；②需要消耗机体能量，能量的来源主要由细胞代谢产生的 ATP 水解提供；③需载体参与，对药物有结构选择特异性；④转运速率和转运量与载体数量和活性有关，存在饱和现象；⑤与结构类似的物质可出现竞争性抑制；⑥受代谢抑制剂的影响；⑦具部位特异性。

3. 膜动转运

生物膜具有一定的流动性，它可以通过主动变形，膜发生凹陷，吞没液滴或微粒，从而将某些物质摄入细胞内或从细胞内释放到细胞外，此过程称为膜动转运。膜动转运是蛋白质和多肽的重要吸收方式，并且具有部位特异性。细胞通过膜动转运摄取液体的过程称为胞饮，摄取微粒或大分子物质的过程称为吞噬，大分子物质从细胞内转运到细胞外称为胞吐。

二、药物的吸收

吸收系指药物从给药部位进入体循环的过程，主要是通过胃、小肠、大肠、直肠、肺泡、皮肤、鼻黏膜和角膜等部位的上皮细胞进行膜转运的过程。用于全身作用的给药方式除口服给药外，还有注射给药、肺部给药、皮肤给药、鼻腔给药、口腔给药、直肠给药等非口服给药。除静脉注射外，药物给药后都需要经过吸收过程才能进入体循环发挥药效。

口服药物的吸收是药物通过消化道的上皮细胞进入门静脉或淋巴管，再转运至循环系统的过程。人体消化道包括胃、小肠、大肠，胃的吸收面积有限，除一些弱酸性药物有较好吸收外，大多数药物吸收较差；小肠上部尤其是十二指肠是大多数药物吸收的主要部位，一般通过被动扩散途径吸收，同时小肠也是药物主动转运吸收的特异性部位。

注射给药包括静脉、肌内、皮下、鞘内与关节腔内注射等。静脉注射的药物直接进入血液循环，无吸收过程。肌内注射的药物可以是溶液剂、混悬剂或乳剂，所用溶剂有水、油、复合溶剂等。长效注射剂常制成油溶液或混悬液，注射后在局部形成储库，缓慢释放药物以达到长效目的。皮下注射药物的吸收较肌内注射慢，因皮下组织血管较少，且血流速度比肌肉组织慢。一些需延长作用时间的药物可采用皮下注射，如治疗糖尿病的胰岛素。

肺部吸入给药后药物经由呼吸道在肺泡吸收，吸收面积大，吸收迅速，吸收后药物可直接进入血液循环，无肝脏首过效应。

皮肤给药可起到保护皮肤、局部治疗、全身作用三种目的。不论是局部治疗还是全身作用，药物均需通过皮肤外层屏障。药物透皮吸收进入血循环有两条途径：①透过角质层和表皮进入真皮，被毛细血管吸收进入血循环，被称为表皮途径，亦是主要吸收途径。药物可穿过角质层细胞到达活性表皮，但由于阻力较大，主要通过细胞间隙扩散。②通过皮肤附属器即毛囊、皮脂腺、汗腺渗透。该途径比前一途径吸收速度快，但由于附属器面积小，因而不是主要吸收途径。

鼻腔、口腔、直肠给药等途径均需要经过给药部位的黏膜吸收从而发挥药效，可统称为黏膜给药。给药部位的黏膜通常吸收面积不大，但血流量丰富，上皮细胞屏障作用较弱，利于药物的吸收。如鼻腔给药后，因鼻黏膜较薄、毛细血管丰富，药物吸收后可直接进入体循环，可避免药物在胃肠道中的降解及肝脏的首过效应，某些药物的生物利用度能与静脉注射相当。另外，黏膜处体液分泌量小、酶分布少，适合对酶不稳定的药物给药。

三、药物的分布

药物分布系指药物从给药部位吸收进入血液后，由循环系统运送到体内各脏器的过程。药物分布在靶器官产生的治疗作用称为药物疗效，分布在其他组织器官产生的不良反应甚至中毒效应称为药物的毒副作用。药物在体内的分布是不均匀的，通过对体内分布特点和影响分布因素的研究，可以对药物及其制剂进行设计，使药物在体内尽可能多地进入靶器官、靶组织、靶点，在作用部位停留足够长的时间并在发挥作用后迅速排出体外，不发生蓄积。

药物在作用部位的滞留时间和浓度与其进入和离开作用部位的相对速度有关，取决于药物与组织器官的亲和力、肝脏的代谢速度、肾或胆汁的排泄速度等。药物分布到作用部位的速度越快，起效越迅速；药物和作用部位的亲和力越强，药效越强、越持久。药物吸收后从体循环的血液、淋巴液向组织器官分布的速度取决于药物的理化性质、组织器官的灌流速度以及组织器官血管和淋巴管的通透性。药物的理化性质主要取决于其化学结构、构型等，有些同系物母环结构相同，仅是取代基的略有不同就会造成较大的分布差异，如巴比妥类药物；有些药物的体内分布具有明显的立体选择性，如布洛芬、布比卡因等。

表观分布容积（V_d）是把全血（血浆）中药物浓度和体内药物总量联系起来的一个比例常数，是在假设药物充分分布的前提下，体内药物按血药浓度分布时所需体液的总容积（L 或 L/kg）。它与药物蛋白质结合率以及药物在组织中的分布密切相关，是评价体内药物分布程度的指标。多数药物在体内会与血浆蛋白、血管外组织蛋白、内源性大分子物质等结合，比较血液和组织中的药物浓度可推断表观分布容积同真实分布容积的关系；反之，从药物表观分布容积数值也可初步了解药物的分布情况（以体重 60kg 计算）：①V_d＝2.5L 时，药物仅在血浆中分布，其表观分布容积近似等于血浆体积，如甘露醇；②2.5L＜V_d＜36L 时，血药浓度（$C_血$）＞组织药物浓度（$C_组$），此时表观分布容积的数值介于血浆体积（2.5L）和体液总体积（36L）之间，药物主要与血浆蛋白结合，如水杨酸、青霉素等；③V_d＝36L 时药物均匀分布在全身，$C_血$≈$C_组$，如安替比林；④V_d＞36L 时，$C_血$＜$C_组$，药物较多的分布在组织中，如地高辛。

四、药物的代谢

药物代谢又称生物转化，系指药物被机体吸收后，在体内各种酶以及体液环境作用下发生的一系列化学反应，导致其化学结构的转变。代谢可能使药物失去活性，由活性药物变为无活性的代谢物；也可能使本身没有药理活性的药物，在体内经代谢后产生有活性的代谢产物，这也是大部分前体药物的设计原理。

药物代谢的主要部位在肝脏，因其血流丰富且含有大量代谢活性酶；胃肠道是除肝脏以外最重要的代谢部位，肠道菌丛能使药物产生还原、水解、乙酰化、硫酸结合等多种反应；其他如血浆、胃肠道、肺、皮肤、肾、鼻黏膜、脑等也有部分代谢反应进行。药物代谢发生的化学反应可分为第一相反应和第二相反应，第一相反应是引入官能团的反应，即药物分子经氧化、还原和水解生成羟基、氨基或羧基等极性基团；第二相反应是结合反应，即含极性基团的原形药物或第一相的反应产物与葡萄糖醛酸、甘氨酸等结合。参加药物代谢反应的酶系可分为微粒体酶系和非微粒体酶系。微粒体酶系主要存在于肝细胞、小肠黏膜、肾上腺皮质细胞等的内质网的亲脂性膜上，可催化 N-去烷基、O-去烷基、硫氧化、N-羟基化、芳环和侧链的羟基化等反应。非微粒体酶系存在于肝脏以外的其他组织器官如血浆、胎盘、肾、肠黏膜等，催化范围包括除与葡萄糖醛酸结合外的其他缩合反应、某些氧化还原及水解（酰胺键除外）反应等，通常结构类似于体内正常物质、水溶性药物如儿茶酚胺、5-羟色胺等都由非微粒体酶系代谢。

在吸收过程中，部分药物在消化道和肝脏中发生代谢，使得最终进入体循环的原形药量减少的现象，称为首过效应。在肝脏发生的首过效应称为肝首过效应。首过效应强的药物口服生物利用度较低，如阿司匹林、硝酸甘油、异丙肾上腺素等。如原形药物在体内发挥主要疗效，可以采用注射、肺部、舌下、直肠下部或透皮给药等方式以避开首过效应。

五、药物的排泄

药物排泄系指体内药物或其代谢物排出体外的过程。药物在体内的作用时间和强度取决于两方面的因素：药物的剂量和吸收速度、药物的体内清除（代谢和排泄）速度。药物排泄是药物由体内清除的一种方式，排泄速度增加，药效减弱、维持时间短；相互作用或病理因素造成的排泄减慢会导致血药浓度增加，产生毒副作用。药物排泄的途径包括肾、胆汁、消化道、呼吸系统、汗腺、唾液腺、泪腺等。大部分药物经过肾脏以原形或代谢物形式由尿液排出，如水溶性药物、分子量小的药物（＜300）以及肝生物转化慢的药物。

1.肾排泄

肾脏是人体排泄药物及其代谢物的重要器官，药物的肾排泄是肾小球滤过、肾小管重吸收和肾小管主动分泌三个过程综合作用的结果。

（1）肾小球的滤过作用 血液以较高的压力由入球小动脉进入肾小球，肾小球毛细血管壁有很多直径 6～10nm 的微孔，滤过率极高。流经肾小球的血浆，约有 1/5 透过肾小球的毛细血管壁形成滤液，其中除血浆蛋白（分子量在 66000 以上）不能滤过外，其他溶质和药物等随滤液进入肾小管。与血浆蛋白结合的药物不被滤过，故药物与血浆蛋白结合率以及合用药物发生竞争结合，都会影响药物的肾排泄。

（2）肾小管重吸收　肾小球滤过血浆的速度为 $120\sim130mL/min$，其中绝大部分的水分（约 99%）被重吸收。溶解于血浆中的机体必需的成分和药物等，也反复进行滤过和重吸收。肾小管重吸收存在主动和被动转运两种机制。肾小管上皮细胞膜具有类脂膜的特性，多数情况下，药物在远曲小管按被动方式吸收进入血液，直至血浆中的浓度与远曲小管的尿中浓度相同。这种被动重吸收受尿液的 pH 值、尿量、药物的脂溶性与 pK_a 值等因素的影响。多数药物经代谢后，水溶性增加，重吸收减少，有利于肾排泄。身体的必需物质如葡萄糖等被主动转运重吸收。

（3）肾小管分泌　系指将药物由血管一侧通过上皮细胞向肾小管内转运的过程。肾小管分泌主要发生在近曲小管。近曲小管中有机阴离子和有机阳离子是通过两种不同的机制分泌的，两种机制互不干扰。有机弱酸如对氨基马尿酸、水杨酸、磺胺类、香豆素、青霉素类，以及有机碱、组胺、维生素 B_1、普鲁卡因等都在肾小管有分泌。这一过程是主动转运，可逆浓度梯度进行。由于载体缺乏高度特异性，许多阴离子之间或阳离子之间根据与载体亲和力的大小发生竞争抑制作用。如丙磺舒可阻断青霉素的肾小管分泌，从而延长其在体内的作用时间。药物的血浆蛋白结合率不影响肾小管分泌速度。

2. 胆汁排泄

胆汁排泄系指药物从血液向胆汁的排泄过程，是药物由血液进入肝细胞，然后向毛细胆管转运的过程。胆汁排泄是除肾排泄以外另一条重要的药物排泄途径，药物的葡萄糖醛酸结合物等代谢物主要是由胆汁排泄的。此外，某些维持正常生理功能的重要物质，如部分维生素（维生素 A、维生素 D、维生素 E、维生素 B_{12}）、性激素、甲状腺素及其代谢物等也主要从胆汁中排泄。药物胆汁排泄的跨膜转运过程也可以分为被动扩散和主动转运两种机制，被动转运在药物胆汁排泄中所占比重很小。胆汁中排泄的药物或其代谢物在小肠重新被吸收返回肝门静脉血的现象，称为肠肝循环。有肠肝循环特性的药物在体内可以停留较长时间，如己烯雌酚、洋地黄毒苷、氨苄青霉素、卡马西平、氯霉素、吲哚美辛、螺内酯等。

第三节　影响药物体内过程的因素

一、影响药物吸收的因素

（一）生理因素

1. 影响口服给药吸收的生理因素

胃肠液的成分和性质、胃肠道运动、胃肠道代谢作用和食物、疾病等生理因素的改变会导致胃肠道的 pH 值、药物的解离度或在吸收部位的停留时间等发生变化，从而影响药物在胃肠道的吸收。

对于被动转运的药物，通常分子型比离子型容易透膜转运，受胃肠道 pH 值影响较大；而主动转运药物多在特定部位吸收，由载体或酶促系统进行，受胃肠道 pH 值影响较小。胃肠液中的胆盐、酶类等物质，也可能会影响药物吸收。

胃内容物从胃幽门部排至小肠上部称为胃排空。胃排空的快慢会影响药物在胃中的停留时间从而影响药物的吸收速率和程度，因药物的吸收部位和吸收机制不同会引起不同的结果：胃排空速率慢，药物在胃中停留时间延长，与胃黏膜接触时间长，在胃中吸收的弱酸性药物吸收增加；胃排空速率快，在小肠吸收的药物起效加快；但对于在十二指肠主动转运的

药物维生素 B_2 而言，胃排空速度快容易使吸收达到饱和，吸收量减少。

食物会消耗胃肠道内的水分，使固体制剂的崩解和药物溶出变慢；食物还可增加胃肠道内容物的黏度，阻碍药物向胃肠壁的扩散，使药物吸收变慢。然而有些食物如脂肪可促进胆汁分泌，增加难溶性药物的吸收量，如服用灰黄霉素的同时进食高脂肪和高蛋白食物，会增加其血药浓度。

血流量可影响药物在胃内的吸收，如服药的同时饮酒，会导致药物吸收速度加快、吸收量增加。这种现象在小肠中不显著，因为小肠黏膜本身有充足的血流量。

2. 影响注射给药吸收的生理因素

注射部位的血流状态和药物在注射部位的扩散速度是影响注射给药吸收的主要生理因素。注射部位血流丰富，药物吸收快而完全；按摩和热敷注射部位可加速血流、促进药物吸收，反之血管收缩剂肾上腺素会降低皮下注射吸收速度。水溶性大分子药物或油溶剂注射液部分由淋巴系统转运，淋巴液的流速对药物吸收亦有一定影响。若注射液显著低渗，溶剂转移使得注射部位药物浓度升高，被动扩散速率加大，吸收加速；反之若注射液显著高渗，则吸收减慢。

3. 影响肺部给药吸收的生理因素

呼吸道中的纤毛运动直接影响到药物粒子在呼吸道停留的时间，呼吸道越向下，纤毛运动越弱；即药物到达肺深部的比例越高，被纤毛运动清除的量越少，吸收越充分。呼吸道直径对药物粒子的到达部位也有较大影响，直径越小，粒子被呼吸道上部截留比例越大，到达肺泡处被机体吸收的药物比例越小。患者的吸气量、呼吸方式和频率也与粒子到达部位有关：快而短的呼吸使粒子停留在肺部的气管部位，细而长的吸气可使药物到达肺深部和肺泡。其他因素，如患者使用气雾剂的方法、气雾剂阀门揿压与吸入的协调性等对药物的吸入量和吸入深度均有明显影响。

4. 影响透皮给药吸收的生理因素

影响透皮给药吸收的生理因素主要是皮肤渗透性，个体差异、年龄、性别、用药部位、皮肤状态等都能造成皮肤渗透性的变化。皮肤的水化使角质层密度降低，渗透性变大，可采用 O/W 型乳膏基质增大皮肤水化程度以提高药物经皮渗透率。

5. 影响黏膜给药吸收的生理因素

黏膜给药吸收主要受给药部位的黏膜通透性、体液分泌量等因素影响。口腔给药后，黏膜渗透性由高到低依次为：舌下黏膜、颊黏膜、牙龈黏膜、腭黏膜，以舌下给药后吸收最为迅速，但唾液的冲洗作用会缩短舌下片或其他口腔黏膜黏附制剂的滞留时间。药物在鼻腔的吸收有细胞内的脂质通道和细胞间的水性孔道两条途径，多数药物以脂质途径为主。由于鼻黏膜上富含水性孔道，许多亲水性和离子型药物在鼻黏膜的吸收较其他部位的黏膜要好。鼻腔的血液循环和鼻黏液的分泌受外界环境和病理状况的影响，外界温度、湿度会影响药物的吸收，鼻腔息肉、慢性鼻炎引起的鼻甲肥大、萎缩性鼻炎、严重血管舒缩性鼻炎、过敏性鼻炎、感冒等会降低鼻腔吸收，鼻黏膜的清除作用也会缩短药物在鼻腔吸收部位的滞留时间，影响药物的鼻腔吸收。

（二）药物因素

1. 脂溶性和解离度

给药部位的上皮细胞膜是药物被动扩散吸收的屏障，药物的吸收速度与其透膜性能直接相关。因细胞膜的磷脂双分子层结构，一般脂溶性大的分子型药物比极性大的离子型药物容易透过细胞膜。药物的脂溶性与其油/水分配系数有关，未解离型药物的比例由吸收部位的 pH 值和药物本身的 pK_a 决定。这种药物的体内吸收受体液的 pH 值和药物的油/水分配系数所支配的假说称为 pH-分配假说。大多数药物属于弱电解质，其分子型和离子型药物的比例可从 Henderson-Hasselbalch 方程求得。

对于酸性药物：$pK_a - pH = \lg(C_u/C_i)$ (19-1)

对于碱性药物：$pK_a - pH = \lg(C_i/C_u)$ (19-2)

式中，C_i 为解离型药物浓度；C_u 为未解离型药物浓度。

因消化道的 pH 值变化较大，pH 分配假说在经口给药的吸收研究中应用广泛。一般认为弱酸性药物在胃液中几乎完全不解离，故有较好的吸收；弱碱性药物在胃液中解离程度高，吸收差。药物在小肠中的吸收情况与胃中相反，碱性药物吸收较好，酸性药物吸收较差。pK_a 相近的药物，一般油/水分配系数大的容易被吸收。应注意药物的油/水分配系数与吸收率之间并非呈简单的线性关系，脂溶性太强的药物吸收反而有所下降，因为其进入生物膜后难以转移到水性体液中。

2. 溶出速度

固体药物制剂（片剂、胶囊剂、颗粒剂和丸剂等）给药后需要经过崩解、溶散、释放、溶解后才能被上皮细胞膜吸收。一些难溶性药物从固体制剂中的溶解、释放速度很慢，此时药物的溶出成为吸收过程中限速步骤。由于药物的吸收速度和消除速度决定了血药浓度的大小，溶出速度对药物起效时间、药效强度和持续时间有直接的影响：溶出速度小时，药物吸收量小、血药浓度低，或者总吸收量相同但达到有效血药浓度的时间延长，从而影响药物作用的强度和持续时间。溶出速度的理论是基于 Noyes-Whitney 的扩散溶解理论，认为药物的溶出速度与药物颗粒的表面积和药物的溶解度成正相关，而与药物颗粒的粒径成负相关。药剂学中提高溶出速度的方法包括药物微粉化、制成固体分散体、环糊精包合、加入表面活性剂将药物制成盐或亲水性前体药物等。

3. 多晶型

化学结构相同的药物由于结晶条件不同而形成的数种晶格排列不同的晶型，称为药物的多晶型，包括稳定型、亚稳定型和无定型三种。药物的不同晶型溶出速度不同，稳定型熔点高、溶解度小、溶出速度慢；无定型溶解度大且溶出速度快，但容易转化成稳定型；亚稳定型具有较高的溶解度和溶出速度，虽然可以逐渐转变为稳定型，但是速度较慢，在常温下稳定，因而适合作为制剂的原料。

（三）剂型因素

不同剂型、不同给药途径对药物的生物利用度乃至体内药效有很大影响。一般认为口服剂型生物利用度的顺序为：溶液剂＞乳剂＞混悬剂＞散剂＞胶囊剂＞片剂＞包衣片，这是由不同剂型中药物的溶出速率决定的。如片剂中的药物需要崩解后碎成粗粒，而后才能溶出，因此片剂崩解速度的快慢、崩碎后颗粒的大小都会影响药物体内吸收过程。液体制剂中的增溶剂、助溶剂、润湿剂、助悬剂等，固体制剂中的崩解剂、黏合剂、润滑剂、包衣材料等都会影响药物的吸收过程。

各种注射剂中药物释放速度的顺序为水溶液＞水混悬液＞油溶液＞水包油型乳状液＞油包水型乳状液＞油混悬液。水溶液型注射剂可被迅速吸收，采用非水溶剂或混合溶剂的注射剂肌注后大部分药物会析出并以固体状态滞留于组织中使药物吸收不完全、不规则；油溶液型注射剂因与组织液不相容，可在注射部位形成储库缓慢释放，限速因素主要为药物从油相向组织液的分配过程；一些 pH 值偏离生理条件的注射液肌注后也会析出沉淀，造成体内吸收不规则。混悬型注射剂注射后，药物微粒沉积于注射部位，经过溶出和扩散才能为机体所吸收，此时药物在组织液中的溶出是限速过程，药物的溶解度、结晶状态、粒径大小等都对吸收有显著影响。

当给药部位体液较少时，药物从制剂中的释放速度往往成为吸收的限速因素。如透皮递药系统中，药物从给药系统中释放越容易，越有利于药物经皮渗透；基质对药物的亲和力过大不利于药物释放。基质中加入表面活性剂一般有利于药物的释放和穿透，加入有机溶剂类、有机酸和脂肪醇类、角质保湿剂等吸收促进剂也可增加药物的透皮吸收。而亲脂性药物在皮肤角质层内浓度较高，可形成储库，适用于皮肤病的局部治疗。

二、影响药物分布的因素

药物吸收后由循环系统向组织的转运或分布可分为两个步骤，即药物与血浆蛋白结合达到平衡，游离药物穿过毛细血管壁，进入细胞间液；药物与组织蛋白结合达到平衡，穿透细胞膜进入细胞。影响药物分布速度和分布量的主要因素如下。

（一）体内循环与透过性

药物吸收后向体内各组织的分布主要是通过血液循环进行的，除中枢神经系统外，药物穿过毛细血管壁的速度主要取决于血液循环的速度和毛细血管的通透性。血液循环速度又称灌注速率，即单位时间内流入组织的血液量。各脏器血液循环速度不同，药物分布速度也不同。循环速度较快的脏器包括脑、肝和肾，循环速度中等的脏器包括肌肉、皮肤，循环较慢的组织有脂肪组织、结缔组织等。药物从循环系统向组织转移，必须透过毛细血管壁。毛细血管壁是有微孔的类脂质屏障，药物的毛细血管通透性也影响其体内分布。一般亲脂性、分子型药物或分子量在 $200\sim800$ 的小分子药物容易透过毛细血管壁，随分子量增大透过速度减慢；不同脏器毛细血管通透性也有差异，如肝窦处毛细血管壁的不连续性使得药物容易通过，而脑和脊髓毛细血管结构致密，细胞间隙小，大多数药物都难以通过。

（二）药物-血浆蛋白结合率

药物进入体内后可以与血浆蛋白、组织蛋白或体内大分子物质如 DNA 等结合生成药物-大分子复合物，其中与蛋白质结合是药物在机体内最主要的结合形式，并且以血浆蛋白结合为主，大多数药物的蛋白质结合过程是可逆的。人血浆中约有 60 余种蛋白质，其中主要有 3 种与药物结合有关：白蛋白、α_1-酸性糖蛋白和脂蛋白。其中白蛋白占血浆蛋白总量的 60%，地位最为重要，大多数酸性药物和部分碱性药物可与白蛋白结合。只有游离型药物才能从血液向组织转运并进行代谢和排泄，药物与蛋白质等高分子物质结合后无法进行跨膜转运、滤过和代谢，因而药物的转运速度主要取决于血液中游离型药物的浓度，该浓度可由药物的血浆蛋白结合率体现。血浆蛋白结合率是指血浆中与蛋白结合药物的浓度与药物总浓度的比值。临床上当蛋白结合率高的药物与其他药物联合应用时，可能会发生药物-蛋白质的竞争性结合，使得蛋白结合能力相对较弱的药物游离型浓度增大，引起该药物表观分布容积、半衰期等药动学参数的改变，甚至导致严重不良反应的产生。

（三）药物的理化性质

对于以被动扩散机制转运的药物，药物的脂溶性、分子量、解离度、环境 pH、膜两侧浓度差、异构体及蛋白结合率等因素都会影响其透膜能力，从而改变其体内分布。非离子型药物较离子型药物易于透过细胞膜，血浆中的 pH 值变化会影响弱酸、弱碱性药物的体内分布。应用药剂学手段使药物发生络合、增溶、微粒化、胶体化及乳化后会改变药物在体内的分布，从而达到靶向递药的目的，如制成乳剂或微粒化后可以增加药物经由淋巴转移的比例，提高药物的淋巴分布。

（四）药物与组织的亲和力

药物与组织的亲和力也是影响其体内分布的重要因素之一。当长期连续用药时，药物在机体的某些组织中会出现浓度逐渐升高的趋势，这种现象称为蓄积。产生蓄积的主要原因是药物对该组织有特殊的亲和力，如吩噻嗪、氯喹及砷易沉积在头发内，四环素易沉积在骨骼和牙齿内等。

三、影响药物代谢的因素

（一）机体因素

1. 动物种属

药物研发的早期阶段都会利用动物模型来研究其代谢途径。对大多数药物而言，不同种属动物的代谢途径和代谢速率可能会不同。药物代谢的种属差异主要表现为质反应差异和量反应差异。动物与人类体内药物代谢酶种类与活性的差异会造成动物模型中出现的生理作用或毒性与人类完全不同，称为药物代谢质反应差异；药物在不同种属动物之间的血药浓度、血浆蛋白结合率、靶器官浓度和靶器官结合率等不完全一致，造成其作用的持续时间或强度不同，称为药物代谢量反应差异。

2. 个体与种族

药物在体内代谢过程中会涉及多种代谢酶，若表达代谢酶的基因发生了突变，就会造成同一药物对不同个体产生不同的效应，即表现出药物的遗传学差异，目前药物代谢酶的遗传多态性被认为是药物作用个体差异的分子基础。如异烟肼的体内乙酰化存在较大的种族差异，黄种人的体内代谢速度明显快于白种人，肝中 N-乙酰转移酶的活性不同是引起代谢差异的主要原因。

3. 年龄

新生儿和老年人的药物代谢与其他年龄段的人群有较大差异。新生儿药物代谢酶系统发育不完全，酶活性较低，因而临床用药时应特别注意给药剂量的调整。如新生儿肝内葡萄糖醛酸转移酶缺乏，易造成胆红素和葡萄糖醛酸结合不完全从而引起新生儿黄疸。老年人则由于肝血流量和功能性肝细胞减少，造成体内某些药物代谢较慢。

4. 性别

代谢酶在种之间的性别差异也会影响药物的代谢过程，1932 年研究者就发现雄性大鼠对巴比妥酸盐的代谢能力强于雌性大鼠。对于治疗指数大的药物，性别差异对于药物代谢的影响可能不太明显，但对于治疗指数小的药物，性别差异应受到重视，以保证药物的安全性、有效性。

5. 生理与病理状况

妊娠期雌性的激素水平发生巨大变化，会影响药物的体内代谢。许多疾病如肝硬化、病毒性肝炎、肝细胞瘤、感染、心血管疾病等都会影响药物的体内代谢，其中肝脏疾病会导致肝药酶活性降低、肝血流量下降、血浆蛋白结合率降低等，这是影响药物代谢最主要的病理因素。

（二）给药途径

给药途径和方法所产生的代谢差异主要与药物代谢酶在体内的分布以及局部器官和组织的血流量有关。如异丙肾上腺素口服后在肠壁可与硫酸根结合，吸收后在肝脏经代谢失效，因此异丙肾上腺素口服给药作用极弱，临床大多以注射剂、气雾剂、舌下片应用。在产生同样药效的前提下，异丙肾上腺素静脉、吸入、口服的剂量比例为 1：20：1000，药物进入体循环前的首过效应是导致其体内代谢产生差异的主要原因。

（三）给药剂量和剂型

代谢反应都是酶催化的反应，因此存在饱和现象。由于给药剂量和药物剂型不同，药物释放的速度和方式也会有所不同，从而造成了代谢差异。例如阿司匹林的主要代谢产物为其甘氨酸结合物水杨酰甘氨酸。健康志愿者的重复给药试验结果表明，阿司匹林的血药浓度随着给药剂量的增大而增加，而水杨酰甘氨酸浓度却保持恒定，原因在于甘氨酸结合反应出现饱和现象。又如，水杨酰胺的水溶液剂、混悬剂和颗粒剂口服后分别测定尿中水杨酰胺硫酸酯的含量，其高低顺序为颗粒剂、混悬剂、水溶液剂，因为颗粒剂吸收前需经溶出过程，吸收速度最慢，体内硫酸结合反应不会出现饱和状态，所以代谢产物水杨酰胺硫酸酯的量最多。

（四）药物的光学异构特性

许多药物存在光学异构现象，不同的异构体具有不同的药理活性和副作用，一般认为由于体内的酶及药物受体具有立体选择性，使得不同的异构体显示出明显的代谢差异。

（五）酶诱导和酶抑制作用

某些药物与其他药物联合用药后代谢行为会发生变化，一种是药物代谢被其他药物促进或诱导，促进代谢的物质被称为诱导剂；反之，药物代谢可能被其他药物所抑制，抑制代谢的物质被称为抑制剂。研究发现，反复服用贯叶金丝桃对药物代谢酶 CYP3A4 活性有诱导作用；而葡萄柚汁因对多种药物代谢酶有抑制作用，能使健康志愿者体内辛伐他汀、环孢素和丁螺环酮的峰浓度显著增大。

四、影响药物排泄的因素

（一）影响药物肾排泄的因素

1. 影响肾小球滤过的因素

正常生理条件下肾小球滤过较为稳定，肾小球滤过率和滤过分数是衡量肾功能的指标。肾小球滤过率系指单位时间内两肾生成滤液的量，正常成人为 $80\sim120\text{mL/min}$。肾小球滤过分数系指肾小球滤过率与肾血浆流量的比值。每分钟肾血浆流量约 660mL，故滤过分数为 $125/660\times100\%\approx19\%$。病理状态如急性肾病或肾创伤等会使肾小球滤过率下降，药物肾排泄量减少，体内血药浓度增加。对于肾功能不全或老年患者，应根据其肾功能指标进行临床用药方案调整。

2. 影响肾小管被动重吸收的因素

影响肾小管被动重吸收的因素包括尿量、尿液 pH 值和药物理化性质等。尿量增加，药物在尿液中浓度下降，重吸收减少，肾排泄量增加；反之，尿量减少时，重吸收增加，肾排泄减少。药物在尿液中的解离同样符合 pH 分配学说，药物非解离型比例高有利于其在肾小管的重吸收。人体正常尿液的 pH 值约为 6.3（4.5～8.0 之间），酸化尿液可增加弱酸性药物的重吸收，减少其肾排泄，同时促进弱碱性药物排泄，反之亦然。发生药物中毒时，可通过增大尿量、调节尿液 pH 值等方法加快药物的肾排泄，如巴比妥类、水杨酸类弱酸性药物中毒可给予碳酸氢钠、乙酰唑胺等碱性物质加速药物排泄。

肾小管重吸收也属于跨膜转运过程，因而脂溶性大的非解离型药物重吸收比例大，如强脂溶性药物硫喷妥几乎能全部通过肾小管重吸收返回血液循环。

3. 影响肾小管分泌的因素

肾小管分泌是将药物转运至尿中排泄，属于主动转运过程；许多有机弱酸、弱碱类药物都通过这种机制转运到尿中。有机弱酸类药物由阴离子转运系统分泌，有机弱碱类药物由阳离子转运系统分泌，两种机制互不干扰，且不受药物血浆蛋白结合的影响。临床联合用药时肾小管主动分泌会出现竞争性抑制，如丙磺舒与转运载体的亲和力很大，因而可以抑制多种阴离子解离型药物如青霉素等的分泌和肾排泄，延长其体内作用时间。

（二）影响药物胆汁排泄的因素

药物胆汁排泄速率和程度受药物理化性质包括化学结构、极性、分子量等，以及某些生物因素如种属、性别、年龄、胆汁流量、药物生物转化过程等的影响。

（1）胆汁流量　药物的胆汁排泄往往随胆汁流量的增加而增加。

（2）药物的理化性质　从胆汁被动扩散排泄的药物，其扩散速度受分子大小、脂溶性等因素的影响。分子量在 500 左右的药物有较大的胆汁排泄率。当药物分子上存在极性强的基团时，胆汁排泄量较多。如利福霉素胆汁排泄比例大、不能充分向组织转运，制成利福平后其极性减小，胆汁排泄减少，口服疗效显著提高。

（3）生理因素　种属差异、代谢状况、蛋白质结合率、疾病和老化等，都会影响药物的胆汁排泄。

第四节　药物动力学概述

一、药物动力学的含义

药物动力学（pharmacokinetics）简称药动学，系应用动力学原理和数学方法，描述药物通过各种途径进入体内的吸收（absorption）、分布（distribution）、代谢（metabolism）和排泄（excretion）过程（简称 ADME 过程）量变规律的一门科学。

药物动力学的发展已有近百年的历史。1913 年，Michaelis 和 Menten 提出了米氏动力学方程；1924 年 Widmark 和 Tandbery 提出了开放式单室动力学模型；1937 年 Teorell 提出了双室动力学模型。20 世纪 60 年代，随着计算机和微量化学分析技术的迅速发展，药物体内血药浓度的准确测定成为可能，药物动力学在理论和实践应用方面随之取得了重大突破。1972 年在美国召开的药理学与药物动力学国际会议上第一次正式确认药物动力学为一门独立学科。

药物动力学作为一门用数学分析手段来处理药物在体内的动态过程的科学，具有重大的理论价值，是数学药学的重要组成部分，与临床药剂学、药物治疗学、临床药理学、分子药理学、生物化学、分析化学、药剂学、药理学及毒理学等多种科学关系紧密。

药物动力学有着广泛的实用意义，对药物评价、新药设计、药物剂型改进、指导合理用药等，都有着重大的价值。

二、药物转运的速度过程

动力学即速率论，药物动力学就是药物体内过程的速率论。药物动力学中用单位时间内药量的变化来表示药物从某部位移除（或移入）的速率，并把药物体内转运的速率过程分为 3 种类型。

（一）一级速度过程

一级速度过程也称为一级动力学过程，是指药物在体内某部位的转运速率 $\left(\dfrac{\mathrm{d}X}{\mathrm{d}t}\right)$ 与该部位的药量（X）或血药浓度的一次方成正比，符合式（19-3）在反应级数 $n=1$ 时的情况，表示为式（19-4）。此处 k 为一级速率常数，单位为 $\min^{-1}$ 或 h^{-1}，负号表示药物的转运朝该部位药量减少的方向进行。

$$\frac{\mathrm{d}X}{\mathrm{d}t} = -kX^n \tag{19-3}$$

$$\frac{\mathrm{d}X}{\mathrm{d}t} = -kX^1 = -kX \tag{19-4}$$

大部分药物在常用剂量内，其体内的 ADME 过程都呈现为一级速率过程，具有以下药物动力学特征：①药物生物半衰期与给药剂量无关；②一次给药的血药浓度-时间曲线下面积与给药剂量成正比；③一次给药情况下，尿药排泄量与给药剂量成正比。

（二）零级速度过程

零级速度过程系指药物的转运速率在任何时间都是恒定的，与药量或浓度无关，符合式（19-3）在 $n=0$ 时的情况，表示为式（19-5），k 为零级速率常数。

$$\frac{dX}{dt} = -kX^0 = -k \qquad (19\text{-}5)$$

临床上恒速静脉滴注的给药速率、控释制剂中药物的释放速率，以及大剂量用药使酶系统完全处于饱和状态的情况均属于零级速率过程，其药物动力学特征包括：①药物的消除半衰期与给药剂量成正比；②药物从体内消除的速率取决于剂量的大小。

（三）非线性速率过程

当药物体内转运的速率过程与剂量不成线性关系时，被称为非线性速率过程。此时药物体内动态变化过程可以用 Michaelis-Menten 方程描述，如式（19-6）所示。

$$-\frac{dC}{dt} = \frac{v_m C}{K_m + C} \qquad (19\text{-}6)$$

式中，$-\dfrac{dC}{dt}$ 为药物浓度在 t 时刻的下降速率，表示消除速率的大小；v_m 为药物在体内消除过程中的理论最大速率；K_m 为米氏常数，是指药物在体内消除速度为 v_m 一半时对应的血药浓度，当 $-\dfrac{dC}{dt} = \dfrac{v_m}{2}$ 时，$K_m = C$。

主要药物动力学特征为：①药物半衰期随剂量的增加而增大；②血药浓度-时间曲线下面积与药物吸收量不成正比。当药物代谢酶或参与药物转运过程的载体被饱和时，药物体内过程常会呈现非线性速率过程。非线性速率过程的产生大都与给药剂量有关，当药物浓度较高而出现酶被饱和时的速率过程称为容量限制过程。

三、药物动力学模型

药物动力学常需借助数学原理和方法对药物的体内动态变化进行模拟假设，赋予一定模型并以数学形式来表示，用以定量地描述药物体内吸收、分布、代谢、排泄（简称 ADME）过程的动态变化规律。这种用数学方法模拟药物体内过程而建立的数学模型，称为药物动力学模型。目前提出的药物动力学模型有隔室模型、非线性药动学模型、生理药动学模型、药动学-药效学结合模型等，最经典和常用的是隔室模型。

（一）隔室模型的定义

隔室模型又称房室模型，是从速度论的角度出发，将整个机体按照药物转运速率过程的

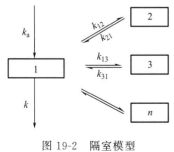

图 19-2　隔室模型

特征分为若干独立的隔室，把整个机体看成是由这些隔室组成的一个完整的系统。如图 19-2 所示，在机体内"1"室为"中央室"，其他"2，3，…，n"室为"外周室"。应注意中央室和外周室都不代表具体的组织或部位，只是以分布速率相似为特征的抽象空间组合，并不具有生理学意义。

隔室的划分具有抽象性、客观性及相对性的特点。不同隔室是依据药物在体内各组织或器官的转运速率划分的。只要体内某些部位药物转运速率相同或相近，均可视为一个隔

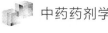

室，而与具体的解剖位置和生理功能无关，隔室的划分具有抽象性；同时，隔室的划分也是基于药物动力学的实验数据反映的药物体内动态过程，药物体内转运速率与体内各组织器官的血流量、膜通透性等密切相关，具有一定的生理学基础，故隔室的划分又具有客观性；因药物转运速率的个体差异、实验条件或数据处理能力的不同，同一药物、不同文献报道的隔室模型拟合结果可能不同，因此隔室的划分还具有相对性。

（二）隔室模型的类型

根据药物在体内的药物动力学特性，可分为单室模型、二室模型和多室模型等。

1. 单室模型

如果药物进入体内后迅速向全身的组织及器官分布，使其在机体各组织、器官中很快达到分布上的"动态平衡"，此时整个机体可视为一个隔室，这种模型称为一室模型或单室模型。单室模型并非是指机体不同组织中的药物浓度在任何时刻都相等，而是指药物在整个机体中的转运速率都是相同或相近的，因而机体各组织中药物浓度都能随血浆药物浓度的变化而平行变化，各组织中药物浓度的变化率相同。如图19-3所示，X_0为给药剂量；X为体内药量；k为一级消除速率常数。

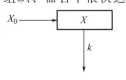

图 19-3 单室模型

2. 二室模型

如果药物进入体内后，首先在血流丰富的组织、器官，如循环系统、心、肝、脾、肺、肾等迅速分布并在瞬间达到动态平衡，然后再以较慢的速率分布到血流不太丰富的组织、器官，如骨骼、脂肪、肌肉等，并且需要较长的时间才能达到与血药浓度的动态平衡，此时按照药物转运速度的不同可将机体划分为两个隔室，这种模型称为二室模型或双室模型。血流丰富的组织、器官中药物的转运速率快，达到分布平衡快，称为中央室（图19-2中的1室）；血液供应相对较少、药物分布较慢的组织称为外周室。如图19-4所示，X_0为给药剂量；X_C为中央室药量；X_P为外周室药量；k_{10}为药物从中央室消除的一级速率常数；k_{12}为药物从中央室向外周室转运的一级速率常数；k_{21}为药物从外周室向中央室转运的一级速率常数。

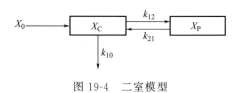

图 19-4 二室模型

3. 多室模型

如药物在中央室以外的组织器官中，其转运速率仍然有较大的差异，无法看作为一个外周室时，还可继续划分，当模型中隔室数在2个以上的称为多室模型，此时可将机体看作由药物转运速率不同的多个单元组成的复杂体系。多室模型的数学处理相当繁琐，应用受限。一般药物动力学隔室模型中的隔室数不多于3个。

（三）隔室模型的判别

在应用隔室模型分析药物体内过程时，首先需要根据实验测得的血药浓度或尿药浓度数据确定隔室模型的类型，而后才能求算各种药动学参数。

隔室数的确定主要取决于给药途径、药物的吸收速率、采样点及采样周期的时间安排、血药浓度测定分析方法的灵敏度等因素。如静脉注射给药为二室模型的药物，其经口给药可能呈现单室模型的特征，这是由于经口给药吸收过程可能掩盖或抵消分布相；采样时间也有较大影响，如果采样点安排不当，可能错过分布期，就会误认为是单室模型；如果分析方法的灵敏度不够，不能准确测定消除相末端的血药浓度，也会影响隔室数的判断。隔室模型的判别对于正确评价药物的动力学特征非常重要，其基本原则是在足以解释实验数据的前提下，采用的隔室数应尽量少，因为隔室数越多，模型越复杂，参数的求算就越困难。

隔室模型的判别一般先用血药浓度的对数对时间作图进行初步判断。如静脉注射给药后，$\lg C\text{-}t$ 图形（半对数图）近似为一直线，则可能是单室模型；如不呈直线，则可能属于多室模型。经口给药后，$\lg C\text{-}t$ 作图，曲线后相为一直线，则可能为单室模型；若曲线后相呈现明显的分布和消除两相，血药浓度先较快下降，之后再缓慢下降，则可能为二室模型。此外还可以通过残差散点图来反映模型对数据的拟合情况。理论值与测定值的残差应均匀分布于零轴的上下，亦即测定值随机而均匀地分布在拟合曲线的两侧。究竟属于哪种隔室，尚需计算机拟合后加以进一步的判断。

四、药物动力学参数

药动学参数是反映药物在体内动态变化规律性的一些常数，如吸收、分布、消除速率常数，生物半衰期，表观分布容积等，是新药筛选与评价、临床给药方案制订的重要依据。

1. 速率常数（rate constant，k）

描述速率过程的动力学参数为速率常数，一般用 k 表示，其大小可用于定量地比较药物转运速度的快慢，速率常数越大，该过程进行也越快。用于描述药物体内不同转运过程的速率常数有以下一些。

k_a：一级吸收速率常数；k：一级总消除速率常数；k_b：代谢速率常数；

k_e：肾排泄速率常数；k_{bi}：胆汁排泄速率常数；k_{lu}：肺排泄速率常数；

k_{12}：二室模型中，药物从中央室向外周室转运的一级速率常数；

k_{21}：二室模型中，药物从外周室向中央室转运的一级速率常数；

k_{10}：二室模型中，药物从中央室消除的一级消除速率常数。

此外，α、β 分别表示分布相和消除相的混杂参数，亦是表示速率过程的重要参数。

药物的代谢和排泄过程统称为消除，药物在体内的消除途径包括肝脏代谢、肾排泄和其他所有可能从体内消除的途径。速率常数具有加和性，因此药物在体内的总消除速率常数为各个消除速率常数之和［式（19-7）］，常用于反映药物在体内的总消除情况。

$$k = k_b + k_e + k_{bi} + k_{lu} + \cdots \tag{19-7}$$

2. 生物半衰期（biological half life，$t_{1/2}$）

生物半衰期系指在体内的药量或血药浓度通过各种途径消除一半所需要的时间，以 $t_{1/2}$ 表示，是衡量药物从体内消除快慢的重要指标。一般代谢和排泄快的药物，其 $t_{1/2}$ 值小，反之亦然。临床上多用 $t_{1/2}$ 来表征药物消除的快慢。

对于具线性动力学特征的药物，其 $t_{1/2}$ 是药物的特征参数，不会因药物剂型或给药方法（剂量、途径）而改变。但当同一药物用于不同个体时，因生理与病理情况不同，$t_{1/2}$ 可能发生变化；联合用药时因药物的相互作用也会使 $t_{1/2}$ 改变。若发生 $t_{1/2}$ 改变的药物治疗窗较小，应根据患者病理生理情况进行给药方案调整。

3. 表观分布容积（apparent volume of distribution，V_d）

表观分布容积是体内药量与血药浓度间的一个比例常数，是假设体内的药物按血浆浓度分布时，所需要体液的体积。对于单室模型的药物而言，表观分布容积与体内药量 X 和血药浓度 C 之间存在的关系为：

$$V_d = \frac{X}{C} \tag{19-8}$$

药物的表观分布容积是药物的特征参数，其大小取决于药物的脂溶性、膜通透性、组织分配系数、血浆蛋白结合率等因素。如药物的血浆蛋白结合率高，则其组织分布较少，血药

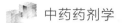

浓度高，而 V_d 小。

4. 清除率（clearance，Cl）

清除率系指单位时间从体内消除的含药血浆体积或单位时间从体内消除的药物表观分布容积，即指单位时间内机体能将相当于多少体积血液中的药物完全清除。清除率常用"Cl"表示，整个机体的清除率称为体内总清除率（total body clearance，TBCl）。清除率是药动学中表征机体从血液或血浆中清除药物的速率或效率的重要参数，单位常用"L/h"或"mL/min"表示，其计算公式为：

$$Cl = \frac{-dX/dt}{C} \tag{19-9}$$

由上式可知，体内总清除率由机体消除机制推出，其数值与模型无关。应注意清除率和消除速率常数一样具有加和性，整个机体对药物的清除率等于代谢清除率和排泄清除率的总和。多数药物主要以肝代谢和肾排泄两种途径从体内消除，因此药物在体内的总清除率TBCl 近似等于肝清除率与肾清除率之和。

5. 药-时曲线下面积（area under the curve，AUC）

药-时曲线下面积即血药浓度-时间曲线下与坐标轴围成图形的面积。AUC 是评价药物吸收程度的一个重要指标。AUC 越大表示药物被机体吸收得越完全，反之亦然。AUC 可用梯形面积法进行估算，如式（19-10）所示。该法可用于各种给药途径的 $C\text{-}t$ 曲线下面积的计算，与模型特征无关。

$$\begin{aligned} AUC_{0-\infty} &= \frac{C_1 + C_0}{2}(t_1 - t_0) + \frac{C_2 + C_1}{2}(t_2 - t_1) + \cdots + \frac{C_n + C_{n-1}}{2}(t_n - t_{n-1}) + \frac{C_n}{k} \\ &= \sum_{i=0}^{n-1} \frac{(C_{i+1} + C_i)(t_{i+1} - t_i)}{2} + \frac{C_n}{k} \end{aligned} \tag{19-10}$$

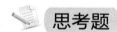 **思考题**

1. 研究表明，同时给予丙磺舒可延长青霉素的抗菌时间，试分析丙磺舒与青霉素相互作用的可能机制。

2. 试述如何加强中药的药物动力学研究。

3. 列举两个能反映药物体内消除特征的药物动力学参数，并加以说明。

第二十章　中药制剂的配伍变化

【学习目的】
1. 掌握：中药制剂配伍变化的类型；物理配伍变化与化学配伍变化的表现。
2. 熟悉：药物在吸收、分布、代谢、排泄过程中产生配伍变化的表现。
3. 了解：中药制剂配伍的含义与目的。

第一节　概　　述

一、中药制剂配伍的含义与目的

中药制剂配伍（compatibility）系指在中医药基础理论指导下，按照病情所需及药物特点，将两种或两种以上的药物、辅料等合理有效组合，同时或先后应用于患者的过程。中药配伍记载最早出现在《左传》中，用"鞠芎、麦曲""治河鱼腹疾"。配伍合理，有利于中药制剂生产和疾病治疗；配伍不当，由于药物之间的相互作用，药效易降低，毒性增强，甚至危及生命。不合理的配伍，亦称为配伍禁忌，应当避免产生。中药制剂合理的配伍用药，能达到以下目的。

1. 增强疗效

中药制剂配伍可以充分发挥药物之间的相互作用，最大限度地发挥药物药效。例如六神丸，其中的麝香、牛黄和蟾酥三种药物都有较弱的消炎作用，若单独使用很难治愈患者，若将任意两者联合使用，消炎作用会有倍级的提升，若将三者融合成六神丸，消炎作用得到了最大化。再如张仲景的五苓散，其中的白术、茯苓和泽泻单独使用利尿作用差，三者联合使用效果也不显著，但将桂枝加入其中后利尿作用有了明显提升，而将桂枝与任意单味药结合却无利尿作用，这充分说明了中药制剂处方组成及其配伍的重要性。

几种功效相同或相近的中药制剂合用，疗效会明显增强。如牛黄解毒丸与清胃黄连丸配伍可使治疗胃热牙痛、口臭咽痛的疗效增强；乳癖消配伍舒肝合胃丸、逍遥丸等使治疗乳癖的疗效大增。功能不同的两种中药制剂配伍应用，也能提高治疗效果，因为两种制剂功能不同，可以互相补充，以治疗兼挟疾病。如知柏地黄丸配伍脑立清丸治疗高血压属阴虚阳亢证；杞菊地黄丸配伍逍遥丸治疗肝肾阴虚型慢性迁延性肝炎；牛黄清心丸配伍磁朱丸治疗高血压头晕胀痛、失眠等。

2. 降低药物毒副作用

中药制剂配伍的另一重要作用就是降低药物的毒副作用，从而减少患者的不良反应，提升治疗效果。常山作为常用的抗疟草药具有显著的疗效，但患者常会产生严重的胃肠反应，制约了该药的应用，利用方剂配伍制成的截疟七宝散在保证药效的基础上，明显降低了患者的胃肠反应。再如石膏和甘草配伍使用，由于甘草所含的皂苷类成分具有一定的助溶作用，故甘草可以通过增强石膏的水溶性来提升效果，同时甘草又有抗酸和缓解胃肠平滑肌痉挛的作用，因此甘草还能缓解石膏造成的胃肠毒性。中成药逍遥丸与抗结核的化学药物联用，能减轻后者对肝脏的损害。

3. 减少耐药性

在西医盛行的今天，药物的广泛使用使得病菌的耐药性成为热点问题，耐药性严重降低了药物疗效的发挥，中药制剂配伍可以有效避免耐药性的发生，例如黄连素和连翘挥发油的联合用药，黄连素的广谱抗菌作用使得它极易产生耐药性，但联合使用连翘挥发油后，不仅疗效得到了提升，还有效避免了耐药性。

二、中药制剂配伍变化的类型

中药制剂配伍变化的机制比较复杂，按药物配伍变化的性质不同，大体上可分为药剂学配伍变化和药理学配伍变化。

1. 药剂学配伍变化

药剂学配伍变化属于体外配伍变化，即药物进入机体前发生的变化，这种变化由物理、化学性质的变化引起，是在药剂的生产、贮藏以及用药过程中发生的配伍变化。根据配伍变化性质的不同，分为物理配伍变化和化学配伍变化。药剂学的配伍变化，有的在较短时间内便可发生，有的则需较长时间。

2. 药理学配伍变化

药理学配伍变化是指药物受同时应用或先后应用的其他药物、附加剂、内源性物质、食物等的影响，导致其药理作用的性质、强度、副作用、毒性等发生改变。若出现疗效降低或消失，产生毒性反应，甚至危及生命，则称为药理学配伍禁忌。

第二节　药剂学配伍变化

一、物理配伍变化

物理配伍变化，是指制剂在制备、贮藏及用药配伍过程中，发生了溶解度、分散状态或其他物理性质的改变，从而影响到制剂的质量。

1. 溶解度的改变

药物配伍可使某些药物或化学成分的溶解度增大或减小。

（1）溶解度增大　皂苷类成分具有类似表面活性剂的结构，对其他成分有一定的增溶作用，皂苷含量较高的药材有人参、远志、桔梗、甘草、知母、柴胡等。例如甘草与党参、茯苓、白术配伍时，甘草皂苷可使这些药材的浸出物增加。糊化淀粉对酚性药物也会产生增溶作用。例如芦丁在1%糊化淀粉溶液中的溶解度为在纯水中的3.8倍。

（2）溶解度减小

① 更换溶剂：以乙醇为溶剂的酊剂、醋剂、流浸膏等，若与某些药物的水溶液混合，有效成分很可能会析出。含黏液质、蛋白质多的水溶液若加入一定量的乙醇也能产生沉淀。

② 温度改变：很多药材在加热条件下提取得到药液，而放冷后往往析出沉淀。例如药酒采用热浸法制备，若未经冷藏处理即灌装，当贮藏温度低于生产温度时易析出沉淀。

③ 药渣吸附：群药合煎时，一种药材的成分可能会被其他药材的药渣吸附，影响其在药液中的溶解量和提取率。例如甘草与黄芩或麻黄共煎时，煎液中甘草酸的含量较其单煎下降约60%。

④ 盐析作用：在溶液中加入无机盐类可使某些成分溶解度降低而析出。例如甘草配伍

芒硝（$Na_2SO_4 \cdot 10H_2O$）时，由于芒硝的盐析作用，使部分甘草酸析出，与药渣一起被滤除。在高分子溶液中加入大量的氯化钠、硫酸铵等电解质，可破坏胶体溶液的稳定性，使其析出沉淀。

⑤贮藏过程：药液中有效成分或杂质为高分子物质时，在放置过程中，由于受空气、光线等影响，可使胶体"陈化"而析出沉淀。如药酒、酊剂、流浸膏等制剂贮存一段时间后容易出现浑浊或沉淀。

2. 吸湿与液化

（1）吸湿　某些制剂含有吸湿性强的中药浸膏粉，在相对湿度较高的环境中易发生吸湿而引起制剂质量的变化。如以浸膏粉为原料制成的散剂、胶囊剂、颗粒剂、片剂等，吸湿后会出现软化、粘连、结块、糖衣变色等现象。

（2）液化　药物配伍形成低共熔混合物，常会发生液化现象。中药中易发生低共熔的药物有樟脑、冰片与薄荷脑等，例如白避瘟散、脑立清片中的冰片与薄荷脑；金灵丹、脚气粉中的樟脑与薄荷脑。对于可形成低共熔混合物的制剂，其组分是否采用共熔法配制，应根据形成低共熔混合物后对吸收的影响、处方中其他固体药物的多少以及剂型要求而定。

3. 粒径或分散状态的改变

中药制剂组分或制剂本身的粒径或分散状态改变可直接影响制剂的质量。例如乳剂、混悬剂中分散相的粒径可因与其他药物配伍而粒径变大，甚至产生聚结或分层，导致使用不便或分剂量不准确，甚至影响药物在体内的吸收。某些保护胶体中加入浓度较高的亲水性物质如糖、乙醇或强电解质，可使保护胶失去作用而使其稳定性下降。

二、化学配伍变化

化学配伍变化是指药物之间发生了化学反应而引起药物结构的改变，以致影响药物制剂的外观、质量和疗效，甚至产生毒副作用。

1. 产生浑浊或沉淀

中药液体制剂在生产和贮藏过程中若配伍不当，可能产生浑浊或沉淀。

（1）生物碱与苷类　糖基上含有羧基的苷类或其他酸性较强的苷类可以与生物碱反应产生沉淀。如甘草与含生物碱的黄连、黄柏、吴茱萸等共煎可产生沉淀或浑浊；葛根、黄芩中的羟基黄酮苷及大黄中的羟基蒽醌苷在溶液中也能与小檗碱生成沉淀。

（2）有机酸与生物碱　金银花中含有绿原酸和异绿原酸，茵陈中含有绿原酸及咖啡酸，两药与小檗碱、延胡索乙素等多种生物碱配伍使用，均可生成难溶性的生物碱有机酸盐。

（3）有机酸与无机离子　石膏中的钙离子可与甘草酸、绿原酸、黄芩苷等生成难溶性的钙盐。若以硬水作为提取溶剂，其钙离子、镁离子能与一些药物中的大分子酸性成分作用生成沉淀。

（4）鞣质与生物碱　大多数生物碱能与鞣质反应生成难溶性的沉淀。如大黄与黄连配伍，其汤液苦味消失，并形成黄褐色的胶体沉淀，该沉淀在人工胃液和人工肠液中均难溶。

（5）鞣质与其他成分结合　鞣质能和皂苷结合生成沉淀。如含柴胡皂苷的中药与拳参等含鞣质的中药提取液配伍时可生成沉淀。在制备感冒退热颗粒剂时，应防止板蓝根、大青叶中的吲哚苷被拳参中的鞣质沉淀而被滤除。鞣质还可与蛋白质、白及胶生成沉淀，使酶类制剂降低疗效或失效；含鞣质的中药制剂（如五倍子、大黄、地榆等）与抗生素（如红霉素、灰黄霉素、氨苄青霉素等）配伍，可生成不易被吸收的鞣酸盐沉淀物，降低各自的生物利用度；鞣质与含金属离子的药物（如钙剂、铁剂）配伍易产生沉淀。

2. 产生有毒物质

含朱砂（主要含 HgS）的中药制剂如朱砂安神丸、七厘散等，不宜与还原性药物如碘化钾、硫酸亚铁等配伍，否则会产生具有很强刺激性的溴化亚汞或碘化亚汞，导致胃肠道出血或发生严重的药源性肠炎。

3. 变色与产气

（1）变色 制剂配伍发生氧化、还原、聚合、分解等反应时，可引起颜色的变化。如易氧化变色的药物与 pH 值较高的药物溶液混合时可发生变色现象。某些固体制剂之间的配伍也可能发生变色现象，如碳酸氢钠或氧化镁粉末能使大黄粉末氧化变为粉红色，这种变色现象在光照、高温、高湿环境中反应更容易出现。分子结构中含有酚羟基的药物与铁盐相遇时，也会使颜色变深。

（2）产气 药物配伍时，有时会出现产气现象。产气一般由化学反应引起，如碳酸盐、碳酸氢盐与酸类药物配伍发生中和反应而产生二氧化碳气体。

4. 发生爆炸

爆炸，大多是由强氧化剂与强还原剂配伍而引起的。如火硝与雄黄、高锰酸钾与甘油、氯酸钾与硫黄混合研磨时，均可能发生爆炸；碘与白降汞（$HgNH_2Cl$）混合研磨能产生碘化汞，如有乙醇共存时也可引起爆炸。

第三节 药理学配伍变化

药物经配伍使用后，药物在体内的吸收、分布、代谢和排泄过程（简称 ADME）可能发生显著变化，而 ADME 的任何一个过程都可能对药物的安全性和有效性产生影响，包括协同作用、拮抗作用和不良反应。

一、药物在吸收过程中的配伍变化

1. 药物间发生吸附作用

吸附性较强的药物粉末（如血余炭、地榆炭等）与剂量较小的生物碱在胃肠道配伍时，后者因被吸附而导致其在机体中吸收不完全。

2. 药物间发生化学反应

含金属离子的中药（如石膏、龙骨、牡蛎、石决明、自然铜、赤石脂等）与四环素、异烟肼合用时，金属离子在胃液酸性条件下与四环素、异烟肼易形成难溶性螯合物；含槲皮素的中药（如银杏叶、黄芩、柴胡、旋复花、桑叶、槐花等）与碳酸钙、氢氧化铝等西药也能形成螯合物；含鞣质的中药（如地榆、拳参、石榴皮、五倍子、虎杖等）与多种酶类、抗生素类和维生素类西药能形成不溶性沉淀；药物间发生化学反应所产生的螯合物和沉淀均不易被胃肠道吸收。

3. 改变胃肠液 pH 值

在正常生理条件下，胃内 pH 值为 1～3，小肠内 pH 值为 5 ～7。弱酸性药物在胃内不易解离，呈分子状态而易于从胃黏膜扩散吸收；而弱碱性药物在胃中易解离，在肠中易呈分子状态而易于经肠壁扩散吸收。有些中药服用后能升高胃内 pH 值，不利于弱酸性药物的吸收。例如，胃宁散（麦芽、龙胆、碳酸氢钠、三硅酸镁等）、复方陈香胃片（陈皮、木香、石菖蒲、大黄、碳酸氢钠、氢氧化铝等）、活胃胶囊（砂仁、小茴香、肉桂、红曲、大黄、滑石粉、碳酸氢钠、碳酸镁等组成），这些药物均能够提高胃肠液 pH 值，减少弱酸性药物阿司匹林、头孢霉素的吸收，降低后者的疗效。含有机酸的中药及其制剂，如乌梅、山楂、女贞子、山茱萸、乌梅丸、保和丸、二至丸、六味地黄丸等，能降低胃肠液 pH 值，从而促进弱酸性药物的吸收。

4. 改变胃肠运动

胃肠运动影响药物在胃肠道的停留时间。胃肠蠕动减慢，药物在胃肠道的停留时间延长，药物吸收增加；反之，则药物吸收减少。黄芩、木香、砂仁、陈皮等对小肠蠕动有明显抑制作用，可延长 B 族维生素、地高辛、灰黄霉素等在小肠上部的停留时间，增加其药物与肠黏膜的接触时间，使药物吸收增加。难溶性药物地高辛与华山参片合用，由于后者具有抗胆碱作用，抑制小肠蠕动，故能促进地高辛的吸收。相反，地高辛若与单味中药大黄、番泻叶等泻药或中成药麻仁润肠丸、健胃颗粒合用，由于胃肠蠕动加快，使地高辛不能充分溶解，从而吸收减少，血药浓度降低。

5. 改变肠黏膜转运功能

口服药物在胃肠道的吸收不仅仅是简单的被动扩散，而且还通过肠道黏膜上皮细胞中的各种转运蛋白来实现。药物与转运蛋白的亲和力大小决定了药物的生物利用度，与促进吸收的转运蛋白亲和力强可提高生物利用度，而与介导外排的转运蛋白的作用则恰好相反。

研究发现，中药中的许多成分都是转运蛋白的底物。P-糖蛋白（P-gp）是位于小肠黏膜细胞顶侧膜上的一种外排转运蛋白，黄酮类、香豆素类、生物碱类以及抗癌药物长春碱类（长春碱、长春新碱）、紫杉烷类（紫杉醇等）均可以作为它的底物。若药物的有效成分具有 P-gp 蛋白底物的作用性质，可配伍 P-gp 的抑制剂或诱导剂，通过抑制或增强 P-gp 的转运功能，来增加或减少药物有效成分的吸收。例如天麻素为 P-gp 抑制剂，能抑制 P-gp 对葛根素的外排，从而增加葛根素的吸收。

此外，一些常用的药剂辅料，如表面活性剂聚山梨酯 80、聚乙二醇 400、亲水环糊精等也具有对 P-gp 的抑制作用，在使用辅料时应充分考虑其对药效的影响。

二、药物在分布过程中的配伍变化

药物分布是指药物吸收后随血液循环分布到各组织间液和细胞内液的过程。药物进入血液后，部分溶于血浆转运至作用部位或进入其他无效部位而贮存。但大部分与血浆蛋白，特别是白蛋白形成可逆性结合，使血浆中游离的药物与蛋白质结合的药物之间形成动态平衡。配伍用药时，与蛋白质亲和力较大的药物，可将另一亲和力较小的药物自结合状态置换出来，这样使得与血浆蛋白亲和力较小的药物的游离浓度相对增高，到达作用部位的药量也就相应增多。中药化学成分之间或中西药之间竞争血浆蛋白结合部位所致的药物相互作用，往往会影响临床疗效，或产生不良反应。

香豆素类药物具有较高的血浆蛋白结合率，可以将口服降糖药甲苯磺丁脲置换出来而引起低血糖，独活、白芷、羌活等中药主含香豆素类成分，很有可能发生此类安全性问题。又如，中药丹参、黄连、黄柏等通过与血浆蛋白竞争性结合影响华法林的药效作用。甚至某些中药能直接改变病理状态下患者的血浆蛋白水平，从而引发未知的药物相互作用风险。

配伍用药对各种组织屏障的渗透性能或生理特征产生一定的影响，从而引起药物组织分布的改变。如碱性中药硼砂及含硼砂的中成药与氨基糖苷类抗生素如庆大霉素合用，前者能改善血脑屏障的渗透性，因此能增加氨基糖苷类抗生素在脑组织中的分布量，并增强其抗菌作用，但可能会增加对听神经的毒性，引起耳鸣、耳聋等副作用。枳实与庆大霉素合用于胆道感染时，枳实能松弛胆总管括约肌，可使胆道内压下降，一方面造成胆总管内皮细胞的渗透性能下降，另一方面造成庆大霉素在胆道内的运行速度下降，从而大大升高胆道内庆大霉素的浓度，增强了疗效。

配伍用药还可能对生物膜上的转运蛋白产生一定的影响，从而改变药物细胞或亚细胞内的分布。如黄连解毒汤与尼莫地平合用时，前者能降低原代大鼠脑微血管内皮细胞 P-gp 的表达，升高后者胞内浓度，增加其疗效；人参皂苷通过非竞争性抑制细胞膜和核膜上的

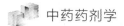

P-gp，增强其在细胞核内的靶向分布，从而逆转肿瘤多药耐药。

三、药物在代谢过程中的配伍变化

药物代谢又称生物转化，是在药物代谢酶的作用下机体对于药物的化学处理过程，其实质主要包括一系列的氧化、还原、水解、结合并最终转化为极性大的水溶性代谢物而排出体外。药物代谢可以显著改变药物的药理活性，酶诱导和酶抑制药物代谢酶是药物在代谢过程配伍变化的主要表现。

1. 酶诱导作用

配伍用药若能增强药物代谢酶的活性，即引起酶诱导作用，则可促进药物代谢。中药甘草是肝药酶诱导剂，甘草与附子配伍后能加快乌头碱在肝脏中的代谢速度，从而起到解毒作用。当甘草及其制剂与部分化学药（巴比妥类、胰岛素、苯妥英钠、双香豆素、华法林、降糖灵、安替比林等）合用，有可能使后者代谢加速，半衰期缩短，药效减弱；亦可能使合用的三环类抗抑郁药（丙咪嗪、去甲丙咪嗪、阿米替林、多虑平等）代谢产物增多，而增强其不良反应。丹参的主要有效成分丹参酮ⅡA对药物代谢酶CYP1A2有诱导作用，患者服用含有丹参的中成药如复方丹参滴丸或丹参酮胶囊等，若同时又服用由CYP1A2代谢的药物如茶碱、咖啡因等，则可能使后者药效降低。

2. 酶抑制作用

配伍用药若能降低药物代谢酶的活性，即引起酶抑制作用，则药物代谢速度减慢。中药白芷富含呋喃香豆素化合物，研究发现白芷提取物可以抑制大鼠肝微粒体CYP3A、CYP2C和CYP2D1的活性，所以白芷会抑制甲苯磺丁脲、地西泮、硝苯地平等在体内的代谢而增强药效。人参的有效成分人参皂苷Rd对药物代谢酶CYP3A4有抑制作用，因此，患者在服用含有人参的中成药如通心络、人参再造丸等时，如果同时服用由CYP3A4代谢的化学药物硝苯地平、胺碘酮等，就可能会导致低血压等不良反应。

异烟肼与中药麻黄及含麻黄的药物如小青龙合剂、消咳宁片、通宣理肺丸等联用，因异烟肼为单胺氧化酶抑制剂，一方面会抑制生物体内的内源性单胺类神经递质如去甲肾上腺素、5-羟色胺、多巴胺等的代谢，导致大量的单胺类神经递质贮存于神经末梢内；另一方面也会抑制麻黄中麻黄碱的代谢，麻黄碱随血液循环至全身，既可直接激动肾上腺素受体，也可促使神经末梢内的单胺类神经递质如去甲肾上腺素大量释放，从而激动肾上腺素受体，引起严重失眠、头痛等，严重者可出现高血压危象，甚至脑出血。

四、药物在排泄过程中的配伍变化

药物或其代谢物在体内最终通过排泄排出体外。肾脏是药物排泄的主要器官，药物在排泄过程中的配伍变化主要是指在药物经肾脏排出体外的过程中，发生在肾小球滤过、肾小管重吸收和主动分泌环节的变化。

1. 对肾小球滤过的影响

药物的肾小球滤过率与血浆中游离型药物的浓度直接相关。只有未与血浆蛋白结合的游离型药物才能从肾小球滤过。当两种药物合用时，可能会发生二者相互竞争血浆蛋白结合部位，与血浆蛋白亲和力弱的药物通常被亲和力强的药物置换出来，被置换药物的游离型浓度显著增加，其肾小球滤过速度也相应增加，从而促进被置换的药物的排泄。

2. 对肾小管重吸收的影响

药物经肾小管重吸收的机制以被动转运为主，因此药物的解离程度与其重吸收密切相关。药物在肾小管内的解离与尿液pH值有关，弱酸性药物在酸性尿液中，游离型较多，易被肾小管重吸收，则排出较少；在碱性尿液中，弱酸性药物解离度增大，重吸收减少，则排出增多。酸性中药如乌梅、山楂、五味子或中成药如大山楂丸、五味子丸等可酸化尿液，能增加酸性化学药物呋喃妥因、对氨基水杨酸、阿司匹林、消炎痛、磺胺、青霉素、先锋霉素、苯巴比妥、苯妥英钠等在肾小管的重吸收，提高血药浓度。当酸性中药与氨茶碱、碳酸氢钠、胃舒平、利福平、东莨菪碱、咖啡因等碱性药物联用，则使其药效降低。磺胺类药物不宜与含有机酸的中药材、中成药联用，因磺胺类药物在体内部分转化成乙酰化合物，乙酰化合物在酸性尿液中溶解度较低，容易在肾小管内析出结晶，产生血尿、结晶尿，造成肾及尿路损害，引起尿痛、尿闭等症状。

3. 对肾小管主动分泌的影响

药物经肾小管分泌为主动转运过程，需要特殊的转运载体，即酸性药物载体和碱性药物载体。当两种酸性药物或两种碱性药物配伍使用时，可相互竞争载体，则一种药物可抑制另一药物的主动转运，减少其排泄，延长其作用时间。例如，注射用双黄连粉针剂与氨苄青霉素钠配伍，双黄连可竞争性抑制氨苄青霉素钠从肾小管的分泌，从而提高氨苄青霉素钠的血药浓度，增强其疗效。

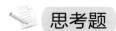

思考题

1. 药物配伍用药的目的是什么？
2. 中药制剂久贮的过程可能发生哪些物理变化？
3. 酶诱导和酶抑制对药物的作用会产生什么影响？

参考文献

［1］ Allen V L，Ansel C H. Ansel's pharmaceutical dosage forms and drug delivery systems. 10th ed. Philadelphia：Lippincott Williams and Wilkins，2014.

［2］ Aulton M E，Taylor K M G. Aulton's pharmaceutics：the design and manufacture of medicines. Philadelphia：churchill Livingstone，2013.

［3］ 蔡宝昌，罗兴洪.中药制剂前处理新技术与新设备.北京：中国医药科技出版社，2005.

［4］ 蔡光先.中药粉体工程学.北京：人民卫生出版社，2008.

［5］ 程刚.生物药剂学.北京：中国医药科技出版社，2015.

［6］ 程怡，傅超美.制药辅料与药品包装.北京：人民卫生出版社，2014.

［7］ 崔福德.药剂学.北京：人民卫生出版社，2013.

［8］ 狄留庆，刘汉清.中药药剂学.北京：化学工业出版社，2014.

［9］ 方亮.药剂学.北京：人民卫生出版社，2016.

［10］ 傅超美，刘文.中药药剂学.北京：中国医药科技出版社，2014.

［11］ 国家药典委员会.中华人民共和国药典.北京：中国中医药出版社，2015.

［12］ 侯世祥.现代中药制剂设计理论与实践.北京：人民卫生出版社，2010.

［13］ 胡容峰.工业药剂学.北京：中国中医药出版社，2010.

［14］ 李范珠.中药药剂学.北京：人民卫生出版社，2016.

［15］ 李永吉.中药药剂学.北京：高等教育出版社，2009.

［16］ 刘汉清，倪健.中药药剂学.北京：科学出版社，2011.

［17］ 刘建平.生物药剂学与药物动力学.北京：人民卫生出版社，2016.

［18］ 龙晓英，房志仲.药剂学（案例版）北京：科学出版社，2009.

［19］ 陆彬.药物新剂型与新技术北京：人民卫生出版社，2005.

［20］ 罗瑞明.冷冻干燥技术原理及应用研究新进展.北京：科学出版社，2016.

［21］ 孟胜男，胡容峰.药剂学.北京：中国医药科技出版社，2016.

［22］ 平其能.药剂学.北京：人民卫生出版社，2013.

［23］ 王志祥.制药工程原理与设备.北京：人民卫生出版社，2016.

［24］ 杨明，李小芳.药剂学.北京：中国医药科技出版社，2014.

［25］ 杨明.中药药剂学.北京：中国中医药出版社，2016.

［26］ 张兆旺.中药药剂学.北京：中国中医药出版社，2012.

［27］ 周建平.工业药剂学.北京：人民卫生出版社，2014.

［28］ 周四元，韩丽.药剂学.北京：科学出版社，2017.

［29］ 李江.中药新药开发学.北京：中国中医药出版社，2017.

［30］ 潘卫三.工业药剂学.北京：中国医药科技出版社，2015.

［31］ 俞雄，张红，李其翔.新药研发及其产业化技术.北京：化学工业出版社，2012.